疾病征圧への道

上

科学・医学論篇

福島雅典

創英社
三省堂書店

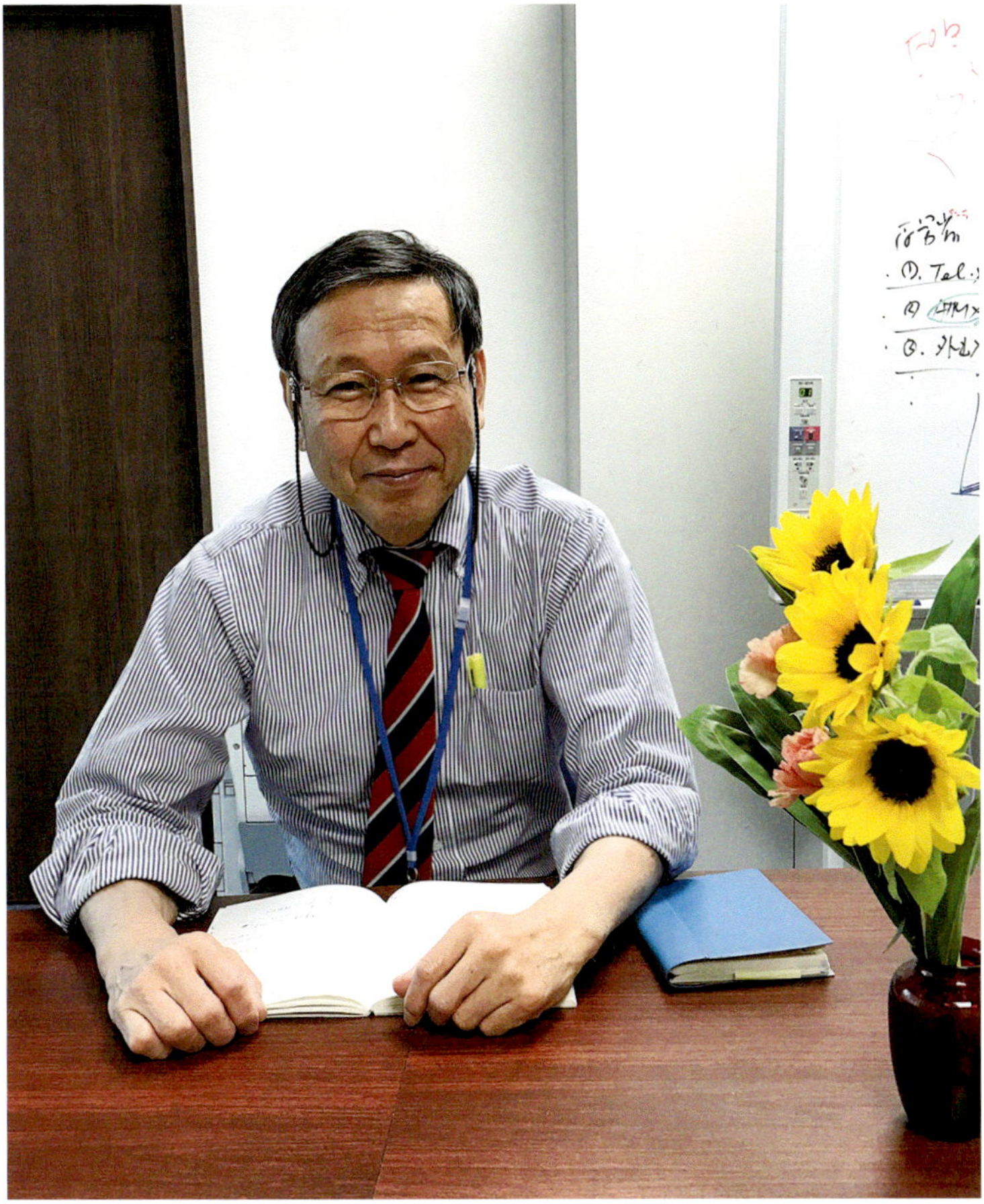

2017年　父の日　officeにて

疾病征圧への道　上

科学・医学論篇

本書を、私の科学と人生の恩師早石修先生
そして臨床科学の恩師チャールズ A コルトマン博士
並びに臨床科学確立事業の恩人田邊幸則、博子夫妻に捧げる

序

これまで私は自分の人生を振り返ることはほとんどなかった。そんな余裕はなかった、というか遮二無二、我が人生を前へ前へと突き進んできた。

しかしながら、父が亡くなり、私の臨床科学確立事業の恩人、田邊幸則さんが身罷って、恩師、早石修先生も逝き、昨年には母も亡くなった。今年になって、私の描く絵を高く評価してくれていたアートコーディネーターの佐藤史郎さんも亡くなってしまった。医学部の同級生小野佳成君がALSで死んだ。師走に入ってなんたることか、京都大学で准教授をつとめてくれた浜田知久馬君が急逝した。そして、この私も今年は古希の歳である。

これまで歩んできた自分の足跡を振り返って自省してみることにした。わたしの前に道は無く、私の後に道ができている。そうであるように自分としては、その時々に真剣にその時々の課題に取り組んで、生きてきたつもりである。自伝をするのもいいが、自分自身を振り返って書き綴るのはいくら客観的に記述しようと思っても自らの記憶のフィルターを通してのストーリーになってしまうであろう。ならば、その時々の記述をまとめるのが一番だ。ところが、甚だ悪いことに私は自分の書いたものが活字になってしまうと愛着がないというか、いつも、その時にはもう頭は次の課題か問題でいっぱいになってしまっているのだ。これは、単に整理が悪いということの言い訳にとられても仕方ないのだが、とにかく過去の自分の書いたものを別刷りなり、新聞の切り抜きなり、コピーなりを集めるのは憂鬱な作業であった。確かあのような論文を書いたことがあったはずだ、とか、刷り上がったページを見た記憶がある、とか甚だ心もとない。頭の中をあっちこっち探して、何年も開けていないダンボールや、何年も見てもいないファイルを、すっかり縁遠くなった本棚から引っ張り出して「あった！これだ！」という具合に見つけ出してきて、ようやくリストアップできたのだった。それでもまだ、見つかっていないのがある気がするのだが、この辺で手を打たなければきりがない。失ったものはなんだか貴重に思えてくるがもう戻らない。これはでき上がれば、絵画作品ならさしづめカタログレゾネなのであろうが、論文集ということになろうか。

わたしは、１９８３年の米国臨床腫瘍学会American Society of Clinical Oncology（ＡＳＣＯ）に出席して大変な衝撃を受けたのであった。その時の思いは、癌百話のシリーズで当時、東京慈恵会医科大学の故寺島芳輝教授からのリレーで寄稿した論考「腫瘍内科学事始め」に綴ったとおりである。

以来、わが国の抱える科学の根幹の問題を掘り下げ、ついに１９８９年12月に『nature』にわたしの一生を決定づける論説「The over dose of drugs in Japan」を出版したのであった。その間に、わたしは、臨床科学Clinical Scienceというものを真剣に考え、基礎科学——実験科学とは根本的に別のパラダイムであることに気づいたのであった。そして、わが国にはまだそのような科学の体系は認識されていないことも観てとった。そうして、わたしは臨床科学をわが国に確立することこそ私の使命ではないかと考えるようになったのである。しかしながらそれは途方も無いことのように思えた。

がんセンターでの日々の診察の現実から、ＡＳＣＯで受けた衝撃とその時の決意に自らを鼓舞し続けて今日まで走り続けてきた。京都大学に呼ばれたのは、まさしく天命であったし、また神戸で臨床研究情報センターを創設することになったのも、天の采配としか思えないのである。この間35年、与えられた執筆の機会にとことん誠実に応えて来たつもりである。である故に、それらを読めばその時、その時にわたしが何を考えて、何にどう取り組んできたか概ね明らかになるであろうと思うのである。

私はそれぞれの時点で医学上、医療上、問題となっていること、解決すべきことに正面から取り組み、言っておかねばならぬことを率直に述べ、記してきた。これでも少しは選別したのであったが、思いの外、大部となってしまった。各記事のタイトルに少しでも関心、興味が湧くのであれば、是非とも一つでも良いので読んでいただければと願っている。お読みいただければ、その後の展開が気になるに違いないと密かに思う次第である。そして、その後の関連する記事を、あるいはその前の年代の記事を重ねて読んでいただくならば、必ずや脈絡に気付いていただけると信ずる。すでに歴史の中に埋もれ、痕跡になってしまっている、私の現実であるが、今もって、なお現実であることがままあるのも事実である。これらは残された課題である。わが国の医療の現場において、なにがこの短い期間中に起こり、どのように方向づけられてきたか、そして今後何を為さねばならないか考えるきっかけになればと心より願っている。

ここにまとめたものは、臨床評価誌以外に出版した論文、記事である。それらは概ねわたしの臨床科学に関する理解、抱負、Perspective、Vision などを記述したものであって、よって、『疾病征圧への道　上　科学・医学論篇』とした。いわば、医療の科学基盤の構築にかかる思想・哲学篇である。そして臨床評価誌に出版してきたものは、まとめて『疾病征圧への道　下　医療イノベーション実践篇』とした。
これまでわたしが歩んできた道は、疾病征圧への道であった。思えば何ものかに導かれて来たような気さえするのである。

疾病征圧という地平に向かって必要な諸条件を整える。別のことばでいうならば、トランスレーショナルリサーチを含む臨床科学の基盤整備、そうして、今日では明確に医療イノベーション推進、Academic Research Organization の形成とネットワーク構築、そしてそのグローバル展開等々、明瞭にくっきりと姿を現したのである。

本書は文字通り、疾病征圧に向けて何をどのようにしていけばよいかを基本的なコンセプトとパラダイム、そして方法論から実践、そしてその成果の一部を示すものである。われわれ人類は、２０１８年現在漸く疾病征圧への道を着実に歩き始めている。研究者一人一人の個人的関心や興味に駆動される非効率な競争的取り組みからは離脱して、知恵を結集して、シナジー効果を得るような強力なプロジェクトマネジメントを適用してすすめる、科学事業として医学研究を束ねる、その結果着実に成果につながる。そういう新しい、科学経営が今こそ求められていると痛感している。そんな思いで、自分が歩んできた道を振り返って本書をまとめた。我が思いを本書を手に取った同志と共有したいと思う。

最後に、本書をまとめるにあたって、医療イノベーション推進センター Science Secretary 湯川明子さん、村上友江さんに過去の論文記事の整理、新たな原稿の type up 等大変お世話になり、心より感謝している。そして創英社／三省堂書店の加藤歩美さんには、出版の構想から始まって、本として完成し、配布するまで綿密に打ち合わせしていただいた。ここに深く感謝の意を表したい。

目次

Ⅱ章　教育者として　京都大学

Ⅲ章　科学者として　臨床研究情報センター　443

Ⅰ章　医師として

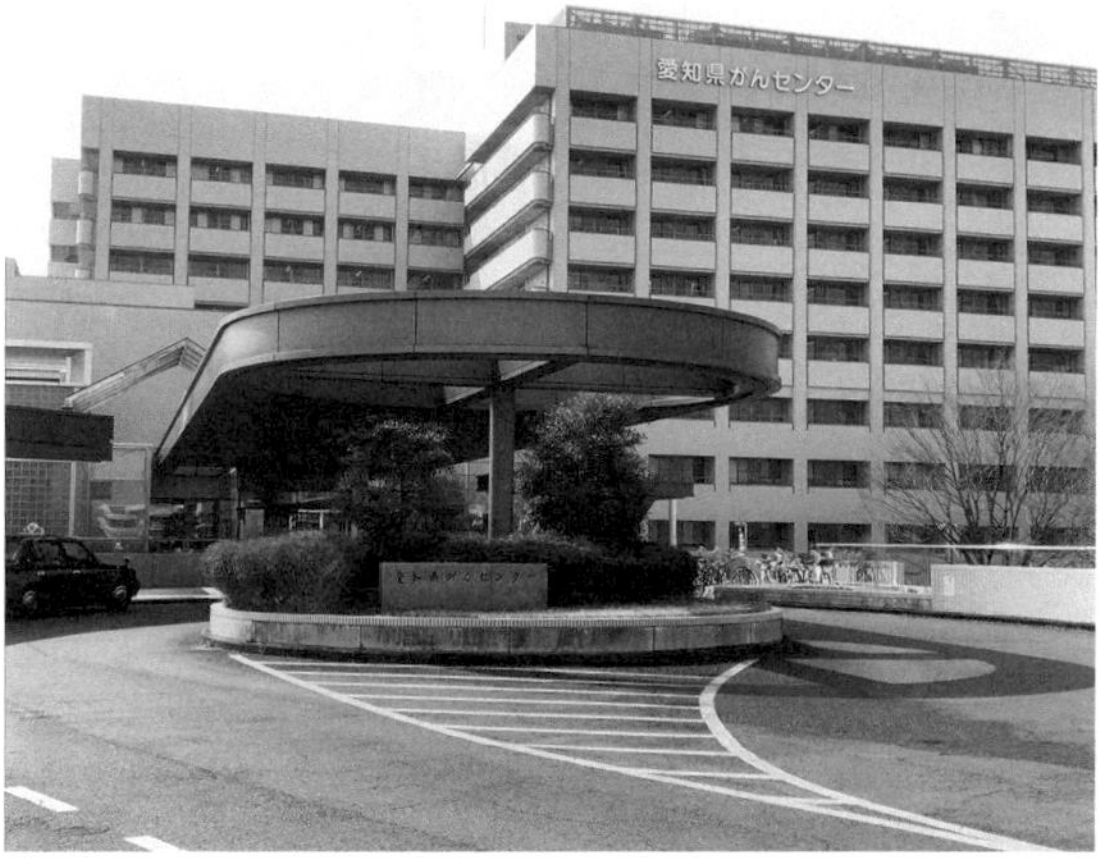

愛知県がんセンター　2018. 3. 撮影

病によりて道心はをこり候なり

——日蓮聖人

（妙心尼御前御返事より）

愛知県がんセンター病院には昭和53年4月より平成12年3月末まで22年間、がんの内科医として診療と研究に携わって奉職した。その前は、昭和51年4月から昭和53年3月までは浜松医科大学、第2生化学教室に助手（今日でいう助教）として研究・教育に携わっていた。がん研究会付属病院化学療法センターに移られた小川一誠先生の後任として来てほしい、と愛知県がんセンター病院内科部長の太田和雄先生が浜松医科大学に訪ねてきたのは昭和52年の夏だった。太田先生が兼任する研究所の化学療法部でも研究を続けることを約束してもらって、同がんセンター病院の内科に移った。太田先生はむしろ、化学療法にかかる基礎的、開発的研究を私に託したのであった。

純粋な基礎医学、生化学の研究者を目指していた私はこの時点で、臨床医学の研究者を運命づけられた。医師が実験室をもって、実験をしつつ、また患者さんの診療にも携わるという二足の草鞋を履くスタイルは、大学では今もありふれた光景である。診療の合間に、また診療が終わってから実験をし、実験助手に指示し、研究を進めていく、これは逆にみれば、実験のことを脳の一部で考えながら、診療をするということに他ならない。そんな矛盾を抱えながら、医師としてのidentityをまず確立できるように、がんの内科学に取り組んだ。

当時まだmedical oncologyという disciplineは日本に理解されていなかった。medical oncologyの principle、practiceを私にガイドしてくれたのは、Emil Frei、James Hollandの膨大なテキスト

Cancer Medicineであった（写真1）。しかしながら、生きたmedical oncologyを本当に学ぶことができたのは、１９８２年に参加したGordon Conference、１９８３年に参加したＡＡＣＲ／ＡＳＣＯ（米国がん学会／臨床腫瘍学会）によっている。１９８３年にはＡＡＣＲ、翌年には他ならぬEmil Freiその人に推挙していただいてＡＳＣＯのmemberとなり、（写真2）Medical Oncology更に臨床科学の思想・哲学・方法論等を必死で学んだのだった。

しかしながら、言うまでもなく真の教師は、常に患者さんたちであった。一人一人の患者さんを診療する度にTextに記されていることが身についていった。Textに記されている通りの化学療法（ＣＨＯＰ）をＴ・Ｉさんに施して全身にグリグリに腫れたリンパ腫が消失する様子を目の当たりにして、私は医学の、科学の威力に衝撃をうけたのであった。再発胃がんのＫ・Ｆさんにおそらく日本では初めて、シスプラチ

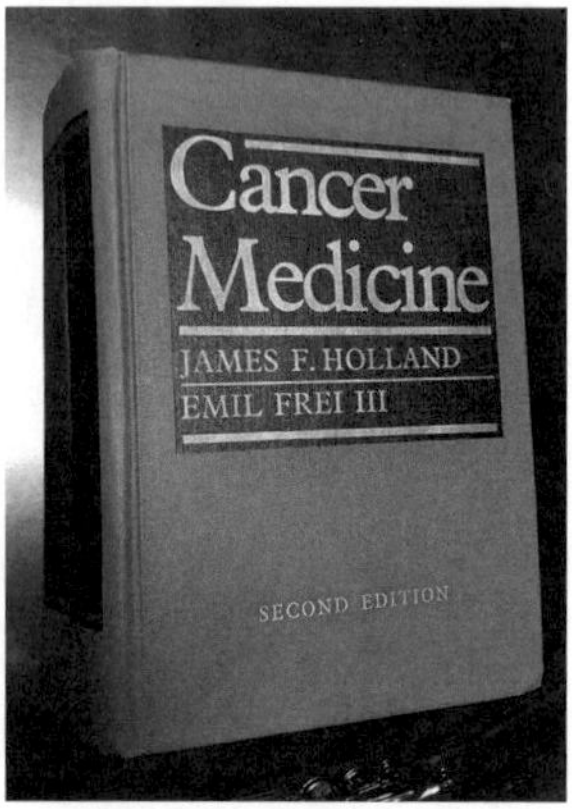

写真1　Cancer Medicine

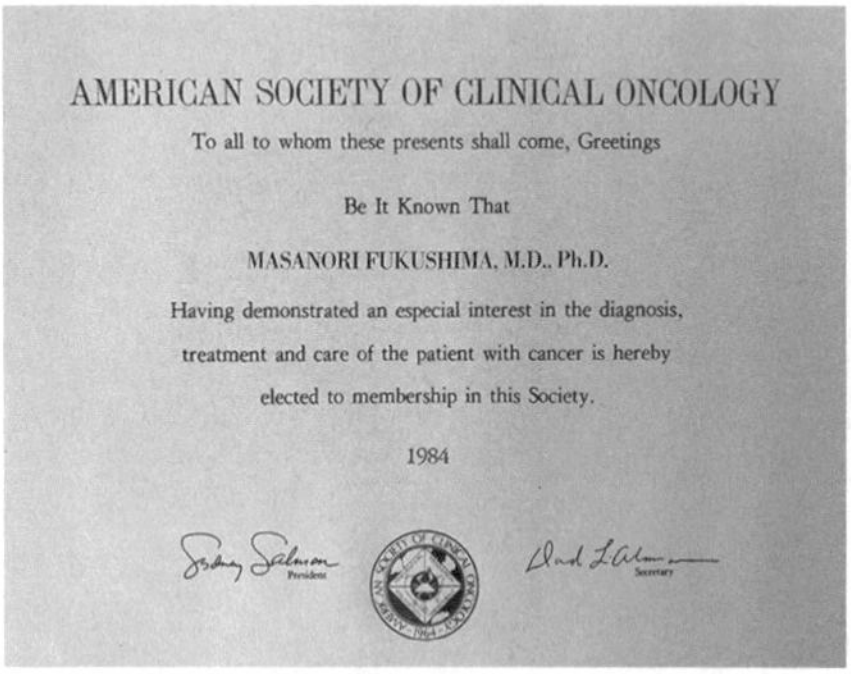
AMERICAN SOCIETY OF CLINICAL ONCOLOGY

To all to whom these presents shall come, Greetings

Be It Known That

MASANORI FUKUSHIMA, M.D., Ph.D.

Having demonstrated an especial interest in the diagnosis, treatment and care of the patient with cancer is hereby elected to membership in this Society.

1984

President　Secretary

写真2　ASCO会員証

ン－5－Fuを投与して、完全寛解に至り、3年経過時に〝いつまで抗がん剤を続けるの？〟と聞かれ、窮してしまったことを思い出す。

〝疾病征圧への道〟それは、浜松医科大学から愛知県がんセンター病院に移って、初めて経験した悪性リンパ腫の患者さんの診療から受けた啓示であった。標準治療CHOP療法によって完全寛解を得て、退院していく患者さんもいれば、あるいは他所でクレスチン®やピシバニール®の注射を受けて、手が付けられなくなった状態で来院する患者さんもいた。ある時そのような原患者さんが続いたことがあった。『これではだめだ、間違っている。標準治療をきちっと投与しなければ、良くなるものも良くなるはずがない。』当時の日本では、わが国固有のクレスチン®、ピシバニール®という科学的根拠のない、およそ薬とは言えないものが恣意的に患者さんたちに使用されて、年間何百億という売上げトップセラーの座にあった。

このようなことになるわが国固有の医学・医療の根底にある構造的問題は断じて解決しなければならなかった。私はそれに医師・科学者として正面から取り組んだ。すべての原点はそれであり、この病根を断つといういわば誓願が私のその後の人生を決めた。これは途方もない企てであった。クレスチン®、ピシバニール®問題は、当時のわが国の医療と国民の意識・思想そして何よりも科学・医学の後進性を象徴していた。

わが国の医療の科学基盤構築と医療の民主化は、真に待ったなしの一体の問題であった。ここに私のその後の長い思想・哲学闘争と実践が始まったのだった。(「腫瘍内科学事始め」、「問われるインフォームドコンセント　「ヘルシンキ宣言」の原点の確認を」、「The overdose of drugs in Japan」、「クレスチン、ピシバニール再評価の科学的問題」等々参照)

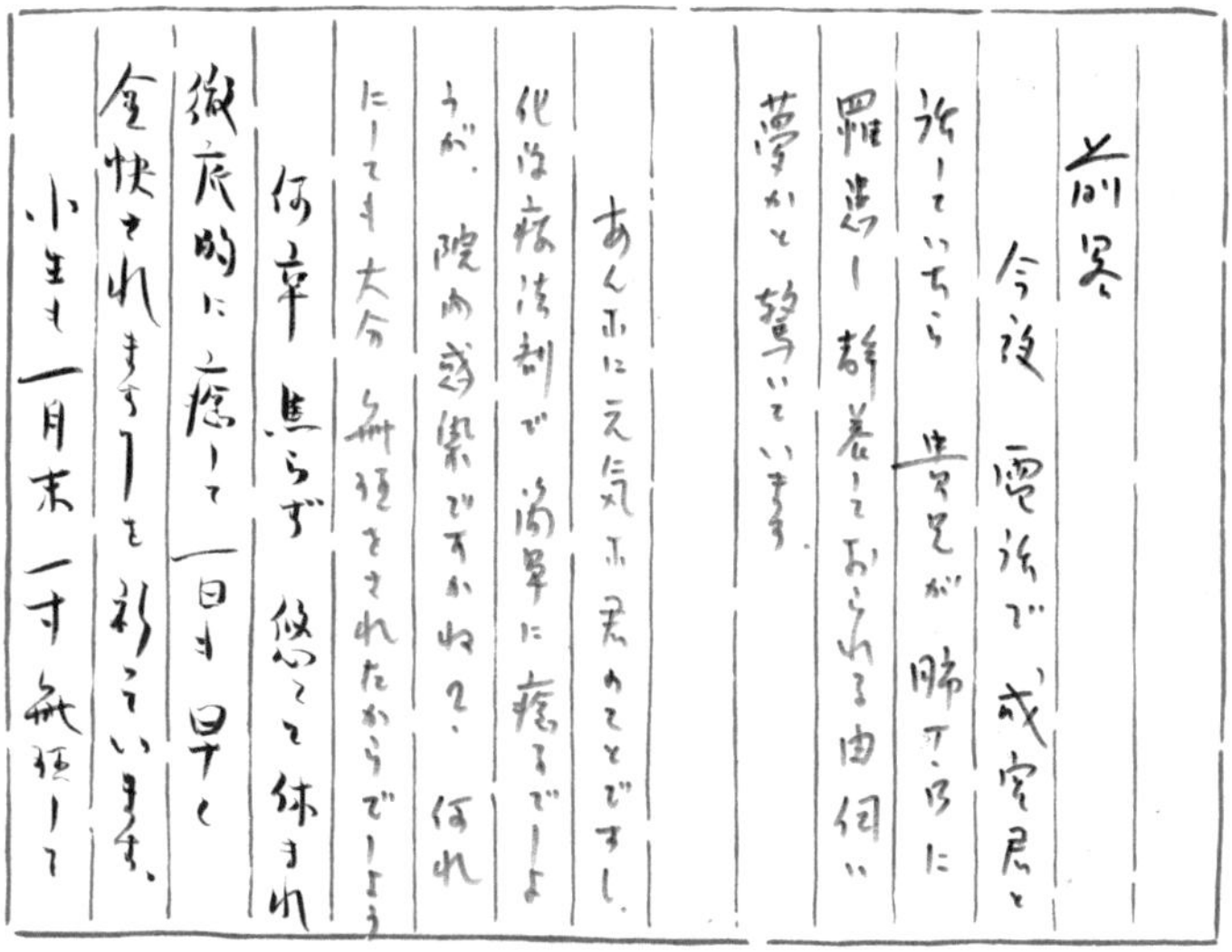

前略
今夜 電話で 成宮君と
話していたら 貴兄が 肺炎に
罹患し 静養しておられる由伺い
夢かと 驚いています

あんなに元気な君のことですし
化学療法剤で 簡単に癒るでしょ
うが、院内感染ですかね？ 何れ
にしても大分 無理をされたからでしょう
何卒 焦らず 悠って休まれ
徹底的に 癒して 一日も 早く
全快されますことを 祈っています。
小生も 一月末 一寸 無理して

早石用箋

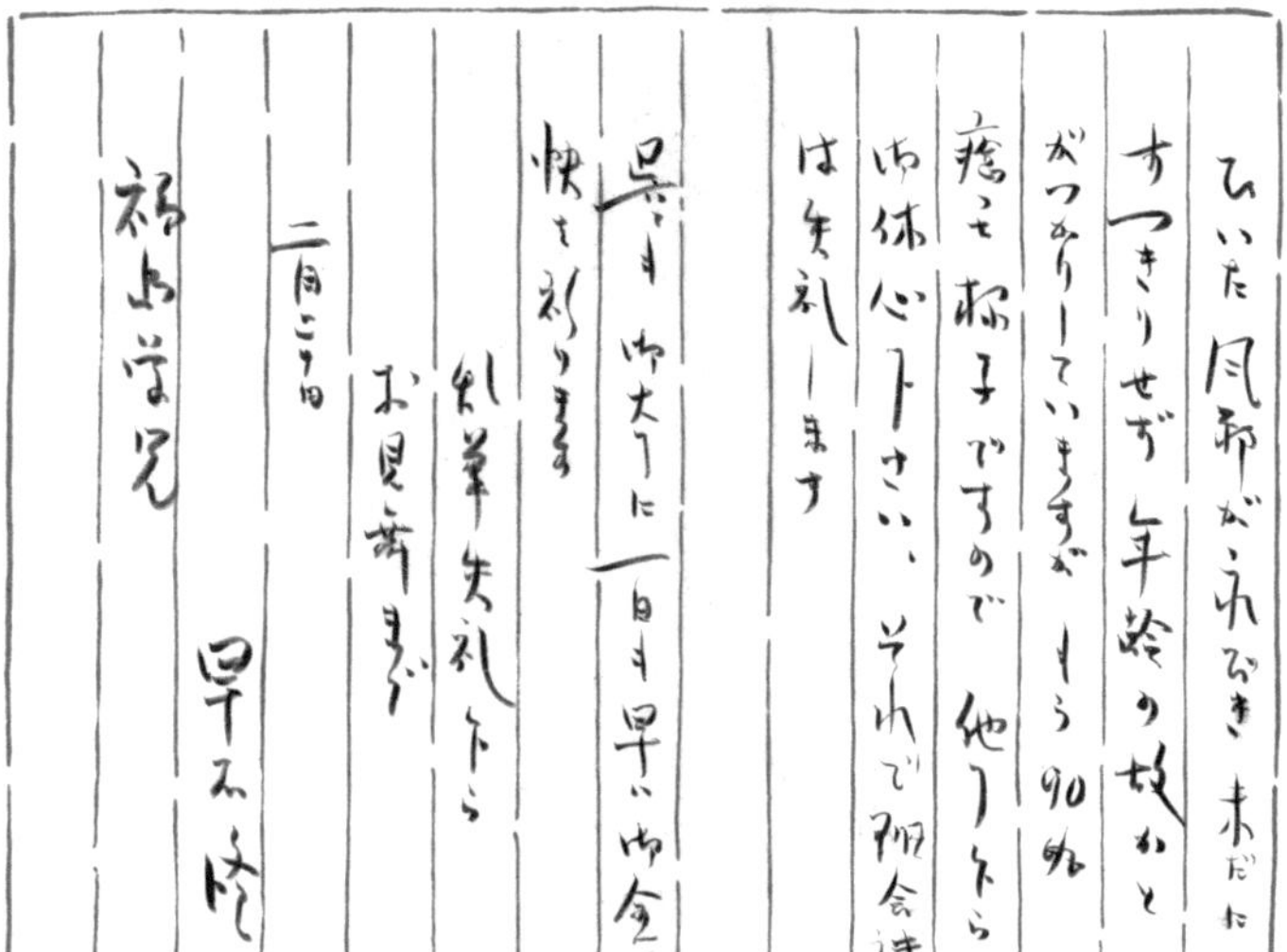

ひいた風邪が 尾びき 未だに
すっきりせず 年齢の故かと
がっかりしていますが もう 90%
癒った様子ですので 他事ながら
御休心下さい。 それで 研究会
は 失礼します

早くも 御大事に 一日も 早い御全
快を 祈ります
乱筆失礼 乍ら
お見舞まで
二月二十日
早石修
福島学兄

早石用箋

早石修先生より　1986年2月20日付

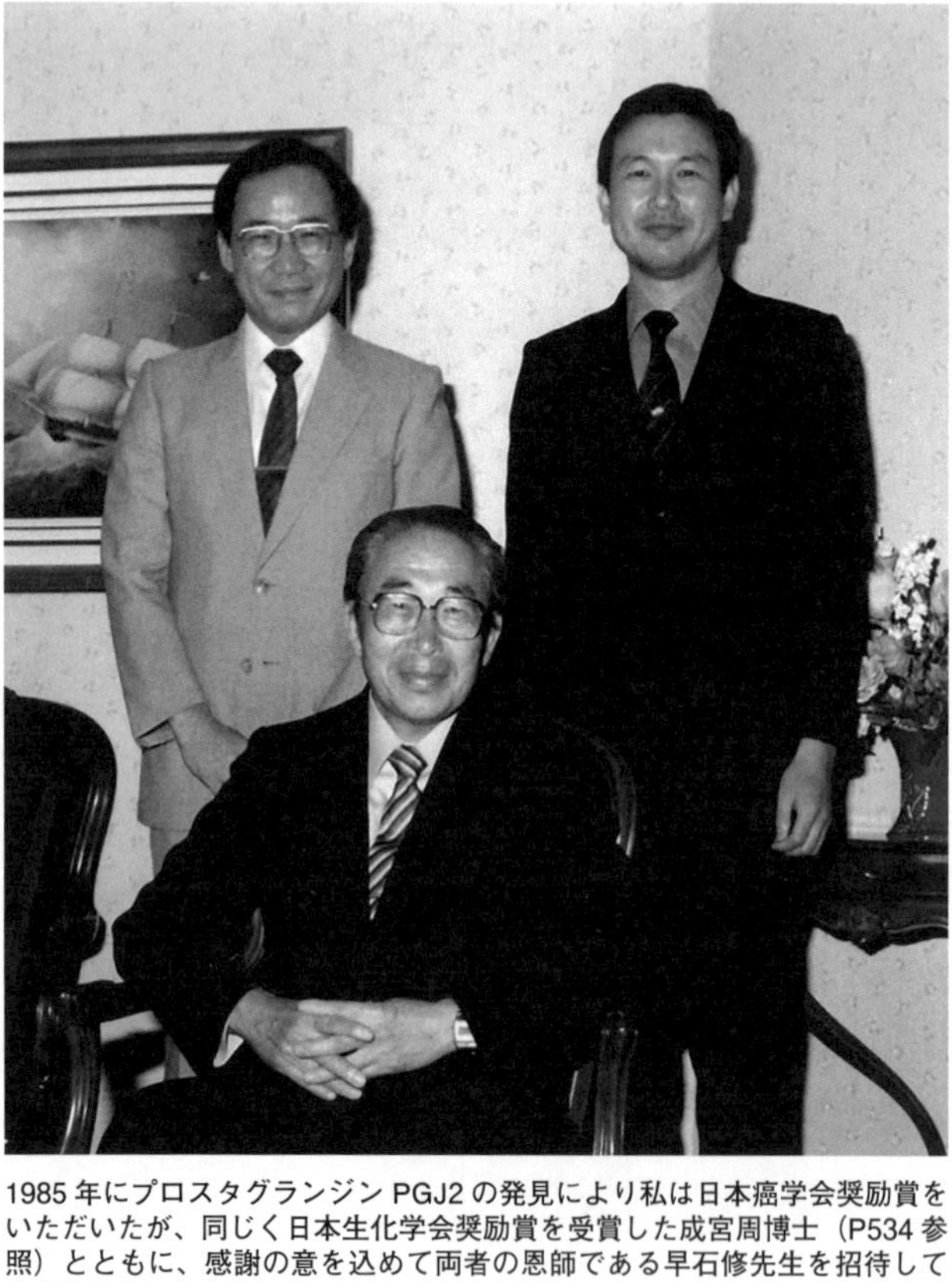

1985年にプロスタグランジンPGJ2の発見により私は日本癌学会奨励賞をいただいたが、同じく日本生化学会奨励賞を受賞した成宮周博士（P534参照）とともに、感謝の意を込めて両者の恩師である早石修先生を招待して食事会をもった

化学療法によるがん治癒率向上の条件

『癌の臨床』第30巻第5号　篠原出版　1984年

はじめに

過去20年の間にがんの治癒率は著しく向上を遂げ、50％を越えるところまできている。この治癒率の向上に実質的に寄与しているのは、言うまでもなく早期発見、手術による完全治癒の増大である。50％治癒の内訳で、10～15％が進行がんであるが、その治癒率は主として化学療法によって達成されている。すでに化学療法を主体とした治療によって治癒が可能な腫瘍に、小児がんのいくつかと、成人における少数のがんがあげられ、計10を越えるに至っている。[1,2] 極めて短い歳月の間に、大変な難病であるこれらの疾病が克服される段階にきたということは、医学の過去の発達の歴史から見て、驚異的な進歩と言わざるを得ない。

この進歩の大きな要因は、紛れもなく、有効な抗腫瘍剤の登場である。過去のがんの化学療法の発達の歴史を振り返ると、有効なすぐれた抗腫瘍剤が、１つずつ臨床に登場するたびに、がん治療の成績が向上してきたと言って過言でない。次にその抗腫瘍剤のより至適な投与方法、投与量が、広範な推計学的により精度の高い臨床研究によって、確立普及してきたことも見逃がせない。すなわち、組織だった臨床研究が、この10年の間に米国で効率的に行われていることを指摘しなければならない。臨床的有効性が確立するためには、当然のことながら、他の複数施設による、さらに一層 definitive な結論を得るべくデザインされた追試が不可欠である。その要点は、言うまでもなく、controlled prospective randomised clinical trial である。

この臨床研究に欠かせないのが、予後因子によるグループ化、とくに的確ながんの進展度によるグループ化、すなわち stratification である。診断技術の発達はこの stratification をより一層正確なものとし、臨床研究をより精緻なものとする。したがって、かつては再現性のあまり期待できなかったものが、現在では、一定の確率をもって得られるべきものとなっている。

残念ながら現時点では、日本においては組織だった臨床研究が極めて稚拙であり、抗腫瘍剤の最も単純な臨床研究である phase I, phase II study においても、informed consent は言うに及ばず、適応から効果の判定、そして data の publication に至るまで、あえて例を出すまでもなく、今だ問題とすべき点が少なくない。[3] 日本における臨床腫瘍学の大きな不幸は、化学療法に関する知識の欠如とその正しく、うらはらとも言える免疫療法への過剰な期待にあった。

本稿の目的は、化学療法によるがん治癒率向上に、今後どうしても越えなければならない壁が何であるかを、最近の米国における研究の動向をふまえ、[4] 考察することにある。

1. 化学療法の効果と限界

過去ほぼ20年の間に、試行錯誤とともに基礎的な実験をもとに、半理論的に組まれた無数の組み合わせが検討されたが、現在、腫瘍は抗腫瘍剤に対する反応性から、抗腫瘍剤によって治癒可能なグループ、もし腫瘍量が少なければ治癒可能であるグループ、抗腫瘍剤によってかなり腫瘍量を低下せしめることができるが、治癒にはそのままでは現時点では結びつくことが困難なグループ、既存の抗腫瘍剤では十分な効果が得られず新しい薬剤の開発が待たれ、既存の抗腫瘍剤も投与方法の検討が一層望まれる腫瘍グループ、のほぼ4つに分類することができる(表1)[1,2,5]。

表1 Responsive malignant disorders

Level of Responsiveness	Type of Malignancy
Curable with chemotherapy alone in some patients	Acute lymphocytic leukemia (Childhood) Hodgkin's disease Diffuse hystiocytic lymphomas Testicular cancer Burkitt's lymphoma Choriocarcinoma
Curable in adjuvant setting (for residual microscopic disease)	Wilms' tumor Embryonal rhabdomyosarcoma Ewing's sarcoma Breast cancer Osteogenic sarcoma
	Small cell carcinoma of the lung Ovarian cancer Nodular lymphomas Acute nonlymphocytic leukemia
Palliation with significant percentage of objective respondors	Multiple myeloma Chronic lymphocytic leukemia Chronic myelogenous leukemia
	Head and neck cancer Soft tissue sarcomas …

1　寛解指向から治癒指向へ

成人進行がんにおいて、過去非常に大きな成果をおさめたCombination chemotherapyとして、DeVitaによるHodgkin's Lymphomaに対するMOPP、Einhornによるtesticular cancerに対するPVBは、あまりに有名である。[6,7] これらは繰り返し追試され再現性が確認され、すでに確立したstandardな治療方法である。

このcombination chemotherapyに抵抗する腫瘍は当然存在しうるわけで、またこの治療を続ける長期的な過程でいわゆる耐性を獲得し、腫瘍がこの治療に反応しなくなることもある。それらの場合に、Hodgkinに対しては、すでにsalvageとしての治療方法ABVDが確立しているし、Testicular cancerの場合にも、salvageとして使える極めて有効な薬剤が残っている。

これらの治癒可能な腫瘍においてさえ、それぞれが全く別の抗腫瘍剤の組み合わせによって、初めて効果的に治療されるという臨床的事実を、腫瘍生物学にたずさわる研究者はよく理解すべきである。感受性の差と片付けるには、その生物学的性質はあまりに複雑で不明の点が多いのである。ヒトの癌の薬物療法の困難さは、感受性、耐性の実体が1つ1つ明らかにされて初めて、克服されるであろう。

現時点では、治癒率向上という観点から、2番目のグループは極めて有望なtargetである。その方法論はadjuvant chemotherapyということになる。第3のグループには、一部第2のグループとして、積極的にadjuvant chemotherapyを行って治癒を目指すことが可能な腫瘍も含まれている。いずれのグループにおいても重要となるのが、Tumor burden、腫瘍量である。多くの場合、治療効果は腫瘍細胞の総数に基本的に依存していると言ってよい。無論、各腫瘍における感受性、micrometastasisの潜んでいる場所、micrometastasis のその時点における腫瘍生物学的な特性は、治療効果に十分関係するはずであるが、現時点ではこれを評価するすべはない。

2 Adjuvant chemotherapy

Adjuvant chemotherapy の理念は、治癒を目指すことになる。主たる治療のみで、CRすなわち10^9 cells以下の細胞にまで到達してはいるが、恐らくリカレンスさせるのに十分な量が残存していることが強く疑われる場合に、その目に見えない、臨床的に検出できない残存腫瘍を total cell kill を目指して、治療するという concept である。したがって、その場合に用いられる chemotherapy は、少なくともその当該進行がんにおいて、30%以上の response rate をもつことが要求される。

adjuvant chemotherapy の方法は、具体的には3つ考えられ、現在、表2に示す2番目が、広範に検討される段階にある[1,8]。すなわち、neoadjuvant (protoadjuvant) は、major な treatment、surgery あるいは irradiation を行う前に、chemotherapy を行うと言うことである。この方法の導入によって、Stage III, IV の Head and Neck cancer が効果的に治療可能となったし、乳がんについても安全に行われ、現在、表2下に

表2 Adjuvant chemotherapy

1. Controlled or Controllable Primary.
2. Significant Risk of Micrometastatic Disease beyond the Locregional Area.
3. Effective Chemotherapy Available (Over 30% Response with Advanced Form of Cancer).
1. Standard: S/R ⟶ C
2. Neoadjuvant (Protoadjuvant): C ⟶ S/R
3. Both: C ⟶ S/R ⟶ C
Probably increase the cure rate for several of the CHILDHOOD SOLID TUMORS, STAGE Ⅰ & Ⅱ TESTICULAR CANCER, OSTEOGENIC SARCOMA, and possibly for STAGE Ⅲ & Ⅳ HEAD AND NECK CANCER.

示す各種の腫瘍において、治癒率の向上が期待されている。adjuvant chemotherapyを一層発達させるのに必要な知識は、何と言ってもmicrometastasisの生物学的な特性である。Metastatic cascadeから、すでに転移している非常に小さな臨床的にdetectできない腫瘍が大きくなるという腫瘍形成までの生物学は、過去のオーソドックスな腫瘍生物学とは、いささか趣を異にしている。この学問の発達は、micrometastasisに対する各種のtargetを提供するであろう[1,9,10]。

3 抗腫瘍剤低反応性腫瘍

一方、先の抗腫瘍剤に対する腫瘍のresponseから分類した場合の3番、4番のcategoryに属する群は、非常に曖昧な言葉であるが、抗腫瘍剤低反応性腫瘍群と言うことにでもなるのであろうが、その内容は、生物学的に極めて複雑である。まず、drug-deliveryの問題がある。drug-deliveryが十分であっても、responseが極めて悪い腫瘍というのもその中には存在しうる。その代表的なものが腎癌、肝癌である。逆に、drug-deliveryがもし十分であれば、相当なresponseが期待されるものが、肺癌、胃癌、結腸癌の類と考えられる。むろん、最終的には抗腫瘍剤低感受性細胞、耐性細胞が問題となる。

過去、抗腫瘍剤のresponse rateが高かった報告においては、常に十分な量の抗腫瘍剤が使われており、十分な抗腫瘍剤の投与期間が設定されている[1,2]。すなわち、response rateの有意な上昇とresponseの期間、あるいはcureのrateはより高いdoseで達成されている。腫瘍細胞が、より高い濃度の抗腫瘍剤に、より長期間曝露されることがよい効果を導く当然の条件であるが、localなこのような腫瘍領域での薬剤濃度の条件は、大量しかも徹底的な治療スケジュールによって達成される。high-doseの抗腫瘍剤の投与が、容易に腫瘍細胞が耐性化するのを防ぐであろうと考えられる。

そこで、十分高い投与量を達成するために、各種の方法が試みられる。その代表的成功例が、High Dose Methotrexate — leucovoline rescue であるが、最近では、Cyclophosphamide, Melphelan — Autologous Bone Marrow Transplantation ばかりでなく、Cytosine-arabinoside の大量療法が試みられている。これらの大量投与は、薬剤の血中モニタリングが完備して、初めてその科学的な根拠が与えられた。[1]

2番目の方法は、continuous infusion である。この方法によって一過性に血中濃度が上がるためにおこるその薬剤の直接的な副作用を、ある場合には回避できることがわかっている。[11] 抗腫瘍剤の性質について、time dependent, dose dependent という既成概念にとらわれることなく、臨床的な試みを続けることが不可欠である。

3番目の方法は、同じ毒性が蓄積するのを避けるために、それぞれ十分の量を用いつつ、全く種類の違う他の組み合わせと交替させていく方法、alternative noncrossresistant regimen である。[12,13] さらにより直接的な方法として Directed Intravascular Chemotherapy がある。[1,14,15] Catheterization の容易な target に対しては決定的方法であり、転移性肝腫瘍に対しては非常に優れた成績が得られている。この他 drug delivery を高める種々の工夫が検討され成果をあげつつある。[16] これらの方法は、薬剤による耐性の出現を、極力抑えるという点でも重要である。

付け加えるに、まだ十分臨床的に成功しているとは言えないが、2つの approach が、今後も続けられる必要がある。すなわち、第1は、抗腫瘍剤の効果の増強、耐性の克服であり、第2は、dose limiting toxicity の軽減、防止である。前者の方法を考えた場合、target を抗腫瘍剤の効く種々の step ばかりでなく、細胞自体の修復過程にも設定することができるし、腫瘍細胞以外にも設定することができる。[17] いずれにせよ十分な生物学的、薬理学的検討が課題である。

次に毒性の軽減を臨床的に問題にする場合に、抗腫瘍剤の毒性の的確なモニタリングができて初めて臨床的検討が可能であることを指摘したい。[1] 例えば、ブレオマイシン、ペプロマイシンの肺毒性についてはDLCOによって、症状の現れる前に、肺機能の低下を検出することが不可欠であり、また副作用を克服するためには、DLCOでモニターしながらその毒性をいかにして抑えるかを、臨床的に検討することが必要となる。シスプラチンの腎毒性については、クレアチニン・クリアランスでfollowするということでは、すでにモニターとしては遅きに失しているわけで、尿中β_2ミクログロブリン[18]の他、手軽に行える尿中のタンパク定量がそのモニタリングには、むしろすぐれていることになる。心毒性についても、これは膨大な研究があるが、結局現在は、left ventricular ejection fractionで比較検討されている。[1,11] この2つのアプローチは、優れたデザインに基づく一層精緻な臨床的研究が必要な分野であり、今後の課題である。

以上、adjuvant chemotherapyから、耐性の克服まで、臨床的な抗腫瘍剤の効果という点から眺めてくると、腫瘍の生物学的特性を化学療法の立場から見た臨床腫瘍生物学の構築が、どうしても必要となることが明らかである。

2. 腫瘍のHeterogeneityと宿主のIndividuality

そこで治療学的な立場から見た場合の腫瘍の基礎的な知識として、どのような視点が大切かを、次の

figure にまとめてみた（図1）。ここで最も大切な領域は腫瘍形成の step であるが、残念ながら今だ生物学的には未知の点があまりに多い。発癌した後、細胞は次々と遺伝子が多様な不可逆的変化してゆき（mutation, rearrangement, amplification, etc.）、腫瘍全体として悪性化していく。

この複雑なメカニズムが腫瘍形成の過程の中に細胞学的に存在している。遺伝子自体が非常に不安定であること、gene instability が癌の遺伝子レベルでの特徴といってよい[19]。そのため、腫瘍の悪性化については、multi-stage oncogene expression が想定される[20]。そして今、そのベールが少しずつはがされようとしている。

oncogene とは、細胞の増殖メカニズムに関連するきわめて多くの component：増殖因子、同レセプターから細胞骨格、クロマチンの Key protein およびそれぞれの調節因子……を担う

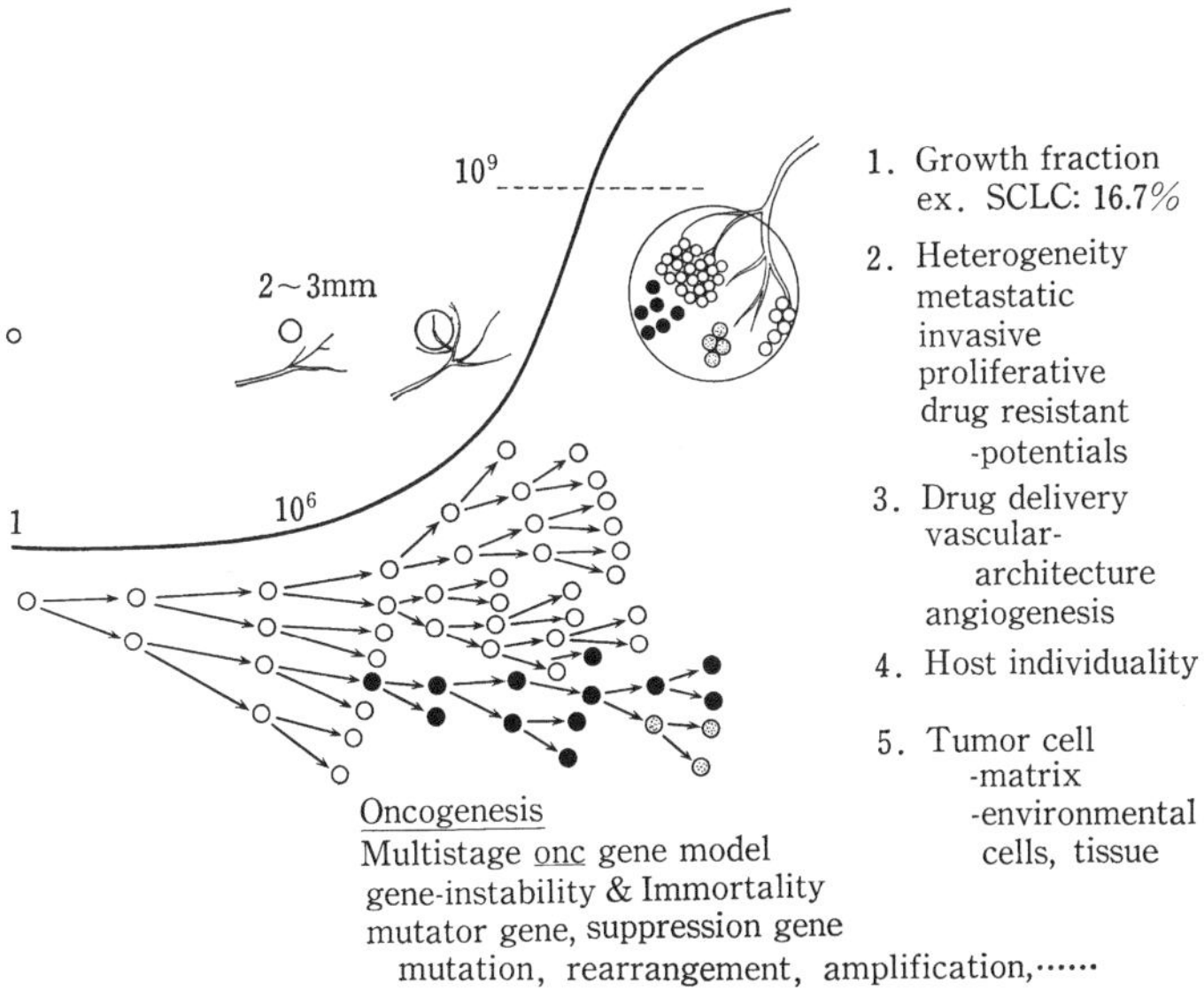

図1　Biological characterestics of human malignant tumor

すべての gene と考えてよく、増殖性1つとっても、その oncogene 発現の variation、cooperation は予想外に多様であると考えられる。[21]

腫瘍はその悪性化の過程で、腫瘍中の細胞のあるものは非常に高い転移の petential を発現し、あるものは非常に強い浸潤性を発現する。[9、10] また、転移についても、骨に比較的親和性の高い fraction になる細胞が出現する場合もあるし、他臓器に着床しやすい性質を有する細胞が現れてくる可能性もあるわけである。また、血管形成因子なるものを多量に産生する細胞群が出てくる場合もあるし、そういうものがなかなか産生されない case もある。[22] そればかりか、腫瘍の増殖の性質さえも、非常に異なっていると考えてよい。臨床的には同程度の腫瘍、同じ組織型でありながら、長くサイズが不変なまま経過する case も、急速に増大進展を示す case も、さまざまである。

また、抗腫瘍剤でたたいたあと、腫瘍全体の growth が別の段階に移り、急に大きくなることがあることは、臨床的にも経験することである。Growth fraction についてみるならば、たとえば、小細胞肺癌は極めて増殖性の高い腫瘍であるが、それでも cell cycle にはいっている fraction は16・7％と低いことがわかっている。

Growth fraction とならんで化学療法の立場から重要なのは、耐性、感受性の Heterogeneity である。[23] 例えば、ブレオマイシンに対する耐性をみた場合、permiability の低下、degradation の亢進、DNA修復の亢進 etc. と多様である。このような drug sensitivity (registance) のパターンを識別する簡便な Assay 法、drug sensitivity prediction test の開発は、臨床の大きな needs である。ある種の耐性には、それを規定するタンパクの存在が知られており、モノクロナール抗体あるいはcDNAを用いた Assay も期待される。臨床検討が進んでいる cloning assay もその評価には、すでに述べたように、stratification の1つとして、prospective randomized controlled study が不可欠である。[23、24]

このように、癌なるものは、長い年月に腫瘍を形成する過程で、免疫監視機構をくぐりぬけ、したたかな生存能力をそなえ、非常に variety に富む多様な生物学的性質を備えた細胞群、まさしく悪性新生物として確立してくるのであり、そこに host の個性と相まって、腫瘍の特異な性質がかたちづくられることとなる。

このような知識を基に、より戦略的にわかりやすく整理するならば、一個体にできた腫瘍なるものは二つの side からその困難性を分類することができる。Tumor side からは、これは hetero geneity という言葉で呼ぶようなものである。[1、25] Host の side からは、それは individuality と呼ばれるものである。それに対して、抗腫瘍剤の方からせめる学問領域は、tumor に対しては pharmacodynamics であり、host に対しては pharmacokinetics である。どちらにおいても、drug delivery が十分保証されることが前提条件となる（表3）。残念ながら、わが国におけるこれらの分野の遅れは著しい。

化学療法の今後の方向は、明らかに drug sensitivity（resistance）prediction、薬剤のモニタリングによる個別化、至適化である（pharmacologically directed therapy）。例えば、この点について、最近極めて重要な研究が、Plunkett の group から提出された。[26] それは cytosine arabinoside（Ara C）の大

表3　Biology of malignant tumor in human

Tumor……	Heterogeneity	Pharmacodynamics
	Genetic Instability	
	Environmental	Drug delivery
Host………	Individuality	Pharmacokinetics
	Organ Function	
	Immune System	
	Hemostasis	
	Circulation	

量投与をモニターする過程で明らかになった事実である。Ara C の大量投与によってCRを得た group と response しない group を薬剤の血中濃度で比べてみると、response しない群では薬剤の血中濃度は明らかに低く、驚くべきことにそれらの中には、予測値を著しく下まわるものがあった。

このことから、容易に期待血中濃度を得られないような case では、全く別の投与スケジュールを検討することが必要であることがわかる。Pharmacodynamics について述べるならば、例えば、そのような治療において response しない、しかしながら血中濃度は十分保たれていると、このような case があるとすれば、その細胞における Ara C の代謝を見てみればよいわけである。Ara CTP の生成がそのような case では悪いということが、恐らく認められるであろう。

これはほんの一例であるが、いろいろな抗腫瘍剤について、respondor と non-respondor における pharmacokinetics, pharmacodynamics の相違というものは、今後明らかにされてゆく可能性が強い。特に5-FUについて検討が現在すすめられており、それらの知識が集積されれば、metabolic modulation を含めて[27]、5-FUによる一層確実な治療方法が確立してくることが予想される。

おわりに

以上、近年の急速な化学療法の進歩を分析し、がん治癒率向上に化学療法のはたしうる可能性と、そのためにどうしても必要な知識を考察した。米国ではむしろ主流でありながら、わが国においては、抗腫瘍剤薬理学の分野の研究者は極めて少なく、あるいは臨床薬理学的な研究がほとんどないといってよいことは、組織的な臨床研究の稚拙さに加えて、化学療法の今後を展望するに、極めて危惧すべきことと言わざるを得ない。[3,4] しかしながら、すぐれた臨床研究が着実に積み重ねられていることも確かであり、近い将来、これらの流は、米国と同様、わが国のがん研究の本流となるであろう。また、わが国においては、腫瘍の生物学的特性を抗腫瘍剤による治療との関連で考える視点が、従来臨床、基礎共に欠落しており、この点も今後の重要な課題であることを指摘したい。

❖文献

1 Frei, E. & Holland, J.F.: Selected New Developments in Cancer Medicine, in Cancer Medicine, Eds J. F. Holland, and E. Frei, III. Lea & Febiger, 1982, Philadelphia, 2nd ed. pp 2233–2409.

2 Preston, J.D., Lyman, G.H., Weber, C.E., Sather, M.R., and Sleight, S.M.: Cancer Chemotherapeutic Agents, G.K. Hall Medical Publishers, 2nd ed. 1982, Boston.

3 西條長宏：化学療法の効く癌・効かない癌．代謝，20（癌'83）：907–915，1983.

4 福島雅典：19th annual meeting of the American Society of Clinical Oncology May 22–24, 1983 より。*Oncologia*, 6: 187–192, 1983.

5 Carter, S.K.: Chemotherapy for Metastatic Disease. in Cancer Invasion and Metastasis: Biologic and Therapeutic Aspects. Eds G.L. Nicolson and L. Milas. Raven Press, N.Y., 1984, pp 397–410.

6 Longo, D.L., and De Vita, V.T. Jr.: Lymphomas. in Cancer Chemotherapy 1983, Chapter 13, Eds H.M. Pinedo and B.A. Chabner, 1983, Elsevier, Amsterdam, pp 248–281.

7 Cavalli, F.: Chemotherapy of Testicular Cancer: From Palliation to Cure. in Cancer Chemotherapy 1. Chapter 9. Ed

F.M. Muggia, Martinus Nijhoff Publishers. Hague 1983, pp 249–279.

8 Frei, E. III: Adjuvant Chemotherapy. In ASCO Educational Symposium and Educational Workshop Booklet, 19th annual meeting may 22–24, 1983, San Diego. Ca. pp 8–12.

9 Nicolson, G.L.: An Introduction to Cancer Invasion and Metastasis. Griswold, D.P. Jr., Schabel, F.M. Jr., Dykes, D.J., Trader, M.W., and Laster, W.R. Jr.: Concepts for the Treatment of Tumor Metastasis. in Cancer Invasion and Metastasis: Biologic and Therapeutic Aspects. Eds G.L. Nicolson and L. Milas. Raven Press, N.Y. 1984, pp 1–4, 389–396.

10 Fidler, I.J. & Poste, G.: The Heterogeneity of Metastatic Properties in Malignant Tumor Cells and Regulation of the Metastatic Phenotype. in Tumor Cell Heterogeneity, origins and implication. Eds. Owens, A.H. Jr., Coffey, D.S., and Baylin, S.B., Bristol–Myers Cancer Symposia 4, Acad. Press. N.Y. 1982, pp 127–145.

11 Hortobagyi, G., Frye, D., Blumenschein, G., Ewer, M., Mackay, B., Buzdar, A., Yap, H., Hug, V., Fraschini, G. & Benjamin, R.: FAC with Adriamycin by Continuous Infusion for Treatment of Advanced Breast Cancer. *Proc. Amer. Soc. Clin. Oncol.*, 2: p 105, 1983.

12 Santoro, A., Banadonna, G., Bonfante, V. & Valagussa, P.: Alternating Drug Combinations in the Treatment of Advanced Hodgkin's Disease. *N. Engl. J. Med.*, 306: 770–775, 1982.

13 Østerlind, K., Sörenson, S., Hansen, H.H., Dombernowsky, P., Hirsch, F.R., Hansen, M. & Rørth, M.: Continuous *versus* Alternating Combination Chemotherapy for Advanced Small Cell Carcinoma of the Lung. *Cancer Res.*, 43: 6085–6089, 1983.

14 Frei, E. III., Garnick, M.B., Ensminger, W.D., Israel, M., Steele, G.D., Kaplan, W.D. & Come, S.E.: Biochemical Pharmacology in Medical Oncology. *Cancer Treat. Rep.*, 65: 21–26, 1981.

15 Ensminger, W., Niederhuber, J., Gyves, J., Thrall, J., Cozzi, E. & Doan, K.: Effective Control of Liver Metastases from

Colon Cancer with an Implanted System for Hepatic Arterial Chemotherapy. *Proc. Amer. Soc. Clin. Oncol.*, 1: p 94, 1982.

Mayer, R.J., Benjamin, R.S., Ensminger, W.D. & Wanebo, H. J.: Directed Intravascular Chemotherapy. In ASCO Educational Symposium and Educational Workshop Booklet. 19th annual meeting may 22–24 san diego Ca. pp 53–61, 1983.

16 Wakui, A., and Sato, H.: Clinical study on induced hypertension chemotherapy based on the functional characteristics of microcirculation of tumor vessels. *Proc. Jap. Cancer Assoc.*, 42: 19p, 1983. (in Japanese)

17 Tsuruo, T.: Reversal of acquired drug resistance by calcium modifiers–mechanism and implication for therapy. *Proc. Jap. Cancer Assoc.*, 42: 19p, 1983 (in Japanse)

Tsuruo, T., Iida, H., Nojiri, M., Tsukagoshi, S. & Sakurai, Y.: Circumvention of vincristine and adriamycin resistance *in vitro* and *in vivo* by calcium influx blockers. *Cancer Res.*, 43: 2905–2910, 1983.

Fukushima, M., Kato, T. & Ota, K.: Synergistic antitumor effect of poly (ADP–ribose) synthesis inhibitor and DNA–damaging agent. *Proc. Jap. Cancer Assoc.*, 42: 21p, 1983.

Folkman, J., Langer, R., Linhardt, R.J., Haudenschild, C. & Taylor S.: Angiogenesis Inhibition and Tumor Regression Caused by Heparin or a Heparin Fragment in the presence of Cortisone. *Science*, 221: 719–725, 1983.

18 Cohen, A.I., Harberg, J. & Citrin, D.L.: Measurement of urinary β_2–microglobulin in the detection of cisplatin nephrotoxicity. *Cancer Treatm. Rep.*, 65: 1083–1085, 1981.

19 Nowell, P.C.: Genetic Instability in Cancer Cells: Relationship to Tumor Cell Heterogeneity. in Tumor Cell Heterogeneity. Eds A.H. Owens. Jr., D.S. Coffey, and S.B. Baylin. Acad. Press N.Y., 1982, pp 351–365.

20 Land, H., Parada, L.F. & Weinberg, R.A.: Tumorigenic conversion of primary embryo fibroblasts requires at least two

cooperating oncogenes. *Nature*, 304: 596–602, 1983.

21 Kelly, K., Cochran, B., Stiles, C. & Leder, P.: Cell–Specific Regulation of the c–myc Gene by Lymphocyte Mitogens and Platelet Derived Growth Factor. *Cell* 35: 603–610, 1983.

22 福島雅典：癌における抗血管新生療法の可能性．癌と化学療法，10：1591–1597，1983．

23 Goldie, J.H.: Drug Resistance and Chemotherapeutic Strategy. Tropé, C.: Different Susceptibilities of Tumor Cell Subpopulations to Cytotoxic Agents and Therapeutic Consequences. in Tumor Cell Heterogeneity, Eds. A.H. Owens, Jr., D.S. Coffey, and S.B. Baylin. Acad. Press, N.Y. 1982, pp 115–125, 147–168.

24 Cowan, J.D. & Von Hoff, D.D.: The Human Tumor Cloning Assay: An *In Vitro* Assay for Antitumor Activity in Solid Tumors. in Cancer Chemotherapy 1. Cancer Treatment and Research 7, Ed. F.M. Muggia, Martinus Nijhoff Publishers. 1983, pp 103–121.

25 Calabresi, P. & Dexter, D.L.: Clinical Implications of Cancer Cell Heterogeneity. in Tumor Cell Heterogeneity. Acad. Press N.Y., 1982, pp 181–201.

26 Iacoboni, S., Plunkett, W., Danhauser, L., Estay, E., Walters, R., Keating, M., McCredie, K. & Freireich, E.J.: Clinical Results of Pharmacologically Directed Schedules of High Dose Ara–C for Relapsed Acute Leukemia. *Proc. Amer. Soc. Clin. Oncol.*, 3: in press, 1984.

Plunket, W., Estey, E., Keating, M. & Freireich, E.J.: Prognostic Potential of AraCTP Pharmacodynamics during Therapy of Acute Leukemia with High–Dose Ara–C. *Proc. Amer. Soc. Clin. Oncol.*, 3: in press, 1984.

Plunket, W., Iacoboni, S., Danhauser, L., Estey, E., Walters, R., Keating, M., McCredie, K., and Freireich, E.J.: Pharmocologically Directed Schedules of High Dose Ara–C for Relapsed Acute Leukemia. *Proc. Amer. Assoc. Cancer Res.*, 25: in press, 1984.

27 Shirasaka, T. & Fujii, S.: Reguration of Enzyme Activities Involved in Nucleoside Synthesis and its Application to Cancer Chemotherapy. *Proc. Japn, Cancer Assoc.*, 42: 20p, 1983.
Suga, S.: UFT and UFTM treatment. *ibid.* 20p, 1983.

腫瘍内科学の確立にかける

『Medical Way』第3巻第3号　週刊日本医事新報社　1986年

医学はあくまでプラグマティックに…

American Society of Clinical Oncology（ASCO：米国臨床腫瘍学会）の数少ない日本人会員（6人）の一人である福島氏。

「いつ頃からか、米国の学者と対等に仕事を進めるには、米国のレギュラーな学会のメンバーになって、その学会で活動しなければだめだと考えるようになり、まず1982年、米国癌学会（AACR）のメンバーになりました。そして1984年、ASCOのメンバーになったわけですけど、1983年AACR、ASCOに参加して、正直に言ってがくぜんとしました。レベルがあまりにも日本とかけ離れていたのです」。

「ここで痛感したのは彼らの徹底したプラグマティックなアプローチ、例えば、米国では1972年来、腫瘍内科学という専門内科分野を体系化し、専門医は現在3、000名を越え、循環器、消化器、呼吸器につぐ第4位の地位を占めるところまでこの学問体系を育ててきました。これは癌を総体として見るもので、従来の臓器別の体系をこえるコンセプトです。癌は全身病ですから新しい学問体系が必要だったわけです。米国が営々とこの学問体系を築き、プロスペクティブな無作為比較試験を着々と行ってきたこの10年の間に、日本ではいわゆる免疫療法への幻想が蔓延し、我流の化学療法が横行する状況に到ってしまいました。つまり現在の日本の水準では新薬、多剤併用化学療法、新しい治療法の評価はまともにできないと言っても決して過言ではないでしょう」と腫瘍内科学の重要性を力説する。

名古屋大学を昭和48年に卒業した気鋭の癌研究者であり、かつ臨床医。「出身大学の大学院に行っても発展性はない。世界に通用する良い恩師を得なければならない」と考え、名古屋大学・大学院には行かず、京大・大学院医学研究科（早石修教授、医化学）に進学した。「君の考え方はアメリカの学生と同じだね」と入試面接で言われた早石修教授（現在は大阪医科大学長）のもとでクロマチンの酵素の研究に従事、恩師である早石氏は、「発見することを目的とした生化学の思想を教えてくれた」と福島氏は語る。必要な生化学のテクニックは一つの研究テーマの目標に到達する過程で学んでいったという。「日本ではいわば method oriented な研究に安易に流れる傾向が強いように思う。method に縛られることから初めから限界ができてしまう。米国に留学する連中もアメリカ人が作り出した技術、知識を学ぶことに終始し、それを生み出す背後にある思想、あるいは研究姿勢を学んでこないのではないか」と日本人の研究に対する姿勢を分析する。

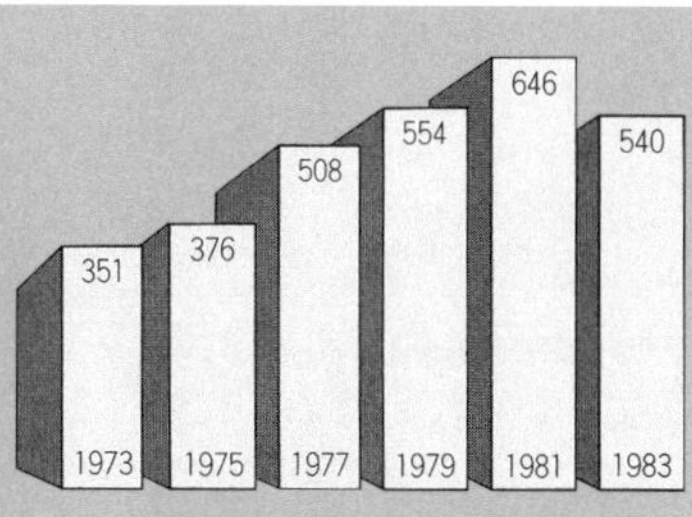

米国の腫瘍内科医数の推移

2年間で一応研究の区切りがついたことから大学院を中退し、51年4月に浜松医科大学の生化学第一講座助手に就任、ここではホルモンによる酵素誘導の研究を行った。その研究をまとめたのが学位論文『グルカゴンによるラット肝ミトコンドリアのセリン、ピルビン酸：アミノ転移酵素の誘導に関する免疫化学的研究』。この研究は細胞質で合成されるタンパク質のミトコンドリアへの局在化機構の優れた実験系を確立したものであった。

基礎と臨床の融合——臨床腫瘍学

53年には現職である愛知県がんセンター内科診療科医長に就任し、臨床医としての道も歩むことになった。

「臨床をやるなら癌をやろう」と卒業時漠然と思っていたということだが、「浜松に移って2年目、ちょうど仕事も区切りがついていた時に、現がんセンター病院副院長の太田和雄博士のたっての招きで癌を一生やる決意をしたのです。癌の内科的治療といえば化学療法を意味しています。臨床的には多剤併用療法の臨床試験、基礎的には抗腫瘍剤薬理学が研究の主軸となります。過去20年間に癌の化学療法は大きな成果を収めてきました。例えば小児白血病、ウィルムス腫瘍、そして成人のこう丸腫瘍、じゅう毛上皮腫、悪性リンパ腫等が治るところまできているし、乳癌、卵巣癌、小細胞肺癌は治癒とまではいかないまでも大半の患者でよくコントロールできます。このような進歩が有効な抗腫瘍剤の開発によっていることは明白です。特にこの臨床領域では抗腫瘍剤に関する知識と腫瘍の生物学的な知識が直接臨床場面で重大な意味を持ってくるので、基礎と臨床をともによくこなさなければなりません」と、化学療法による癌治癒率の向上と基礎と臨床の融合を強調。

さらに、「今言ったような化学療法の成果というものが基本的にはアメリカ人のプラグマティックなアプローチ、つまりあくなき追試と組織的かつ効率的臨床研究の蓄積によっていることを、私達は真摯に受け止めねばなりません。翻って日本では、組織だった臨床研究が極めて稚拙で、極言すれば我流、化学療法の進歩に不可欠のプロスペクティブな無作為比較試験が常識化していない。これは日本の癌医学界における臨床面の病根ですし、米国癌学会における研究の主軸、抗腫瘍剤薬理学が日本ではすっぽり欠落しているという点は基礎面の病根です」と、日本の化学療法の抱える問題点を指摘する。

そして医学教育上の問題について、「いまだに臓器別の分類にこだわって癌という疾病の本質を見抜けない点にまず問題があります。そしてやっかいなのが講座制です。すべてについて思想の後れがその背後にあると私はみています」と、腫瘍内科学の確立を熱っぽく説く。

新しいプロスタグランジン——ＰＧＪ２の発見

「過去の癌治療における化学療法の成果からみて、あくまで新しい抗腫瘍剤分子種を見つけ出すことが研究の主軸」と、新しいタイプの抗腫瘍剤をＰＧ骨格の中に見出すべく昭和56年秋以来、この開発研究にとりくんでいる。昭和58年度からは文部省がん特別研究（１）の班長として、日本のこの分野の研究を指揮してきた。

「1970年代から研究されていたPGEやAではin vivoで本来の生理活性が副作用として前面に出てしまうのです。そこで私共はPGD2に目をつけ、1982年PGD2にブレオマイシンと同等の細胞増殖抑制活性が認められることを報告しました。ここで普通、研究者は作用機構は？ と問いかけその方面の研究に着手しがちですが私自身、PGについては素人だったため、その分子構造を紙に書いて並べているうちに、現在われわれがPGJと呼ぶ新しい分子種の存在を予想できたのです。その化合物はPGA2のアナログでPGD2が脱水されてでき、PGD2の数倍の抗腫瘍活性を持つはずでした。予想化合物を合成し、一方ではPGD2の水溶液を24時間37度で保温したあと分析することによってPGJ2の存在を実証しえたのです」。

米国のPGの権威であるRamwellは将来、薬剤の3分の2までがPG系化合物によって占められると予測しているほどである。すでに昨年FDAはS社の開発した抗潰瘍剤サイトテック、PGE1誘導体を認可した。サイトテックはシメチジンに匹敵する抗腫瘍活性を持つとされている。現在シメチジンは米国で医薬品市場トップの座を占める薬剤であるから、降圧剤や循環器用剤等、実用化されればRamwellの予測も現実味を帯びてこよう。

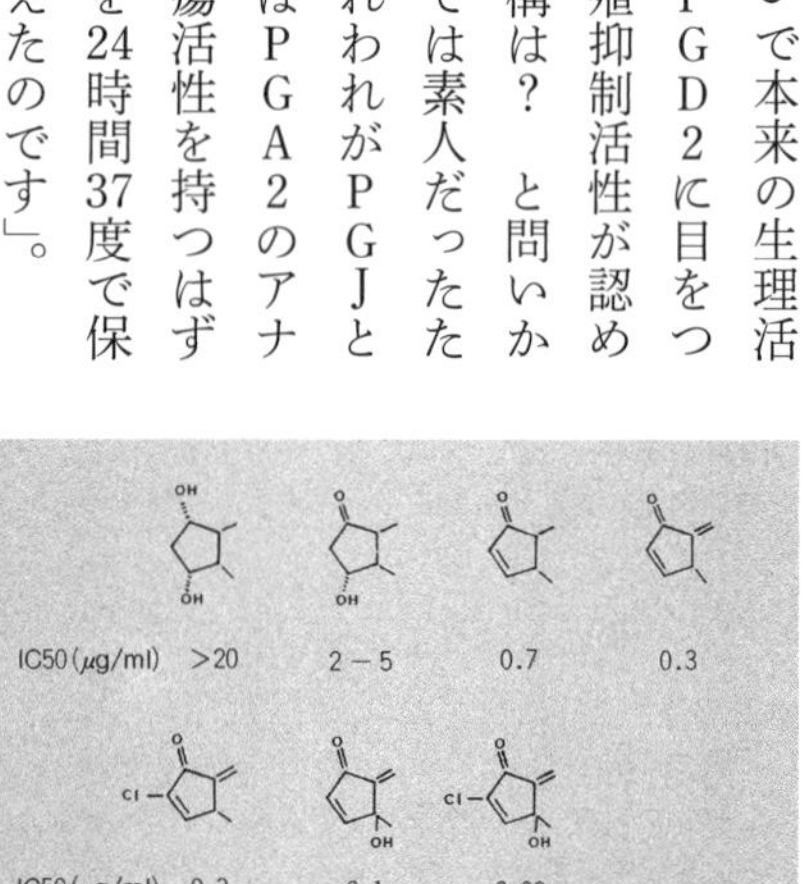

PGの五員環構造と抗腫瘍活性　IC50：50％増殖抑制濃度

ではPGの抗腫瘍剤としての将来はどうなのか、福島氏のテーマはまさしくこの点に結論を出すことにある。「開発型の研究はリスクを伴う。もし開発が失敗した場合はほとんど何も残らない。われわれは基礎的な研究成果も出るように研究計画をデザインし、実験を進めて来ました。PGJ2を傍目八目から運良く見つけることができましたが、生理的生成を実証しようと組んだ実験から水溶液中ではＪ２が、血清中ではデルタ－12－ＰＧＪ２と呼ぶより安定な化合物が生成することがわかったのです。これはＰＧＤ２の新しい代謝系の発見でした。このデルタ－12－ＰＧＪ２はＪ２よりも活性がやや強く、このアナログ、デルタ－７－ＰＧＡはＰＧＡよりも２～３倍活性が強いことから、これらの新しいＰＧ：アルキリデンサイクロペンテノンＰＧを抗腫瘍性ＰＧと名付けたのです」。

昭和59年、福岡で開かれた日本癌学会総会とそれに続いて11月京都で開かれた国際プロスタグランジン会議において福島氏は、ハワイ大学Scheuer教授によってハワイ産八方サンゴより抽出されたデルタ－７－ＰＧＡ誘導体に属する海産エイコサノイド、プナグランジンの構造とその強い抗腫瘍活性を公開し、内外に大きな反響を引き起こした。「抗腫瘍性ＰＧのコンセプトをかためていたころプナグランジンの情報が入り、念のため活性をチェックしようとScheuer教授からものを送ってもらって調べました。結果は驚異的でした。実に０・０２マイクログラムで細胞の増殖は抑えられたのです。この活性は同じ条件下でアドリアマイシンやビンクリスチンに匹敵しています。合成的なアプローチから構造活性相関も明らかにできました。アルキリデンサイクロペンテノンＰＧの五員環の10位がＣｌ、12位がＯＨで修飾された場合に活性が10倍上がることが明らかとなりました。in vitroの活性はこれで十分と考えます。プナグランジンの基本骨格をもつ化合物の量産の目途もついていますので、今後はin vivoのドラッグデザインをすすめていくことになります」と、慎重な中に闘志を秘めて語る。この一連のＰＧの抗腫瘍活性に関する研究で、昭和60年度日本癌学会奨励賞を授賞した。

ベッドサイドから分子まで――

「目的、方向性がはっきりしていない研究はしない」という福島氏の持論。分子レベルの基礎的な研究と同時に組織的な臨床研究も指揮する。

昨年、氏らは5年計画のインターフェロン-アルファの腎癌に対するプロスペクティブ無作為比較試験を開始した。臨床有効性について結論を出すべくデザインされた臨床研究である。「この比較試験でさえ米国よりも2年は遅れています。化学療法全体の水準は米国に比べ10年あるいはそれ以上遅れているでしょう。とにかくプロスペクディブ無作為比較試験が組織的かつ効率的に行われるようにならなければ駄目です。フェイズ1、フェイズ2レベルの研究を化学療法の研究と心得ていては全く問題になりません。この決定的な遅れを取り戻すためには、よく勉強して臨床研究の経験を積み重ねる以外にありません」。

国の対がん10ヵ年戦略の成果をあげるためにも、臨床腫瘍学、腫瘍内科学の確立を望みたい。

問われるインフォームド・コンセント
——「ヘルシンキ宣言」の原点の確認を

『モダンメディシン』１９８９年10月号　朝日新聞社

日本医師会も積極的取り組み

わが国の医療現場で Informed Consent（知らされたうえでの同意）の必要性が盛んに説かれるようになった。日本医師会は最近、この問題をさまざまな形で精力的に取り上げており、大阪府医師会も連続講座を組んで、会員の意識を深めようとしている。厚生省がこの6月、癌の告知に積極的に取り組むことを前提にした報告書を発表したのも、医療現場の中のこのような動きを反映したものだ（「末期医療に関するケアの在り方の検討会報告書」＝本誌'89年9月号１５７ページ参照）。

これは、長い間〝聖域〟に置かれていた形のわが国の医療が、日本社会の民主化の成熟の波に洗われ始めたという証拠かもしれない。わが国における「患者の医師依存」の風土は、癌患者への告知について、医師の裁量権を優先した名古屋地裁判決に対する海外ジャーナルの論調（Washington Post, 5. 30. 1989, *Nature*, 399:409, 1989）をみても、国際的には極めて特異な存在だ（本誌'89年9月号１５１ページ参照）。

この機会にInformed Consentの問題を、『ヘルシンキ宣言』の原点に返って、国際的な観点から整理しておきたい。
すでにInformed Consentや医師の倫理規定については非常に多くの文献が集積している。例えばデータベースMEDLINEでInformed Consentをキーワードに検索すると、1981～88年までに2000件を超える英文論文が入力されている。しかし残念ながら邦文論文は数件しかなく、しかも極めて最近のものである。この事実は、わが国の倫理的批判力のレベルがヘルシンキ宣言の採択された4半世紀前に比してもprimitiveな段階にとどまっていることを象徴している。

癌の告知――私の体験から

Informed Consentは特に癌の告知の問題とからんで、日常診療では切実な問題である。実際にいくつかの臨床試験に携わってきた私の経験からしても、Informed Consentはもはや避けて通ることのできない問題である。忘れもしない一昨年春、他の病院にかかっている患者が相談受診にきた。その病院の医師は本人には癌であることを言っていなかったが、放射線治療室と書いたところで治療を受けていたので、本人は癌と思っている。しかし医師や看護婦に何回聞いても「癌ではない」と言うし、「放射線治療ではなく電気治療だ」と答えるという。
その患者は「成人のほぼ3人に1人が癌で死ぬというのに、何も隠さなくてもいいではないか」、また「あとどれくらい普通の生活ができるのか、苦痛はどんなものかを教えてほしい」と言う。私はいちいちもっともなことだと思った。すぐに胸部X線を撮ってみたところ、右縦隔から肺尖にかけてちょうど照射野と思われる部分が矩形に線維化していた。悪性腫瘍に対する放射線照射が行われていることに疑いの余地はなかった。

私はフィルムを見せながら癌の種類は分からないが放射線治療が行われていることを話した。そしてその1枚のフィルムから考えられることをいろいろ話したうえ、主治医に「どこの誰それを訪ねてそのように言われた」ということ、そして「自分としてはすべてを知って残された時間を無駄にしたくない」旨、はっきり話すこと、もし何か問題があったり疑問があった場合は私のほうに電話するよう話したのである。

原則として、すべてを話す

このケースを境に、私は原則としてどの患者に対しても家族とともにX線フィルムやいろいろな検査データをそのまま見せながら、すべてを話すことにした。正直に言って癌という言葉を初めから使うことには心理的抵抗があるのだが、治癒を目指して治療できるものについては最初からそのまま伝え、抗癌剤による治療を行うこと、起こりうる副作用についてできる限り話している。また治癒の期待のできないような肺癌の場合には、肺腫瘍という言葉で話をするが、すでに手術できない段階にある旨は告げるし、「癌ですか」と聞かれたら否定をしない。

家族がどうしても話さないで欲しいという場合もある。しかし本人に話さないと、いろいろな矛盾が生じてくることを説明し、そして特に社会的に責任のある働き盛りの人についてはその責任上も本人こそが病気について、また予後について知っておくべきではないかということまで言って、それでも冷静さを保てない場合にははっきりと「悲しいけれども人間はいつか死ぬのです。手術できないからといってすぐに死ぬのではない。また抗癌剤に反応すれば症状もとれるし時間も多少稼げる。また例えば脳に転移がきたときには放射線で相当コントロールできるし、他の部位でもいろいろな手がある。それに苦痛は責任を持って除くようにする。残された時間をできる限り良い状態で過ごせるようにできる限りのことをしましょう」など、病気という現実を受け入れるようにじっくり話している。

問題は「いつ、どう」だけだ

ＵＩＣＣ（International Union Against Cancer）マニュアルには① “Telling” or “Not Telling” the diagnosis is a false dilemma. ② The problem is how and when to inform the patient. とある。[1] なんと明快ではないか。病気になったとき自らの関心は病気の程度と治る見込み、あるいはどういう治療をしなければならないか、どれくらいの時間がかかるかといったごく当たり前のことなのであるが、それらについての情報が不足すると、あるいは情報に整合性がないときには疑心暗鬼となってしまい、病気に対する心構えもできず一層イライラがつのり、心も病んでくるものである。

癌の告知うんぬんという議論は不毛である。Informed Consent とは単に患者への病名の告知や医師の説明義務ではない。それはまず真実を開示し、治療内容の理解を求め、それに同意してもらうというように、段階を踏んで形成される患者の医師への信頼のプロセスとして把握されるべきであり、治療が継続する限り、そのつど病状の変化と必要な検査、治療効果、さらに副作用に関する情報を提供し続けることを意味している。Informed Consent は、今や患者の人権——自己決定権を尊重して医療を行う作法というべきである。しかしながらその定着には、患者自身が冷静に自らの置かれた病気という現実を受容することが必要である。

現代の医師が背負う十字架

このように Informed Consent は、医師・患者関係の基盤となるコンセプトで、各医師自らが患者一人ひとりの治療に際して悩み、言葉を選び、そして反省して求め続けていくようなテーマだと思う。この非常に客観化しにくい医師の対人技術をあくまで客観的に評価し、情報を医師が共有できるようにしていく作業が今後必要である。"Informed Consent" それは現代の医師が背負わなければならない十字架なのかもしれない。

訴訟の歴史を経ながら確立

Informed Consent は現代の医療における倫理的批判の基盤を構成する重要な概念で、主として米国の法律家と倫理学者によって築き上げられてきたものである。その背後に歴史的・精神的背景と深い議論、考察があることを見逃してはならない。まず謙虚にそれらから学ぶべきであろう。それはひとことでいえば訴訟の歴史である。われわれは今それらの議論、見解を判例としてたどることができる。[2] 表1は過去重要判例として公布されたInformed Consentの標準を整理したものである。

まず医師の診療行為には患者の同意が必要という見解は、1914年Cardozo判事によって初めて示された（Schloendorff v. Soc. N. Y. H.）。Informed Consentが用語として法律辞典に加えられたのは、1957年の判決以来である（Salgo v. Leland Stanford Junior University Board of Trustees）。1972年Canterbury v. Spence事件の判決は、医師の裁量論（Professional Standard＝専門家の標準）から患者の自己決定権論（Reasonable Person Standard＝理性ある患者の標準）への法理の転換として、特に重要である。さらに1980年のScott v. Bradfordのそれは一般論（Objective Patient-Oriented Stan-

表1　informed Consentに関する重要判例

Professional standard＝専門家の標準	
1767	Slater v. Baker & Stapleton（England）
1891	Pettigrew v. Lewis（Kansas）
1906	Pratt v. Davis（Illinois）
1914	Schloendorff v. Society of New York Hospital（New York）
1957	Bolam v. Friern Hospital Management Commitee（England）
1957	Salgo v. Leland Stanford Junior University Board of Trustees（California）
1970	Dow v. Kaiser Foundation（California）
1985	Sidaway v. Bethlem Royal Hospital Governors and others（England）
Reasonable person standard＝理性ある患者の標準	
1972	Canterbury v. Spence（District of Columbia）
1980	Truman v. Thomas（California）
1980	Hopp v. Lepp（Canada）
1980	Reibl v. Hughes（Canada）
1981	McKinney v. Nash（California）
Individual patient standard＝個々の患者の標準	
1980	Scott v. Bradford（Oklahoma）
1987	Arena v. Gingrich（Oregon）

（　）は判決のあった場所。

dard）から、個々のケースでの主観尊重（Individual Person Standard ＝個々の患者の標準すなわち Subjective Patient–Oriented Standard）という方向を明確にした点で注目される。

人権に対する認識のギャップ

このように Informed Consent の背景にあるのは、実は近世以来続けられてきた『個人の人権の尊重』の確立への動きであり、一つの大きな社会・経済的あるいは政治的な潮流を反映している。従って現実社会でこれを実現するためには、さまざまな social な力学が働いていることを無視できない。そして現実には Informed Consent なる概念を生み出した米国でさえ、そのゴールへの到達はなかなか困難なのである。[3] この問題の核心は医療――診断・治療は、本質的に Probability でしか論ずることができないのにもかかわらず、Decision Making を医師のみならず患者も強いられるところにある。が、それ以前の問題として、現実には医師、患者双方の知識と理解力、さらに姿勢というか人権に関する認識のギャップがある。そして結局、大半の患者は Informed Consent はむしろ医師の権利を保護するためのものと信じているほどである。[2]

欠落しがちな「原理」の検証

振り返って、経済の近代化が短期間に達成されたわが国においては、精神面での近代化がそれに追いつかないという深刻な事情がある。技術の〝形式〟を取り入れるのに巧みなこの国ではこうした〝形式〟の背景にある〝原理〟の検証は常に欠落してしまうのである。[4] Informed Consent は、間違っても「要するに治療の承諾書を取ればよいのだ」というような単純なものではないことはもはや十分お分かりいただけると思う。まして科学的にみて研究段階にあるような検査または治療法を患者に実施（以下、臨床試験という）する必要が生じた場合、当然その Decision Making は患者の意志によらねばならぬし、施行された検査または治療の責任はすべて医師にある（表2）[5]。

表2　informed Consent の項目

A．基本的内容
- 1.研究であることの言明
  - a.目的は何か
  - b.計画されている治療に関する記述
  - c.どの処置が実験的なものかの特定
- 2.リスクの記述
- 3.便益の記述
- 4.同研究に参加しなかった場合の代替治療
- 5.守秘義務
- 6.賠償に関する説明
- 7.以下に関する質問を誰にするべきかの言明
  - a.研究　b.被験者の権利　c.損失
- 8.研究参加の拒否と取り下げの権利に関する説明

B．場合によっては必要な補足的項目
- 1.その時点では予測できないリスク
- 2.研究者が被験者を研究から取り下げねばならない理由
- 3.被験者が被る付加的費用
- 4.被験者の取り下げによって起こる結果
- 5.新しく明らかになった事実の患者への教示
- 6.研究に参加する患者の数

C．未成年者に対して必要な同意書

被験者の保護と Informed Consent

臨床試験における被験者の保護を保障するための倫理規範の確立は１９４７年のニュルンベルク綱領 (Nürnberg code) に遡ることができる。これは科学的研究の名のもとにナチスの残虐行為に加担した医師や科学者を裁いたニュルンベルク裁判を踏まえたもので、人類最初の研究倫理綱領である。その後

１９４８年の世界医師会議ではジュネーブ宣言（Geneva Declaration）が採択され、翌年、国際医師倫理綱領（International Code of Medical Ethics）として医師の守るべき明確な倫理規定として確認され、１９６４年にヘルシンキ宣言（Helsinki Declaration）として広く世界の医師に受け入れられるようになった[5]。

しかるにその後もこのヘルシンキ宣言の違反、すなわち人権の無視あるいは蹂躙が公然とあるいはひそかに行われていることは明白である。日本を例にとっても、旧日本軍の石井部隊（７３１部隊）によってナチスに勝るとも劣らない残虐な人体実験が行われたことはすでに周知のことであるが、日本の医師はそれを倫理的批判の原点として十分に反省してきたのだろうか。まだその亡霊は近代的な装いのもとに形を変えて生きているのではないか。ちなみにわが国では、Informed Consent に限らず、「医の倫理」を論評する記事の中にヘルシンキ宣言が全く言及されないという事実は見逃せない。

要求される厳しい倫理性

臨床試験における被験者の保護をヘルシンキ宣言は強く要請しており、それは①各施設の倫理審査委員会（ＩＲＢ＝Institutional Review Board）による、人を対象とした研究に関する研究計画の厳正な審査および②正当な手続きでInformed Consent を得る、という両プロセスによって初めて満足される。この二つのプロセスは時間がかかるし医師・研究者にとっては面倒な手続きであるが、これは臨床試験においてすべてに優先する必須の前提である。よく「それではとても臨床試験はできない」という意見があるが、Informed Consent が得られないためにその研究が困難になったとしてもそれはやむをえない、というだけの厳しい倫理性が要求されているのである。

一流医学誌では投稿の前提

あらゆる臨床試験は、まず科学的な妥当性が満足されて初めて倫理的な側面の評価が意味あるものとなる。逆に科学的根拠の希薄な、あるいはその目的がはっきりしていない、または科学的妥当性が満足されないような poor なデザインの研究はすでに非倫理的なのである。この手の「研究」の横行にほとほとあきれるのは筆者ばかりとは思えない。医師・研究者は、IRBや Informed Consent のプロセスの面倒を論ずる前に、まず自らがヘルシンキ宣言の求める臨床研究の遂行者としての科学的な有資格者(Scientifically qualified person)であるかどうかを自問してみるべきである[5]。

Informed Consent を正しく得るという手続きは臨床試験遂行上必須の前提であり、今や医学研究者の国際的常識といってよい。国際的な医学一流誌(leading journal)は、その投稿規定に各施設の倫理審査機構による許可書と Informed Consent が正当な手続きによって得られていることを証拠立てる文書を要求している。つまりヘルシンキ宣言に則して臨床試験が行われたことが示されねばならないのである。

実地・研究医療の全過程で

このように Informed Consent は、実地医療から研究医療を貫く倫理的・法律的原則である。この国だけが国際的倫理規範の例題でよいはずがない。臨床試験における Informed Consent は、広い意味で患者に提供される臨床試験を患者が十分理解し、自発的意志決定をするプロセスの総体を意味する。従って検査、治療にかかわる何人かの医師と患者との相互関係を含み、何時間、何日、そして何カ月と継続されうるものである。Informed Consent は、臨床試験が提示されたときに始まるというものではなく、ましてや患者がその試験に参加することに同意した時点で終わるものでもない。Informed Consent はむしろ忍耐と継続的な医師の支援を要する教育的な努力の連続とみなされるべきである。

真実の開示がすべての出発点

しかしながら狭義には Informed Consent は、特定の臨床試験への参加の患者による同意書として、その臨床試験の詳細を記述した特別な文書への署名の過程とみなすことができる。このプロセスでも①開示②内容の理解③自己決定の条件が満足されねばならないが、真実の開示がすべての出発点である。Informed Consent を得るに際して、開示し理解を得るべき基本的な項目・その内容は代表的なものとしては米国の連邦倫理規定・被験者の保護[6]に記述されるもので、表2の内容に関してすべて平易な言語で記述することが義務づけられている。ヘルシンキ宣言が広く世界に受け入れられている現在、あらゆる臨床的研究においてInformed Consentのプロセスを欠くことはもはや許されない。従って患者に対して診断とその病状についてのいわゆる告知は不可欠である。

患者が納得できる医療とは

Informed Consentについて考えを深めていくうえでのキーワードは、患者にとって納得いく医療とは何か、といえるのではなかろうか。そして医師自身にとって納得できる医療をなしえたかどうかも重要な反省材料となるはずである。

納得できる医療がなされる前提として、①患者がすべての情報を得たと信じるに至る根拠があること②その中で患者自身が最善と思われる方法を自ら選択し得たという認識があること③その選択を得るために医師が十分患者に協力したという事実が患者にも十分理解されていること④そして上記の点を患者の家族も十分承知していることなどが少なくとも満たされるべき必要条件であろう。患者にとって納得のいく医療、すなわちInformed Consentの定着には、実地医療の現場で医師の説明義務が常識化するという一つのステップがクリアされることが必要と思われるが、実際にはこれは患者の知る権利の主張[7]と臨床試験における倫理的な要請の面からすでに方向づけられているものとみてよい。

ＧＣＰの厳正施行こそカギ

以上、Informed Consentに関する基礎知識について概説した。

賢明な読者には臨床試験が野放しの状態でInformed Consentをうんぬんしてもはじまらないことを理解していただけることと思う。この問題を重視した厚生省は専門家会議を設置し、Good Clinical Practice（ＧＣＰ：医薬品の臨床試験実施基準）の検討を進めており、昭和60年末には報告書がＧＣＰ案として公表されている。しかし妙なことにわが国のＧＣＰ案では、表２中の肝心かなめの第１項の研究であることの言明と６、７項が欠けているのである。これはいかなる意図によるものか？　ヘルシンキ宣言の精神の定着とその遵守のためには、少なくともＧＣＰの厳正施行がカギである。

本稿を書く間に砂原博士の遺稿『臨床医学研究序説』（医学書院）を読む機会があったが、名著である。Informed Consent、医学研究倫理に関するわが国のバイブルとして、医師、教育者、行政担当者、そして医学生必読の書であると思う。

◈参考文献

1 Monfardini, S., et al. Eds., in UICC Manual of Adult and Paediatric Medical Oncology. Education and psychological support of patient. Springer–Verlag, Berlin, 102–107, 1987.
2 Mazur, DJ.: Why the goals of informed consent are not realized. J General Internal Med, 3:370–380, 1988.
3 Cassileth, BR., et al: Informed consent–Why are its goals imperfectly realized. New Eng J Med, 302: 896–900, 1980.

4　福島雅典：科学を育む風土とは．医海事報、１０５７：４、１９８９．４．１．
5　Declaration of Helsinki, WHO Chronicle, 19:31-32, 1964.
6　Code of Federal Regulations title 45, part 46. Protection of Human Subjetct.
7　渡辺良夫監修：判例評釈　医療事故と患者の権利．エイデル研究所、東京、１９８８．

インフォームド・コンセント
——医師裁量論の終焉——

『センターニュース』No.29　医療事故情報センター設立準備会　1990年
（聞き手・池田伸之弁護士、まとめ・油井香代子）

医師裁量論が成立する時代の終焉
——臨床医師として、わが国のインフォームド・コンセント論議をどう思いますか？

福島　ガン告知について言えば、告知はあたり前のことだと僕は考えます。成人の2～3人に1人がガンで亡くなり、ガンはもはやありふれた病気になっている現状では、ガン告知だけを特殊視するのはおかしいですし、なによりも、告げないと診療の過程で辻つまの合わないことが出てきて、当の患者さんが、納得しません。大方の患者さんは、正確な情報を全て得て、初めて納得してくれるものです。また、患者さんが自分の病気について知るというのは、本人の基本的人権に属することで、他人が勝手にその人の人権を侵害することは、許されないことだと僕は思います。日本では、他人への思いやりという名のもとに、人権侵害がいたる所で著しく行われています。それは校則一つ取ってみてもわかります。人権侵害が堂々とまかり通っている現状に、僕は不安を抱いているのです。医学の分野でも、たとえば、効果のない医薬品が、年間何千億円、発売後トータルで何兆円も使われたのに、誰も文句を言わず科学的議論を闘わせにくい悪しき風土があります。

私自身、この4年間、告知を実施してきて、正確に話すことが、悪い結果をもたらすとは思いません。重要なことは、伝える時の医師の態度や場所、いつ、どこで、誰が、どのように言うかということです。とにかく言えばいいというのではなく、聞くことによって患者が治療に積極的になるような体制を整えていく必要があります。私の場合、情報を全て開示し、説明したつもりでも、正確に理解した人は半数しかいないという結果も出ており、大きな反省材料であり、今後の課題と思っています。

――治療法の選択も患者に選ばせる?

福島　当然です。リスクとベネフィット、時には費用についても話した上で、選んでもらいます。インフォームド・コンセントは、できあがったゴールではなく、各々の医師が自分自身の問題として求め続けていくテーマだと思います。そこにどういう問題があるか、僕自身も学習していかなければなりません。

本来、インフォームド・コンセントは患者自身が自分の権利を守り、自分で判断するためのもので、医師は現代の医学の最先端情報を患者に知らせ、患者が一番よいと思う医療を選択できるようにサポートするのが役目です。これが今もっとも現実的で妥当な、医の倫理だと僕は思います。医の倫理を医師の裁量に帰属させて、医師の人格に期待するのは、愚論だと思います。医師の裁量で、自分のやりたい治療を行うというのは傲慢な態度ですし、医師の裁量に帰属させるという考え方は、医療の発展にとって、百害あって一利なしです。診断・治療ともに、通常の医療のほとんどが科学的にうらづけられて、すでにマニュアル化されている今日では、僕は医師の裁量論が成立する時代は終わったと思います。医師が横柄にしていて医療が成り立つ時代は、終わったのです。

互いの権利を尊重しあい、守るのがルールだし、そのルールに根ざした医療をインフォームド・コンセントというコンセプトでとらえることができます。医師は患者の人権の何たるかを意識し、患者は自己決定権を自分の権利として主張しなければいけないのです。しかし、患者さんに、自分の権利が犯されているという感覚が乏しいのが、この国の現実です。医療は現実には、経済的にみて、高度にソフトな商品として存在しているものです。医師にもらう薬の名前すら知らないというのは、ユーザーとして非常に愚かしいことです。医療を受ける側は、自分はひょっとしたら欠陥商品を買わされているのかもしれないと自覚しなければいけないのです。医師と患者双方が情報を共有していなければ、いい医療はできません。医師と患者、メーカー、薬剤師、厚生省それぞれ相互に公正に情報が行きかい、検証され、批判されるような構造を作らないと、インフォームド・コンセントは定着しません。

訴訟は医療改善の推進力

――患者の権利確立のために、医療裁判はどんな機能を果たしていると思いますか？

福島　その機能は非常に大きいと思います。米国の歴史がそれを物語っています。日本は30年遅れていますが、サリドマイドやスモン訴訟は市民の自覚を促し、厚生省を動かしました。弁護士さんに期待することは、個々の訴訟の本質にまでくい込んで、医療の病根がどこにあるかを分析することです。どんな小さな問題でも、掘り下げていくと、必ず医療の本質に関わる所に突き当たります。だから、それをえぐり出し、オープンにして、市民が認識し、医師が自覚し、行政当局が何らかの形で改善する所まで迫ってほしい。訴訟により、日本の医療の方向を規定していくことができると思います。

——なかなか荷が重いですね。訴訟で被告になる医師のインパクトは大きいんでしょうか？

福島　大きいですね。それだけで、医師の心理的、肉体的プレッシャーはすごいと思います。

一時、訴訟は保身医療につながると言われましたが、その心配はなく、確実に改善されると思います。医療は科学に裏付けられたものですから、それにのっとって行われない医療は、全てが訴訟の対象になる。何もしないこと自体、訴訟の対象になるわけですから。

——医療訴訟を担当する弁護士が、最も頭を悩ませるのは、協力医の問題なんです。

福島　弁護士が鑑定医を自分自身で探すこと自体、制度的不備といえます。訴訟を起こしたら、裁判所は指定された鑑定医に、強制的に鑑定させる。あるいは、第三者機関を設け、権威をもって、特定の医師に意見を聞く。ただし、鑑定書は全て公開する。その上で、別の医師が反論できるようにする。適正な手続きで行われた反論は準鑑定書として、正当に評価されるといったような制度を作らないと、フェアではないと思います。そして、鑑定人は複数であるべきですし、学界の権威やヒエラルキーが鑑定を左右するなどという愚かしいことがあってはならない。もっとも適正な鑑定というのは、科学に裏付けられたものですから。

——今の裁判は、裁判所の鑑定の権威が大きく、その鑑定如何で、勝負が大方は決まってしまうことがよくあります。ですから、誰が鑑定人になるかは、弁護士にとってある種の賭けなんです。

福島　協力してくれる医師にアクセスすることすら難しいこともあります。だからこそ、制度化する必要がある。また、患者が別の医師に相談し、自分の受けた医療を検証できる制度があってもいいと思います。全ての情報がどちらの方向にも公正に流通し、相互に批判され、検証されるということが、医学という科学、医療というシステムの発達に不可欠だと、僕は考えています。

重要な医師同士の相互批判

——医師同士の相互批判が、なかなか患者側に伝わらないような気がしますが。

福島　学界での相互批判は、互いの医療の検証というラジカルな形にはならないのが普通です。医局内や病院内では各患者さんの治療方針について、皆でディスカッションして決めるのが普通です。また、自分の患者の治療を、他の医師に相談して行うこともあります。それをせずに、患者にも何の説明もしないと、トラブルになるんです。もし、適正でないことがあれば、それを埋もれさせないで表に出し、皆で自覚し、次のために学習することが重要だと僕は思います。そのためにも、訴訟は大変なことですが、泣き寝入りしないで、できるだけ表に出していくことが大切だと思います。

――しかし、医師にはなかなか法廷に立ってもらえないことが多いんですが…。

福島　医師は仲間内で批難するのが嫌だからでしょう。医師は医学知識を独占しているから、上手くやればば臭い物にフタをすることができる面があります。医療というのはリスクを伴うもので、一定の確率で必ず事故は起こります。とんでもないミスも起こり得る。その時、事故のプロセスを解明して、皆で意識して注意しなければいけないのです。そのためにはオープンでなければいけない。患者が厳しい目で見ていれば、医師もそれに対処して、必ずいい方向に行くはずです。

さらに、日本社会全体にあるムラ社会的なものが排除され、言うべきことが言える社会にならないと、相互批判は上手くいきません。医療が科学に根ざしていることを、皆がキチンと認識していれば、相互批判が如何に重要かということがわかるはずです。相互批判が、日本人が美徳だと考えている和を乱す行為ではないことを教育の過程で学ばせるべきです。それが今後の日本社会の課題の一つだと思います。

センターは医療者側との情報交流を

――医療事故情報センターに期待することは？

福島　第一に、そこで得られた問題意識と対処の方法を公開し、もっと積極的にいろんなメディアを通じて、活動してほしいですね。第二に、情報を医師会や厚生省にも積極的に流し、医療側、行政側とも公開情報の交流を持つようにしたらいいと思います。センターは医師と敵対するものとは私は見ていません。適正な医療の発達、レベルアップにとって、貴重なキッカケとなると考えていますから。

また、患者側の医療事故の相談を受けるだけでなく、医師側の相談を受けても、いっこうにさしつかえないと思います。常に患者の権利だけが侵害されているわけではないのですから。そして、単なる医療事故処理係ではなく、事故を生み出す背景を、知識不足と倫理的批判力の欠如を、鋭く突いていってほしい。相互批判をフェアに行って、日本の医療をいい方向に導くことを僕は期待しています。荷は重いですが、重くない荷物は、荷物ではありませんから。

腫瘍内科学事始め

『リレー随筆　癌百話』大鵬薬品工業　１９９１年

大学院に入学して初めて迎えた冬のある夜のこと、実験室の一隅で同期の仲間とうまくいかない実験データを肴に飲みながら愚痴っていた時である。たまたま恩師早石修先生が実験室に入ってきてさりげなく「君らは柿の種を取るかおむすびを取るか」と問われた。「柿の種は〝め〟が出ないかもしれないですね」と、かわしたものだ。

それから十五年の歳月が流れた。後半八年間の自分の仕事、プロスタグランジンＪ２の研究をふりかえるとき、つくづく科学とは種を見出しその種を蒔いて大切に育てる作業であることを思わずにいられない。科学的な仕事は五～十年の単位でやっと評価できるようなまとまりを成すものである。何か実験をしていればなんとか論文はできる。しかしそのようなものをいくら積み重ねても科学の進歩につながるものではない。論文を publish してその記述が追試確認され、さらに研究が発展してはじめて業績となる。執拗に真理を掘り下げ新しい扉を開かねばダメなのである。これはひどく辛抱のいることである。誰によってなにがどこまで明らかにされたか。あとに残るのはそれだけである。ささやかでもその評価に耐える仕事をしなければ科学者としての生涯は虚しい。このような一つひとつの original な業績の総体が科学である。

さて、私が最初にASCO/AACR annual meetingに出発したのは一九八三年五月であった。米国で創られ育てられてきたMedical Oncologyという科学の生きた姿を初めて垣間見たのであった。[1]「このような米国の科学の背後にあるそれを作り出すものはいったい何か?……まだ我々の全く気付かない〝何か〟がある」。わが国の学会との間にある余りに大きなレベルの差に愕然としながらも、次々と発表される重要な仕事に覚えた興奮は今も熱い思い出として心によみがえってくる。「Medical Oncologyという科学はまだ日本には正しく移転されていない」「日本人が何もしなくたって世界の医学は一日たりとて遅れはしないのではないのか」「日本にあるのは大半が虚学ではないのか」「日本の癌医療はひどく歪められてしまっているのではないか」「病根はいったい何処に在るのか?」このときのそんな思いがその後の私の活動の原点となった。

鷗外はその『洋学の盛衰を論ず』の中でベルツ博士の講演を引用し、「学問は機械道具の如く一地より他の地に運送す可き者に非ずして、有機体なり、生物なり。此生物の種子をして萌芽し成長せしむるには、一種特異の雰囲気なかる可からず。日本は従来洋学の果実を輸入したり。其の機械道具の如く輸入せらるることを得て、又実用に堪へたるは、果実なるを似てなり。……然れども学問当体に至りては、西洋人の西洋の雰囲気中に於て養ひ得たる所にして、西洋の此雰囲気あるは一朝一夕の事に非ず。……然らば則ち学問の種子を長ずる雰囲気は、果して既に我国内に生じたる乎。答へて曰く恐らくは未だし。独逸の如きは、学者を軽重するに業績を以てし、大学教授の位地の高低は一に其業績の優劣に従ふ。我国は恐らくは未だ然らず」と説いている。百年たった今日、同じこの国で科学というものへの理解がどれほどすんだといえるのか。先に述べた「科学の背後にある〝何か〟」こそがベルツ博士のいった「学問の種子を長ずる特異の雰囲気」にちがいない。おそらくその本質は思考を支えるLOGICと言語、生活習慣ひいては生き方――価値観にある。(2)

Medical Oncology という壮大な科学の体系が米国で創造されたのを顧みるとき、わが国の科学の遙か遠い道のりを思わずにいられない。

❖参考文献

1 福島雅典：19th annual meeting of the ASCO May 22-24 1983 より Oncologia 6: 187-192, 1983
2 福島雅典：「洋学二百十余年――科学を育む風土とは」医海時報 第一〇五七号四頁 一九八九年四月一日

ムンテラから Informed consent へ

『癌治療と宿主』第2巻第2号　メディカルレビュー社　１９９０年

患者に「ムンテラ」をする時代は終わった。現代の医師は、患者の自己決定権を最大限に尊重して診療をすすめることを要請されている。かつて医師の裁量と考えられていた診療行為の多くについて、医師は患者から『説明されたうえの同意』を得るべきであると考えられるようになった。これは患者の人権を守るとともに、医師の立場をも守るすべである。

医師は各患者の知識と理解力をよくふまえて、診療の各段階で患者から得られた情報を正確に開示、病気の説明をして、診療行為の risk/benefit を十分に理解してもらい、納得のうえで各診療行為に本人の同意を得る。これは現代医療の作法と心得るべきである、患者は十分な説明を求めている。トラブルは十分な説明がなく、患者が納得していないときに起こるものである。

しかし informed consent を正当に得るためには、生半可な医学知識では無理であることを医師は practice にさいして思い知ることになる。たとえばある治療法を患者に提示したとき、それによる治癒率、risk、そして予後、他の治療法との比較も説明せねばならない、すなわち医師は常に診断の正確さと、治療に関する知識と技術が問われることになるのである。医師が傲慢であれば informed consent は医師の裁量に帰属させられてしまう。このようにして、現代の医師－患者関係は深い科学的知識と厳しい倫理的批判力にささえられてはじめて成り立つものである。

私自身も informed consent の歴史的背景と人権的意味を知ってからは、日常診療でもそれを軸に患者に対応せざるを得なくなった。具体的には、診断が確定した時点ですべてのデータを患者本人と家族に同時に見せながら、病名と病状と治療法、そしてその副作用についてじっくり説明をしている。

手術や化学療法の適応のある場合は正確に病名を告げて、病気の説明をして治る可能性と再発のリスクについても得られているデータから可能な範囲で話している。手術できない進行癌で、化学療法を試みる価値のありそうな患者の場合も、腫瘍であること、すでに手術ができないこと、しかしこのまま放置できないこと、抗癌剤を使って反応があれば、症状もとれてしばらくはよい状態が得られる可能性があることなど説明する。癌かと問われればうなずく。なお、痛みや苦痛については絶対に責任をもってとるようにすることもタイミングをみて話す。臨床試験への参加を求める場合は、プロトコールを見せながら他の治療と比較しつつ、詳しく説明して患者に選択してもらい、本人の署名を得る。

簡単に述べるなら、以上が私が日常行っている癌患者の診療の第一段階である。私自身このスタイルをとりはじめてまだ3年ほどであり、経験を積み重ねつつ学習している段階である。これまでにみた癌患者の中には32歳の男性、途中で夫が急死してしまった40代前半の女性も含まれているが、特に困った問題は起こっていない。一例老人性のうつ病の徴候のある患者があり、家族と緊密な連絡をとっている。どの患者も生きることに意欲的で、積極的にきつい治療を受けよく耐えている。

Informed consent を practice に取り入れて洗練していくのは、大変な忍耐と努力のいることである。たとえば患者に話をするときは、必ず眼をみて心をとらえるようにしているし、言葉を選んで注意深く話すので、費やす時間は倍以上になった。何をどのように話して反応がどうであったかも、できる限りカルテに記載している。患者の家族などにもより注意を払わなければならなくなった。そして患者の訴えを逃さないように注意深く聞いて、症状を的確にとるように一層の努力をするようになった。

これは『行』だと思っている。患者は十人十色で病気も病状も生活も違うから、当然そのつどその患者に適切な接し方をせねばならない。このとき医師の人格というかセンスが大きな意味を持ってくると思うが、一概にどうするべきだとはいえない。しかし、結局は率直に誠実に接することが第一であることは間違いないと思う。

今後は informed consent を軸とした医師－患者関係を客観的に評価して、高度な対人技術を共有できるようにしていく作業が必要である。ゴールは遠いが、どこかで述べたように「癌の告知」云々を議論するのは informed consent を上述のようにとらえる立場からは不毛である、Informed consent を人権にかかわる問題と受け止めた時、医師は第一歩を踏み出さざるを得ないであろう。

◈参考文献

1　福島雅典：問われるインフォームド・コンセント．モダンメディシン．10：126－129、1989．
2　末期医療に関するケアのマニュアル．日本医師会雑誌．1989年9月15日号付録．

日本における医薬品の過剰使用

『医学のあゆみ』Vol.154　No.11　医歯薬出版　１９９０年

〔訳序〕

１９９０年現在、日本の医療は医薬分業の推進、インフォームド・コンセント（説明と同意）の普及、ＧＣＰ施行と、大きな転換期を経過しつつある。日本の医療を真に倫理的・科学的基盤に立脚したものとするには、まだ改革すべき点は多い。Nature Commentary "The overdose of drugs in Japan" (Fukushima, M.: *Nature*. 342: 850-851, 1989) は、medical oncologist の立場から比較医療論的に日本の医療の抱える問題点を明らかにし、その解決策を提示したもので、本稿はその全訳である。

日本人は莫大な量の薬品を医療において消費し、それらのうちのいくつかは世界中のほかの国では法的に使用できない。その原因は医薬品認可と施薬に関する国家的なシステムの欠陥にある。

日本は処方医薬品の世界一の消費国である。上位売上げ品目のうち日本に特有な抗癌剤は、その効果が疑わしいにもかかわらず、いまだ毎年１、０００億円を超える売上げがあり、他の先進国における抗癌剤の売上げをはるかに超えている。そのうえ日本でしか売られていないいくつかの薬には重大な副作用がある。これらの論点の正当性は表1〜3において明らかである。

なにがこの憂えるべき状況をもたらしているのか。世界中のどこでもいまだに売られない薬が、日本においてはいかにして年商何億円の商品になりうるのか。答えは日本の医薬品の承認のプロセスと承認された医薬品の施薬のシステムのいたるところに欠陥があるからである。

一見、日本の臨床試験のシステムは他国のそれに似ている。原則として薬剤は臨床試験の3つの段階をパスしなければならない。たとえばアメリカ合衆国（アメリカ）のように第1相試験ではヒトにおいて薬剤の安全性がチェックされる。第2相ではその治療係数が、その薬剤が意図された患者の選択された集団において評価される（奏効率および副作用の程度）。そして第3相では新しい治療が既存のそれにまさるかどうかが決定される。しかし、抗癌剤の場合、薬剤が第2相試験をパスすると日本中で広範にそれは処方されることになる。第3相臨床試験は実際上、製薬企業の販売戦略の一環となる。さらにそれらは世界のほかの国におけるこの種の臨床試験の厳正な必要条件を満たさない。すなわち、それらにおいては第3相試験で測られる便益（対危険便益比および対費用便益比）よりも、むしろ第2相試験において測られる反応（たとえば腫瘍サイズの縮小）のみを評価しがちである。このようにして、いくらかの効果はあるが実証された便益のないような薬剤が市販されるに至りうる。

いっそう心配な特徴は、患者はしばしば臨床試験のもとでインフォームド・コンセントを問われることなく薬を投与されることである。すなわち、その薬剤が実験的なものであることは彼らに説明されない、あるいはその特定の研究について詳細を正確に概略した文書に彼らの署名を得ることなく、そして研究へ

表1　医療用医薬品の売上げ（1987）

国	売上げ（$ ×10^9）	1人当り支出（$）
アメリカ	28.965	109
日本	22.698	166
西ドイツ	7.606	136
フランス	6.754	128
イタリア	5.962	109
イギリス	2.596	51
スペイン	2.053	51
オランダ	0.964	57
ベルギー	0.870	144

出典：DIALOG PTS PROMT.

表2　日本およびアメリカにおける抗癌剤売上げ上位品目（1987）

	日本			アメリカ		
	薬剤	売上げ（¥×10^8）*	市場占有率（%）	薬剤	売上げ（$ ×10^6）	市場占有率（%）
1	PSK†§	515	25.2	ドキソルビシン	86	16.3
2	OK-432†§	275	13.4	シスプラチン	79	15.0
3	テガフールウラシル§	255	12.5	タモキシフェン	68	12.9
4	5-フルオロウラシル	150	7.3	エトポシド	52	9.8
5	テガフール‡§	145	7.1	シクロホスファミド	31	5.9
6	タモキシフェン	90	4.4	メソトレキセート	29	5.5
7	インターフェロンβ	58	2.8	メゲステロール	27	5.1
8	レンチナン†§	45	2.2	マイトマイシンC	25	4.7
9	カルモフール§	38	1.9	ブレオマイシン	20	3.8
10	エストラムスチン	36	1.8	ビンクリスチン	18	3.4

出典：業界推定.
* ¥144＝$1，†生物学的応答修飾剤の一種.
‡AMA Drug Evaluation, 6 th ed (Saunders, Philadelphia, 1986)，研究段階の薬剤としてリストアップ.
§標準的マニュアルに掲載なし．すなわち先進国では認められていない薬品であることを意味する.

表3　公表された日本でしか売られていない薬剤による副作用

公表された日付	薬剤	認可された日付	副作用	犠牲者数（死亡）
1987. 9.	ペプロマイシン	1981. 3.	間質性肺炎	?(8)
1988. 7.	カルモフール	1981. 9.	白質脳症	44(?)
1988. 12.	アスピリン DL-リジン	1982. 6.	ショック	26(5)
1989. 2.	ホパンテン酸・Ca	1983. 11.	重症脳症	47(11)
1989. 6.	メドロキシプロゲステロンアセテート，高用量*	1987. 5.	心筋梗塞，脳梗塞	33(11)
1989. 8.	OK-432	1975. 10.	遅延性ショック	13(3)

* ヨーロッパでは売られているがアメリカでは売られていない.

の患者の参加の意思に対する謝辞もない。アメリカやほかの先進国においては臨床試験に巻き込まれる患者は、詳細なインフォームド・コンセントの書式に必要事項を記入し、署名しなければならない。このように日本でよく売れる薬をほかの国で売ることができないのは、満足な第3相試験が行われていないからである。

医師が薬を売ることができないイギリスのような国々の状況と対照的に、ほとんどすべての日本の開業医および病院は独自の薬局を外来患者に対してもっている。2年ごとに厚生省はすべての医薬品に対する薬価を定め、そしてそれらの薬価が患者および健康保険に対する費用を決定することになる。しかしながら製薬企業は標準的な販売戦略として病院に薬剤を値引きして納入する。放任されている値引きは10%であるが、現行の値引きは典型的には20~30%、あるいはとくに市場の占有を数社が競争しているようなときにはそれ以上である。このように医師には薬を過剰に、そして不必要に処方する財政上のすさまじい動機が存在する。なぜなら販売ごとに利潤を得ることができるからである。日本に慣れないものはしばしば驚かされる。彼らがたんなるかぜで医師を訪れると、ビタミンBを注射され、そして大量の薬を持ち帰るように与えられるときに。別の奇妙な特徴はその薬がラベルされていないことである。したがって患者は彼らがなにを飲んでいるのか知らない。

国家的健康保険機構および患者の家計からの大量の出費とは別に、過剰処方および過度な薬の使用はいくつかの悲惨な結果をもたらしている。古典的な例は血液製剤におけるそれである。1980年代初頭、日本の製薬企業はアメリカから大量の安い血液製剤の輸入を開始し、薬価よりずいぶん低く病院および医師にそれらを売りはじめた。1985年には日本の1人当りの年間血液製剤使用量はアメリカおよびフランスのそれらの約3倍に上昇した[1]。輸入の急激な増加に一致して血友病の治療に用いられる非加熱血液凝固製剤とともに日本にAIDSが伝来された。日本には約1、000人のAIDSキャリアがいるが、その90%以上が血友病患者である。

そのほかの例が抗癌剤PS－K（クレスチン）、OK－432（ピシバニール）およびテガフールである。すべて日本でのみ使用されている。テガフールに関する研究は世界のどこかですでに放棄されている[2]。しかし日本ではテガフールはテガフールウラシル（UFT）とともに年間売上げ420億円（表2）になる。PS－KおよびOK－432は広く処方されている――PS－Kは消化器癌（胃、食道、大腸、および直腸）肺および乳癌に対して、OK－432は消化器癌（胃、肝、胆道、大腸および直腸）、頭頸部、甲状腺および肺癌に、これらの、および他の日本に特有な抗癌剤の合計売上げは年間約1、500億円になる。しかし、これらの莫大な経費によって救われた命の数は増大したのか。答はおそらく否である。

1960年代中ごろから種々の癌に対する生存率はすこしずつ着実に改善しているが、これらの薬剤が使用できない他の国々におけるそのような生存率との比較によれば日本における生存の上昇の証拠はな

表4　5年相対生存率（%）の比較[3]

性と癌部位	大阪 1978–1980	アメリカ 1973–1979		イギリス 1971–1973	フィンランド 1972–1975
男性		白人	黒人		
胃	36.4	12	13	7.4	9.5
腸	39.2	47	41	29.6	32.3
肺	9.8	10	8	7.8	7.4
女性					
胃	28.4	14	16	7.3	8.3
腸	31.0	49	47	29.4	31.2
肺	9.6	14	11	7.0	9.8
乳房	69.1	72	60	56.8	57.6

にもない（表4）[3]。例外は胃癌である。しかし、これらの患者の高い生存率はほとんど日本における早期診断によるといってよい。

ＰＳ－Ｋは非常に効果が疑わしい。臨床試験の間の研究は癌患者における生存の上昇に関するいくらかの証拠を示しているようであるが[4-6]、これらの研究のほとんどは製薬企業の融資を受けた、あるいは製薬企業に関連した医学雑誌に掲載されたものである。唯一国際的な雑誌に載った報告は日本語の論文のレビューである[7]。これらの研究では比較試験が行われているが、それらには重大な欠点がある。第3相試験においては、たとえば症例の除外は潜在的な偏りの原因である[8]。これらの臨床試験ではおもなエンドポイントに対する除外症例の割合が18～26％で、検定された生存率の有意差の大きさを越えてしまっている。さらに患者がそのプロトコールの要件に応諾したかどうかの評価がないし（コンプライアンスが不明）、データの信憑性を保証する方法の記述がなく、また施設間の格差に対する分析もまったくなされていない。そして、それらの結果はいぜん再現されていないのである（訳注1）。

厚生省はＯＫ－４３２とＰＳ－Ｋの有効性の再評価を行っている。そして日本の新聞報道によれば、その使用をほかの抗癌剤との併用に制限する決定が差し迫っている（訳注2）。しかし、これらの薬剤は通常、他の抗癌剤と併用されるので処方と売上げに大きな影響があるかどうかは疑問である。

では、なぜＰＳ－Ｋはその効果が疑わしいにもかかわらず、そんなに広く使われるのか、ひとつの理由は副作用がないからである。日本ではショックが彼らを殺すかもしれないという理屈で、医師は患者に癌であることを告げない。こうしてＰＳ－Ｋは口から飲めるし、欧米で用いられる抗癌剤のようにそれとわかってしまう副作用（たとえば脱毛）がないので処方するのに重宝な薬である。他の理由は、ほとんどの日本の医師が腫瘍内科学（medical oncology）という学科に精通していないことである。最後に、いったん薬剤が臨床試験をパスするや、厚生省はその治療的効果あるいは臨床有用性を各病気に対して評価することなく、関連した病気の広い範囲に対し適応を認める傾向がある。厚生省は、たとえばインターフェロン－αの使用を腎癌および多発性骨髄腫に対して、そしてインターフェロン－βをグリオーマおよびメラノーマに認めている。しかし、インターフェロンはこれらの癌の腫瘍のいくらかの縮小をもたらすことはあるが、現時点ではこれらの患者の生存率の向上が得られるという証拠はない。アメリカではＦＤＡはインターフェロン－αを毛様細胞白血病とメラノーマに対してだけ認可している。

なぜこのようにたくさんの効果の疑わしい医薬品が日本の市場にあるのかを理解するためには、医師と製薬企業そして厚生省の間に存在する不健全な関係を理解しなければならない。医薬品承認のために厚生省に提出されたデータは主として未発表結果の形式か、または日本語の論文で、製薬企業融資下あるいは製薬企業関連の医学雑誌に掲載されたものである。臨床試験を請け負った者は製薬企業の資金によってしばしば彼ら自身の財団や研究会なるものを設立して、その製薬企業のために臨床試験を組織する。そして、臨床試験の指揮者はしばしば中央薬事審議会にも委員として所属するのである（訳注3）。このようにして企業による企業のためのデータ製造メカニズムが制度のなかに組み込まれている。

なにがなされるべきか、最初のいくつかのステップとして著者は以下を提案する。

■指導的な国際的雑誌に掲載されたデータのみが受理されるべきである。そして2つ以上の研究グループの仕事が評価に利用できなければならない。日本語雑誌（学会誌を除く）に載った薬剤の有効性を主張する論文は、未発表結果と同様に考慮されるべきではない。

■論文として出版された証拠は各患者のカルテに照らし合わせて査察されるべきであり、薬剤の毒性、副作用に関するデータは調査されなければならない。

■厚生省のスタッフは提出された論文が科学的に妥当かどうか判定することができなければならない。関係した診断基準が査証されなければならない。そして結果は関係した患者の背景に従って厳格に解釈されなければならない。

■評決にさいしては厚生省のスタッフは注意深く対危険便益、対費用便益そして対費用有用性の分析をしなければならない。そして、その薬剤が市場にでたとき、どのような便益がもたらされるかというような問いかけをするべきである。いうまでもなく薬事審議会のメンバーおよび厚生省スタッフは科学的に適格な者でなければならない（現在多くはそうでない）。そして、また厚生省は臨床試験において医薬品臨床試験実施基準（ＧＣＰ・訳注４）[9]を厳正施行するべきであり、医師が患者からインフォームド・コンセントを適切に得るよう指導し、彼らがよくデザインされた比較対照第３相研究を、また薬剤の副作用評価の研究を推進できるよう支援するべきである。

■日本の医薬品のむだな消費を削減するために病院や個人医師によって経営される薬局は廃止されるべきであり、独立した薬剤師による薬局に替えられるべきである。厚生省はこの方向（医薬分業）に動いているが、まだ普及はごくわずかである。

上述の多くの問題は日本の臨床家における科学の実践の稚拙さに由来している。これはまた彼らのほとんどが外国の文献をまともに読めないことによっている。しかし問題はたんなる語学以上に深いところに根ざしている。この日本では、ほかの国では科学を支え、かつ新しいアイディアの泉であるところの個人の思想あるいは哲学の価値がほとんど評価されない――実地医療においてインフォームド・コンセントの欠落はその短所のひとつの現れにすぎない。

この問題は１９０２年、森林太郎（森鷗外・訳注５）が「日本人は科学を育むことができず、その果実を食らうことに非常に熱心である」と指摘したとき以来すこしも変わっていない。この態度はなぜ日本の研究がほとんど方法指向的であり、非独創的であるかを、そしてなぜ諸外国で創造されたいくつかの科学分野――臨床薬理学および腫瘍内科学――がこの国で確立しないかを一部説明する。もし日本の医薬品承認機構が製薬企業のためでなく大衆の便益のために機能するとしたら、そのためには革命的な構造改革が必要である。

❖参考文献

1 Swinbanks, D.: Nature. 332: 193, 1988.
2 Friedman, M. A. and Ignoffo, R. J.: Cancer Treat. Rev. 7: 205–213, 1980.
3 Suemasu, K. (ed.): Figures on Cancer in Japan, 1987. Foundation for Promotion of Cancer Research, National Cancer Center, Tokyo, 1987.
4 中尾　功・他：Oncologia. 14: 163–170, 1985.
5 中島聡總・他：癌と化学療法．12：１８５０－１８６３，１９８５．
6 新本　稔・他：Oncologia. 14: 171–180, 1985.
7 Tsukagoshi, S. ct al.: Cancer Treat. Rev. 11: 131–135, 1984.

8 Simon, R. and Wittes, R. E.: Cancer Treat. Rep. 69: 1-3, 1985.
9 Standards for Clinical Trials of Drugs: Notice of the Pharmaceutical Affairs Bureau No. 874. Pharmaceutical Affairs Bureau, MHW, Tokyo, 1989.

※訳注

1 福島雅典：クレスチン、ピシバニール再評価の科学的問題点．正しい治療と薬の情報．５：１‐３、１９９０に詳述。

2 １９８９年12月20日、厚生省はＯＫ‐４３２およびＰＳ‐Ｋの適応を制限し、使用法も他剤との併用でのみ認めると決定した。

3 １９８９年12月19日付朝日新聞はクレスチンなど抗癌剤の有効性再評価を担当した中央薬事審議会の調査委員として同剤臨床試験を担当した医師が２名加わっていたことをスクープした。１９９０年３月23日、厚生省は中央薬事審議会の規定を改正し、当該薬剤開発にかかわった医師は審議から除外することとした。

4 ＧＣＰは１９９０年10月１日より施行されることになっている。ＧＣＰハンドブック・医薬品の臨床試験実施に関する基準．厚生省薬務局審査第一課・監修、薬業事報社．

5 森鷗外：洋学の盛衰を論ず．鷗外撰集13、pp.73‐82、岩波書店．

クレスチン・ピシバニール再評価の科学的問題点

『正しい治療と薬の情報』第5巻1号　医薬品・治療研究会　1990年

はじめに

さる1989年12月20日、厚生省中央薬事審議会（中薬審）はクレスチンとピシバニールの有効性再評価結果をまとめ厚生大臣に答申した。答申内容ではクレスチンについては単独の効果は否定され、（1）胃癌手術例と（2）結腸・直腸癌治癒切除例における他の抗癌剤との併用による延命効果、そして（3）小細胞肺癌患者の化学療法による寛解期間の延長に適応は制限された。またピシバニールについては、（1）胃癌切除例と（2）肺癌切除例における他の抗癌剤との併用による延命効果、（3）癌性胸膜炎および癌性腹膜炎における胸水または腹水のコントロール、（4）頭頸部癌、甲状腺癌において他に有効な薬剤のない場合と、適応は制限された。これまで認められていた適応は、クレスチンは消化器癌（胃癌、食道癌、結腸・直腸癌）、肺癌および乳癌であった。ピシバニールのそれは消化器癌（胃癌、肝臓癌、胆道癌、大腸癌、直腸癌）、頭頸部癌（上顎癌、喉頭咽頭癌および舌癌）、甲状腺癌および肺癌であった。

今回の答申の特徴は単に適応癌種を制限したばかりでなく、どのようなフェーズにある患者に投与すべきかを特定した点と他の抗癌剤との併用を指示した点、そしてピシバニールについて胸・腹水のコントロールに単独の効果を認め、さらに頭頸部癌、甲状腺癌で他剤に反応のない場合に使用を認めた点にある。一見、厳密に見える今回のこの再評価委員会の判断には科学的に重大な疑問点がある。この判断の背後にある問題はクレスチン、ピシバニールに限らずすべての薬剤の評価に共通しているので、ここで今回の再評価の問題点を総覧しておくことは今後どのように薬剤の有効性の評価を行うべきか示唆に富むばかりでなく、臨床薬理学のよい教材となると思われる。以下、問題点を一つひとつ取り上げてみたい。

再評価に基づく中薬審判定の論理的矛盾

厚生省は昭和55年5月の薬務局長通知で、医薬品の承認申請書に添付すべき資料のうち主要な部分は原則として日本国内の専門の学会で発表、または学会誌もしくはこれに準ずる雑誌に掲載され、もしくは掲載されることが明らかなものでなければならないとした。今回の再評価も両剤について論文として発表されているものに基づいて行われた。そこで再評価委員会の判断が科学的に妥当かどうかは、その判断の根拠となった論文について検討すればよいわけであるが、その前にまず、今回の中薬審の判断には明白な論理的矛盾があることを指摘せねばならない。中薬審はピシバニールについて頭頸部癌および甲状腺癌の他剤に反応しない例について単独の使用を認めている。しかし主適応癌について単独での有効性を否定しながら他剤に反応しない腫瘍がピシバニール単剤に反応するというのは実に妙なことではないのか。科学的にこれを根拠づけるためには、前治療に反応しなかった頭頸部癌および甲状腺癌患者を対象にしたピシバニールの単剤によるPhase II studyの論文がなければならない。そしてresponse rate（奏効率、正しくは反応率）が臨床的に意味のあるpercentageとして得られ、かつその再現性が確認されていなければならない。しかしながらそのような事実はない。また、今回ピシバニールの腹水コントロールを目的とする使用が認められている。しかし同剤の腫瘍内または腹腔内投与によって3人の死亡を含む13人の遅延性のショックが昨年8月9日公表されているので、これは重大な副作用の報告を無視した判定と言ってよい。なおこの場合も精密にデザインされたPhase IIのデータが必要であるが、同剤の一般使用を正当化するだけの根拠となるものはまだあるとは言えない。そしてクレスチン、ピシバニールの主適応癌に対する使用において、併用抗癌剤を何ら指定していないのも問題である。根拠とされた各研究では併用した抗癌剤についてのみ併用効果の有用性が結論されているにすぎないからである。これは意図的な適応拡大以外の何物でもない。ここで医師の裁量権に抵触する云々の議論はナンセンスである。なぜなら医師の処方は科学的根拠に基づくべきものだからである。さらに、厚生省は今回これらの薬剤の胃癌手術例、およびその他の適応を認めるに際し、典型的なPhase IIIの研究データを基にして再評価を行ったことになる。これらの研究において薬代および検査代、つまり研究に要する費用は患者が負担し保険で支払われたわけであるが、この点には重大な倫理的疑問が残ることも指摘しておく。

クレスチン、ピシバニールの再評価の根拠論文の問題点

さて胃癌手術においてクレスチンの抗癌剤との併用による使用を認める根拠となった論文は１９８５年

に出版された3編[1-3]と1989年の1編[4]である。結腸・直腸癌については1989年の論文1編[5]で、小細胞肺癌に対しては1988年の1編[6]である。これらの論文はすべて無作為比較試験の体裁をとっている。しかし1985年の3論文では除外例がいずれも15%以上で最大26%もあり、それぞれの生存率の統計的有意差レベルを越えてしまっている。1985年にCancer Treatment Reportに採択されたmethodologic guideline[7]に照らして、この3論文は研究デザインにすでに著しい欠陥があることになり信頼できない。次に胃癌および大腸癌に関する論文すべてに共通する問題として、いずれもがマイトマイシンC＋5－FUまたはマイトマイシンC＋テガフール（フトラフール）投与をコントロール群としている点があげられる。Medical Oncologyの常識としては胃癌あるいは大腸癌に対する抗癌剤の有用性はまだ確立していないので、スタンダードとしてこれらの薬剤を用いる正当性はない。まして術後のアジュバントとしてこれらの薬剤を絶対治癒切除例にも用いている点は倫理的に問題がある。胃癌および大腸癌に対してすべての化学療法はまだPhase II研究の段階にあり、response rateについてさえどの程度かなんとも言えないのである。例えば5－FUによる大腸癌のresponse rateは8～85%近くまで報告されていて、再現性が確認されているものはないといってよい[8]。胃癌についても同様である。この大きな幅は、主としてこれらの化学療法低反応性腫瘍の中にも化学療法に反応するもの（Chemotherapy favorable category）が一定%含まれているが、現時点ではあらかじめそれらが特定できないことと、効果判定に差があることに起因している。

3 論文の問題点についての考察

再評価の根拠となったクレスチン併用比較試験のうち、まず中里らの論文[4]は、今回、中薬審が胃癌手術後患者に対してクレスチンの抗癌剤との併用による延命効果を認める根拠となったものである。この比較試験は精密にデザインされよく管理されているが、結論を導く前に以下の疑問点が明らかにされる必要がある。

①5－FU＋マイトマイシンC注射が基準治療として用いられているが、この術後化学療法によって胃癌手術後患者の生存率が向上したという証拠はまだない。むしろ同治療による副作用によって免疫低下を招き癌再発の促進の可能性が否定できない。著者らが根拠としている今永、小山らの研究は1981年に報告されたもので、その後の外科療法の進歩[9]からみて根拠とするのはまったくナンセンスである。したがって同治療法を対照として比較試験を行うこと自体に科学的妥当性がない。

②5年生存率が90％を超えるTNM病期分類のI期[9,10]を研究対象に加えている点は倫理的に問題がある。クレスチン投与群27人と非投与群30人合計57人（22％）がまったく根拠のない化学療法を受けていることになる。

③本研究では病期別にデータを整理して検討を加えていないのでどの病期の患者がクレスチン投与の恩恵を得るのか不明である。逆に、本来一緒に分析すべきでない、予後が明らかに異なることがあらかじめ分かっている患者を一緒に分析しているわけで（②参照）、このような分析から結論を出すのはナンセンスである。この種の研究では少なくとも病期、治癒切除等で後層別して生存曲線を比較すべきであ

る。本研究では多くの背景因子が調べられているのでそれぞれについて後層別して比較すればより厳密にどのような患者でクレスチン投与が効果を及ぼしているかが明らかとなるばかりでなく、データの整合性がチェックされるはずである。逆に、この層別分析でデータの整合性が得られない場合は何らかのバイアスによるものと考えてよい。

④厚生省がん研究助成金による「固形がんの集学的治療の研究」班の報告[11]によれば日本の主要がん専門4病院間の治療成績にさえ著しい差が認められることがわかっている。多施設共同研究においてはこの施設間の成績の差を検討しない限りデータの信憑性は保証されない。この臨床試験にはがん登録の行われていない市中一般病院も含め、46施設が参加している。そしてこの研究における両群の差は10・9％で、せいぜい11人の差である。少なくとも各施設の登録患者数と生存者数について偏りの有無がチェックされていなければならないが本論文ではまったく触れられていないのである。なお施設間の偏りは統計的に補正できない。

⑤本研究における治療は5－FU150mg4週間8週毎を1コースとして計10コースが計画されていたが、5コース未満の投与しかできなかったものが対照で15・5％もおり基準治療である化学療法に問題があることは明らかである。5コース以上投与された群とされていない群に分けた分析も必要である。本論文の考察の項で、著者らはクレスチン投与群では同剤投与によって化学療法の副作用が11・3％で軽減されたとしているがこれは根拠がない。なぜならば副作用の背景因子については不明であるし、クレスチンの5－FUによる副作用への効果も不明だからである。ここで両群の差は4・2％もあり対照群に術後治療の点で不利な条件となっている。

⑥なお、第4項で触れた「固形がんの集学的治療の研究」班の報告[11]によれば胃癌研究会分類による胃癌の病期ⅡおよびⅢ患者を対象として3群にわけて3種類の化学療法を比較した手術後補助化学療法の研究では治癒切除例における3年生存率はそれぞれの治療群で78・6、79・9および72・8％で統計的有意差が認められていない。中里らの研究ではより予後のよい病期カテゴリーをも含めて（②参照）3年生存率でみてクレスチン群82・0％、対照群71・1％であった。したがって厚生省の班研究の成績と比較しても本研究のクレスチン群の生存率が有意に優れているとは言えない。

以上、この論文は不十分な分析でオーバーな結論を断定している。なお、Informed Consent についての記載がなく、本臨床試験は患者の承諾を得ることなく実施されたと考えられる。この一点からみても Informed Consent が公正に得られたことの証明を要求する国際的 Leading Journal にこのような論文が accept されることはない。

次に、三富らの論文を根拠として中薬審はクレスチンの結腸・直腸癌の治癒切除患者における化学療法との併用による生存期間の延長効果を認めた。しかし少なくとも以下の疑問に対して合理的な解答がない限り、この論文で著者らが主張するクレスチンが有効であるという結論は科学的には言明できない。

①クレスチン併用群と5－FU200mg単独治療群との間には無病生存率では差がみられたものの、本論文中p2247で著者らも述べているように全生存率では有意差は認められていない。

②この研究は結腸・直腸癌の治癒切除例を対象としたもので比較試験のデザインは上述の中里らのそれと類似している。そしてまた同様に上述の問題点をすべて含んでいる。

③国際的な癌の病期分類であるTNM分類によって症例の整理がなされていないのでこのままでは国際レ

ベルのデータと比較不能である。ただし日本大腸癌研究会分類にもとづく記載から整理するとＴＮＭ分類のⅠ期（Duke's A）患者がクレスチン併用群24人、５－ＦＵ単独群25人も含まれていることになる。この群の治癒率は90％を超えるので[12]化学療法を術後に行うのはまったくナンセンスと言わざるを得ない。また組織学的なリンパ節転移のないものすなわちＴＮＭ分類でいうｐＮＯ、病期Ⅱの患者がクレスチン投与群で１２１（54・７％）、対照群で１０６（46・７％）も占めている。ここに対照群が不利になる背景が存在している。また大腸癌に対してはいかなる化学療法の有効性も実証されていないのでこのような予後のよい（５年生存率は80％）患者カテゴリー全例投与することは倫理的にも問題である。例えば本年、進行結腸癌患者に対してレバミゾール＋５－ＦＵが５－ＦＵ単独治療に比し有意に生存率を向上させることが明らかにされた[13]が、この場合も病期がDuke's B2かＣの患者に限られていることがわかっている。

④本論文では肉眼的治癒切除を対象としているが組織学的裏付けがないので手術の程度（日本大腸癌取扱規約、Rx）について両群のバランスに問題が残る。

⑤薬剤投与６カ月以下が対照群14・５％、クレスチン併用群15・７％もあり、この治療法が長期的投与による効果をめざしていることからみてコンプライアンスは決してよいとは言えない。

最後にクレスチンに対して小細胞肺癌の化学療法による寛解期間の延長効果を認める根拠となった今野らの報告を取り上げる。

この論文は小細胞肺癌に対してビンクリスチン（オンコビン）、シクロホスファミド（エンドキサン）、マイトマイシンＣの組合せによる化学療法を全例に施して、ＰＳＫ投与群および対照群に無作為に割付を行い比較したものである。この論文で著者らは化学療法奏効例での奏効期間に有意差があったが、生存期間に有意差はなかったとしている。この論文の第一の科学的、したがって倫理的問題点は、小細胞肺癌に対する最も効果の高い薬剤はシクロホスファミド、ドキソルビシン（アドリアシン）、ビンクリスチンであることが知られていた時期[14]にビンクリスチン＋シクロホスファミド＋マイトマイシンCという奏効率の不明な化学療法を行ったことと、extensive disease, limited disease を層別化せずに研究デザインしたことである。後層別分析さえなされていない。この化学療法をはるかに上回る有効なレジメンがいくつもある現在、この治療を基準にしたデータはすでに意味がない。肺癌学会誌がこのような論文を10年前ならいざしらず、１９８８年の時点で掲載していることは、学会および編集委員の権威を著しく損なうものである。

そして結局のところ、以上三つのデータの再現性はまだまったく確認されていない。臨床的有用性が確立したものと認められるにはプロスペクティブ無作為比較対照試験で有意差があるというだけでは不十分であり、再現性の確認と厳格な risk to benefit, cost to benefit, cost to effectiveness の評価がなされねばならない。まして当該論文における有用性の言明に科学的妥当性がない場合は厳密なデザインによる臨床試験をやり直す必要がある。いったん許可してしまうと多くは薬害が出るまで問題にできないことを最近のホパテの例から我々は学ぶべきである[15]。

おわりに

以上述べたように、クレスチン再評価の根拠となった三つの無作為比較試験の研究報告は、Medical Oncology, Clinical Pharmacology および Clinical Trial Methodology の常識に照らし、冷静に referee の立場で読むならば、科学的な一つの evidence を提示しているとは言いがたいし、著者らの主張する結論をこれらの「論文」から導くことはとうていできないのである。まずこのようなものが論文として世の中に出回っていること自体が問題であるが、それを見抜けない中央薬事審議委員会とは一体何なのか。このようなことが延々と行われているわが国の現状に、筆者は深い憂慮の念を持っている。(16) 科学的レベルの低い、現在のような医薬品承認のあり方がもたらす害悪は計り知れない。繰り返し起きる薬害の根源の一つはまさにここにあるし、このような「論文」の横行が日本の医師の科学的レベルの向上と診療の質の向上をいかに阻害し、ひいては製薬企業の開発力を著しく損なっているか、厚生省の担当者も企業の方々も、そして医師も、もう気づいてよいのではないのか。

◈参考文献

1　中尾功ら：*Oncologia* 14: 163–169, 1985
2　新本稔ら：*Oncologia* 14: 171–179, 1985
3　中島聡總ら：癌と化学療法、12：1850–1863、1985
4　中里博昭ら：癌と化学療法、16：2563–2576、1989

5 三冨利夫ら：癌と化学療法、16：２２４１-２２４９、１９８８
6 今野淳ら：肺癌、28：19-28、１９８８
7 Simon R and Wittes RE.: Cancer Treat. Rep. 69: 1, 1985
8 Moertel CG.: Large bowel, in Cancer Medicine (Holland JF., Frei E. eds) pp 1830-1859, 2nd ed. Lea and Febiger, Philadelphia 1982
9 紀藤毅：モダンメディシン、88（12）：44-48、１９８８
10 末舛恵一編：『がんの統計』、p10、（財）がん研究振興財団、１９８７
11 中島聡總ら：厚生省がん研究助成金「固形がんの集学的治療の研究」班・総合班会議報告, １９８９・11・17、於国立がんセンター
12 高橋孝：モダンメディシン、88（12）：31-37、１９８８
13 Laurie JA. et al.: J. Clin. Oncol. 7:1447, 1989
14 Sinkovics JG.: Carcinoma of the Lung, in Medical Oncology, pp230-260, Marcel Dekker, N. Y., 1979
15 別府宏圀：正しい治療と薬の情報、４（３）：３、１９８９
16 Fukushima M.: Nature 342: 850, 1989

いま、「医療の質」が問われる！医者はもっと危機感をもちなさい！

『別冊宝島152号　病院で死ぬ！』ＪＩＣＣ出版局　1992年

病院なり医者の格差によって、たとえばガンの患者の生存率にも現実に大きな差が生まれている。なぜ差があるのか。本来やるべき治療を一部の病院や医者がやってないからです！

機能分化していない日本の医療

現代の医療が抱えている大きな課題の一つとして、医療の機能分化があります。

日本は自由診療制をとり、診療内容は医者に完全に任せてしまっているから、例えば一般病院の医者であっても、簡単にガンの手術をやってしまう。ガンのような治療の難しい病気の場合には、あとのことを考えると専門的な知識と設備を要するのにです。つまり、医師の免許をもつかぎりは専門外の治療をしてもかまわないことになっています。ということは、ある病気について、ある医者が現代の医療水準に満たない中途半端な知識しかない場合でも、その病気の患者の診療を続けることがありうるわけです。医者の治療の仕方が恣意的に千差万別になるのは、ひとつはこの日本の医療制度が機能分化されていないことに原因があります。だから、病院間の医療レベルの格差が生まれても当然なのです。そして、意外にこれは大病院の間でさえおどろくほど顕著です。つまり患者にとってみれば、病院の選択をまちがえるとまずい結果になることも充分考えられるのです。

ほかにも、日本の医療の大きな特徴として、家庭医と大病院の専門医との連携プレー（病診連携）が未発達なことも挙げられます。要するに、日本の医療全体の秩序はまだ整っていないのですね。

医者の知識不足

医者の基本的な知識不足によっておこる格差は、無視できません。それは特殊な病気にかぎらず、血圧の管理、風邪に対する対処から終末医療に至るまでについて言えることです。どんな立場の医者であっても、それなりにいま最先端と考えられる医療水準に見合う知識をもっていれば質の高い医療は確保できますが、残念ながらあるレベルに達してない場合も多いのです。つまり、医療は日進月歩で進歩しているので、現在もっとも妥当だと考えられる医療を積極的に学習し、取り入れなければならないのに、それを医者が怠っていることがあります。

そこで注意しなければならないのは、しばしばこの知識不足が「医師の裁量」という論議にもちこまれることです。医者が「医師の裁量」と言うときは、時として自分に知識がないのを棚にあげて、「医者の裁量」という論理に逃げ込んでいることがある。

治療方法というのは一定の科学的知識に基づいているものです。それは医者一人ひとりが勝手にどうこうできるものではなく、「俺の裁量だからここはこうするんだ」という裁量論が入り込む余地はほとんどないのです。

医者の判断の格差は、情報の過不足によって生じるものです。医者自身がつねに必要な情報を入手していれば、一般的に言って現代では医者によって判断に差が生じることはほとんどないからです。したがって、「医者の裁量によって差があるのは当然だ」という議論は成り立ちません。

本来、医療は科学に依っていますから、客観的なもので普遍性があります。例えば日本で受ける治療とどこか別の国で受ける治療内容が異なっているとしたらおかしいわけです。もし治療が異なるとしたら、医療技術を移転し実行するプロセスのどこかに問題があることになります。本来、日本の医療も、アメリカの医療も、ヨーロッパの医療も科学的にみれば基本的に同じです。経済的にも世界のトップレベルにある日本で、あるいは日本のどこかで、国際的にみて最善の治療をうけられないとしたら、これは日本の医療、社会構造に問題がある。つまり、教育だとか、すべてを含めて医療を支えている社会の体制なり仕組みに問題があると言わざるをえません。

ここで強調したいことは、同じ日本の中でも病院なり医者の格差によって、たとえばガンの患者の生存率にも現実に大きな差があるということです。なぜ生存率に差があるかというと、本来やるべき治療を一部の病院や一部の医者がやっていないことがあるからです。本来やるべき治療というのは、現時点でもっとも妥当と考えられる、科学的に裏づけられた最先端の治療です。しかし、一部の医者や病院がそれをやらないのは、最先端だから技術的にできないということではないのです。もしそうならキャッチバーではあるまいし、患者をかかえこまないで他の病院を紹介すればよいのです。この点についてはっきり言えば、知らないからできないのです。その知らないということを、時として「医者の裁量」といって言い訳するんです。

では、なぜ知らないのか。一言で言えば、新しい論文を読んで医学の発達についていくという、医者が医者というプロの責務を果たしていないからです。これは終末期医療にしても何にしても、すべてについて言えることとです。

普通のクリニックの先生でも、自分に自信があって、知識をきちんと持っていさえすれば、どのような病気の治療もやっていい。医療というのはつねに進歩していますから、そこにキャッチアップしているならば何でもできるはずです。したがって、ほんとうにきちんとした医療をしようと思うのだったら、意欲的に情報を入手するべきです。今の医療、医学を推進しているのはやはりアメリカであり、その情報を理解できないと最先端の治療はできないと言っても過言ではありません。ところが、そのような英文論文を日常的に読んでいる医者がどれだけいるでしょうか?

もちろん、個々の医者の経験とカンによって、かなりの部分がカバーされていることも事実です。終末期医療に慣れている先生と慣れていない先生とでは、患者に対する対応や処置に違いが出てくることは当然です。しかし基本的には、知っているか知らないかという単純なことが、現場の医療では大きな差となって現れます。データベースなどで検索して欧米の論文をきちんと読みこなしている先生と読みこなしていない先生とでは、歴然たる差が出てくるからです。たとえばその極端なケースが、患者の生存率という結果の差となって現れるのです。「経験があるかどうか」という以上に、いかに最先端の情報にキャッチアップしているかどうかが、やはり重要なのです。残念ながら日本の教科書を読んで、日本語で書かれた医学雑誌の論文を読んでいるかぎりは、その時点において国際的にみて妥当と言える医療はできないのです。わが国の医療関係者、厚生省は、その構造的な問題をなんとか解決しなければいけません。そのためには、例えば各疾患について医療の基準化、マニュアル化と定額制の導入、そして監査システムの確立がカギでしょう。

患者としての正常な消費者行動

今、患者さんの方にメッセージとして伝えたいのは、自分自身で自分の身体のことだけでなく医療全体を真剣に考えるようにしなければいけないということです。とくに日本の患者さんはおとなしすぎるのではないでしょうか。自分が飲む薬の名前さえ、医者に訊こうとはしない。訊くと怒られるんじゃないかと言われるかもしれないが、訊かないから言わないというのも医者側の言い分です。医者も尋ねられれば答えますし、それを言うことにはなんの差し障りもありません。むしろ、患者がそれを知っている方が医者にとってはやりやすく、安心なのです。患者が薬の名前を知っていれば、その名前でやりとりができるからです。それに、病気についても患者の理解が深いほど、医師と患者の関係はスムーズになるからです。寿司屋のように「お任せ」ということでは、決して質の高い医療は受けられないのです。

日本の医療の質を高めるためにも、患者さんの方も自覚して、情報の公開を求め、その情報をきちんと理解し、自分自身でそれを選択するという、正常な消費者行動をとるようにしなければいけません。医療はひとつのサービス業、高度にソフトな商品と考えてよいのですが、その商品の品質管理が日本ではきちんとされていない。その質をいかに管理するかが、これからの日本の医療のいちばん大きな課題です。病院間に診療方法などで大きな差があるというのも、そもそもその質の管理という発想がないからですよ。

ようやく日本もインフォームド・コンセントを軸に医療を行なっていく時代に入りましたが、ここで、「医療の質をどう管理するのか」という課題が医者に課せられます。しかし、患者側が消費者としてきちんとそれをウォッチしながら判断しないかぎり、医療の質を管理するうえで、最終的で客観的な基準はつくれません。だから、これは医師と患者の共同作業なんです。

たとえば風邪の治療に関して、「すぐに薬をもらえないか、熱を下げたい」とある患者は言いますが、医学的に見た場合に何がもっとも妥当かと考えれば、そうした治療が妥当でないことははっきりしているわけです。風邪に効く薬はないのです。だから、風邪というだけで何種類もの薬が出るとしたら、それはおかしいのです。また、「風邪」をウイルス性の感冒と診断するにはそれなりの根拠がいりますし、そう診断されたとしても、それに対する原因療法はなく、対症療法になります。こうした事実も、医師と患者が共有して理解しておかなければいけません。診断が確定しないかぎり、つねに別の病気の可能性もあるということは、医師にとっても不安だし、患者にとっても危険だということ——つまり「風邪は万病のもと」というのはそういう意味なのです。

風邪から他の病気になるということではなく、風邪が隠された病気の前兆である可能性が常にあるのです。ですから、診断が確定するまでは、その病気を修飾するようなことはしない方がいい。やたらと熱を下げ、よくなったから働こう、ということを繰り返していれば、ひそかに本来の病気が進行していきます。そうなると結局は状態が悪くなって、「どうしてくれるんだ、風邪という診断はまちがっていたじゃないか」ということになるのです。

日本の場合、いつでもどこでも自由に医者にかかれますから、風邪やちょっとした高血圧で大病院にかかることも多いし、気に入らないといって病院をかえることも自由自在にできるわけです。しかも、保険制度によって自らがその場で支払う医療費というのはしれていますから、病院のはしごをしても自分は経済的にこたえない。しかし、そのことがかえって事態を悪くしている面がある。医療費が安いということがかえってアダになっている面があるわけです。つまりこれまで、患者さんが冷静になって「もう少し考えてみよう」ということがあまりにも少なかったように思います。医療の成り立ち、医療制度自体についても、患者さん自身が知識を持っていないと、結局、国民全体として支払う医療費はどんどん上がっていき、自分の首を絞めることになるのです。

医薬分業という課題

医療の質に関して、ふたつめの課題になるのが医薬分業の問題です。ポイントは、薬は医者が売るのではなく、患者が薬剤師から買うようにしなければいけないということです。日本は、世界でいちばん多く薬を使っています。それもそのはず、たいへんに非常識なことが現実に起こっています。たとえばある総合病院にかかっているとして、そこの眼科に行き、皮膚科に行き、内科に行き、最後に薬局で薬を貰おうとすると、各科でカルテが違っているような場合、薬が十何種類にもなってしまう。これは日常茶飯事に起こっていることです。でも患者はわからないものだから、とにかく何種類か飲んでみようか、あるいは全部飲んでしまえとかいうことになります。でも、十何種類もの薬を飲んだりしたら、身体は確実に悪くなるのです。

このような非常識がまかりとおるのは、日本では薬剤師が医療の中に本来のかたちで参加していないからです。医師や病院が外来患者に薬を売っているのは、世界的にみてたいへん非常識な構造です。医薬分業をしていないのは、先進国のなかでは日本だけなんですね。

医薬分業がなされれば、医師の勝手気ままな処方はなくなります。薬剤師は薬についての知識が豊富なのだから、「この薬とこの薬の組合せはまずい」とかこんなにたくさん薬を出してはいけないということで医師にフィードバックします。また、個人個人がどういう薬を飲んでいるかを管理しないと副作用の監視もできません。ましてや薬歴管理（個人が過去にどのような薬をのんだことがあるか、その効果と副作用、現在どのような薬をのんでいるか、などの記録）などできません。つまり医薬分業ができていないということで、患者にとっても非常に不利益な事態になっています。それを患者自身も自覚しなければいけません。

何でもかんでも単純に「同じ病院でもらった方が楽なんだ」というのは愚かなことです。特別な場合以外は、医者からは処方箋だけをもらい、薬は行きつけの薬局で薬のプロである薬剤師からもらうのが、本来のあるべき姿です。そして、日本では非常識に大量に薬を使っている。医療費に占める薬のシェアはすごく大きいんです。医薬分業は医療を正常な姿に戻すためにも、どうしても必要なプロセスです。

疎外された日本の看護学

第三の問題は看護の問題です。末期医療の質をどうするかということは、ひとつには看護の質の問題です。看護婦の質についても、やはり日本はいろいろな問題を抱えています。一言で言えば、日本の看護婦、看護教育は世界的にみて完全に疎外されていると言っていいかもしれない。欧米の最先端の論文を読みこなす看護婦なんてほとんどいません。ところが、やはり、看護学の新しい情報というのもすべて英語です。

日本の看護学は、自分たちの限られた言語で、限られた社会の限られた経験の中だけで構成されているのです。例えばガンの看護学の国際的な学会もありますが、日本の看護婦はほとんどそこに参加せず、そこから新しい情報がもたらされない。だから、世界のガンの看護学から大きく立ち遅れることになるわけです。これが現状なんです。現在バラバラの看護婦の教育をどうするか、ハードな仕事の割に低すぎる看護婦の給料をどうするか、いろんな意味で国民が質の高い医療を求めようとするのであれば、こうした点についても皆が考えなければいけません。結局、最期のツケとしてすべて終末期医療にまわってくるのですから。

大学教育の崩壊

第四の問題は、すでに述べたことすべてと関連しますが、医学教育の欠陥です。医学部の教育自体に大きな問題があります。今の日本の医学部では、例えばガンについてみると、世界の最先端で基準化されている医療について充分な教育が行なわれているとはとても言えないし、終末期医療についてもまったく系統的な教育はうけられないありさまです。今の講座制は基本的に臓器別になっているから、全身病としてのガンの治療学の系統的な講義もうけられません。もともとガンの治療学というのは比較的に新しい学問なので、大学の中にはガンの治療学全体を理解する専門家がいないから、それをきちんとしたカリキュラムの中で教えることができない。バラバラな統合されない知識として教えられているのです。

また、大学病院でも医薬分業されてないから、医療における薬剤師の役割について医師は学ぶことがない。だから、薬について非常に未熟な知識しかもたないで卒業してしまうのです。さらに恐ろしいことに、現在の日本ではまともに救急医療の教育ができる大学は、一部の私立大学の十校程度でしょう。国立大学は文部省の予算で賄われているわけですから、文部省に管理されていることにもなります。そうすると、最先端医療にどうしても必要な新しい機器があっても、非常に高価なものだから、予算請求などをしているうちに二、三年はすぐにたってしまう。かえって市中病院の方が大学病院よりいち早く先端的な機器で診療していることもあります。

現実に、名古屋でもそういうことが起きています。たとえばいくつかの市中病院には何年も前から腎臓の石を壊す機器（ＥＳＷＬ）が入っていますが、これはまだ国立大学には入っていません。最先端の機器が市中病院に先に入れば、そちらの方に先に症例データが集まり、大学では治療できないわけです。革命的な新しい機器というのは大学病院より先に他の病院に入る――こうして今日では、新しい知識に基づいた教育をされずに大学を卒業してしまった医者は、そもそもの医者のスタートラインからそれだけ遅れを背負うわけです。このようにいろんな観点から見て、今の文部省の管理下の大学医学部ですぐれた医師を養成することは限界にきているのです。

はっきり言って、文部省は医療とは縁もゆかりもない省庁であることを、国民は知っておいた方がよい。

ではどうするか？　まず厚生省は、医師国家試験を医療の要として、国際レベルでとらえ直すこと。第二に、医師の生涯教育についても、学会等まかせはヤメて責任ある制度を設けることです。

医療現場に対する危機感を持つ必要性

おどろくべきことに、現行の教育下ではほとんどの医学生が最先端の情報の入手の仕方も知らないまま医者になっている。今はパソコンや通信機能のあるワープロを使えば、自宅からでもデータベースから簡単に最先端の情報を入手できます。もちろん、英語ができなければ話になりません。検索はそれほど難しくないのに、そういうものの存在すら知らない医者が多すぎます。そういう情報にキャッチアップしていくことを、医者は自分のライフスタイルに組み入れないといけないのです。

医師の裁量にいつまでも寄りかかっているのは、患者にとってはもちろん医者にとってもきわめて危険なことです。医者が裁量に寄りかかっているということは、翻ってみれば、そのツケが患者の側にすべて返ってくることになります。質の低い医療を甘んじてうけるという結果になりかねないのです。患者側がうるさくなれば、日本の医者は誠実に対応していくでしょう。患者がうるさいから、いいかげんに対応しようとは医者は考えない。うるさい患者ほど、医者は注意深くなるからです。

「喉元すぎれば熱さ忘れる」で、病気になったときにだけ医療のことをブツブツ言うのではなく、日頃から医療の質というものを自分たちの課題として考えなければいけません。医療が崩壊するような状態になってからでは遅いのです。日本の医療体制というのは国際的に見てよい面も多いんです。国民皆保険制度で、医療にかかる個人の実費も少なくてすみます。また、日本独特の保険点数制は、厚生省がある医療行為、薬、検査についてその点数を少しいじるだけで、大きく医療を変えることができます。日本の医療のよい面を守っていくうえでも、医療に対して国民一人ひとりが注意深く考えて率直に発言していくということは、非常に大事なことなのです。

医療法の一部を改正する法律案に関する意見陳述要旨

１９９２年４月20日

医療を見るとき、考えるときの原点は「自分が病気になったときいったいどうなるのか」「どのような医療を望むのか、またどのような援助があればよいのか」という問い掛けではないでしょうか。人は誰でも、いつでもどこでも病気になる可能性があり、そしていつか末期医療を受けることになります。その時、その時に最高レベルの医療を快適な環境で受けたいと願うのは、人として当然です。今回の医療法の改正は、このゴールに向けて、わが国における医療の質向上のための第一歩でなければなりません。

１９９０年１月、日本医師会がインフォームドコンセント（以下、説明と同意）をすすめる報告書をまとめ、さらに今年１月、日本医師会長は『医の倫理は世界共通である』ことを指摘されています。これはまことに意義深いことで、医療全体の中において〝説明と同意〟が医の倫理の根底であるという認識をあらためて強調したものであります。日本の医療はすでにその方向に着実に歩みはじめており、医療法においてその理念の中に〝説明と同意〟という今日の医療の原点を明示することはとくに重要です。それは〝説明と同意〟が単に患者のためばかりではなく、医療の質の向上という点からも極めて強力な概念だからです。〝説明と同意〟は情報の公開を意味し、必然的に医療というサービスの質を問うことを促すことになります。当然のことながら情報の公開の保障がない限り、自分の受ける医療内容を知ることができないし、状況の判断が正しくできないなど、患者の選択権や自己決定権という基本的権利を医療において行使することができません。

〝説明と同意〟は情報公開の原則の根幹となる概念です。その概念のもとに質の高い医療を確保するために必要な基盤をソフト面から整備しようというのが、今回の医療法改正の狙いであると理解します。これは、日本は医療機器等の保有では世界のトップレベルにありながら、医療における機能分化と体系化がすすんでいないため、多くの弊害が生じていることが背景にあります。医療は広い意味で図のように構成されています。この連関においてあらゆる情報が公正にすべての方向に交換され、検証、批判されることが、科学の発達、医療の発展に不可欠です。今日、医療現場で使用される医薬品の種類・量は膨大であり、すべての医師に薬に関する情報についてすべて知るべきであるというのは事実上、不可能な要求です。本来、患者の薬歴管理、服薬指導、血中濃度からみた至適投与等は薬剤師が担うべき分野であり、医師のパートナーとしてその役割を果たす必要、すなわち医薬分業をすすめる必要があるでしょう。また良質の医療を保障するうえで、看護婦の役割はきわめて重要であり、その人材確保は急務でしょう。

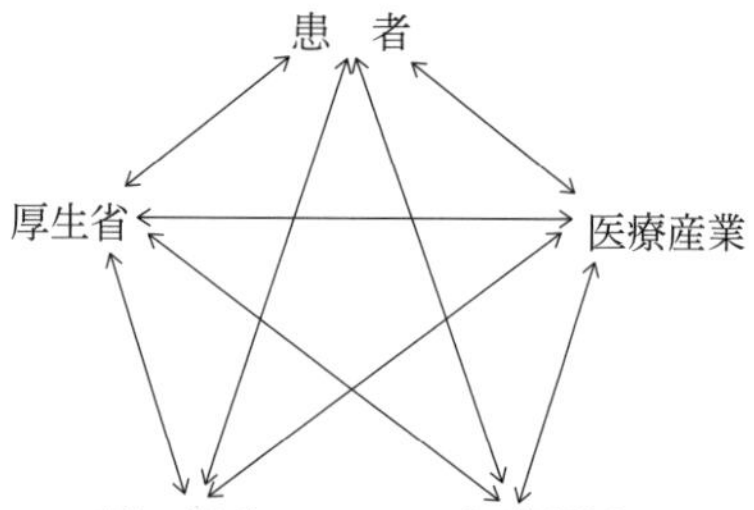

よい医療を受けたいという患者の願いとよい医療を提供したいという医師の想いは一致しております。今後、医療法改正はわが国において世界に冠たる医療の実現に大きな原動力とならねばならないと考えま

す。今回の改正では、概ね大学病院イコール特定機能病院と図式化されていますが、一般病院の中にはきわめて質の高い高度医療を行っているところも多くあり、逆に残念ながら必ずしも大学病院においてすべての医療の質が高く、高度とは言いがたいという現状は厳しく評価する必要があります。医療の質の向上をめざす以上、特定機能病院ではその医療水準の実績、情報を公開するべきであり、一般病院における特に優れた医療水準の部門についてはそれを支援するようなしくみが不可欠でしょう。また全国における医療の質の確保のため、基準とするべき診断および治療の普及プログラムを早急に確立せねばなりません。また適切な病診連係を行うために各地域のプログラムの確立と推進も必要です。そのようなソフト面への思い切った投資、研究助成が今後望まれます。したがって大学病院においてのみ臨床教育を行うという従来の医学教育は抜本的に見直す必要があることもあえて指摘したいと思います。

第百二十三回国会衆議院厚生委員会議録第九号（その二）

「第一類第七号　厚生委員会議録第九号（その二）」１９９２年4月22日（一部抜粋）

〔本号（その一）参照〕

派遣委員の愛知県における意見聴取に関する記録

一、期日

平成四年四月二十日（月）

二、場所

名古屋クレストンホテル

三、意見を聴取した問題

医療法の一部を改正する法律案（第百十八回国会、内閣提出）について

——医療法の一部を改正する法律案の審査に当たり、国民各界各層代表からの意見陳述

○福島雅典君　今回、日本の医療にとって非常に重要な、しかも時代のニーズにこたえるという形のこの医療法の改正に関連して意見を述べる機会をいただきましたことを、心から感謝いたしております。

今回の医療法の改正は、日本の医療を高齢化社会に向けて適切に対応できる堅固なものに構築し直すという意味と、それからいや応なしの国際化に対してきちんとした対応のできる医療にするということと、情報化社会に大きく変わりつつあるこの日本の中で、医療というものをその時代にマッチしたものに、国民のニーズにこたえられるものに変えていくという非常に大きい、重要な意味を持っているというふうに認識しておりまして、今回の医療法改正は、まことに時宜にかなった大変結構なものというふうに考えております。

ここで、この医療法改正に関連して、理由ということで三点述べられております。第一点は、良質かつ適切な医療を効率的に提供する体制を確保するということ、つまり、医療の質を向上するということを大きな目標に掲げ、そして医療に関する理念を明確に規定するということが第一点。二番目は、療養型病床群制度と特定機能病院制度を創設して、従来から指摘されておりました日本の医療は機能分化していないという点に対してきちんとした方向づけをしようという、非常に重要な法的な枠組みの提示ということがあります。それから、それらを保障するために、情報を公開するということを明確に打ち出しています。この三点は相互に連関しておりまして、切り離して考えることができるものでございません。

そこで、まず第一に、情報を公開するということが、やはり機能分化を病院間に求めた場合に、どうしても患者さんの側がきちんと自分たちで病院を選択し、医療を選択し、さらに自己決定をしていく上で不可欠のものであるということから、この情報公開を明記するということは極めて重要なポイントになってきます。医療の中でこの情報公開ということを考えましたときに、これは従来から各界で指摘されておりますインフォームド・コンセントを理念の中に取り入れるということを必然的なものとして要請するものと考えます。

といいますのは、医療の中で説明と同意というのは、既に日本医師会が一九九〇年一月に報告書でそれを推進していくという方向をまとめて、その時点で日本の医療は大きく、従来の一言で言えばパターナリズムといいましょうか、お任せ型の医療から、患者さんが医療の主体として参加していく近代的な医療に転換しつつある。現在もう既にその方向で転換しているというふうに私は認識しておりますので、そのことをこの医療法の中で明確に理念の中に規定するということは、画竜点睛といいましょうか、この医療法のねらいを成功させる上でも最も重要なことというふうに考えます。

また、医療がこれからは国際的なものとして問われることになりますので、どうしてもこの説明と同意というものを医療の中心に考えないと、患者さんと医師との関係についてもいろいろな問題が生じてくることが予想されます。そういうことで、この医療法の理念の中にやはり説明と同意という、日本医師会が推進しようとする方向であるそのキーワードをどうしても入れるということが、この医療法を、特にその理念である機能を分化させていくという方向づけの中で、患者さんが適切に知る権利を行使して自分の病院を選択する、ともするとこういうような機能分化をすることによって病院間に格付が生じて、選択しにくくなるのじゃないかという懸念がございますので、その辺を保障する上でも重要だというふうに思うわけであります。

次に、この医療法の中の一番重要な機能分化に関する規定でございますけれども、日本の医療の中で最も機能分化がおくれているというのは、言うまでもなく医薬分業でございます。そういうことですから、まず病院間の機能を分化させる。その中で、その機能が十分客観的に妥当なものとして機能するようにするためにも、今日のように薬の数が多く、量が多いような状況で、医師がそのすべての薬に関する情報に責任を持つというのはもう既に限界に来ておるということもございますし、客観的に、医師と患者さんとの間に入りまして、薬剤師がその機能を分担するということはもはや現代の医療においては当然のことでありますから、ぜひともこの機能分化の中に医薬分業ということを念頭に置いた形での記述が法案の中には必要であろうと考えます。

具体的には、法案の中に出てきます医師、歯科医師その他医療関係者というふうにあるのを、医師、歯科医師、薬剤師、看護婦及び他の医療関係者というふうにした方がいいのではないか、具体的にはそう考えます。

看護婦の役割は医療の中において極めて重要でございまして、特に今日、看護婦不足ということもありまして、今後の高齢化社会に向けて看護婦の機能を独立したものとして強化して、薬剤師とともに、医師と薬剤師、看護婦のパートナーシップを機能的に確立していかないと、この医療法の改正の趣旨を将来にわたって上手に生かすことができないというふうに考えております。

最後に、この医療法の中で、特に病院、診療体系の機能分化ということについて触れますと、特定機能病院イコール大学病院というような図式が何となく描かれているわけですけれども、実際私ども現場で見ておりますと、現在、特に国公立大学の医療の地盤沈下というものは大変憂慮すべきものがございます。現実に、大学病院には新しい機器がなかなか入りにくいということもございます。例えば、腎臓結石という病気がありますが、腎臓に石ができたとき、昔はこれを手術して取り出しておりました。しかし、今はこれを衝撃波でもって外から割って簡単に治すことができます。この衝撃波で石を割る器械、最先端の医療機器でございます。ＥＳＷＬと申しますけれども、この機器も国立大学にはまだ入ってないところが随分多い。にもかかわらず、一般病院には相当な数でこれが入っております。日本のＥＳＷＬの保有台数は世界のトップになっております。またＭＲＩという先端の断層撮影の器械、これも世界のトップになっております。しかしながら、そういう先端の機器がなかなか現在のような大学教育制度のもとでは入りにくいということもございまして、一般病院の方が既に先端治療では進んでいるというケースがしばしばございます。

そういうこともございますので、一律に特定機能病院イコール大学病院という形で特定機能病院のみを優遇するような行き方ですと、これはやはり患者さんにとってちっともいいことはないということになってしまいます。ですから、一般病院において特にすぐれた医療を行っているところに関しては、きちんとした支援をする体制が何らかの形で必要であろうというふうに考えます。

また、昨年、厚生省の班研究で私どもも明らかにすることができましたのは、例えば卵巣がんの三期の患者さんの過去の成績を全国、北海道から九州まで二十二施設で調査してみました。三期の卵巣がんですから、ほっておくと二年ぐらいで全例亡くなってしまいます。しかし、これに対してきちんとした治療を行えば、現在の最先端の治療を行えば、五年生存率として、ほぼ国際的に見ますと二〇％から三〇％まで得られる。つまり、十人のうち二人から三人までは治るレベルの治療が国際的には施されないといけない、こういうことになっているのですけれども、実際ふたをあけてみますと、五年生存率ゼロ％から五三％ぐらいまでに分布しました。

つまり、現在、大学及びそれを主として行っているような先端的な病院においても、施設間に明らかに治療成績の差があるということは、これは医者の間では常識的なことだったのですけれども、実際に調べてみますと、そういうことがきちんとした客観的な事実としてつかむことができました。こういうことがございますので、一律に特定機能病院としてラベルしまして、それを一律に援助していくような形のものであってはならない、やはり厳密にその水準を評価することが必要であろうと考えます。

それから、今日の日本の医療の中で、先ほど大輪先生が指摘されましたように、病診連係というものが求められているのにかかわらずなかなかうまくいってないというところで、この医療法に私どもが期待するところは非常に大きいものがございます。ですから、病診連係を各地域で上手に行っていくようなプログラムをつくらないといけない。つまり、病診連係とか患者さんの振り分けに関するソフトを何らかの形で開発していくように考えないといけない。

そのためには、例えば先ほどの大学間のいろいろな疾病に対する治療成績に差があるというような調査、これは厚生省のがん助成金による研究班の仕事なわけですけれども、こういうような助成金をやはり各地域の病診連係、医師会と基幹病院あるいは特定機能病院になるような大学病院とかがんセンターとかというところで、そのネットワークをどういうふうにつくるかというような研究も開始する必要がある。そういうための助成金を今後相当な額で考えていただきたいというふうに思うものであります。

それから、最後になりますけれども、この機能分化という問題は、既に米国では三十年以上前から営々と築き上げておりまして、これは教育の問題を無視して語ることができません。医師、薬剤師、さらに看護婦の教育に関しまして、それは言ってみますればほとんど手つかずでございまして、戦後今日まで、例えば工学部は非常にたくさんの科ができました。ところが、医学部は解剖学一、二、三、内科一、二、三で、これは基本的に枠組みが変わっておりません。機能分化をしていくということと関連しまして、日本における医学教育は抜本的に考え直す必要があると認識しております。これは薬剤師の教育に関しましてもしかりでありまして、また看護婦の養成に関してもしかりでございます。これは二十一世紀の医療を展望した上で、今から相当努力して準備する必要があるというふうに認識しております。この機能分化と体系化を成功させる上でも、どうしてもこの問題は避けて通れないというふうに考えます。

例えば病診連係をとりましても、今の教育体制では肝心かなめのゼネラリスト、全人的に医療を診られる家庭医、開業医の先生というのを養成することが非常に難しくなっておりまして、大学を卒業するとすぐ内科にフィックスして外科のことはさっぱりわからぬ、お産のこともわからないということになってしまいますと、これはやはり患者さんにとって不利益以外の何物でもない。ですから、機能分化と関連して、ゼネラリストの養成を含めまして、大学の教育の問題は抜本的に手をつける必要があるというふうに考えます。

以上でございます。ありがとうございました。

――医師と患者の信頼関係と、インフォームド・コンセント適用の問題について

○**福島雅典君**　医師と患者さんとの関係というのは信頼関係が基本であるというのは、それはもう議論の余地がないと思います。

患者さんにすべての情報といいますか、悪い情報も含めて情報をきちんと伝えた方がいいかあるいは悪い情報は与えるべきでないかという議論は、ギリシャ時代のヒポクラテス、プラトンの時代からある議論

であります。しかしながら、一九一四年、アメリカで、外科医によって、きちんとした説明と同意を受けずに患者さんが胃の腫瘍を摘出されるということがございまして、患者さんが、黙って同意なしに外科医が自分の胃を全部取ってしまったということで訴えた事件がございました。一九一四年に判決がありまして、医師が患者さんに対して医療行為をする場合には、同意を得ない限りそれは不法行為になるということがその時点で判決として出ました。以来、患者さんに医療行為を行う場合は、同意を得ることが原則となりました。

あの第二次大戦中、ナチスの人体実験とか、残虐な医療の枠を超えたようなもの、そういう行為に対して、ニュールンベルグ綱領で、被験者の人権、患者さんの人権ということが強く訴えられるようになり、それからヘルシンキ宣言で、医の倫理としてインフォームド・コンセントは全世界共通であるということがはっきり明確になりました。ことしの一月だったか、羽田医師会長も、医の倫理は世界共通であるということをはっきりと述べておりますし、先ほど述べましたように、一九九〇年の一月に日本医師会も、インフォームド・コンセント、患者さんに対する説明と同意というのを医の倫理の軸に置く、そういうのを推進していくということを既にはっきり打ち出しているわけであります。

実際に患者さんが不満に思うほとんどの理由は、説明が不十分である、わかりにくいということによっています。これは何も脳死、臓器移植だけでなくて、普通に風邪という診断を下して風邪薬を出す場合にも、どういう所見があるから風邪を考える、ひょっとしたら風邪でなくて別の病気の前兆かもしれない、そういうようなごく簡単なことの説明から、レントゲン写真を撮る、あるいはある検査をするということについての説明が一々不十分であるということで、多くの場合、誤解も含めまして、患者さんはそこで不満を持つということになります。

したがいまして、説明と同意というのは、医師が患者さんと人間関係を築く中で最も重要なことでございます。これを実際に我々が臨床の現場で思っていましても、医師の方が十分説明したつもりでも、患者さんはまだ説明に不満足、まだいま一つわかっていないということがあって、それが後になって誤解となることもございますので、実際にトラブルを避けるためにも、説明と同意というものをはっきりとこの際打ち出した方がいい。

また、機能を分化し、情報を公開するという場合でも、医療行為の現場では、説明と同意がその場合原則として最も重要なものになります。ですから、これを規制という意味ではなくて、理念としてその中に入れるのは、これは世界共通の医療における根源的な認識というふうに考えます。

――がんの告知率と、インフォームド・コンセントの内容の明確化について

○福島雅典君　まず、うちの病院でどれぐらいの告知率であるかという件ですけれども、具体的にそれを調査した実績はございません。ただ、はっきりしていますのは、一九九〇年、日本医師会が説明と同意というものを進めるという報告書を出して以来、大きく医師の意識は変わっていることは確かです。説明と同意を軸にしますと、これは今までの言ってみれば一方的なといいますか、医師が全面的に自分自身の裁量でもってやる医療から、患者さんに一つ一つ、病状から次に行う検査、治療の内容、その意味、そしてその効果等についてあるいは副作用について説明する、つまり、患者さんを主体に医療を進めるというふうに、ある先生が、これは百八十度変わるなということをしみじみと言っていました。

現実に、それまでインフォームド・コンセントに非常に消極的だった先生も、その医師会の、我々は勧告と受け取ったのですが、その時点から大きく変わるようになりまして、従来は早期がんの患者さんにだけいわゆる告知、がんあるいは腫瘍という病名を話していたのが、大きく変わるようになりまして、多くの患者さんに基本的に病名も話すように変わってきております。それから、国立がんセンターでは、もうきちっと話すというふうに今は変わっております。それによって患者さんは、信頼関係はむしろ強くなるというふうに言ってよろしいかと思います。むしろ、説明と同意ということを実地医療の中で行っていく過程で、医師は非常に強くその責任を自覚させられるようになりますし、そのサービス内容について相当プレッシャーをかけられるということになりまして、大局的に見た場合に、日本の医療の質の向上に資するところが非常に大きいというふうに考えます。

また、国際的にいろいろな論文を我々が新しい治療方法を開発した場合に出す場合も、インフォームド・コンセントをとってないというものはもう最初から認められません。そういうことで、国際的な観点から見ましても、もはやインフォームド・コンセントというのを抜いた形の医療の理念というのは考えられないと言ってよろしいかと思います。

――医療法改正を含め、医療現場の質の向上を図っていくための具体的な施策について

○**福島雅典君**　医療の質の向上というのは、国民の悲願、全人類の悲願でございますが、なかなかこれに対する要領のいい回答とアプローチというのは、まだ残念ながら各国とも持ち合わせていない。どんどんお金ばかりかかっていってしまうというところで、どの国も何とかしないといけないということで大変悩

んでいる状況にあります。その時点で、そういうような背景の中で、今回の医療法の持つ意味は極めて重要でございます。そこで、機能分化ということを初めてこういう形で明確に打ち出してきたことは非常に評価されます。ただ、これが絵にかいたもちにならないようにするためには、結局は人間が行うことですから、それを明確に意識し、計画的に考えていかないといけない。

そこで、まず医療の現場を直視してみますと、先ほど申しましたように、薬剤師の方がまだ医療の中に医師のパートナーとして正常な役割を担っていないがゆえに、看護婦さんが病棟で患者さんに薬を配る、それから病棟で薬を調製する、そういうことが非常に看護婦の負担を大きくしているのが実態であります。ですから、看護婦さんの本来の看護業務が一体何だかわからないということを、看護婦さん自身がこんがらかってくるようになる。ですから、その辺を機能分化ということを考える中ではっきりさせないと、これは単に病院を格付するだけでないかという各界からの指摘そのままになっていってしまうおそれがあるので、特に医薬分業と看護業務の独立と効率化を私は重視しております。

そういう意味では、看護職員確保法案なるものも極めて重要であります。しかしながら、現実に今看護婦さんが不足しているといいながらも、自治体や国では四十歳以下でないと再雇用しないということがあります。しかし、実際考えてみますと、四十歳ぐらいになっている看護婦さんというのは非常に人生経験も豊かですし、むしろそういう方が例えば末期ケアとかあるいは長期療養の患者さんに対応するようになれば、より質の高い看護が得られることは確実なわけで、この四十歳で切ってしまうというのはもう現実的におかしいし、現在のように非常にフレキシブルな職業的な感覚になっている状況では、パートタイムとかあるいはフレックスな時間制の導入というのを看護業務の中にも取り入れる必要があるというふうに考えます。

――チーム医療を目指すに当たり医療現場での機能分担のあり方、また医師以外のコ・ヘルスワーカーとの意見交換について

○福島雅典君　本質的なところなんですが、実際にはまだそこまでいっておりません。どういうふうに機能を分担していったらいいかについても、まだ現場で具体的に話し合って、計画的に何かプログラムをつくってやっていこうというところまで現場は動いておりません。

現実に、一人一人の医師が医薬分業ということを考えましても、実際には受け皿がどうなっているのだろうかとかいろいろな問題がございまして、それに対しては、やはり国自体がその方向で何らかの方針を示して、具体的に推進するようにしていただかないと、現場からすぐにどうのこうのということは非常に難しいというふうに認識しております。これは現場の意見としては、率直にそう思います。実際は日常に追われています。

――それぞれの職種が主体的な判断に基づいて自律的に能力を発揮していく、さまざまな能力を持った人が参入してくるような開かれた医療システムをつくっていくための、今後の教育システムについて

○福島雅典君　概念として、今先生がおっしゃったことは非常に重要であり、それを一つの目標として、今後教育体系を整備していく必要があるというふうに思います。先ほど述べましたように、現代の文部省

が管理する医学教育は、特に臨床面において薬学、医学、そして看護学に関してかなり重大な問題を抱えているというふうに思います。

例えば、看護婦に関しては、これは教育を一元化する必要が早急にあるというふうに思います。質の高い医療を確保するためには、やはり質の高い看護婦を養成しないといけないということが第一点で、現在ある准看護婦というのですか、あれについても考え直す必要があるのじゃないかというふうに個人的には思います。

また、医学部の教育に関しましては、例えばハワイ大学は医学部ございますが、大学病院を持っておりません。基幹病院四つぐらいが教育病院として有効に機能しております。ですから、大学病院で医学部臨床教育をするという従来の固定的な観念は、もう見直してもいいかというふうに思います。

先ほど述べましたように、一般病院にも非常に質の高い、高度な医療を推進している病院はたくさんございますし、逆に大学病院、特に国公立では、救急医療を満足にできる病院というのは非常に限られているのが現状でございます。ですから、今日のように救急医療について国民の関心が高く、また脳死、臓器移植の問題についても非常に日本では議論されている中で、救急病院がどうも教育的な見地から見るとなおざりにされているという感が現場からはします。そういう意味から、今のような硬直した臨床教育の体系に関しては抜本的に考え直さないといけない、先ほど述べたとおりでございます。

――医療法改正に伴う、インフォームド・コンセントの明記について

○福島雅典君 先ほど意見陳述の中で述べましたように、医療法の理念の中に説明と同意をという記述を

入れるということは時宜にかなっており、既に医師会が、何回も申しますように説明と同意というのを進めるという方向をもう二年前に打ち出している以上は、もうこれを理念の中に入れることに何ら差しさわりはないし、それを入れることによって医療の質の向上が図られる。

それは先ほど指摘されましたように、既にこの一九九〇年を境にして、恐らく後世の歴史家は、日本の医療がアメリカが一九六〇年代に行った転換と同じような転換、つまり、供給者側の論理から消費者、受ける側の論理に転換したというふうに見るだろうというふうに考えますので、もう理念の中にその説明と同意を入れるということは極めて重要であり、時宜にかなっているというふうに思います。

――医師を中心にしたチーム医療として、医師、歯科医師、薬剤師、看護婦は医療を代表する職種として法律に明記されるべきか

○福島雅典君　おっしゃるとおり、法的根拠があるのは薬剤師、看護婦なんですね。それ以外は医師の指導のもとにという項目がありますので、独立した職種として医師、歯科医師、薬剤師、看護婦というのはどうしても挙げないと、これは法律用語上の欠陥にもなるというふうに考えます。

それから、この機能分担に関しまして、日本はアメリカからほぼ三十年はおくれているというふうに考えています。それは、現代の医療を発展的に創造的に今後二十一世紀に向けて構築し、さらに、世界に冠たる医療をつくる上でも、日本がまた国際的に医療の分野で貢献するという上から見ても、これはやはりはっきりきちんと明記するべきである。それは、今後臨床科学――医療というのはサイエンスとアート、二つで成り立つ非常に高度なシステムです。そういうシステムを創造的に発展させる科学を臨床科学と言います。しかしながら、臨床科学という言葉はまだ医師の間でもなじみが薄く、旧来のドイツ医学流の決定論的な医学でまだ考えている先生方が多いのですが、臨床科学というものは、これは戦後、アメリカが物すごい大量のお金を使いまして、今日のように高度に構築した科学です。そういうような体系を今から日本は学び、急速にそれに追いついていかないとならない。そこのところで薬剤師と看護婦がここに対等のパートナーとして参画することはもう待ったなし、不可欠です。

――特定機能病院の機能の体系化に伴う診療報酬の体系化について

○**福島雅典君**　体系化と絡んだ診療報酬の問題は、非常に難しいところがあると思います。体系化を誘導していくために診療報酬をどういうふうにいじっていくかというのは、これは恐らく厚生省が最も頭を悩ませるところだと思うので、これを一言で述べてしまうことは、この場では不可能だというふうに思います。ただ、大筋としては、大輪先生がおっしゃいましたように、診療報酬の中だけにそれを求めていくというのには、特に高額医療に関しては問題があるかもしれないというふうに思います。

肝心の体系化の点ですが、これは今回の法改正で療養型病床群とそれから特定機能病院というふうに分けても、これを支えていくソフトがどういう形で実際に今後運営されていくか、どういう形でソフトが確立していくかという点に非常に大きい問題がまだ残っているというふうに思います。

ただ、情報公開ということと説明と同意というのを、これを支える柱として入れてあるのは非常に賢明であるというふうに考えます。明らかに、先ほど問題になりましたセカンドオピニオン、ある診療所で胃潰瘍じゃないかと言われても、ちょっとどうも心配だからよその病院へという、そういう患者さんのセカンドオピニオンはやはり保障されるべきでありますし、また、きちっとした情報公開を各病院がして、その病院の実績あるいは成果というのを、医療関係者一般だけでなくて、患者さんにも何らかの形でそういうことの情報が入るようにしていかないといけない。

ですから、ある疾病に関しまして、例えばがんの、胃がんなら胃がんの治癒率が現在の水準ではどの程度あるかということを公開する。そういうことはもう既にアメリカは、昨年から世界じゅう各地で、どこからでもファクスでその情報を入手することができるようになっておりますので、現在日本の水準としてこれだけの治癒率、これだけの成績は確保したいという情報は、やはり厚生省、医師会等が積極的に日本国民に、どこからでもその情報が入手できるように流していく必要がある。

それから、そういう基準診断、基準治療なるものがプログラムとして全国で普及していくような、今厚生省は積極的にいろいろな研究助成を行っておりますけれども、これは本質的には文部省の助成と同じように、個人の研究者に百万から百五十万、二百万程度で均等に配られてしまいますので、そういうようなやり方でなくて、一つの班として、何年間もそういう治療水準を向上させ、治療を普及させることができるようなプログラムとして、今の研究班制度あるいは研究助成の制度を大局的に見直して、そういう形で研究費をもっと上げてバックアップする必要がある。

それから、病診連係に関しても、医師会、基幹病院、特定機能病院との間のスムーズなネットワークを各地域で構築できるように、これも何らかの形で支援しないといけないというふうに考えます。それが体系化に関する、ソフトに対する一つの私の見解でございます。

――答えに何か月もかかる検査について

○福島雅典君　柳田先生がおっしゃっていることはまさにポイントでありまして、今回の医療法改正のねらいも、まさにそういうところを解消して、より効率的な質の高い医療を実現するためだと思います。ですから、それに対してこれだという解決策があれば、法改正をする前にこうやってやればいいということで済んでしまうのですけれども、現実にはどこの病院でもできる限り早く検査の結果を知らせようという努力はしていると思いますし、やむを得ず予約制で検査がいっぱいになっていまして、一カ月後とかいうことは実際にどの病院でもあることだというふうに思うのです。

そのときにやはり一つは、医師側の努力でどうにもならない部分もあるのだけれども、患者さんの方も、それをおかしいということを実際にドクターなり病院に訴えるということもしなければ、まあこれでいいのだろうということでそのまま過ぎていってしまう部分もあるので、そこはいろいろな手があると思うのです。この病院でだめでも、隣の病院に行けば実際にすぐに検査できるということもありますので、そういうのは医療資源を適切に有効に使うような、やはりこれもソフトに属する、知恵に属することだと思いますけれども、何もかもその病院でやってしまうというのではなくて、病院間のネットワーク、有効に医療機器を使用するという、医療資源は日本には十分あるわけですから、それを有効に利用する。つまり、まだ我々はそのソフトを開発してないということだと思います。

〝医療〟の復権——医学教育への提言

『新医療』1992年7月号　エム・イー振興協会

一九九二年は日本の医療における歴史的転換点として記憶される年となった。この年の五月、医療法が制定後四〇年たってはじめて抜本的に改正され、情報化、国際化、高齢化という時代の大きな変化に対応すべく、本格的に日本医療の再構築を促す法的根拠ができたのである。日本の医療は、⑴国民皆保険、⑵自由診療制、⑶保険点数制を軸として国民に安価に、平等に、自由に診療を受けられる体制を保障している。しかしながら四〇年前に比して経済が高度に発達し、市民の消費者としての権利が自覚され、かつ医療も著しく進歩した今日では多くの問題が表面化するようになった。その最大の課題の一つが〝医療供給の機能分化〟である。

筆者が日本の医療における医薬品の問題を専門のがんの領域から比較医療論的に分析し、その解決策を提言して三年になろうとしている[1]。今回、医療法の改正をふまえて高度先端医療の面から〝医療供給における機能分化〟に関して日本の医療の抱える問題が何であり、またその解決に何が必要かについて簡単に述べてみたい。

日本は高度先端医療機器の保有台数において世界のトップである。一九九一年の時点でＥＳＷＬは一〇〇万人当たり三台で（図1）、実に米国の二倍を保有している。ところが総合病院の三つに一つの病院が持つほどにまで普及したこの先端機器も、実は「教育病院」である大学病院についてみると驚くべきことに国立大学の大半に設置されていない（表1）。

腎結石の罹患率は対一〇万人あたり約五〇人で八〇％以上が自排するといわれているので、ＥＳＷＬの適応を一〇％とすると、人口一〇〇万人で五〇人を年間に治療する計算となる。米国でもＥＳＷＬはすでに十分の台数といわれており、日本では採算分岐点を大きく越えている。しかしここで指摘したい問題は過剰ということではなく、「大学病院」とは何かということである。表2は最も先端的な治療機器の一つであるLeksellガンマーユニット（ガンマナイフ）の導入機関を示す。この革命的機器は人口五〇〇万に一台は必要と計算されるが、おそらく大学病院での導入は限られたものになるであろう。

最後に典型的な例としてどうしても救急医療を挙げねばならない。表3は救急医学講座の開設されている大学である。大学病院の救急部なるものの実態をここに記す余白はない。これは

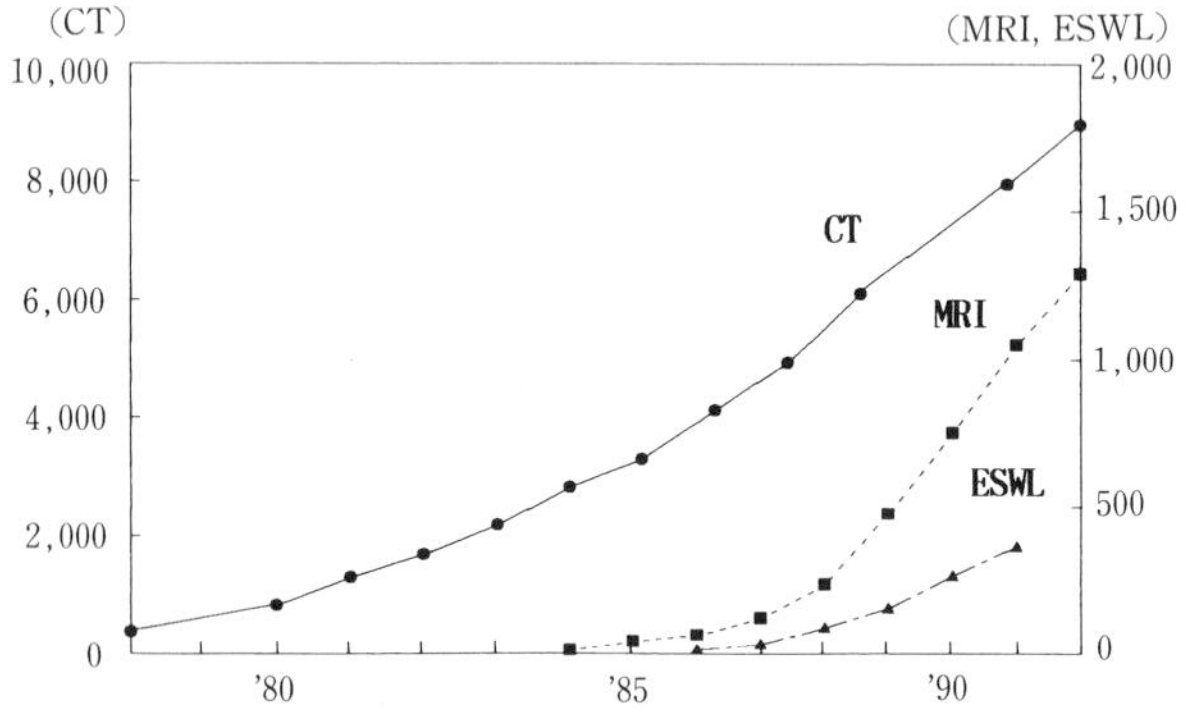

（出典：先端医療機器データブック、月刊新医療編集、1992）

図1

〝丁度ベトナム戦争前の米国の救急医学教育の姿〟とは、筆者が一九九〇年・秋、スタンフォード大で講演した時の米国人教授の指摘である。

このようにみてくると、今日もはや、特に国立大学では臨床医学の教育は限られたものになりつつあることを認めざるを得ない。臨床科学は医療の中ではじめて成立する学問であることを考えると、「教育は大学病院で」という固定観念がいかに危険であり、かつ愚かしいか、諸賢は理解されることと思う。医療

表1 ESWL 設置状況（1991 現在）

	ESWL 設置数／総数	%
国立大学	10／43	23.3
公立大学	4／8	50.0
私立大学	19／29	65.5
（総合病院	332／1027	32.3）*

（出典：先端医療機器データブック、月刊新医療編集、1992）

＊1991年までに日本で設置された365台より大学病院に入っている33台を引いて総合病院数で除したもの。ESWL は一般病院、泌尿器科、消化器科専門病院等にも入っている。

表2 ガンマナイフ導入機関（1992.5 現在）

- 中村記念病院（札幌市中央区）
- 鈴木二郎記念診療所（宮城県古川市南町）
- 日高病院（群馬県高崎市中尾町）
- 東大病院（東京都）
- 茅ヶ崎徳洲会病院（神奈川県茅ヶ崎市幸町）
- 横浜労災病院（横浜市港北区）
- 藤枝平成記念病院（静岡県藤枝市水上）
- 小牧市民病院（愛知県小牧市）

表3 救急医学講座設置大学（1992.5 現在）

国公立：		私　立：
東京大学医学部		日本医科大学
大阪大学医学部		杏林大学医学部
香川医科大学		北里大学医学部
奈良県立医科大学		東海大学医学部
東北大学医学部		愛知医科大学
		川崎医科大学
		自治医科大学
5／51（9.8%）		7／29（24.1%）

資源の効率的な利用と病院——病院、病院——診療所の有機的な連携の確立は急務である。

医療法改正の目的の達成のためには、現代医療とはなじまない、教授・助教授・助手という硬直したヒエラルキーの講座制、そして大学病院のみを教育病院とする現行教育体制は抜本的に改革することが必要である。そのために、①医学部、薬学部の臨床教育については、その管理を文部省から厚生省に移すこと、②厚生省は従来より同省が行っている研究助成を大幅に増額し、さらにその効果的な運用を促し、米国臨床家からは壊滅的とさえ指摘されるわが国の臨床科学の基盤整備にあてるべきであることを提言したい。

本稿は、一九九二年四月二〇日、医療法の一部を改正する法律案についての衆議院公聴会で意見陳述した内容[2]の一部を元に、書き下ろしたものである。

◈参考文献

1 Fukushima, M. The overdose of drugs in Japan. Nature, 342: 850–851, 1989.（全訳、医学のあゆみ　154: 715–718, 1990）
2 第百二十三回国会衆議院厚生委員会議録第九号（その二）

臨床試験の科学的保証について
CAMPAS-OV2 Prospective Study 開始に当たって

『ＳＲＬ宝函』第16巻第2号　エスアールエル　１９９２年

はじめに

今回 CAMPAS-OV prospective study を行うに当たって、ごく基本的なことであるが clinical trial のデザインと quality control について、以下に概説する。恐らくそれらは当たり前のことではないかということになるが、読者諸氏にそう思っていただければ本稿の目的は果たされることになる。ただし、当たり前のことであってもそれらを実際に具体的に日常のプラクティスの中で適切に行っていくということは非常に大変なことで、最も進んでいる米国でもそのような研究体制とか組織をつくり上げるために癌の分野では30年を要した。Prospective に研究を行っていかない限りは結局、臨床ではほとんど確定的なことは何も言えない。診断分野においても今回のような prospective study を企画し、行っていくということは非常に重要なことである。CAMPS-OV prospective study は国際的にみて恐らく最も先端的な診断学の研究の1つと考える。現在は癌の治療に関していろいろな臨床試験を行って、retrospective に予後因子を多変量解析している段階であるが、この分野は将来は手術で腫瘍を取ったあとにoncogeneとかいろいろな生物学的な、例えばchemosensitivity test等を総合的に見ながら、判別式で術後どの時点で再発するか、どの臓器に再発するか、いかなる化学療法が最も良いか、ということまで診断、予測する方向に発達していくだろう。

1．臨床科学とは——医療の中で考える

臨床試験の科学的保証というのは、実際に実地臨床の中で相当な確かさでその知識を用いることができるようなデータを集めるにはどうしたらよいのかという問題である。言葉を換えれば客観性と再現性をどう確保するかということである。その理解のためにはまず、医学においてわれわれが用いているlogic（論理）とはどういうものかを整理して厳密に理解しておかなければならない（図1）。臨床医はしばしば「過去にこのような症例があったからこの患者についてもこうではないか」というようなことを短絡的に考えてしまうことがある。しかしこれは冷静に考えると、どうも実験医学的な論理、determinism（決定論）的な論理を当てはめようとしていることが明らかである。実験医学においてはnという制御可能な因子、例えばPH、温度、浸透圧、イオン濃度というような、すべてコントロール可

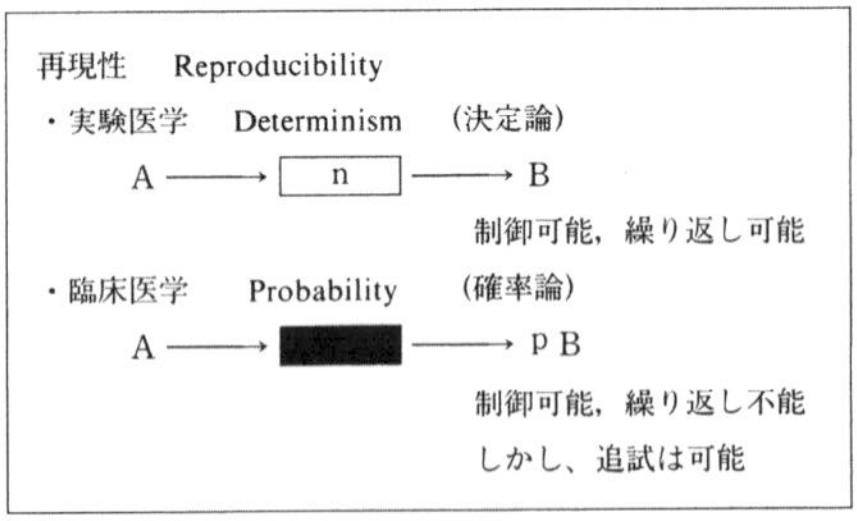

図1　医学における論理（Logic）

能な条件下でAという input（これは誰もが必ず客観的にAと input できる）をして、出てきた結果Bというのはいつも一定にすることができる。しかも実験は繰り返し可能である。これはクロード・ベルナールが既に実験医学は決定論的であると述べている通りで、再現性（reproducibility）は非常に高い。ところが臨床医学となると様相はがらっと変わってしまう。扱う患者は black box で、条件は複雑であり、これを制御するのは非常に難しい。Aという input でさえも医者によっても相当異なり、施設間には差がある。また、患者の状態は経時的に変化するので同じことを繰り返すことは不可能である。しかしながら output の probability B の追試は可能である。ところが probability B を追試するというのは大変に難しく、高度な研究体制を持っていないとできない。例えば5－FUの大腸癌に対する効果を見た phase Ⅱ研究で respense rate について今までに報告されているデータをすべて集めると0～85％まで分布してしまう。そうなると reproducibility というのは全然保証できない。ではその reproducibility をどのように高めるか。それが臨床試験をどのようにして科学的に保証したらよいかという問いかけになる。

もう1つ臨床医学で大切なことは、医師は患者を前に次々に非常に過酷な decision making を強いられているということ。従って、その decision making をわれわれがどのようなプロセスで行っているかを明確に意識下に置いていなければ臨床試験は組み立てられない。これを分析してみると、まず risk と benefit を科学的に純粋に判断する立場からは、「手術を行った場合の治る可能性は?」「手術の risk は?」というように考える。ところが場合によってはそのような発想ではなくQOLだけで考えた方がよい場合もあり得るし、economical な問題も当然ある。意識するにせよ、しないにせよ、医師はそういう triangle の中で均衡するポイントを求めて1つ1つ decision making している（表1）。患者の状態、医学的条件は刻々変わるためこのようなことを意識して行うことは面倒臭いが、このdecision makingするということについて曖昧《あいまい》なままで過ごしている限りはなかなか臨床医学というものは進歩しない。以上の２点が臨床科学におけるポイントである。要は医療の中で考えるということである。

２．診断法のPositive predictivityとNegative predictivity

例えば診断技術についてＣＡ19－９を例に見てみると、膵臓癌でＣＡ19－９の陽性率は80％であったとする。これは血清がストックされていれば簡単に出すことができる。癌の集合がＡとするとそこでpositiveであったのがＣということでretrospectiveにこういうものは簡単に出る。ところが本来positiveなケースはＢという集合であるから、Ａ、Ｂ２つの集合の重なりの部分が80％の意味するところで、これをsensitivityと呼んでいるのである（図２）。さて、実際に臨床の場面でこの検査を膵癌のスクリーニングに、あるいは鑑別診断に用いようとすると、sensitivityはあくまでretrospectiveな結果であり、しかもＢという集合が求められていないため、実地のdecision makingに使おうと思ったときには役に立たない。ＣＡ19－９にせよ、ＣＡ１２５にせよ、やってみたら偽陽性が多くておかしいのではないかというようなことが市販当初には随分出てきた（ＳＲＬ宝函、12（３）：20、１９８８）。これはpositive predictivityが分かっていないということに起因する。Positive predictivityを算出するにはこのＢの集合が実地に則して求められてい

表１　臨床におけるDecision Making

・Scientific	・Benefit／Risk
・Ethical	・Quality of Life
・Economical	・Cost／Benefit

なければならないのである。もしもそれをretrospectiveに求めようとするならば、CA19－9測定の対象となるような疾患について、それら全部の頻度に基づいてCA19－9値を算定すれば、positive predictivityの近似をとることができる。ところがそこまで研究されていない時点では、retrospectiveな結果からはpositive predictivityについてはほとんど何も言えないのである。

そのような状況下で、日本では次から次に厚生省は腫瘍マーカーを認可してしまい、結局、一昨年「マルメ」と称する定額制の導入に踏み切った。表2に挙げられているのは1990年の時点で認可されてい

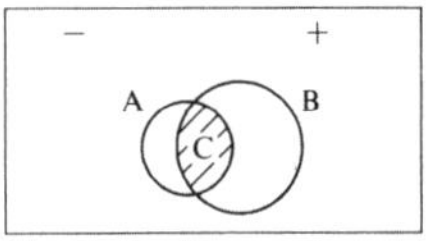

Ex.　CA 19-9

Pancreas Ca　　80 %　陽性

$$\text{Sensitivity}=\frac{C}{A}$$

・・・　レトロスペクティブ

陽性　→　Pancreas Caとは限らない

$$\text{Positive Predictivity}=\frac{C}{B}$$

・・・　プロスペクティブ

図2　診断技術における Positive Predictivity

表2　Tumor markers approved for clinical use in Japan

Specific Ag or Ez	Tumor Ag	Enzyme	nonspecific Ag
hCG	CEA	Elastase	TPA
SP 1	SCC	NSE	IAP
	CA19-9		BFP
AFP	CA125		SLX
PIVKA II	CA50		
	CA15-3		
PA	CA72-4		
PAP	DUPAN-2		
rSm	POA		
	Span-1		
	KMO-1		
	NCC-ST-439		

(1990)

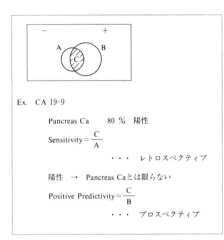

た、保険点数の付いた腫瘍マーカーであるが、これは非常に無駄なことで、臨床に導入しても実地に何の役に立つのか分からない。

3．臨床研究とは

臨床研究はどのように行うのか。これは既に述べたように retrospective なものと prospective なものに大きく分けることができる（表3）。より primitive なものとして case study というものがある。日本における臨床研究なるものはほとんどが case study に属していると言っても過言ではない。Case study の典型が、症例を次から次へ提示し、くどくど述べたあげく、「症例を重ねてさらに検討したい」と結ぶような学会発表である。過去に診た多くの患者を集め、一定のデザインに基づく調査表を用いて大規模にデータを集め分析するようなものが retrospective study である。ところがそれには後に述べるようにいろいろな問題が内包されており、そのことから直ちに実地医療で decision making に使える決定的な定量的な結論を引き出すことはできない。結局そのためには prospective な study を組まなければならないのである。最初から何を明らかにするか、その研究の目的を明確にして、研究全体をデザインし、その時点で考えられる知識をすべて結集した上で protocol を作って、prospective に研究を進めるのである。例えば新しい治療法や新薬等では、phase I, phase II study を行って、さらに randomized controlled study で現時点の最善の治療法と比較してどちらが良いかを決め

表3　Types of clinical studies

- Care Stady
- Retrospective Study
- Prospective Study
  - Phase I，II（with or without control）trial
  - Randomized controlled trial
    - Standard vs new treatment

るというように、だんだん高度な研究に移っていく。診断薬や検査法についても同じように考えることができる。すなわち phase Ⅰ でそれが実際に人の臨床検査として安定して使えるかどうか、phase Ⅱ でそれが実際にどのように役立つか、そして最終的にはそれが既存の検査法と比べてどのような意味で有用であるかを評価することになる。すべての新しい治療法も新しい診断技術もこのように prospective に phase Ⅰ から phase Ⅱ, phase Ⅲ study を経て、初めて最終的にその有用性を確定できるのである。

Retrospective study と prospective study をいろいろな観点から比べてみると（表 4）、まず style は retrospective study では多分に思いつき的で、従って恣意《しい》的になりがちである。Prospective study はすべて計画的である。最も重要な点は研究の目的である。Retrospective study では、ある臨床的問題に関して最終的に決定的な結論を引き出すことはできないが、そこから仮説を導き出すことができる。従って、retrospective study の目的は仮説を導き出すことにある。そこで prospective study の目的は、ある仮説を検証することにあると考えてよい。Cost はもちろん prospective study の方がかかる。Bias は言うまでもなく retrospective なもの

表 4　Prospective Study vs Retrospective Study

	retrospective	prospective
・Style	arbitrary	intentionally
・Objective	generate hypothesis	test hypothesis
・Cost	less expensive	expensive
・Bias	inherent	possible to minimize
・Protocol	not developed	developed
・Quallity control	impossible	possible
Dx, Rx	not standardized	standardized
Patient selection	arbitrary	intentionally
Background	heterogenous	homogenous
Follow up	difficult	easy
・End point	not determined	determined
・Analyses	difficult	easy

Dx：Diagnosis, Rx：Treatment

については内因的に避けられない。Prosective study ではこれをできる限り小さくすることが可能である。多くの場合 retrospective では protocol はない。しかし精度の高い調査表と調査方法の詳細が客観的に定められているならば protocol はあるということになるが、それでも bias はなかなか避けられない。Prospective な study では必ず protocol が適用される。であるから逆に protocol のない prospective study というものは存在し得ない。Quality control は retrospective な場合にはほとんど不可能である。逆に prospective な場合は当然可能である。このためには診断から治療、あらゆるところまで standardize（標準化）することになる。従って prospective study を組織的に行うことは、そのグループでは診断法から治療まで基準化されていくということを意味している。患者の選択（eligibility）は retrospective study では恣意的になりがちであるが、prospective study においては最初に定めるため計画的である。従って患者の background は retrospective な場合にはどうしても heterogenous になってしまうが、prospective には可能な限り homogenous にすることができる。Follow up は retrospective にはもう終わったことであるからほとんど不可能、prospective study では最初に決めておくので簡単である。Endpoint は retorospective な場合にはそれを定めても正確に評価しにくい。しかし prospective study においては endpoint というのはその研究の目的にかかわる最も重要な指標であるから、もちろんそれを決めて始まる。分析は retorospective では非常に困難、prospective では最初から統計的手法を決めるため簡単である。

4. 研究のデザインとプロトコール

ではどのように study するか。結局 prospective study にしても retrospective study にしてもデザインが最も大切である。言うまでもなく他が正確に追試できるように計画し、記述するということである（表5）。ではどのようにしたら追試しやすいか。方法とデータと解析について分けて考える必要がある。方法についてはコントロールが適切に記述されていれば（表6）追試しやすく、また患者が前もって層別化されていればこれも追試しやすい。当然 eligibility がきちんと記述されているかいないかで、追試できるか否か大きく変わってくる。そしてどのようにして効果を判定するか。Endpoint をどこに置いているかがあらかじめ定まっていて、それについて可能な限りデータが管理されていれば、追試できる。プロトコールをきちんと決めてあっても実際に行う段階になるとやはり随分面倒なものである。であるから、できる限り簡潔にしたいものではあるが結構な量になってしまう。

次に大切なことは、そのプロトコールを作った後それをどのように管理するかである（表7）。プロトコールを作ってもそれを各医師が読まず、基本的なことのみ行い、あとは全くプロトコールに従わないということがしばしば起こるので、質をどのように管理するかが問題になってくる。米国においても客観的な研究管理体制をつくるまでに非常に時間がかかった。まず診断であるが、例えば卵巣癌は病理学的に非常にバラエティーに富んでいるため、最初に診断をきちんと標準化しておかねば後の解析が信頼できなくなる。このようなことからレベルの高い臨床試験では central pathology review が行われる。この central pathology review が行われていない場合には、病理組織診断は各施設の pathologist に任されてしまうため、

biasがそのまま出てしまい、それは後に取り返しがつかなくなる。であるからprospectiveに、特に診断にかかわるtrialの場合には、これをどのようにするかということは十分に議論し、決定しておかなければならない。その次にデータを集める場合、例えば調査表なるものを集配し、それを管理するために、米国では各施設にresearch coordinatorあるいはdata managerがいて、医師自らがそのデータを調査表に記入するということは原則として行わない。データ管理の客観的システムの構築については、わが国ではまだこれからである。取りあえずこのCAMPAS-OV prospective studyではdata managerを置いてデータの集計を行うことで、一歩前進させたい。Follow upについても同じようにbiasがかからないように、できる

表5　Principles of Study Design

Study Design：	他が正確に追試できるようにデザインし記述する。
1. Method	・Control
	・Stratification
	・Response Variable (end point)
2. Data	Quality Control
3. Analysis	

表6　Subject Headings for a Protocol

1. Introduction and scientific background for the study
2. Objectives of study
3. Selection of patients
4. Design of study (including schematic diagram)
5. Treatment programs
6. Procedures in event of response, no response or toxicity
7. Required clinical and laboratory data
8. Criteria for evaluating the effect of treatment
9. Statistical considerations
10. Informed consent
11. Record forms
12. References
13. Study chairman or responsible investigator and telephone number

表7　Phases of Quality Control

Diagnosis	・central pathology review
Treatment follow-up	・data collection
	・data submission
	・reporting of adverse events
	・data analysis
	amount of therapy adiministered
	... dose intensity
	patient compliance

"learning curve" for clinical investigators

限り客観性が保たれるようにしなければならない。以上のような質管理の方法も可能な限り定めてプロトコールに記述しておくべきである。

5．研究の質管理

Quality control はどのようなプロセスで行うのか（表8）。これはまずその施設を選択することから始める。次に参加施設の間でプロトコールを終始徹底するということが必要である。そして各施設の中でも関連する医師がプロトコールを順守しなければ quality control の最初のステップでつまずくことになる。そして診断の quality control をどのようにするか決め、それに従って行う。それからデータを集める際の客観性をどのようにするか。各医師がばらばらに登録し、ばらばらにデータ回収を行うのではなく、全体としての登録メカニズムを作る。そして第三者によるチェック。Second party review とも言うが、on site の review をするのか、座長がそれをチェックするのか、あるいは trial monitor がそれをチェックするのか。より客観化するためには trial monitor がチェックを行うが、大規模になると別に committee をつくってチェックするということも行われる。実際には上述のような体制ができて初めて客観的な研究というものが保証される。既に、この

表8　Quality control process

1. Qualification of the participants in a clinical trial
   - i　Initial screening of institution
   - ii　Education of the participating investigation
   - iii　Quality control in diagnosis
2. Data collection and submission at the institutional level
3. Data management at the control office
   - ・　formal registration mechanism
   - ・　formal second party review

ようなことをどうしているか明記しなければ論文をaccept しないという雑誌もある。

6．研究の指揮とモニター

臨床試験を指揮し、それをモニター、管理するには2つのstyle がある（表9）。1つはold–fashioned style、もう1つはmodern style。例えばold–fashioned trial ではinvestigator はHerr professor あるいはGrand old man であるが、modern style ではbest qualified individual が主任研究者となる。従って場合によっては開業医がchief investigator をすることもあり得る。とにかくそこで最も妥当な人物を選ぶということである。Clinical trial のsite はold–fashioned では大学、modern では最も妥当な施設。Sponsor は米国の場合、多くの臨床試験ではNCIとかNIHであるが企業ということもあり得る。Old–fashioned ではsponsor との関係がun-healthy で、要するにsponsor に良いように便宜を図るという研究が往々にして行われる。現代ではsponsor と研究者の関係はequal partner である。資金はold–fashioned では少ないが、場合に

表9　Style of conducting and monitoring clinical trials

	Old-fashioned	Modern
Investigator	"Herr Professor"or the "Grand Old Man"	Best qualified individual(s)
Clinical trial site	Academic setting	Wherever appropriate
Relationship with sponser	Unhealthy	Equal-partner
Ability of the sponsor	Poor	Reasonable
Money paid	Little	Fair market value
Preparation of the protocol	By the investigator	By the sponsor/investigator
Quality of the protocol	Mediocre	Excellent
Details in the protocol	Few	Substantial
Statistical analyses	By the investigator	By the sponsor
Conduct of the trial	Delegated to staff	By aggreed-on personnel
Quality control	Poor	Excellent
Quality of the data	Poor	Excerent
Role of the monitor	Menical	An important partner
Adherence to time schedule	Poor	Excellent

（Spilker, 1991）

よっては多い。つまりunhealthyであるためどのようになるか分からない。modernではfair market valueで、それは経済的に見合うように相互に契約する。今後、臨床試験を指揮し、モニターするということも可能な限りold-fashionedからmodernなstyleに変えていくことが科学性、客観性の保証のために必要であろう。昨年の暮れ、ヨーロッパで臨床試験のデータを日・米・欧相互にcompatibleにするためにどうするかという会議、ＩＣＨ（International Conference of Harmonization）があった。日本からは企業の関係者が２００人くらい出席した大きな会議であったが、そこで指摘されたのは要するに日本の臨床試験は使い物にならないということであった。つまり日本の臨床試験データをそのままＥＣや米国でも認めるためには、現在の日本の臨床試験の在り方を根本的に改善するべきであるという（SCRIP No.1674, Dec.4, 1991)。そのように日本の臨床試験が査定されているということは大変悲しむべきことで、今後、日本の臨床家が努力してclinical trialをmodernなスタイルに切り換えていく必要がある。これはお金のかかることである。今のところ厚生省は臨床試験には系統的に助成をしていないし、わが国にはいまだ強固な優れた臨床研究組織ができておらず、バラバラにしか助成を得ていないので、これについてはこれから臨床家の方から積極的に訴えかけていかないといけない。

終わりに

臨床試験を指揮し、モニターする場合のキーワードは基本的にはWhat、How、Who、WhereとWhenである（表10)。この場合、結局プロトコールに従って各施設がきちんと臨床試験を行っているかどうかを管理することに尽きる。これはpeer reviewということであるから、今までのようなスタイルで行う限りは満足されず、それを乗り切るにはわれわれの意識の改革が必要である。しかしながら、われわれが臨床医学の分野で国際的に貢献していくためにも、やはりそのようにしていかねばならない。

表10 Monitoring strategy：What, How, who, Where, When?

(1) The facilities remain adequate.
(2) The trial is proceeding according to protocol.
(3) The investigator and other trial personnel are fulfilling their various obligations.
(4) The data on the data collection forms are accurate and complete.

must be periodically assessed.

◈参考文献

1 Leventhal B.G., Wittes R, E:Research Methods in Clinical Oncology.Raven Press, N.Y., 1998.

2 Spilker B.:Guide to Clinical Trials.Raven Press, N.Y., 1991.

3 福島雅典：腫瘍マーカーの臨床有用性について．日本臨床検査自動化学会会誌、11：228－232、1986．

4 福島雅典、木村英三、佐々木寛、寺島芳輝：癌そのものをとらえる検査、癌組織産生物質〝腫瘍マーカー〟の検査、CA125．臨床検査、33：1401－1404、1989．

5 福島雅典：実地医療における癌化学療法―適応と限界―．日本医事新報、3342：3－21、1988．

6 福島雅典：癌化学療法の原則と実際―骨肉腫を例にして―、日本整形外科学会雑誌、64：1249－1258、1990．

わが国における疾病征圧のために
——医療の質向上と新しい治療法開発に必要な基礎整備とソフトの確立に関する提言

橋本龍太郎衆議院議員への提言　1993年

〔要旨〕

がん、心筋梗塞、脳卒中等、成人病の克服は国民の悲願であるが、これらの病気の征圧に関して、過去、その戦略はどのように策定され、投資がなされてきたのであろうか。これまでの投資は病気の征圧という観点からみて、果たして有効であったのであろうか？　たとえば研究への投資は、患者の要求に応える形で活用されてきたのだろうか？　病気の征圧とは、病気を社会的レベルでコントロールすることである。病気のメカニズムの解析が、すぐに病気の征圧に結びつくというような単純なものではない。その時代を生きる患者が満足できる医療を受けられるようにすることは、その社会の責務である。この提言は、国民の医療に対する不信を解決するうえでも急務と考えられる、医療の質向上という点

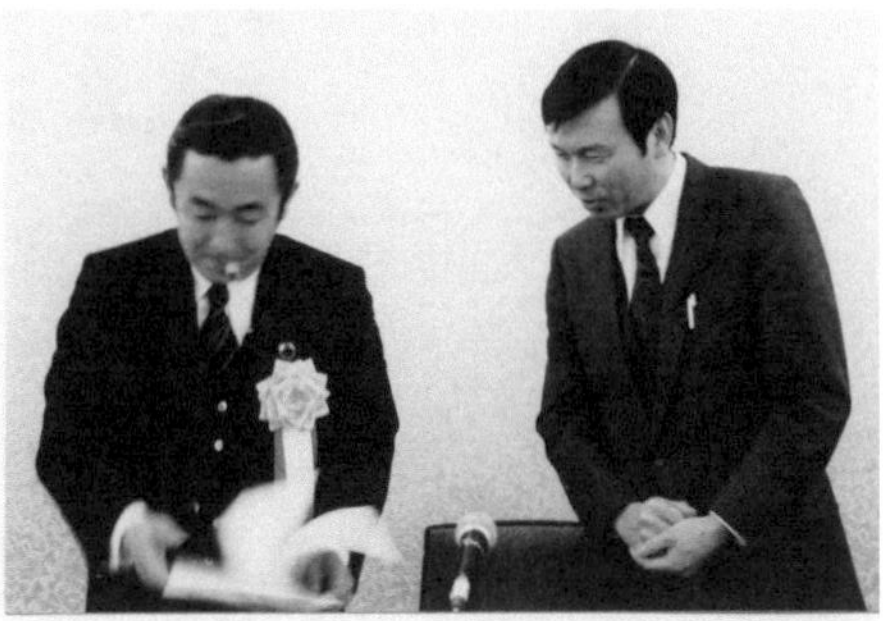

から、今後の医療における研究開発投資のあるべき方向についてまとめたものである。

本提言は、がん、心筋梗塞等、重要度の高い病気各々について、全国の基幹病院を中心として、多施設共同研究体制をつくりあげることを骨子としている。わが国には、いまだに安定した強力な病気の多施設共同研究体制は形成されておらず、したがって治療の施設間差は著しく、治療は基準化されていない。そのために、本来なら治るべき患者が年間何万人も死亡していると推定される。各病気に対する多施設共同研究体制を確立すれば、この問題の解決ばかりではなく、新しい治療法の開発も着実に行っていくことが可能となり、これらの病気に対する経済的な管理も容易となる。この提言に示す計画によって、国民は将来、いつでも、どこでも、その時点で最善の治療を、同じ水準でうけることが保障されることになる。

わが国における疾病征圧のため、ここに記す構想の実現を切に希望する次第である。

1．背景

わが国は①国民皆保険制、②自由開業診療制、③診療報酬点数制によって、国民に安価に平等に自由に診療を受けられる機会を保障している。これは欧米先進諸国に比べても効率的とされる仕組みである。しかしながら国民の医療に対する不満は、医師による説明不足から医療水準に対する不信まで、広く存在している。今日では、経済は高度に発達し、市民の生活も向上し、消費者としての権利が自覚され、かつ医療も著しく進歩して客観的となった。そのような状況下で、医療の質を中心とした問題が浮かび上がってきていることも事実である。

そこで一般社会の常識からみると、医療の分野は他産業に比し著しく効率の悪い、前近代的な仕組みが残っていて、それらが患者の要求に医療側が十分応えられない原因の一つとなっていることがうかがわれる。たとえば日本の産業界では広く普及し、その成功の要因の一つといわれる質管理と評価は、驚くべきことにわが国の医療界ではほとんど取り入れられていない。

がん、心筋梗塞、脳卒中等、成人病の克服は国民の悲願であるが、これらの病気の征圧に関して、過去、戦略はどのように策定され、投資がなされてきたのであろうか？　これまでに行われた研究、検診その他への投資について、投下資本利益率はまったく評価されていないというべきであろう。これまでの投資は、病気の征圧という観点からみて、有効だったのであろうか。例えば研究への投資は、患者の要求に応える形で活用されてきたのだろうか？

病気の征圧とは、病気を社会的レベルでコントロールすることである。その時代を生きる患者が満足できる医療をうけるようにすることは、その社会の責任である。病気のメカニズムの解明が病気の征圧にすぐ結びつくというものではない〔例えばがんは、その発生する臓器によって治療はまったく異なるのでそれぞれ別の病気と見なさなければならないし、同一のがんでもその部分によってさえ性質が異なる(heterogeneity)。がん遺伝子は70を数え、その異常の組み合わせは無限にありうる。したがって、いかなる遺伝子治療も普遍的治療法とはなりえないのである。すなわちがん解明イコールがん征圧ではない〕。逆に、経済の発達による労働環境の改善、食生活の向上、塩分摂取量の低下によって、過去20年間に脳卒中が半減した事実は、病気のコントロールが必ずしも医療技術の発達によらなくても可能なことを示している。

病気の征圧のための投資は、その時点の医療水準で、どこまでその病気が社会的レベルでコントロール可能か、そのためにどのような施策が最も効率的か、多角的に評価のうえ、戦略的になされるべきである。以下、国民の医療に対する不信を解決するうえでも、急務と考えられる医療の質向上という点から、医療水準に焦点をあわせ、今後の医療における研究開発投資のあるべき方向について述べる。

2. わが国における先端医療の現状と情報公開

これからの研究開発投資のあるべき方向を示す重要なデータがある。

進行卵巣がんは放置すれば2年以内に死亡してしまうが、現在、欧米先進国の水準では手術と抗癌剤による適切な治療によって少なくとも20％が治癒することが実証されている。資料は厚生省研究班によって初めて明らかにされたもので、この病気の治療に関しては進んでいるとされる主要な21施設の成績の実態である。１９８５年からの成績でみても、治癒率は0～50％と大きく開いている。これは卵巣がんに限ったものではない。

その時点で最善と考えられる治療方法は、出版されている科学的に水準の高い論文を詳細に評価することによって特定できる。たとえば各がんの進行状態に応じた最善の治療というものは、国際的にみて定まっているといってよいのである。ちなみに米国は、全世界に向けてすべてのがんの最先端の治療について、ファックスによる情報サービスを1991年より行っている。このように、現代は治療方法を医師が個人の経験や裁量で決定する時代ではなく、実証された最も治療成績のよい方法で患者は治療されねばならないのである。しかし現実には、施設間に、医師間に、ときに治療方法に著しい差があるが、これは一部施設、医師が知識の不足によって水準の低い治療を行っているからである。おそらくその時点で最も適切とされる治療を受けることができなかったがために死亡していると考えられる人数は、年間、がんについてだけでも1～2万人、心筋梗塞も同様と推測されるが、施設間の差はまだ調査されておらず、実態はつかまれていない。

3．病院のネットワークづくりと治療の基準化

がん、心筋梗塞等に対する治療の施設間差の事実の意味するところは大変重要である。すなわち、

①欧米先進国の水準からみて標準とすべき治療を普及することによって、がんや心筋梗塞の治癒率は現在よりも相当向上させることができること。

②現在、標準とするべき治療が達成されてない限り、新しい、より優れた治療方法を開発し、それと実証することはできないこと。

③より優れた治療方法を開発するには、まず治療を標準化したうえで施設間の差ができるかぎりなくなるようにしておくことが必要であること。

④以上のことは、治療を受けるすべての患者の直接の便益に関わっているということ。

したがって早急に施設間差の実態を把握し、標準とするべき治療を全国に普及することが望まれる。そのために有効な施策は、がん、心筋梗塞等、重要度の高い病気についてそれぞれ多施設共同研究体制を確立することである。具体的には資料1の厚生省研究班の方法をモデルとして、第5章に述べるように、これを他のがん、他の病気にまで拡張して多施設共同研究組織をつくり上げて、質の高い比較臨床試験が安定的かつ継続的に行われるように育成すればよい。これは結果として、病院のネットワークづくりを意味している。

4．新しい治療方法の開発に必要なインフラ（基盤）としての多施設共同研究体制

現代の科学はいかなる治療方法についても、それがほんとうに『有用』かどうか適切な方法によって厳密に判定できる水準にある。その方法とは多施設共同による比較臨床試験である。現在、確立した治療方法と呼ばれるものは、基本的に欧米でこの多施設共同による比較臨床試験（ランダマイズドコントロールスタディー）によって有効性が実証されたものである。逆に新しい治療方法の確立のためには、この方法をもってする以外にない。すべてのがんに対して、またどの病気に対しても、新しい治療方法の開発のためにはこの比較臨床試験を安定的にかつ継続的に行う体制が必要であることは明白である。

米国は、たとえばがんについてはすでに30年以上前からそのような研究体制、全米レベルの共同研究組織をいくつか着々と作り上げてきた。いずれの共同研究組織も大規模な統計解析センターを有している。

現在、わが国で行われている先端治療はほとんどそれらによる研究成果に基づいていると言ってよい。この多施設共同による臨床試験体制とは、臨床医学をささえ、発展させるために最も重要なインフラ（基盤）であるが、残念ながらまだわが国にはそのようなインフラができていないというべきである。その結果、臨床医学の発展に対するわが国の貢献は著しく乏しいのみならず、医薬品の臨床評価に関して日本は国際水準からみて相当レベルが低く、欧米ではとうてい認められないような医薬品が年間売上上位を占めるようなことが起こる。

各病気、各がんについて、基本となる多施設共同研究体制を作り上げることは、わが国における医療発展のための第一歩である。このように多施設共同研究体制をつくることによって、全国の基幹病院はネットワーク化され、各病気についての過去の治療実績を評価するしくみが確立し、共通の治療計画書（プロトコール）や治療のガイドラインに基づく、標準化された治療が行き渡るようになる。このような体制が全国に複数できて、互いに競い合うようになるのが理想的な姿である。将来はそのような各病気に対する複数のネットワークに病診連係体制が必然的に組み込まれることになる。こうして国民はだれもが、いつでも、どこでも、その時点で最善の治療を、同じ水準で受けることが保障される。

5．厚生省による研究投資のあり方の改革
――多施設共同研究体制の確立と研究の規格化および質管理

まず、各がん、各病気別に全国主要な施設を研究組織化する。すなわち多施設共同研究体制を確立す

る。現在、厚生省が行っている研究助成金によるいくつかの班研究があるが、前章で述べたような強固な共同研究組織は数グループに満たないのが実情であり、現行の助成方針は研究管理としてズサンである。なぜならば、各研究者の独自のテーマと興味にまかせて、病気の社会的レベルでのコントロールという観点からは研究全体が管理されていないし、病気の征圧に適切な指標をもって投資の効果を評価していないからである。また一部を除いて、治療方法を評価する臨床試験を系統的にはほとんど行っていないので、継続的に治療学を発展させることができない。そこで今後、各研究グループによる研究は以下に述べる形で規格化することが望まれる。

研究の第一ステップとして、すべての多施設共同研究組織（以下、研究組織）は1～2年かけて各施設の、その研究組織の研究する病気について過去10年間～15年間、5年区分で治療成績を調査する。この場合、研究対象とする病気に関して、各施設で治療を受けた全患者を登録して調査しなければならない。がんであれば病期別の5年生存率、心筋梗塞であればリスク別の救命率と再発率、救急医療であれば救急の内容別の救命率等、各病気のコントロールの重要な指標について全患者を調査する。この研究開始と同時に疾病登録が全国レベルでできるように整備する（疾病登録制度の施行）。これは次世代の研究戦略に不可欠の情報となる。

第二ステップとして、各研究組織は2～3年目には最も成績のよい施設の治療方法、その時点で国際的に最善とされる治療方法を全施設で実践するため、その治療方法を詳細に記述した治療計画書（プロトコール）を作成し、各施設で実践する。これは、現在最善と考えられる治療の効果をあらためて全国組織で確認する作業である。また、この過程で診断の精度を保障するため、診断の基準化、病理診断の中央化と質管理の方法を確立することになる。

薬剤師と看護婦も専門職として、多施設共同の臨床研究に参加する。薬剤師は新薬開発に関する研究のみならず、薬に関するすべての研究とその管理に関与する。したがって、研究参加施設は医薬分業ができている施設でなくてはならない。逆に、臨床試験遂行過程で、分業を強力に誘導する。看護婦は、看護上の問題（末期ケア、在宅ケア、ＱＯＬなど）の研究に携わる。そのためには看護大学でのリサーチナース、データマネージャー養成が必要。研究遂行過程で看護婦のレベル向上を促進する。

これらの事業全体の質管理のため、相当規模の統計解析センターが必要である（第6章参照）。プロトコールの作成、実践と並行して、治療のガイドラインを全国に普及するため、データベース、ＰＤＱ（Plysicians Data Query）を設立する。すべての医師、患者が、各病気の標準治療について簡単にＦＡＸで情報を入手できるようにするべきである。

プロトコール作成に一年、プロトコールによる治療開始から評価まで数年がかかる。この繰り返しによってどの施設も標準治療による成績に近づくので、全体として治療成績が着実に向上することは明らかである。またこのような標準治療の実践体制ができあがっている場合、先端的治療の導入、実験治療の実施はきわめて安全に、確実に、しかも効率的、経済的に行うことが可能である。

第三ステップ、5年次以降の課題は、研究開発（Ｒ＆Ｄ）と臨床研究との連係体制の確立である。この段階になると、上記研究組織は本格的に先端治療の開発、実験治療の導入と研究の推進が可能となる。基礎的研究の成果を積極的に臨床に導入、応用することを図る。このような先端的研究は、その時点の最高水準の診断と治療が実践できる組織があって、はじめて効率的に安全に実行できるのである。逆に標準治療ができないような施設において先端治療も実験治療もできるはずがない。この段階で、わが国は米国にインフラの点で追いつくことが可能である。また欧米の研究組織と協調した臨床研究を開始する。こうして全世界でのがん治療ハーモナイゼーションが達成される。

この段階では教育を含め、日本の医療システムのどの部分に、どのような改善が必要か評価することになろう。またこの段階では、同様な体制を地域でも確立することが課題となる。むろん、当初から地域でもこの方式の適用は可能である。

6. 国立臨床統計解析センターとデータベースの設立

この構想の実現をささえるハードとして、各共同研究組織で治療に登録される患者のデータ管理と解析を集中的に行う統計解析センターが必要である。ここでは疾病登録、テクノロジーアセスメント、患者評価、研究の統計デザイン、プロトコール評価、研究の質管理、統計解析が行われ、全国における病気の征圧の状況が刻々、モニターされることになる。スタッフとしては、バイオスタティシャン（生物医学統計の専門学）が相当数必要である。日本にはほとんどいないので、当面は米国から少なくとも20人ほど優れたバイオスタティシャンを招く必要がある。また、各施設にはデータが客観的に扱われ、処理されることを保障するため、データマネージャーが必要である。統計解析センターには経時的に患者情報、臨床試験から得られる新しい有益な情報の膨大なデータベースが形成されることになる。
すでに、米国はこのような多施設共同研究組織の大規模な統計解析センターをいくつも有しており、その臨床情報の質、量は到底わが国が追随できるものではない。今、わが国もかかるデータベースの構築にとりかからない限り、新しい時代の医療を築くことは不可能であろう。

7．各省庁間の役割

⑴厚生省
各がん、各病気に関する多施設共同研究組織の活動の支援と管理：全国レベル、地域レベルの多施設共同研究組織の支援は、厚生省が責任をもって行うべきである。これは厚生省のがんをはじめとする病気に対する研究助成金をあてればよい。すなわちこれらの助成金は安定した全国レベルの多施設共同研究組織の維持にあてる。現行の形のテーマ指向型の配分はやめるか、別枠を設定する。

⑵文部省
基礎研究、探索型研究を中心として援助
・3年単位でテーマ設定。
・似たようなテーマはできるだけまとめて共同研究を促進する。
・文部省の研究は、必ずしも臨床的価値が明確でないものでも構わない。ただし成果を3年ごとにレビューして、開発研究（R＆Dレベル）に持っていけるものがあるかどうか評価する必要がある。またその可能性があるものについては、速やかに有機的な開発体制をとる。

(3)科学技術庁

診断および治療機器開発、たとえば超音波診断装置（将来的には聴診器に取ってかわる）、病理診、細胞診の自動検査システム、画像診断装置（国際的な貢献度が大きい成果となる）が重要。治療機器の改良、開発の促進。

(4)通産省

企業とのコンプレックス形成を担当。

8．教育

現在、大学における医療、臨床医学教育のレベル低下は目をおおうべきものがある。現行教育制度の下では、医学生は医療の中でものを科学的に考える姿勢は育まれることなく、新しい臨床科学も系統的に教育されていない。たとえばがんの治療学、薬の有効、無効を評価する臨床薬理学や生物統計学、そして先端医療の諸分野、救急医学の系統的教育は、ほとんど無理な状態である。大学病院のみを教育病院とする現行医学教育はすでに破綻している。臨床教育の管理を文部省から厚生省に移したうえで、大学病院のあり方を、たとえば半官半民とするとか、経営形態を見直すことが必要である。各地域における各病院の特色を明らかにし、それらを強化すれば、教育は自ずから複数の基幹病院で行うことになるであろう。また、卒前教育での英語教育を強化する必要がある。日本語の教科書、論文は、欧米の教科書や指導的雑誌に掲載される論文に比し、例外を除き非常に遅れている。また日本の教科書には、各学者の独自の見解や誤りも多く、その時点の世界の標準的水準に達していない。また、臨床的に必須の知識が欠落していたりすることが多い。たとえば医学教育課程においては、教科書は米国の標準的教科書を使用させる。無視できない効果として、英語の論理を通じて初めて医療についての科学的思考方法や心構えが身に付く点があげられる。将来的には、国家試験の一部は日米欧共通とすることが望ましい。

9．おわりに

上述したごとく、がん、心筋梗塞等、重要度の高い病気各々について多施設共同研究体制をつくりあげ、治療を基準化して、さらに比較臨床試験を安定的にかつ継続的に行っていけば、医療の質、治癒率を向上させることが計画的に可能であるばかりか、経済的な管理もより容易となると予想される。それは、この事業の成り立ち自体が評価を前提としているからである。

10．資料

1．「卵巣がん生存率、病院間で大差」．朝日新聞、1993．2．17．(夕)．
2．患者と医者――いま医療を考える『医療の基準化・上』．中日新聞、1992．12．5．
3．患者と医者――いま医療を考える『続・ヒポクラテスかプラトンか』．中日新聞、1992．10．10．

4. 患者と医者――いま医療を考える『ハーモナイゼーション・下』. 中日新聞、1992. 11. 14.
5. 患者と医者――いま医療を考える『医療の基準化・下』. 中日新聞、1992. 12. 12.
6. 患者と医者――いま医療を考える『セカンドオピニオン・上』. 中日新聞、1992. 12. 19.
7. 福島雅典、〝医療〟の復権――医学教育への提言. 新医療、(7):22-23、1992.

『医療不信』

『医療不信』　同文書院　１９９３年

はじめに

本書は一九九二年九月五日から一九九三年八月二十八日まで、中日新聞（関東地方では東京新聞）の健康欄に毎週、計五〇回連載した、〃患者と医者――いま、医療を考える〃をまとめたものである。また、重要な論点に関連して筆者の論文三編を選んで添えた。

本書の表題は『医療不信』であるが、内容は医療不信に対する処方箋、すなわち医療を考えるための視点の提供とその改革のための提言である。

今、医療は〃恵みの医療〃から〃患者が選択し、参加する医療〃に大きく変わりつつある。経済が高度に発達し、市民の消費者としての権利が自覚され、かつ医学も著しく進歩して客観的となった今日、近代化の遅れる医療サービスの分野では多くの問題が表面化するようになった。本書では、自分があるいは家族が病気になった時、どのような医療を望むか、どのような援助が必要かという問い掛けを原点に国際的視野に立って、一臨床医として、また科学者としての立場から客観的に現代日本の医療の抱える問題を論じた。またそれらをどうとらえ、どのように改革していくか、何らかの展望を当てるように心がけた。

　医療改革のキーワードは〝質の向上〟である。医療の質の向上に不可欠の条件は情報公開であり、それを保障する原理がインフォームド・コンセントである。したがって、ここでは医療を人権の拡張の流れと科学の発展段階の中にとらえて論じた。医療の質向上とは、人々の意識や社会の民主化と経済活動の近代化に他ならない。また科学の立場からは、米国の臨床家から壊滅的と指摘されるわが国の臨床科学の基盤の確立とその整備に他ならない。

　医療は科学を根底としているが、それは高度なシステムであり、本文のどこかで述べたように、そのハードとソフトは産業、交通、通信、政治、経済、法律、教育など、国の成り立ちすべてに関連している。臨床科学という立場から、それらのすべてが研究対象となりうる。〝医療の中で考える〟〝医療の中で科学する〟というその臨床科学こそ、今後、投資されるべき学問領域である。

　本書では、医療のあるべき姿をイメージし、その実現のために必要なコンセプトをできる限り整理して提示したつもりである。われわれは時代の制約の中に生きており、可能なことも限られている。しかし、よりよい方向を求めて患者も医者も、行政も、手の付けられるところから手を付けていくことが大切だろう。

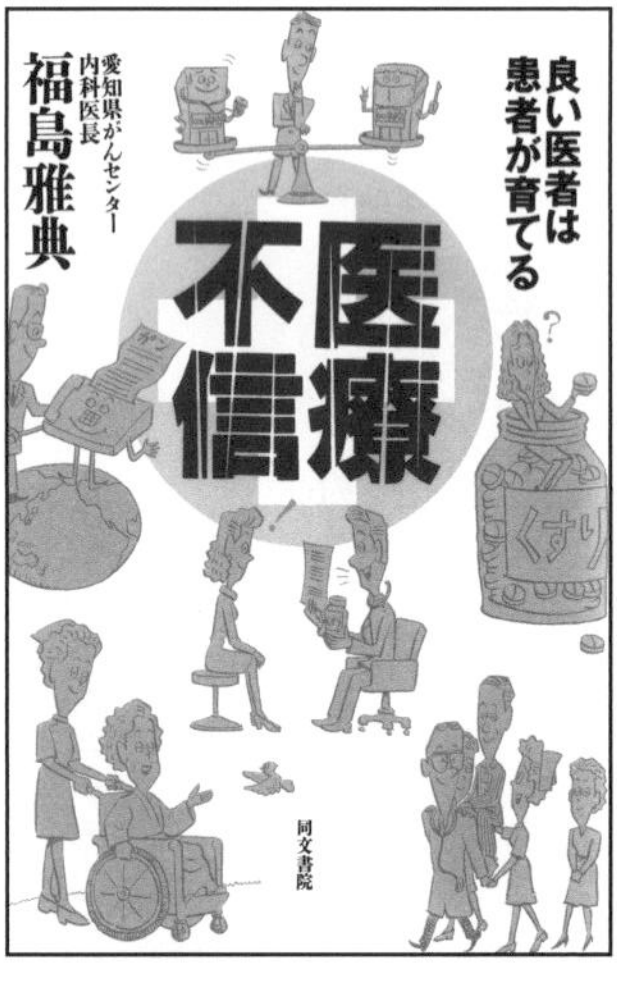

医者が病気になった時
最善の治療求め自問

病気になって思い知る

七年前、私は病気で一年ほど仕事を休んだ。人生で初めての長い闘病生活だった。

自分が病気をして思い知ったことは、しょせん健康な人にとって他人の病気は「ひとごと」という単純な事実だった。自分が病気にかかって初めてひとごとでなくなる。それは、医学的知識、医療技術、看護、環境、経済的問題など、何もかもが自分の問題として降りかかってくるということである。

病気に限らず何事も、人は自分がその身になってみないと本気でその問題について考えられないものだ。

自分が病気になってみると、専門外のその病気について改めてすべての知識を洗い直さざるを得なくなった。最善の治療は何か？　見通しはどうか？　最も新しい米国の教科書を読み、最新の欧米の主な論文をチェックしたうえでなければ納得できない。どの薬を選ぶか、手術するかどうかの判断一つ一つが耐え難く重く感じられた。

私の場合、主治医は同僚でその分野のエキスパートだったし、あらゆる点で恵まれていた。すべての情報を話してもらって、自分でも調べて納得ずくで治療を受けることができたのである。

医療問題の原点

しかし、この時もし自分が医者でなかったらどうだっただろうか。どのようにして医者を、病院を選んだのだろうか。黙ってすべて医者に任せることになったのだろうか。

医学知識のない患者は専門家である医者にすべてを任せる。現実にはそれしか方法はないのだろうか？自分が病気になったとき、家族が病気になったとき、その時点で最善の治療を受けたいとだれしも思うものである。そして、医者もその時点の最善の治療を提供したいと考えているはずである。しかし残念ながら、現代の医学は完全ではないし、まして医者は人間であり完ぺきでも万能でもない。その時点で最善の治療が何かは自明ではなく、その判断は最先端の医学知識をもってしても難しいものである。

自分が医者でなかったとしたら、受けようとする治療がどうして自分にとって最善であるか判断できるだろうか。どのようにして納得できるのだろうか。医者が患者の心理をそのまま体験できない以上、このような問いかけは医者としてあるべき医療をイメージするのに役立つだろう。

そして医療を受ける側も、自分が病気になったときどのような医療を望むか、最善の医療を受けるにはどうしたらよいか、どのような援助があればよいか、という問いかけを一人一人が持つ。それが医療の問題を考えていく原点となるだろう。

今、医療が変わる
法改正で『個』の尊重へ

医療法が改正された

以上、**医療の質の向上には情報公開が欠かせない**ということを十分に理解していただけたと思う。今、医療は確実に変わりつつある。患者も医者も、ここで改めて医療を考える視点をしっかりと持つことが大切だ。

一九九二年、日本の医療は大きなターニングポイントを経過した。一九四八年に制定された医療法が四十年以上たってやっと抜本的に改正されたのだ。

日本の医療のインフラ（基盤）を定めた医療法は、患者の受ける医療の質を、直接または間接的に決めるもので、患者と医者にとってきわめて重要な法律だ。

今回の改正で、医療を提供するにあたっての基本的理念が盛り込まれた。その第一条には以下のよう規定されている。

①医療は生命の尊重と個人の尊厳の保持を旨とし、医師、歯科医師、薬剤師、看護婦その他医療の担い手と医療を受ける者との信頼関係に基づき、及び医療を受ける者の心身の状況に応じて行われるとともに、その内容は、単に治療のみならず、疾病の予防のための措置及びリハビリテーションを含む良質かつ適切なものでなければならない。

②国及び地方公共団体は、前条に規定する理念に基づき、国民に対し良質かつ適切な医療を効率的に提

供する体制が確保されるよう努めなければならない。

患者側に立った医療を意識

ここに、日本国民に質の高い医療を受ける権利が、法律上、保証された。社会が、患者側に立った医療の構築を明確に意識し始めたのだ。これは日本経済の発展と無縁ではない。むしろその過程の歴史的必然と言ってもよいだろう。

情報化社会に入るとともに、経済は供給者側の論理から消費者側の論理によって動く方向へ転換する。製造物責任（ＰＬ）の概念の確立に見るように、米国ではこれは一九六〇年代に起きた。高度に経済が発展し、国民生活が向上する。次第に健康への関心が高まり、かつ情報が行き渡る。このような条件が整って起こる社会の共通の変化を今、私たちは経験している。「個」を尊重する時代だ。

これをより大きな歴史的枠組みでとらえるならば、近代が終焉《しゅうえん》して新しい時代に入ろうとしている状況といえる。しかしながら経済の面では、医療は著しく効率の悪い分野の一つだろう。その枠組みはようやく封建制から抜け出して、近代を突っ走ろうとしているかのようだ。医療の各分野で、社会の進歩、個人の意識の高まりとのずれが、いろんな形で表面化しつつある。

抽象的な話になったが、医療を考える場合も、以上のような俯瞰《ふかん》的な視野を持つことが必要だろう。

今、問われる医療が変わる〝質〟の評価

医療の原点に戻る

一九九二年、医療法は制定後四十年を経て、初めて抜本的に改正された。

ここで、原点に立ち戻って医療を見てみよう。原点とは、言うまでもなく「自分、あるいは子供が、妻が、夫が、親が病気になったとき、どのような医療を受けたいか」「どのような援助があればよいか」という問いと、「その時点で最善の医療を、快適な環境の中で受けたい」という、その問いに対する答えだ。

これは万人共通の願いで、議論の余地はない。そのような原点から見たとき――

▽三時間待ちの三分診療でよいのか

▽自分の受けている医療の水準は、一体全体大丈夫なのか

▽急病になったとき、どうしたらよいのか

▽いつでも、どこでも納得でき、安心できる医療が受けられるのか

▽闘病生活は快適な環境で過ごせるのか

――問い掛けは次々にわいてくる。

今回の医療法の改正は、以上のような問いに対する現時点での国の回答の一つといってよい。

医療の質向上のための基盤を整備

医療法改正法案の国会への上程に際し、その提案理由として、患者の心身の状況に応じた良質かつ適切な医療を、効率的に提供する体制の確保を図るために①医療を提供するに当たっての基本的な理念を規定②医療の機能分化を図るための枠組みの制度化③情報公開の原則の導入――の三点が掲げられた。われわれを取り巻く社会、環境の変化を踏まえ、高齢化という人口構造の変化に備えて、医療のインフラ（基盤）を整備し、同時に医療の質の向上を図ろうというわけだ。

今日では、経済は高度に発展し、市民の消費者としての権利が自覚され、民主主義もずいぶん成熟してきた。そして医療も著しく進歩し、客観的になった。社会は近代に別れを告げて新しい時代に入りつつあるといわれる。にもかかわらず、一般社会の常識から医療の中を覗《のぞ》くと、いかにも旧態依然とした姿が目に付く。

先に述べた医療への問い掛けに対して、医療側は質の向上でこたえなければならない。考えてみれば、医療サービスという経済活動の分野には、いまだにＱＣ（品質管理）の概念はほとんど取り入れられていない。

今後、ますます医療の質は厳しく問われることになりそうだ。社会の変化に伴い、医療のいろんな部分にも、質の評価が取り入れられることになるだろう。そしてその評価の責任は、他でもない患者自身にある。

インフォームド・コンセント
法制化へ真剣な議論

インフォームド・コンセントの現実

一九九二年の第百二十三国会で、当時の山下厚生大臣は、各党の議員の質問に答えて、インフォームド・コンセント（十分な説明を受けた上での患者本人による同意）をはじめとする患者の諸権利を、欧米にならって法制化する時期がやがて来ることを繰り返し述べていた。

柳田稔委員　われわれも病院にかかるわけでありますが、仲間の皆さんに聞いてみても、医者からいろいろと説明を受けたとか、薬をもらってもその中身の説明があったとかいうことは、ほとんど今まで経験したことがないというのが実情ではなかろうかな。さきの公聴会でも、お医者さんの方はいろいろやってきております、そして、やればやるほどまたいい面も出てきておるという話があったわけでありますが、いかんせん周りの皆さんに聞いてみると、全然進んでないというのが現実ではないかという気がするわけであります。

これも進めていかなければならないということを考えますと、法案の中に明記するということは、今の状況の中では大変厳しいですというご意見もあるわけでありますが、ぜひともこれを進めていっていただきたいと思うのですけれども、もう一歩踏み込んだご回答は得られないものでしょうか。

厚相　インフォームド・コンセントにつきましては、諸外国の例からいたしましても、やはり日本においても法的に義務付ける時期というものは、私はだんだん熟して近づいてきているという感じはいたします。従いまして、もうしばらく模様を見ながら、その時期を、近いうちにその時期が来ることを私は見てまいりたい。つまり、近いうちにそういう措置を取るべき時期が来るであろうことは、私も思っているわけでございます。(衆議院厚生委員会議事録第十号より一部抜粋)

政治とかかわる医療の質

医療の質の根本にかかわる問題も、例外なく政治と深くかかわっている。にもかかわらず国民が政治に無関心であるのは恐ろしいことだ。「自分たちではどうしようもない」という気持ちからかもしれない。しかし、われわれの多くは、まだ政治に自分たちの意思を反映させる手だてにうといだけではないか。

前章で紹介した医療法改正に当たって、改正法案の衆参両議院の厚生委員会における審議では、患者、医者にとってきわめて重要な議論が、深く真剣に行われ、そしてその半分は、インフォームド・コンセントの議論に費やされた。

これは日本の医療史上、まさしく画期的な出来事だった。

インフォームド・コンセント

権利の自覚高まれば

不完全なインフォームド・コンセントの法制化

第百二十三国会の厚生委員会議事録には、衆参両院厚生委員を務める各政党の議員のインフォームド・

コンセントに関連する質問と、それに対する山下徳夫厚生大臣（当時）、古市圭治同省健康政策局長（同）ほか、政府委員の答弁が記してある。内容は膨大であり、大変に高度で具体的な問題に及んでいる。

それらは、大きく以下の三つに分けられる。

①インフォームド・コンセントの法制化

②その普及、定着の方法、すなわち教育

③その実践に対する診療報酬上の工夫

これらを念頭に、議員と政府委員の間で交わされた議論を踏まえて、改正医療法は修正されて成立した。

付則第二条に「政府は、医師、歯科医師、薬剤師、看護婦その他の医療の担い手と、医療を受けるものとの信頼関係をより促進するため、医療の担い手が、医療を提供するにあたり、適切な説明を行い、医療を受ける者の理解を得るよう配慮することに関し検討を加え、その結果に基づいて必要な措置を講ずるものとする」と明記されている。

さらに付帯決議として「医療の信頼性の向上を図り、患者の立場を尊重した医療を実現するため、医療における患者の説明を受ける権利、知る権利及び自己決定権の在り方を含め検討すること。なかんずく、インフォームド・コンセントの在り方については、付則第二条の趣旨を踏まえ、その手法、手続き等について問題の所在を明らかにしつつ、多面的な検討を加えること」と定められた。

今回の医療法改正では、インフォームド・コンセントは法制化には至らず、付則として、また付帯決議として定められるにとどまった。また、付則にはインフォームド・コンセントの「コンセント」に相当する用語「患者の主体的な判断に基づく同意」は意図的に省かれている。ここにギリギリの妥協をうかがい知ることができる。すなわち現時点では、市民（患者側）自らの権利の自覚がいっそう高まるのを待つことになった。

このような法律案の条文や用語の一つ一つは、社会、経済的あるいは政治的な潮流を大きく反映している。従って現実社会でこれを実現するためには、さまざまな社会的な力学が働いていることを、そして次に何をなすべきか、私たちはこの医療法改正の国会審議の中にも学ぶことができる。

以上のような経過を経て、インフォームド・コンセントについての是非を議論する段階は終わり、すでに具体的にその普及と定着の方向に動き出している。

医療不信を考える

『からだの科学』１７１号　日本評論社　１９９３年（加藤雅子共著）

はじめに

〝医療不信をどう考えるか〟というテーマをいただいた。しかし「医療不信をどう考えるか」という問題の設定では適切な答えは得られない。医療を提供する側は「医療不信にどう応えるか」という問いに対して明快な処方を示す以外に、その責務をまっとうすることはできない。

一九九二年、医療法が改正されて日本国民は質の高い医療を受ける権利が法律上、保証された。社会は患者の立場から、医療の構築を明確に意識しはじめている。医療を提供する側は質の向上で応えることを第一に考え、その実現に努力することをせまられているのだ。

本稿では、国民の医療に対する不信に応える処方として、医療の質向上という点から医療水準に焦点をしぼり、今後の医療における投資のあるべき一つの方向について述べる。

背景

わが国は①国民皆保険制、②自由開業診療制、③診療報酬点数制によって、国民に安価に平等に自由に診療を受けられる機会を保障している。これは欧米先進諸国に比べても効率的とされるしくみである。しかしながら国民の医療に対する不満は、医師の説明不足から医療水準に対する不信まで、広く存在している。スタンフォード大学の研究者らは「日本の医療は一見、効率的に見えるが、質を評価しないため、量でかせぐことになる」と、その抱えている問題点を鋭く分析している(ニューヨークタイムズ、一九九二年一二月二八日)。

日本経済の高度成長の一因ともいわれる質管理と評価は、産業界では広く普及しているにもかかわらず、医療界ではほとんど取り入れられていない。このようなことをはじめとして医療の分野には前近代的なしくみが多く残っており、そのために医療側は患者の要求に十分応えられない状態のままでいるといってもよいであろう。

たとえば、がん、心筋梗塞、脳卒中など、成人病の克服は国民の悲願であるが、これらの病気の征圧に関して、過去、どのような対策と投資がなされてきたのであろうか? それは病気の征圧という観点からみて有効だったのであろうか? 病気の征圧は、その時点の医療水準で、どこまでその病気が社会的レベルでコントロール可能か、そのためにどのような施策ないし投資がもっとも効率的か、多角的に技術評価したうえで戦略的に進められるべきである。そしてすべての患者が満足できる医療を受けられるようにすることは社会の責任である。いま、国民の感情にくすぶっている医療不信を解決するために、医療の質向上は急務である。

わが国の先端医療の現状と情報公開

その時点で最善と考えられる治療方法は、科学的に水準の高い論文（残念ながらほとんどは欧米の論文である）を詳細に評価すれば特定できるものである。

NCI（米国立がん研究所）は、一九九一年からすべてのがんの最先端の治療に関して、全世界に向けてファックスによる情報サービスを行なっている（Cancer FAX＝がんファックス、図1）。このがんファックスには、医師向けの情報と患者向けの情報とがあり、毎月更新される。そしてそれにはすべてのがんについて、進行状態に応じたその病気の簡潔な説明とその時点で最善と考えられる治療法、すなわち標準とすべき治療がわかりやすく記されている。現代は治療方法を医師が個人の経験や裁量で決定する時代ではなく、実証されたもっとも治療成績のよい方法で治療を行なう時代である。

図2は、卵巣がん治療に関する厚生省研究班によって明らかにされた、進行卵巣がんの治療成績に関する一九九一年度のデータである。卵巣がんの治療に関しては進んでいるとされる主要な二一施設でありながら、治癒率は一〇％以下〜五〇％と大きく開いている。これは治療方法が施設によって違っているためである。

これは卵巣がんに限ったものではなく、実際、どの病気に関しても施設間、医師間の治療方法に差があるため、一部の患者はもっとも有効な治療を受けられないでいる。治療成績に大きな差があることは無視できない事実であるが、その差についていまだ十分な調査はされておらず、実態はつかまれていない。しかしいまや、患者の医療の質に対する関心は相当高く、医療情報として病院や医師の実績の公開が望まれる時代に入っているのである。

治療の標準化

施設間に治療成績の差があるのは、前述のように治療方法が施設によって異なっているためである。そ

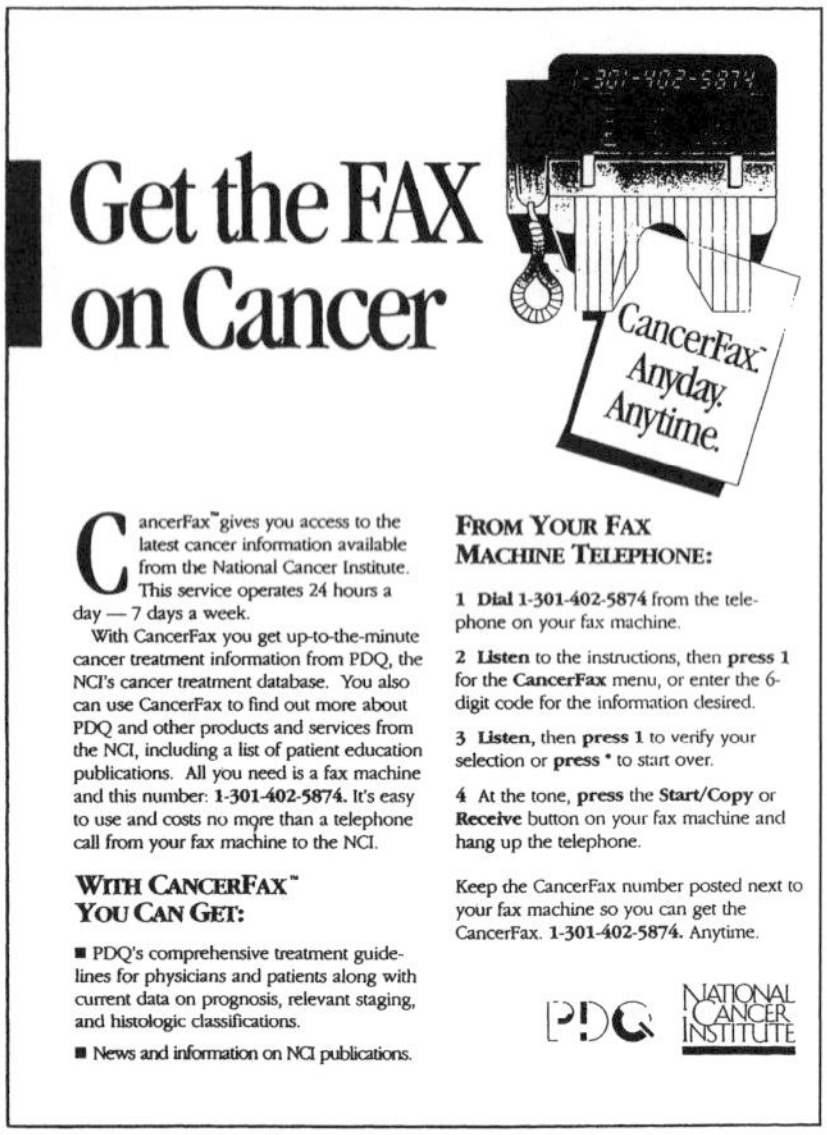

図1　がんファックス

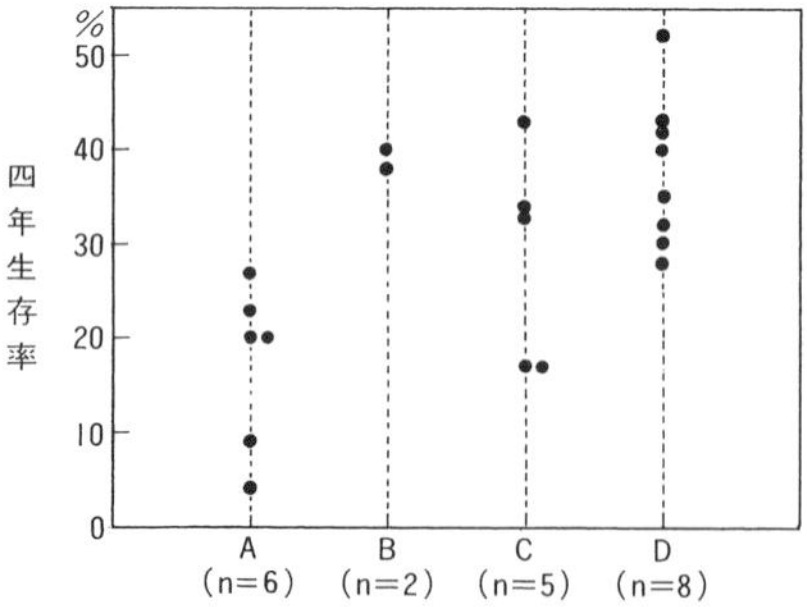

A：無理のない手術＋一定量以下の抗がん剤治療
B：無理のない手術＋強力な抗がん剤治療
C：徹底した手術＋一定量以下の抗がん剤治療
D：徹底した手術＋強力な抗がん剤治療
n：施設数

〔福島雅典・加藤雅子，図説臨床『癌』シリーズ，No.36，癌の臨床疫学，pp50―59，1992〕

図2　進行（病期Ⅲ）卵巣がんの21施設における治療成績

してこの厚生省班研究の調査は、異なる治療方法の中で〝がんファックス〟が標準としている治療方法（図2D：徹底した手術＋強力な抗がん剤治療）を採っている病院がもっとも生存率がよかったことも明らかにしている。しかし残念なことに、この国際的に標準とされている治療を行なっている病院は半分に満たないのが現状だった。

この班研究の示した治療の施設間差の意味するところは大変重要である。すなわち、①欧米先進国の水準からみて標準とすべき治療を普及することによって、がんや心筋梗塞の治癒率は現在よりも相当向上させることができること、②より優れた治療方法を開発するには、まず治療を標準化したうえで施設間の差をできるかぎりなくすようにしておくことが必要であり、現在、標準とするべき治療が達成されていない限り、新しい、より優れた治療方法を開発し、それを実証することはできないこと、③①、②は治療を受けるすべての患者の直接の便益にかかわっているということ。

つまり医療の質を向上するためには、早急に施設間の差の実態を把握し、標準とするべき治療――国際的にみて最善とされる、その時点の標準的治療――を全国に普及する必要がある。そのために有効な施策は、まず前述の厚生省研究班の方法をモデルとして、全国または地域で、がん、心筋梗塞など、重要度の高い病気について、それぞれ対象とする病気の症例数の多い病院が集合して、組織をつくり、調査、研究を行う多施設共同研究体制を確立する。そして、新しい治療を標準治療と比較して、その有用性を科学的に評価する比較臨床試験が安定的かつ継続的に行なわれるように育成することである。いいかえるならば、これは病院のネットワークづくりなのである。

多施設共同研究体制の確立の諸段階

現代の科学はいかなる治療方法についても、それがほんとうに「有用」かどうか適切な方法によって厳密に判定できる水準にある。その方法が多施設共同による比較臨床試験である。現在、確立した治療方法と呼ばれるものは、基本的に欧米でこの多施設共同による比較臨床試験によって有効性が実証されたものである。すべてのがん、あらゆる病気に対して新しい治療方法を開発するには、この比較臨床試験を安定的にかつ継続的に行なう体制が必要であることは明白である。多施設共同による臨床試験体制は臨床医学を支え、発展させるためにもっとも重要なインフラ（基盤）であるが、残念ながらまだわが国にはそのようなインフラができていないというべきである。

わが国における医療の質向上と医療発展のための第一歩は、各がん、各病気について基本となる多施設共同研究体制を作り上げることである。そうすることによって全国および地域の基幹病院はネットワーク化され、各病気についての過去の治療実績を評価するしくみが確立する。そして共通の治療計画書（プロトコール）や治療のガイドラインにもとづく標準化された治療が行きわたり、質管理が可能になる。具体的には、以下のよう調査研究を規格化して、段階的に高度な研究体制を作り上げていくのが望ましい。

第一段階（一〜二年）：各施設ごとの治療成績の調査と疾病登録制の施行

すべての多施設共同研究組織は、コントロールしようとする病気について、いいかえれば研究しようとしている病気について、治療成績を過去一〇年間〜一五年間、五年区分で調査する。この場合、研究対象とする病気に関して、各施設で治療を受けた全患者を登録して、各病気のコントロールの重要な指標（がんであれば病期別の生存率と再発率）について調査する。さらに疾病登録は全国レベルでできるように整備する。

第二段階（二〜五年）：治療計画書（プロトコール）の作成と実践および質管理

各研究組織はもっとも成績のよい施設の治療方法、その時点で国際的に最善とされる治療方法を全施設で実践するため、その治療方法を詳細に記述したプロトコールを作成し、各施設での実践をすすめる。病理診断に差があっては話にならないので、それを中央化して、質管理を客観的に行なう。薬剤師と看護婦も専門職として、多施設共同の臨床研究に参加し、薬剤師はくすりに関するすべての研究とその管理に関与し、看護婦は看護上の問題（末期ケア、在宅ケア、ＱＯＬ〔生活の質〕など）の研究にたずさわる。

こうして多施設共同研究体制を確立し、高度な質管理を行なうために、登録される患者のデータ管理と解析を集中的に行なう、相当規模の統計解析センターが必要である。ここでは疾病登録、テクノロジーアセスメント、患者評価、研究の統計デザイン、プロトコール評価、研究の質管理、統計解析が行なわれ、全国あるいは地域における病気の征圧の状況が刻々とモニターされることになる。統計解析センターでは経時的に患者情報、臨床試験から得られる新しい有益な情報の膨大なデータベースを形成し、すべての医師、患者が各病気の標準治療について簡単にＦＡＸで情報を入手できるようにする。

第三段階（五年〜）：研究開発（Ｒ＆Ｄ）と臨床研究との連係体制の確立

前段階までで基準治療の実践体制を確実なものとすれば、本格的な先端治療の開発、実験治療の導入と研究の推進が可能となり、基礎的研究の成果を積極的に臨床に導入、応用することができる。このような先端研究は、その時点の最高水準の診断と治療を実践できる組織があって、はじめて効率的に安全に実行できるのである。

米国では、たとえばがんについてはすでに三〇年以上前から全米レベルの多施設共同研究組織をいくつか着々と作り上げてきた。そしていずれの組織も大規模な統計解析センターを有している。わが国でもこのような組織が全国に複数できて、たがいに競い合うようになるのが理想的な姿である。将来、各病気に対する複数のネットワークに病診連係体制が必然的に組み込まれることになる。その結果、国民のだれもが、いつでも、どこでも、その時点で最善の治療を、同じ水準で受けることが保障されるであろう。

教育

ここで、どうしてもわが国の医学教育について述べておかねばならない。現在のわが国の大学における臨床医学、医療教育は多くの問題を抱えている。現行教育制度の下では、医学生は医療の中でものを科学的に考える姿勢が育まれることなく、新しい臨床科学も系統的に教育されていない。たとえば、がんの治療学、くすりの有効、無効を評価する臨床薬理学や生物統計学、そして先端医療の諸分野（表1）、救急医学の系統的教育（表2）、はほとんど無理な状態である。

このようにみると、大学病院のみを教育病院とする現行医学教育はすでに破綻している。臨床教育の管理は文部省から厚生省に移したう

表1　ESWL 設置状況（1991 年現在）

	設置数／総数	%
国立大学	10／43	23.3
公立大学	4／ 8	50.0
私立大学	19／29	65.5
（総合病院	332／1027	32.3）*

ESWL：体外衝撃波結石破砕術
＊1991年までに日本で設置された365台より大学病院に入っている33台を引いて総合病院数で除したもの.
ESWL は一般病院，泌尿器科，消化器科専門病院などにも入っている.
〔福島雅典，新医療，1992年7月号，22-23〕

えで、大学病院のあり方を根本的に見直すことが必要である。各地域における各病院の特色を明らかにし、それらを強化すれば、教育はおのずから複数の基幹病院で行なうことになるのであろう。

また日本語の教科書、論文は、欧米の教科書や指導的雑誌に掲載される論文に比し、例外を除き非常に遅れていたり、各学者の独自の見解や誤りも多いため、その時点の世界の標準的水準に達していないものが多い。また、臨床的に必須の知識が欠落していたりすることも多い。医学教育課程においては、教科書は米国の標準的教科書を使用させたらどうだろう。その無視できない効果としては、英語の論理を通じて初めて医療についての科学的思考方法やこころがまえが身につくという点があげられる。

おわりに

わが国にはいまだに安定した強力な、病気の多施設共同研究体制は確立しておらず、したがって治療の施設間差はいちじるしく、治療は標準化されていない。そのために、本来なら治るべき患者が年間何万人も死亡していると推測される。各病気に対する多施設共同研究体制を確立し、治療を標準化すれば、そしてさらに安定した比較臨床試験を継続的に行なっていけば、この問題の解決ばかりではなく、新しい治療法の開発と普及も着実に、効率的に行なっていくことができる。

表2　救急医学講座設置大学（1992年5月現在）

国公立	私立
東京大学医学部	日本医科大学
大阪大学医学部	杏林大学医学部
香川医科大学	北里大学医学部
奈良県立医科大学	東海大学医学部
東北大学医学部	愛知医科大学
	川崎医科大学
	自治医科大学
5／51（9.8%）	7／29（24.1%）

〔福島雅典，新医療，1992年7月号，22-23〕

すなわち、計画的に医療の質向上が可能となり、あわせて経済的管理もより容易となるだろう。これが国民の医療の水準に対する不信を解決するもっとも確実で有効な方法と考える。この構想の全国、地域レベルでの実現によって将来、だれもが、いつでも、どこでも、その時点で最善の治療を同じ水準で受けられるようになるであろう。

臨床研究の質を米国なみに高めたい

『日経メディカル』１９９３年12月10日号　日経ＢＰ社（聞き手・澤井仁）

がんをはじめ臨床研究のシステム整備が、わが国では立ち遅れている。その遅れを取り戻すために、福島氏は米国最大のがん臨床研究グループと定期的な会合を持つようになった。この秋、第3回目の会合を、１００人を超える医師、研究者を集めて浜松で開催した。米国と肩を並べるためには、いまがんばるしかないと福島氏は強く訴える。

――今年の9月、米国からがん臨床研究の指導者を呼んでUS-Japan Clinical Trials Workshopという勉強会を開催しましたが、どのようなきっかけで始まったのですか。

福島　１９８９年の秋のことですが、日本のがんの臨床試験はいろいろ問題があるという私の意見が英国のNature誌に掲載されました。それを読んだ米国ＳＷＯＧ（Southwest Oncology Group）の議長であるコルトマン氏が、私に会いたいと連絡してきたのです。ＳＷＯＧは米国のがんの臨床研究グループのなかでは最も大きく、歴史もある組織です。その責任者である彼が、日本の現状を深刻に受けとめたのでしょう。それで91年の米国臨床腫瘍学会のときに彼と会って話をしました。

その場では日本の現状から始まり、なぜこうなったのかという点にまで話が及びました。わが国では科学が全部輸入だったため、成果の部分だけ細切れに取り込むことになり、科学を生み出す思想自体は取り込みませんでした。そのため科学を支えるインフラが日本ではできず、現在でも研究者が個人の興味で臨床研究を行っている状況です。その結果、研究がいろいろな方向を向いてしまい、全体が協調した研究を行うことができません。

このような状況を打破するには、研究者個人のレベルでいくらがんばっても限界がある。そこで日米の研究者がグループで意見を交換することで、日本の臨床研究のレベルを高めたいと話したんです。

がんに対する医療は、わが国では外科中心、米国では内科中心と、大きく異なっています。早期がんもわが国では多い。これだけ差があるのだから、お互いに情報交換すれば、よい面を相補えるだろうとも話したら、コルトマン氏もその点については興味を持ち、じゃあ始めようということになった。

日本にない研究のインフラ

――インフラがなく医学の部分輸入は杉田玄白以来ですね。

福島　そうです。92年1月に第1回のミーティングがシアトルで実現しました。単なるシンポジウムや学会ではなく、今後グループ同士の継続的な交流ができる体制を作るのが目的ですから、あまり多くの研究者が行ってもしょうがない。そこで第1回は泌尿器科と婦人科に絞り、日本からの参加者も5人にしました。泌尿器科は名古屋にあり十数年交流のあるグループ、婦人科は寺島班（卵巣がん手術術式の標準化を目的とした Prospective Study 及び総括研究班）の先生です。

その会合でも、日本には明らかに臨床研究のインフラがないと指摘されました。「すべてはケア・スタディかレトロスペクティブ・スタディで、我々のやっているプロスペクティブ・スタディに相当するものは行われてない」という厳しい指摘でした。

――ケア・スタディとは厳しい指摘ですが、ちょっと説明してください。

福島　ケア・スタディというのは、ヒポクラテスから続く医学研究の中で最も原始的な研究で、「こういう症例が何例あった」という症例報告です。一例報告の症例数が多少増えた場合にケア・スタディになる。これは観察の集積で、本当の意味での研究ではない。

日本ではどの学会でも症例報告のセクションがある。無意味だとはいわないけれども、そこには発想の根本的な欠陥があるんです。こういう症例があったから、自分の症例もこうだろうというのは、論理でも何でもない。

実験医学なら初期条件を自分たちで制御し、繰り返して実験することができます。でも臨床医学の世界では、それが不可能ですね。対象となる患者はブラックボックス、つまり初期条件は限りなく分かれていて、それらのほとんどはコントロールできない。まったく同じ条件で繰り返すことは不可能ですから、そこから得られた結果の再現性は確率論でしかない。

このように不確かな要素を含んでいるだけに、臨床観察で得られた事象を実証するためには、厳格な推計学的手法に基づいたプロスペクディブ・スタディしかないのです。実験室で観察できる事象と、臨床の現場で観察できる事象とは、天と地の差があるわけです。

質の高い医療につながる

――プロスペクティブ・スタディこそ科学だということですね。

福島　例えば30～50歳の女性の胃がんの症例を集めるとします。病期はⅢ期で、手術は外科医の判定で相対的治癒切除されており、術後の化学療法は特定の薬剤を投与された症例とする。このようにあらかじめ条件を設定して、合う症例を過去の例から拾い集めて調査するというのがレトロスペクティブ・スタディですね。これなら、自分の経験だけよりは精度の高い情報が得られる。だけど、それでもレトロスペクティブ・スタディというのは、そこに内在するいろいろなバイアスをコントロールできないから、引き出せる結論というのは仮説でしかない。これを検証するのが、プロスペクティブ・スタディです。

このプロスペクティブ・スタディにも第1相レベル、第2相レベル、第3相レベルとあります。第1相は、新薬開発なら人での安全性試験になり、第2相は、自分たちが興味を持っている治療方法や診断方法がどのような効果を持っているかを調べる。第3相になってやっと、その方法がほかの方法と比べてどういうメリットがあるかを調べる比較試験になります。

だから第3相レベルの研究を大規模にやれる体制が整えば、診断や治療、さらにケアの方法まで標準化できることになる。多施設で共同研究の体制を作って、まずレトロスペクティブ・スタディをし、プロスペクティブ・スタディに持っていくようにすれば、医療の質はぐっと上がるし研究も最先端のものができる。このような手順が臨床医学の原則なんですが、いまだによく理解されていません。

寺島班は生存率を調査目標として調べた、典型的でかなり精度の高いレトロスペクティブ・スタディです。それを行って施設間の医療内容にどういう差があるかをきちんと調べた上でないと、プロスペクティブ・スタディをやっても、バックグラウンドが定まらない。本格的なプロスペクティブ・スタディを始める第1歩を、寺島班は踏み出したわけです。

症例の客観的管理が必要

――インフラというのは具体的には何を指しているのですか。

福島　まず個々の症例を客観的に管理する体制が必要といわれました。

例えば部長以下10人の医員がいるとします。部長は医員に「このような症例が出たらエントリーせよ」と指示、調査票を書かせ、台帳を管理し、統計処理も自分の医局のコンピューターで行わせる。日本では日常的に行われていると思いますが、これでは臨床研究ではないというんです。自分たちで患者を診て、自分たちで調査票を記入して、そして自分たちで統計分析したら、だれも信用しない。客観性がないというのがその理由です。

要するに臨床研究というのは、家内工業ではないんだということですね。病例を管理する独立したシステムを作り、データ・マネジャーを置き、その人が調査票の作成、チェック、管理を行う必要がある。薬剤も、医師の机の中から治験薬が出てくるようなやり方ではいけない。薬剤師がすべてを管理します。QOLの調査やインフォームド・コンセントが行われているかのチェックは看護婦が行う。それから統計解析も、専門家を置いて専任で行う。

あと、施設にＩＲＢ（倫理審査委員会）がないとも指摘されました。プロトコールを審査し、インフォームド・コンセントを各症例についてきちんととっているか確認する。これは米国では規則ですから、それにそった形でやらないと臨床試験とはみなされない。現に臨床研究に関連した雑誌は、ＩＲＢの審査とインフォームド・コンセントをとっていることを示す書類の提出が、投稿規定に明示されています。

このようなインフラが日本には全然ないと指摘され、日本から参加した臨床家は非常に深刻に受けとめました。ただ、日本側の成績はよいこと、また寺島班が1年間であれだけの施設数のデータを揃えられたことは、向こうの研究者も驚きながら評価していました。

日本の外科治療は高い評価

——2回目はどうでしたか。

福島　今年の2月にハワイでやりましたが、このときは食道がんと胃がんを議題にしました。日本側からは厚生省・固形がんの集学的治療に関する研究班のグループ、計十数人が参加しました。このグループは胃がんと食道がんに関して世界で最大で、治療成績もトップを走っています。米国側からもそうそうたるメンバーが出てきました。

そこでもやっぱりインフラがないと指摘されましたが、日本の手術の治療成績がよすぎると向こうの連中が驚いたのです。そこで手術の成功率を高めているとみられるリンパ節郭清の意義が一つ焦点になり、またなぜ日本にはそんなに早期がんが多いのかという議論になりました。

早期がんがこれだけあると、やっぱり外科ががんばりますよね。「取れないから内科的に何とかしよう」という前に、「どうにか取れないか」といってどんどんチャレンジしていく。こうして日本のサージカル・オンコロジーが発達してきた。

米国ではそういう早期がんが多くないから、外科の実績もない。やってもだめだということになって、リンパ節郭清という概念はついに確立しなかったと解釈することもできる。米国の臨床研究の土俵では、リンパ節郭清という手技は実証されていない治療法ではあるけれど、日本でリンパ節郭清に否定的な研究者は少ないですね。

そういうことで、米国側も日本の外科治療は学ぶべきものが多いと初めて認めたわけです。最初は病気が違うんだとされていたのだけれど、これは否定された。だから日本側からすれば非常に有意義な会になった。世界最大のがん臨床研究の指導者を含めた米国の研究者が、日本のサージカル・オンコロジーのレベルを初めて認めたんです。

——今年になって初めて外科治療を認識したというのは、認識不足ですね。

福島　そうですが、日本の医学も、極東のよくわからない国で何かやっているというようにしかみられていない。孤立しているんですよ。

——想像できませんね。

福島　ええ。それは Nature 誌の日本特集でもいっている。日本は世界のサイエンスの土俵で貢献しているのではなくて、基本的にはその土俵の外にあるそうです。だから、その土俵の中に我々も入って貢献できるんだ、同じポテンシャルを持っているんだと認めさせるには、相当な努力が必要です。

米国でもこれだけのシステムは、意識的に計画的に建設してきたわけです。SWOGの発足は1956年ですから、三十数年前ですね。統計解析センターを現在の形に整えてからも10年になります。現在では基礎科学と合体して新しい分野を切り開きつつあります。

いまやっておかないと……

福島　2回目をやった後、日本のインフラを整備するためには、やはり臨床研究のデザインや統計処理法、さらには米国の組織の成り立ちなどもきちんと知らなければならないと考えました。で、ワークショップを日本でやれないかと提案したら、「それはおもしろそうだ。よし、協力しよう」ということになった。

――ワークショップには100人を超える人が集まりました。医師が6割、産業界から3割5分、あとは厚生省と学生でしたね。

福島　そうです。臨床研究は医師だけの問題ではなく、行政も企業も関係してくる。みんながきちんとした知識を持っていないとだめです。

――参加者の反応はどうでした。

福島　カルチャー・ショックを受けたという人が多かった。また英語だから消化できないとか、向こうが問題にする統計的な処理がよくわからないというのもあった。だから次は、日本の生物統計学者を組織して、臨床家にきちっとした知識を伝えなければならないと考えています。臨床研究のデザインは大変な仕事です。集められる患者数に応じて、参加施設数や研究期間も変わってくるし、施設間の内容に差がないことも確認しなければならない。会場でテレビ局のインタビューに「一人ひとりが研究してもだめなんですね」と答えていた医師がいましたが、この方は本質を理解したと思います。

一度このような研究体制を作れば、パイは大きいからいろいろな研究を並行して走らせることができます。システム作りは大変で、最初はなじめない人も多いと思いますが、いま気がついた人が作っておかなければならない。

――そうしないと臨床研究の質はいつまでたっても米国と肩を並べるものにならないし、共同研究もできませんね。このギャップができるだけ早く埋まるよう期待しています。

メルクマニュアル第16版　訳序

『メルクマニュアル　診断と治療』第16版日本語版　メディカルブックサービス　１９９４年

邂逅。一人の人間との出会いがその後の人生をつくり、一つの書物によって人生の方向が決まることがある。

患者さんにとっては、一人の医師との出会いははかりしれぬ重みをもつものである。医療に携わるものはこのことを心に深くとどめねばならない。患者さんの一言に耳を傾けるか否かによって、また一つの知識が頭をよぎるか否かによって、すべてが決まることもしばしばある。実地医療において、病気に関する up-to-date の正確な知識は決定的である。ますます細分化される医学の発展の中にあって、専門に閉じこもることは危険である。むしろ専門が生かされるためにも、一通り幅広い知識こそ必要となっている。

このような思いを胸に、メルクマニュアルの完訳を決意したのは、１９８７年第15版を手にした時だった。同書はメルク社による無報酬のサービスとして、１８９９年初版以来5年毎に改訂され今日に至っている。この間88年、聖書に次いで世界中の多くの人々に読まれているというが、日本語訳はついに成し遂げられていなかった。医療の全分野を網羅するこの究極の診療テキストを、医療に携わる全ての人々が、そして患者さんたちも読めたらどんなに素晴らしいことだろうとの思いは日々募るばかりであった。月日は経ち、１９９２年秋、私は第16版を手にしていた。かねてからの友人である伊藤公雅氏になんとか翻訳を出せないものかともちかけた。大書の翻訳にいったんは躊躇したが、昨今の専門書に対する読書欲の陰りに一家言を持ち続けていた彼は、私の意に理解を示してくれ、それが本書の翻訳の出発点となった。Berkow博士にＦａｘを送り、１９９３年初夏、ついに翻訳ＯＫの返事を受けとることができた。いよいよ翻訳かとマニュアルのページをめくってみると２８００ページは途方もない仕事に思えた。心に浮かんだのは3月、京都大学で臨床薬理、臨床試験の講義を終えた時に、かけ寄ってきた学生諸君の医学への熱い眼差しだった。メルクマニュアル・日本語版への第一歩は、漸く彼ら、彼女らを核として7月に踏み出された。京大83名、名大25名、阪大7名計１１５名の医学生によって１９９３年秋、メルク社の厳しい要求に従ってword to wordの下訳ができ上がった。実際、彼らは気が狂いそうな夏休みを過ごしたのだった。新しく日本語の活字となった初稿は、１９９４年に入って各分野の専門家に送られた。大変多忙な中、初稿は各医師によってword to wordの原則に従って、辛抱強く徹底的に訂正された。そして再校、三校と、チェックと訂正を重ねて翻訳が完成された。その都度、原形を留めない程に朱の入った全校正原稿は志村善三郎氏の手によって、忍耐と辛抱のなかオリジナルに忠実に編集された。それからさらに3回、編集スタッフによって原文と照らし合

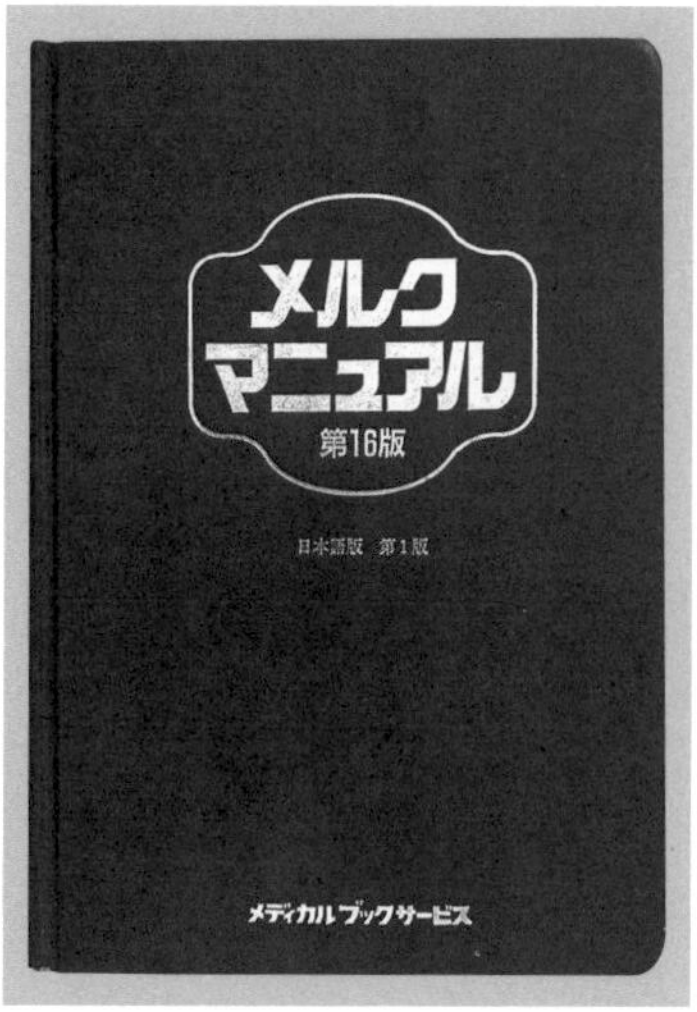

わせて、注意深く、チェックされ校了した。

現代医学の膨大な知識を、無駄を排して高度に圧縮して詰め込んだ文章は、メルク社の要請に従って「意訳は誤訳」の認識の下、word to word に訳されている。290名の原著者のそれぞれ独自の文体には、平易から凝った文までの幅もあり、訳は文体として、また流暢な日本語として十分に磨かれていない点があることを断っておかねばならない。読者諸氏の率直な指摘を待っている。

私共日本人にとって、言語と地理の壁はまだ厚い。用語の統一一つとっても大変なハンディを負っているのである（例、たんぱく、タンパク、蛋白、たん白、本書では蛋白に統一した。たんぱくでは文中では分かりにくいからである）。この状況は、杉田玄白、前野良沢らが「ターヘル・アナトミア」の抄訳に苦労した220年前からさして変わっていないように思える。今日米国では毎年出版される各分野の最新テキストブックは、合わせてこのメルクマニュアルの何十倍もの量に達するはずである。医学、科学の公用語は英語である。われわれ日本人はなんとしてもこの言語の壁を突破せねばならぬ。メルクマニュアル日本語版は、逆説的ではあるが、その新たな挑戦のほんの第一歩に過ぎない。そこで、医歯薬看護を問わず、すべての学徒は本書をオリジナルに照らして読み込んで、批判できる水準まで研鑽することが望ましい。本書を読むと、われわれのなすべきことは余りにも多い。高度なチーム医療の要請は本書の至るところに出てくるし、全く手つかずの新しい領域がいかにも多いことに、賢明な読者は気づくはずである。また、ボーダレス社会にあって、世界中のすべての疾患を網羅した本書は日本の医師の国際化にも役立つであろう。

まず第一に患者さんの便益を考える。メルクマニュアルに貫かれているのはこの医学の原点である。最新の病因論と病態生理、精緻を極める症候論と検査、診断学、そして「私の処方」を一切排した治療のスタンダード。医師の〝なすべきこととすべきでないこと〟を最新の臨床試験データに基づいて全疾患にわたって網羅した本書は、今後、日本の医療の基準化と質の向上に著しいインパクトを与えるであろう。残念ながら、標準的な治療薬にもかかわらずわが国では未だに承認されていないものも多い。本書の示す標準治療の確立と普及は焦眉の課題である。

最後に、実際に薬の使用にあたっては事前に必ずメーカーによる添付文書をすみずみまで読み、それに従うことはすべての医師、歯科医師、薬剤師、看護婦に課せられた注意義務であることを指摘したい。

１９９４、コスモスの咲く頃

「日本独自の発想・手法」からの脱却

『Strategy ストラッテジー』第3巻号外第4号1994年冬季増刊号
ユート・ブレーン　1994年（インタビュー記事）

抗がん剤によるがん治療を専門とする福島先生は、89年、英国「Nature」誌に、日本の医療行政と薬の消費に関する問題点を比較医療論的に解明した論文を寄せ、国際協調の一端として、日本にGCP施行を導いた第一人者。最近では、一般紙に1年間にわたって掲載したコラムをまとめた書籍「医療不信」（同文書院刊）上梓や、「塩酸イリノテカン」臨床試験における副作用事故についてのコメンタリー（朝日新聞）のほか、セミナー、シンポジウム等でも活躍中である。

今年の製薬業界の課題として、「医薬品の適正使用の推進」が挙げられているが、そのためには有効性・安全性に関する確実な医薬品情報の収集、提供が絶対条件となる。また、これはPL制度に対応する武器ともなり得る。「適正使用」を巡る日米の相違点から、福島先生に対処法をうかがった。

「談合」気質の功罪

まず、昨年秋に起きたソリブジンとフッ化ピリミジン系抗がん剤との相互作用による事故は「日本固有」の問題だったと言えます。現在の知識で未然に防ぐことができた事故です。常識的なセンスがあり、科学的な判断力があれば起き得ないことです。それを思うと、非常に残念で情けなく思います。

１９８９年、私は「ネイチャー」誌において、薬剤の開発・承認から、処方までの過程に至るまで、日本という国には、これらの全体的なシステムに欠陥があるとの論文を寄せました。

そこでは、問題の解決のために、５項目の提言をしました。

①指導的な国際的雑誌に掲載されたデータのみが受理されるべきである。そして、２つ以上の研究グループの仕事が評価に利用できなければならない。日本語雑誌（学会誌を除く）に載った薬剤の有効性を主張する論文は、未発表結果と同様に考慮されるべきではない。

②論文として出版された証拠は、各患者のカルテに照らし合わせて査察されるべきであり、薬剤の毒性、副作用に関するデータは調査されなければならない。

③厚生省のスタッフは、提出された論文が科学的に妥当かどうか判定することができなければならない。関係した診断基準が査証されなければならない。そして、結果は関係した患者の背景に従って厳格に解釈されなければならない。

④評決に際しては、厚生省のスタッフは注意深く対危険便益、対費用便益そして対費用有用性の分析をし

なければならない。そして、その薬剤が市場に出た時、どのような便益がもたらされるかというような問いかけをするべきである。言うまでもなく薬事審議会のメンバー及び厚生省スタッフは科学的に適格な者でなければならない（現在多くはそうでない）。そして、また厚生省は臨床試験において医薬品臨床試験実施基準（ＧＣＰ）を厳正施行するべきであり、医師が患者からインフォームド・コンセントを適切に得るよう指導し、彼らがよくデザインされた比較対照第３相研究を、また薬剤の副作用評価の研究を推進できるよう支援するべきである。

⑤日本の医薬品の無駄な消費を削減するために、病院や個人医師によって経営される薬局は廃止されるべきであり、独立した薬剤師による薬局に替えられるべきである。厚生省はこの方向（医薬分業）に動いているが、まだ普及はごく僅かである。

（全訳：１９９０年「医学のあゆみ」１５４巻11号より引用）

この5項目の中で特に強調したいのが、２つ目の「副作用（逆効果）が発生した時は、即刻査察をすること」、つまり、生のデータで徹底的に調査をする、ピア・レビューを行うということです。日本には、臨床試験の客観性がありません。メーカーにとっては、楽かも知れませんが、現在の日本の「談合システム」では、国際的に通用しないデータしか得られないし、結局これがメーカーの国際競争力を削ぐ原因にもなっているのです。身内の〝なあなあ主義〟は、科学とは決して相いれない、非常識なものなのです。

（新薬として承認を）通すべきでないものを通すなどということは、科学者の姿勢として杜撰の一言に尽きます。日本では、この審査の問題に関しても、流通改善の時のようにソフト・ランディングさせようとしていますが、これは不可能です。

「ネイチャー」発表後、厚生省は素早く対応し、ＧＣＰを施行しましたが、いずれにしろ、科学の水準、そして、国民の意識に、日本は難点を持っています。供給者、消費者両者に問題があるということです。私の言う「科学」とは、臨床科学のことを指しますが、これは、ここ30年に米国で急速に発達したものでもあり、日本ではまだ原理として定着しておらず、理解もないというのが実状です。

過去の過ちを繰り返す「日本」

１９５０年以前のことですが、アメリカにも、製薬会社が資本を出した、別会社の出版社があり、そこを通して論文を発表するという、インサイダー行為が行われていた時代がありました。メーカーの息がかかった雑誌に載った論文を、ＦＤＡが、審査の資料として扱っていたわけです。それを、当時のアメリカのジャーナリズムが批判し、以降フェアになりました。

今では日本が、かつてのアメリカと同じ轍を踏んでいます。人間のやることとは、結局皆同じなんです。誰かが既に経験している過ちを、日本では今も、教訓として活かさないどころか、相変わらず繰り返しています。

ソリブジンは、科学者の視点から見て多分有用な薬だと思います。但し、それを実証するには、厳密で高度な第三相試験が必要です。臨床試験から承認までのメカニズムの上での杜撰さが、この事態を招いたとしか言えません。科学的な調査結果に基づく「適応」を考えなければならないところを、一気に市場拡大させようとしている国の審査は明らかに甘い。これは、メーカー側にも落ち度があります。テガフール系の抗がん剤（内服薬）に関しても、日本では広範に使われていますが、生存期間が伸びたという「決定的に有用」だという証拠は未だないのです。

患者が限定されている第二相試験のスタディでは有用性はわかりません。第三相試験レベルのデータが出るまでは、その薬は市場に出す必要性などないし、科学的センスのあるドクターなら、先ず使いません。

求められる真の科学的アプローチ

ソリブジンは、アシクロビルという非常に安全性の高い同種同効薬が、既に発売されているのにもかかわらず、比較されていませんでした。こんな非倫理的で水準の低いスタディでは、国際的にも非難されるでしょう。

認可の根拠となった論文には、臨床科学的価値がありません。なのに、日本では何故か通ってしまう不思議さがあります。

先に述べた通り、臨床試験においては特に、副作用発生時には徹底的に査察を行い、問題点を明らかにしなければいけません。現に、ＦＤＡでは真面目に査察を行っているのです。そして、データや審議の内容はすべて非公開という、日本の審議会のメカニズムも、科学や倫理とは相入れません。

メーカーとしては、例えば、0・01％、1万人に1人という副作用発生率なら、それを具体的な母数で示して欲しいですね。つまり、新薬を発売したら、最初の千例、場合によっては数万例位まで必要かも知れませんが、全ての処方例をモニターし続け、リアルタイムで副作用発生頻度を公開せよ、ということです。

それを、「時に」とか「稀に」などという表現で片付けようとしている。こんな文学的な表現は科学には不適当だし、ふざけるな、と言いたいぐらいです。

「1／10」と「10／100」は、臨床的には意味が全く違うのです。母集団の大きさ、分母の大きさ、これら定量的情報をきちんとインフォームしていくこと、それが、PLの考え方の基本でもあるわけです。

PL法制化は現在を問い質す

薬剤を開発するということは、非常に大規模な実験です。それこそ、社会システムが問われるのです。有効・有用性が判断できるためには、高い水準の科学的基盤が必要です。今、日本のこの科学の基盤が問われていると言ってもよいでしょう。日本ではそのソフト部分について、インフォームド・コンセント、IRB（施設内倫理審査委員会）等の法的整備が遅れています。

PLもそうです。PLが法制化されれば、企業、行政、医師、薬剤師、患者の「責任」が、一層明確にされることになります。

ＭＲに対しては、「危険につながる情報の全公開」「副作用の頻度・発生率」「使用法」「それらの、科学的な知識に基づいた的確な説明」を特に望みたいですね。よい薬なら、きちんとした根拠と、副作用に関する知識、対処方法さえ分かっていれば、副作用があってもドクターは使うのです。そのフォローもドクターは行います。

ですから、その情報には臨床科学的な正確さを要求します。ＭＲにも、これからは科学者としての資質が必要ということです。この資質を持てないのならば、医薬品情報にはタッチしない方が賢明です。

薬剤師に対しては、服薬チェック、相互作用のチェック、ＴＤＭをもっと行ってほしいですね。もっとも、薬歴管理にしても、副作用や相互作用による事故が皆無ということにはならないかも知れませんが、行うに越したことはありません。医師と薬剤師が、相互に批判しながら支え合うディスカッションというプラクティスがないことや、サイエンティフィックな厳しい議論に耐えられないことは困ったことです。

メーカーに対しては、ＭＲへの要望の繰り返しになりますが、薬に対して持っている情報を全て伝えていくという姿勢でいること。そうでないと、企業のＰＬにおける責任は免れられないでしょう。

メーカーは、持っている情報を刻々と医師に、薬剤師に伝えていかなければならない。ＭＲも同じで、副作用症例だけを徹底的に集める専門ＭＲが存在してもいいと思います。

また、これからは、医師やコ・メディカルの人だけでなく、患者への啓蒙情報提供も求められるでしょう。医薬品処方責任３つの法則として、「インフォームド・コンセント」「インターメディアリー・ドクトリン（知っている中間者、医師、薬剤師の義務）」「ワーニング・デューティー（注意、警告義務）」が、欧米の教科書に挙げられている、この事実は知っておいてほしいですね。

最後にもう一点、重要なことは「ハーモナイゼーション」です。日本独自の発想を断ち切って、日米欧が一体化するということです。臨床試験から承認、情報提供に至るまで、もう全ての日本のやり方を改めていかねばなりません。

新薬発売後は、逐一現時点で何例使われて、副作用は何件、相互作用は何件と、定量的に情報提供してもらいたい。

このような情報提供と、情報収取がＰＬ法制下でのメーカーの、責任ある態度であると言えます。

日本の臨床試験

『Nature Medicine』Vol.1, No.1 12–13, Clinical trials in Japan 1995（翻訳）

日本の臨床試験システムは米国のそれに類似するが、日本の規制には効果的な運用を妨げるいくつかの欠陥がある。

日本における抗ヘルペス薬ソリブジンによる死亡事故をめぐる最近のスキャンダルをきっかけに、日本の臨床試験システムの深刻な欠陥に関心が集まっている。ソリブジンとウラシルベースの抗がん剤を併用した結果、18人が死亡しており、そのうち15人は１９９３年９月の販売開始から数週間以内に、残りの３人は１９８７年12月~１９８８年10月の臨床試験中に死亡した。

日本のシステムには深刻な結果をもたらす欠陥がある。このような欠陥の背後には、日本の医学教育制度と医療の実践における根深い問題、及び製薬業界に対する監督責任を有する行政の不備が横たわっている。最も重大な問題は、医薬品承認過程の最終盤すなわち臨床試験の開始時、及び臨床試験終了後の最終的な販売承認手続きのいずれかにある。

新薬治験申請（ＩＮＤ［investigational new drug］申請）に関する規制要件は、米国と日本でかなり類似している。ＩＮＤ申請は、非臨床モデルにおける新規化合物の活性に関する情報を要約したin vitro及びin vivo試験による十分な情報に裏付けられていなければならない。具体的には、新規化合物の同一性及び精製、in vivo動物モデルにおける毒性の範囲及び推定致死量（動物モデルにおける10％及び90％致死量［LD_{10}及びLD_{90}］に相当）に関して十分な情報が必要である。

米国食品医薬品局（ＦＤＡ）は、ＩＮＤ申請のスポンサー（治験依頼者）への回答に30日間の期間を設けている。問題がなければ、この30日の期間終了時からヒトを対象とする臨床試験が開始できる。一方、申請に重大な疑問が認められた場合は、スポンサーに通知して、問題が解決されるまでＩＮＤ申請を保留とする。この30日ルールは、検討するための時間を確保すると同時に、有望な化合物をヒトで評価する第Ｉ相臨床試験の開始を早めることを意図している。

日本でヒトを対象とした試験の開始前に必要とされる前臨床データは、米国で必要とされるものと同じである。日本のスポンサーは少なくとも30日前にＦＤＡに相当する機関である厚生省に通知しなければならないが、これは形式的なものに過ぎず、ＩＮＤ申請が保留されることはほとんどない。そのため、新しい薬剤は無条件で臨床試験に進むことができる。ただし、スポンサーがこの段階を踏まないと、データは新薬承認申請で検討されなくなる。

決定的な違いは、依然として研究段階にあるＩＮＤに対するカテゴリーがなく、保留にするチェックポイントのないことで疑問の余地のある薬剤の試験が可能になっていることである。また米国では、医薬品の製造管理及び品質管理に関する基準（ＧＭＰ）の規制は、被験薬の品質及び純度を保証するために必須である。ところが、日本では製品の市販時にのみ必要となる。

もう一つの早期の重要な段階は施設内審査委員会（ＩＲＢ）の設置で、ＩＲＢがヒト被験者が参加するすべての試験を承認しなければならない。この委員会は主に患者へのリスクに関心を寄せ、インフォームド・コンセントの過程にも特に注目する。米国では、国立衛生研究所（ＮＩＨ）の Office for Protection from Research Risks がＩＲＢガイドラインの確立に責任を持つ。ＩＲＢは通常、各医療機関で組織され、治験実施計画書の科学的メリットの審査、及びＮＩＨにより確立され、個々の病院レベルで解釈された倫理規範を遵守した試験実施の確保に責任を持つ。その他のＩＲＢの重要な機能は、インフォームド・コンセントの同意説明文書を検討して、臨床試験への参加に伴うすべてのリスクとベネフィットが理解できる形で説明されていることを検証することである。

日本では１９９０年に「医薬品の臨床試験の実施に関する基準」（ＧＣＰガイドライン）が導入されたが、インフォームド・コンセントやＩＲＢが米国のように厳密に規制されていない。日本のＩＲＢは、提案された臨床試験の効果的な審査を実施していない。これは私見であるが、ＩＲＢ委員は試験対象の新薬を審査を行うのに十分な専門知識と訓練実績を欠いている場合が多い。さらに、その多くは世界医師会によるヘルシンキ宣言（１９７５年に東京で改訂）を知らないか、無視していると思われる。特に、米国には同意が「情報が十分伝えられたうえでのもの」であることを保証するための厳密なガイドラインがあるが（連邦公報１９８１、46）、日本ではインフォームド・コンセントの概念の適用と理解が始まったばかりであるため、ソリブジンの臨床試験が実施された１９８０年代後半には機能していなかった。

ＦＤＡは臨床試験を監視し、あらゆる段階で査察を実施する。さらにスポンサーは、突然死などの有害反応を３日以内に報告しなければならず、試験期間中、細心の注意を払って患者の安全性を守らなければならない。しかし日本ではこのような対策の義務はなく、登録制度も存在しない。ソリブジンのときと同様に、試験医師及びスポンサーによる死亡例の隠蔽がしばしば行われる。

候補薬物の承認の最終段階では、その制度は表面上米国と同一であり、ＦＤＡが外部の諮問委員会に助言を求めるのと同様に、厚生省は承認前に外部の諮問機関に助言を求める。しかし、米国では正式の薬物承認過程がＦＤＡの科学者によって実施されるのに対し、日本の厚生省にはこの過程を監視する専門の科学者はほとんどおらず、そのため外部の諮問委員会に完全に依存している。

ＦＤＡには、通常疾患を中心に組織された多数の諮問委員会がある。委員会はＦＤＡにより選定され、ＦＤＡ職員から提起された具体的な疑問に答えるために定期的に会合を持つ。委員会が薬物を承認することはなく、勧告を行うが、ＦＤＡはそれに従うことも無視することもある。ＦＤＡが検討を望む資料にのみアクセスが可能で、完全な患者記録を見ることはない（ただしＦＤＡも完全な患者記録を見ることはなく、医師が記入したデータ形式を保持するのみである）。

例えば、がん領域においては、抗がん剤開発の情報を保持する民間の医師及び科学者で構成される外部の Oncology Drug Advisery Committee（ＯＤＡＣ）がある。ＦＤＡに新薬承認申請が行われると、審査のためにがん委員会の全員に送付され、主任及び副審査担当者がＦＤＡにより指名される。審査のための十分な期間をおいた後、スポンサーが簡単なプレゼンテーションを行い、その後、がんに関する外部の助言者、次にＦＤＡの審査担当者が主導するディスカッションが実施される。この時点で、ＯＤＡＣは薬物のＦＤＡ承認を勧告するか否かを投票する。がんグループが承認を勧告した場合、この勧告がＦＤＡに到達して、ここで、製造仕様、供給及び化合物の市販用大規模生産など、薬物の最終承認に関連する詳細が検討される。一旦これらの項目が整理されれば、ＦＤＡは通常（必ずではない）勧告に従う。

日本でもこの新薬の審査過程は似ているが、この過程はかなり簡素化されている。現実には、日本の外部の諮問委員会は過剰労働であり、特定の薬物の審査に必要な専門知識が欠けていることが多く、日本には専門家が不足していることが一因となって、時に、外部の審査担当者が臨床試験を組織し実施する者であることもある。

ＦＤＡはまた、薬物のスクリーニングを行うための大きな優秀な科学者集団を有している。医薬品評価センター（Centre for Drug Evaluation and Research）には、１３４人のＭＤ、80人の化学者、60人の薬理学者、50人の生物統計学者、26人の微生物学者から成る４００人の審査担当者を含む約１、４００人の正規職員がいる。日本では、薬物申請に対処する職員はごくわずかで、薬学（通常は学士レベル）の背景を有するわずか20人程度の職員がいるのみであり、彼らが外部の諮問委員会の助言を受けて審査過程に責任を持っている。したがって、日本の新薬の審査及び承認は常勤の科学者やＭＤではなく、主に役人により行われている。米国と同程度の数の新薬の臨床試験が行われる日本で、その申請の審査を担当する職員が約50分の１しかいないということはおかしなことであり、日本政府は、この過程を監視するために、はるかに多くの科学者の訓練と供給に投資する必要がある。

１９８６年後半のソリブジンの臨床試験開始時点で、化学的にソリブジンに極めて類似する薬物がウラシルベースの抗がん剤と相互作用し致死的な作用をもたらす明確な証拠を示す動物実験の文献があった（例えば、C. Desgranges et al., Cancer Res. 46, 1094; 1986 参照）。正式な記録によると、ソリブジンの製造者である日本商事は、遅くとも１９８８年11月までにこの動物実験を知っており、この時点までに臨床試験でソリブジンと抗がん剤の併用後に3人の患者が死亡していた。その数カ月後、会社は自身で動物実験を実施して、ソリブジンとフルオロウラシルを混ぜることとの危険性を確認した。

これらの警告にもかかわらず、またウラシルベースの抗がん剤が日本で広範に使用されているため（Nature 342, 850; 1989）、潜在的に高いリスクのあることを考慮して、厚生省は新薬承認申請（NDA）の審査に3年以上（1990年2月～1993年7月）かけたにもかかわらず、最終的にソリブジンは、抗がん剤との併用の危険性に関する軽微な警告のみで承認された。

この3年間の審査過程で何があったかについて、正確な詳細は明らかにされていない。しかも、それを明らかにすることを求める情報公開法が日本にはない。しかし、ほとんどの期間が厳密な科学的審査ではなく、官僚的な承認手続きに費やされたと疑われる。

ソリブジンが例外なのではない。例えば、ヤクルト本社により製造されるカンプトテシン類似体である抗がん剤イリノテカンは、1994年1月に厚生省に承認され、同年4月に上市されたが、1986～1990年に実施された第I相及び第II相臨床試験の期間中に477人中20人の患者が毒性により死亡した。このことは、臨床試験の公表や厚生省の職員からは明らかにされなかったが、ソリブジン事件が明らかになった直後の1993年12月に、朝日新聞により暴露された。

この発覚後に、厚生省はこの新薬の添付文書を改訂して、危険な副作用を強調し、それまでで初めて薬物承認の基礎とされたデータの要約を公表した。しかし、意図的か無知からか、イリノテカンと他の抗がん剤との併用の潜在的危険性には、販売開始時の警告では触れられなかった。承認から6カ月以内に、461人中11人の患者がシスプラチンなど他の抗がん剤との併用による有害な副作用のために死亡した。

イリノテカンの第Ⅱ相臨床試験中の死亡は、臨床試験の公表で、以下のように記述された。「骨髄回復の前に薬物（イリノテカン）を投与したため、その毒性により一部の患者が死亡したと報告されている」(Jpn J. Cancer Chemother. 18, 1681; 1991［日本語から翻訳］)。この報告からは何人の患者が死亡したかは明らかではない。この報告の抄録では死亡について言及されておらず、薬物は安全で有効であると結論しているが、この学術誌は製薬会社が資金援助している。

日本では、臨床試験結果を公表する学術誌が製薬業界の資金援助を受けていることが一般的で、臨床試験を実施したのと同じ会社による援助もよくある（Nature 342, 850; 1989)。日本の臨床試験過程では、このような利益相反が多くみられる。例えば、2名の医師が、臨床試験結果を改ざんしてより良好な結果に見せかけて日本グラクソから賄賂を受け取った疑い、及び治験薬の投与を受けた患者から同意書を取得しなかったことにより逮捕されている。残念ながら、このような事例は例外的ではない。

新薬に関連するベネフィットとリスクが適切に評価されていない。例えば、一般的な抗ヘルペス薬アシクロビルとソリブジンを比較したデータや、イリノテカンと他の抗がん剤の併用の効果を解析したデータはない。しかしこのような欠陥のある手順の改革案は依然発効していない。

ベネフィットに関するデータが不十分でリスク－ベネフィット解析がなされていない新薬が、続々と厚生省の承認を得ているが、皮肉なことに、ベネフィットが証明されている海外の医薬品の厚生省による承認は遅い。例えば、米国で1992年12月にFDAの承認を受けたパクリタキセルや、同様に結腸癌の補助化学療法に有効な薬剤で1990年にFDAの承認を受けたレバミソールは、日本で使用できない。乳癌に欠かせない古典的な医薬品であるメトトレキサートも使用できない。新たな治療の導入に対する抵抗は悲惨なことである。血友病に対して加熱血漿成分の導入の遅れが、多くの日本の血友病患者のエイズウイルス感染につながった（Nature 364, 181; 1993）。では、このような日本の臨床試験制度の欠陥の原因は一体何なのであろうか。おそらく根本的な原因は、臨床試験過程の監視に必要な訓練を受け専門性を有する者が大学、企業及び厚生省にいないことである。適切な訓練を受けた職員が不足する限り、これらの欠陥は続くであろう。西洋の理念に追いつくために、日本は医学教育の改革が必要である。救急医学、腫瘍内科学、臨床薬理学、生物統計学と臨床試験デザイン、医師と患者のコミュニケーション、テクノロジーアセスメントと医療における意思決定、医療政策、病院経営といった、この数十年間に欧米で登場した新たな重要分野は、十分には確立されておらず、日本の医科大学で体系的に教えられていない。しかし、医学教育制度の改革は、大学を集中的に管理する文部省との協力なしには困難である。残念なことに、日本政府は、他の多くの国と同様に、過去数年の過度の支出を是正するために公務員の定員を削減している。変更を求める圧力が他の先進国から来るに違いない。

人権守る不可欠の原理
医療の質向上もたらす

朝日新聞1995年7月22日

三年前の国会で参考人として意見を述べた福島雅典・愛知県がんセンター内科医長に、今回の報告書について聞いた。

インフォームド・コンセントは、憲法で保障された基本的人権を守るために不可欠の原理だ。法律で義務づけると混乱が起きるというが、認識不足も甚だしい。むしろ最近は患者の権利意識が高まっており、きちんと情報を公開しない医師との間でトラブルが起きる事例が目につく。製造物責任法が施行されたことで、医師にとっては事実上、薬の説明が義務づけられたと考えざるをえない。

報告書は、インフォームド・コンセントが医療の質の向上をもたらすという意義を全く理解していない。情報公開が進めば、質が評価されないという日本の医療の矛盾が是正される。いい意味での競争が生まれ、説明が十分できなかったり、知識や技能が低い医療従事者は淘汰（とうた）されるからだ。

量で稼がざるをえない現行の診療報酬制度も改めるべきだ。たとえば抗がん剤による治療を開始する際、患者への説明には最低でも一時間はかかる。リスクの高い治療については「説明」を点数化し、患者に署名してもらった説明書を診療報酬の請求時に提出するという方法が可能だ。患者がコスト意識を持って治療を厳しく評価するため、説明料については自己負担にすることも検討されていい。

薬の使用量を削減すれば、医療費の増加分や医療環境の整備に回すことができる。有効性の実証されていない薬が日本ではあまりに多く流通している。薬剤費は現在の三分の一にできると思う。薬害が次々起きるのも、科学の水準を確保し、患者の人権を守るための法律がないからだ。新薬の臨床試験でもきちんとしたインフォームド・コンセントが行われないから、日本の薬は国際的に認められない。

国民の権利意識をさらに高めることも欠かせない。米国のように、学校教育で医療制度や患者・消費者としての権利について教える必要がある。(談)

診療レベル向上のための制度
——日本の医療になにが必要か／臨床科学の確立が鍵

シンポジウム「医療事故の防止に向けて」
『年報医事法学』11号　日本評論社　1996年

一　はじめに

筆者はこれまで数多くの鑑定書・意見書を記述する機会があったが、医療事故・過誤として争われているケースで、偶発的事故と考えられるものはなく、それらはすべて医学的知識の不足、臨床判断の甘さや誤り、そして低水準の実践に起因していた。本稿では、医療事故・過誤の発生源を診療プロセスに則して整理したうえで、その背後にあるものが何かを明らかにし、医療過誤の防止には何が必要かを論ずる。

二　医療事故・過誤の発生源

診療プロセスに従って、医療事故・過誤の発生を整理すると以下のようになる。

①何らかの疾患が真に存在している時に、診断を確定しない場合。患者が繰り返し症状を訴えているのにもかかわらず、医学上の証拠を得ることなく暫定的な診断の下に対症的な投薬で漫然と経過をみる、確定診断、例えば生検による確診を得ない等はしばしば重大な結果を招く。

②確定診断に必要な検査を行っていながら、それらの評価を誤る場合。レントゲン写真の読影ミス、検査データの見落としがこれに当たる。

③診断学的介入による事故。例えば、内視鏡による穿孔や血管撮影中の事故が起こりうる。診断といえども、ひとたび人体に介入するや常に一定の確率で危険を伴うが、問題が起こる場合、大抵は強引な、または乱暴な検査、不十分な術前のチェックが原因である。

④診断が確定し、治療を行う段階で、臨床科学的に確立した治療（標準的治療）が行われない場合。つまり適応を厳格に見極めないで、恣意的にまたは思い込みで治療を行った場合。すべての疾患に対してその時点の科学が示す、なすべきこと（適応）と、してはならないこと（禁忌）がある。これを無視したり恣意的判断で未確立のことを行えば、まず悪い結果を招くことになる。非常に多くのトラブルは、実はこの範疇に含まれるが、恐らく表面に出てくるのは氷山の一角である。なぜならば、「治療は医師の裁量に委ねられている」と多くの人々が思い込んでいるのが現状だからである。しかしながら、実際に医師の裁量が問題となるケースはほとんどゼロといってよい。

⑤標準的治療を行っていてもトラブルや副作用は起こりうるが、既知の予測可能なそれらに対して適切な防止策を怠った場合。例えば、抗がん剤を投与するといずれの抗がん剤についても必ず定まった臓器毒性が出現する。したがって、予測される毒性に対して適切な防止策を講じない限り、危険な状態に陥

る。

三　根底にあるもの

以上のような診断・治療のプロセスにおいて発生する多くの問題を突き詰めて考えれば、その特徴は科学の貧弱な実践（poor practice of science）である。その根底には「質が評価されないために量でかせぐ」というわが国の医療制度の矛盾と、医療の行政と現場における質管理の欠落、科学的論理・臨床判断の欠陥があり、当然、臨床科学の確立なくしてその解決はない。[1-10] それらは、例えば、薬物療法について「有効」という用語の用いられ方一つとっても明白である。わが国における杜撰な新薬承認と保険適用の不適切は、[1、5-8] ほとんど人権侵害というほどに深刻な現状を作り出しているのである。

表1にみるような有効・有用の用語法は、その科学的定義（表2、ref. 11）からみて稚拙な誤りであり（イリノテカンは承認時、第Ⅱ相試験のデータしかない）、医療現場に極めて危険な種をまき散らす元凶となっている。その証拠にイリノテカンは使用可能な医療施設が制限されたのであるが、一九九四年四月市販されるや神奈川県立がんセンターで「専門医」によって肺癌患者に安易に使用され、患者はその典型的な副作用で死亡、現在横浜地裁で係争中である。表3に示すように、医学的に第一選択薬でありながら、日本では未承認または保険適用外の標準薬は数多く、逆に承認薬でも有効性の実証を欠く薬は枚挙にいとまがない。[1、3、5、7、12] これでは上記医療過誤の原因④を、行政が積極的に作りだしているといっても過言ではない。わが国の薬務行政は、伝統的に過ちを繰り返しながら決して反省することなく、現実を良い方向に改革す

表１　中央薬事審議会常任部会で審議された新医薬品の概要

薬務局審査課

成分名	塩酸イリノテカン
販売名	「製剤」……………………………………………〈製造承認事項一部変更承認〉

２．薬の特徴
…今回，胃癌，結腸･直腸癌，乳癌，有棘細胞癌および悪性リンパ腫に対する**有効性･安全性について検討した結果，有用と認められた**ので上記疾患に対する追加承認申請を行ったものである。
…**本薬の投与は緊急時に十分措置できる医療施設および癌化学療法に十分な経験を持つ医師のもとで，**慎重に行うよう使用上の注意に警告の表示がなされている。

1995．9．6．

表２　活性と有効性とは別の用語、コンセプト

…新しい単独の薬剤は，第Ｉ相試験で評価された毒性を有しており（第４章，参照），**第II相試験で活性（activity）が研究されるが**（第５章，参照），**有効性（efficacy）に関する本当の評価は，第III相試験における比較対照試験中にもたらされる。**

…**第II相はその薬剤の活性をみきわめることを意図して行われる。これはその有効性を決定することは意味しない。**つまり，ある疾患をコントロールする際に新しい治療法がどのくらい有用か（how useful）ということは暗に比較の問題となっており，対照群を注意深く選ぶことなしには言及できないのである。**第II相の結果が決めることは新治療の研究をさらに行うべきかどうかということと，他の薬剤と比べたときにどの程度の優先権があるかということである。**…

文献11，Res. Methods in Clin. Oncol. pp 2, 78, Leventhal & Wittes, 1988.

表３　日本における新薬承認、追加承認の実際

承認すべき薬＊を（追加）承認しない，逆に		**承認すべきでない薬を承認する。**
Ex.		Ex.
・シスプラチン	小細胞肺癌， 骨肉腫	枚挙にいとまがない ほとんどが国産
・メトトレキサート	乳癌	
・レバミゾール	大腸癌	
・パクリタキセル	卵巣癌， 乳癌	
・シクロスポリンＡ	再生不良性貧血	
etc.		

1995．9．

＊国際的に標準的治療薬，第一選択薬として確立している薬，医師にはこれを使用する義務あり。

る努力を怠っている。未だに薬務行政に専任の臨床医が全く関与していないことは驚きに値する。[7] 三五年前のサリドマイド事件と最近の非加熱製剤によるＨＩＶ感染事件は、その被害拡大のパターンが酷似している（表４）。ここには当局関係者の無能と悪意すら感じざるをえない。わが国は直ちに米国の一九六二年キーフォーバー・ハリス改正法以後の法的整備に学ぶべきである。[6-9、11]

四　改革に向けて

世界トップの科学専門誌“Nature”は、一九九二年一〇月、日本の科学特集を組み、日本の科学の発展を阻む問題点を指摘し（表5、ref. 13）、一九九四年九月にはソリブジン事件に関連して、わが国の新薬承認のシステムの後進性を厳しく批判している。[6] 薬による医療過誤の背景に、これらの深刻な国家的システムの病根が横たわっていることは重大である（ref. 1, 7）。そして、言語上のハンディからくる無知とNature 誌のいう現実改革を阻む〝とりで〟ゆえにそもそも現代医療を支える主要学科のうち救急医学、臨床薬理、医師患者関係論、腫瘍内科学等はわが国では

表４　繰り返される薬害：サリドマイド事件と薬害エイズ

アザラシ肢症	西独：5000人　英：数百人　日本：309人（1981.6.）
1958	独：サリドマイド　OTC 市販　日本でも市販 1.20.
1960	アザラシ肢症（手足欠損）症例報告　83例
1961.11.19.	Lenz, W.　サリドマイドとの関連を指摘
1961.11 末	欧：サリドマイドを市場より回収
1962. 5.17.	日本：出荷停止　9.13.～63年末　回収
ＨＩＶ感染	米：１万　独：1900　仏：1250　英：1200　日本：2000人（1994.11）
1982. 7.	CDC 血友病エイズ症例報告
1983. 1.	CDC 血液製剤からのエイズ予防を勧告
3.	米　加熱製剤認可，非加熱製剤→日本へ
1984. 後半	米　非加熱製剤の使用停止
1985. 6.	米　非加熱製剤の製造禁止
7.	日本　加熱製剤承認，非加熱製剤は回収せず

系統的にまた実践的に教育されていない。[1-3, 7]したがって、この貧しい教育の現状をすみやかに改革する必要がある。今後、われわれは言語上のハンディを乗り越え、これらの欠陥の解決に相当な覚悟と決意、そして多大な努力が必要である。[12-14]一方、昨今の医師にみられる全科の実践的トレーニングを欠く専門志向は、〝病気を見て、病人を診ず〟さらに、今日では〝臓器、細胞を見て、病気を診ず〟という偏狭な診療態度に陥りやすく、大きな危険を孕んでいる。早急に、卒後臨床研修カリキュラムの改善が必要である。

五　まず必要なこと——結語にかけて

ありふれた医療過誤を防止するためには、医師は当該疾患についてその時点の米国の最新テキストブックおよび指導的雑誌を読みこなして、最善の診断治療に関して十分な知識を得ていることが必要であり、その前提のもとに診療におけるピアレビューが逐次行われることが望ましい。質の低い日本語のテキストや「専門誌」は駆逐されるべきである。この任に耐える教育が早急に確立されねばならない。また、インフォームド・コンセントの法制化と診療報酬上の裏づけは、医療の質向上と安全性確保のための不可欠の第一歩である。[1, 3, 8, 9]これさえもできないようなら、日本の医療は急速に限りなく荒廃するであろう。

表5　日本の科学の問題点

(Nature 359 : 573-582, 1992)

地理的にも，言語の点からも，日本は孤立した状態にある。
⇩
変化の速度は，可能な，あるいは必要とされるほどに速くない。
‖
ある種の伝統と惰性からなる“とりで”が過去20年にわたって改善においても手つかずの状態。

※参考文献

1 Fukushima, M.; The overdose of drugs in Japan. Nature, 342: 850–851, 1989.

2 福島雅典「医療の復権——医学教育への提言」新医療一九九二年七月号：一二一－一二三.

3 福島雅典『医療不信』同文書院、一九九三.

4 福島雅典「インフォームド・コンセントとＩＲＢ——臨床科学のKey stone」小児内科二六：五一八－五二六、一九九四.

5 福島雅典「新医薬品承認審査に求められるもの——薬害はなぜ起きる?」メディカル朝日六：四一－四三、一九九四.

6 Editorial. Blaming somebody else. Nature, 371: 89–90, 1994.

7 Fukushima, M.: Clinical Trials in Japan. Nature Medicine, 1: 12–13, 1995.

8 福島雅典「治験とインフォームド・コンセント」月刊薬事三七：一九二一－一九二七、一九九五.

9 福島雅典「臨床試験の質管理——ＳＷＯＧの質管理プログラムを例に」癌と化学療法二三：一七二－一八二、一九九六.

10 福島雅典「遺伝子診断と治療におけるインフォームド・コンセント」遺伝子診療96：一一二－一一六、医学書院、一九九六.

11 Leventhal, BG. And Wittes, RE.: Research Methods in Clinical Oncology, Raven Press, NY, 1988.（日本語版『がん臨床研究の方法——計画から解析まで』福島雅典、大橋靖雄監訳、メディカルブックサービス刊、名古屋、一九九五）

12 Berkow, R. Ed.: The Merck Manual 16th Ed. Merck Co. Inc. 1992.（メルク・マニュアル　日本語版　第1版、福島雅典総編集、高久史麿、井村裕夫翻訳監修顧問. メディカルブック・サービス刊、名古屋、一九九四）

13　Maddox J. and Swinbanks D.: Science in Japan, Reforming Japan's science for the next century. Nature, 359: 573–382, 1992.

14　福島雅典「メルク・マニュアル邦訳余録」日本医事新報「ジュニア版」三四三：一六–一七、一九九五．

過ち繰り返す厚生省　痛み伴う抜本改革必要

読売新聞1996年4月11日

今回の調査結果によれば、ほとんどすべての人が、治療内容や薬の効果、副作用などを「きちんと説明して欲しい」と思っているにもかかわらず、現実には半数を超える人が説明を受けていない。「今の医療には満足していない」とする人も過半数にのぼる。医療に対する不満として「薬漬け」「説明不足」「薬の安全性チェック」が上位にあげられているという結果は、〈医療関係者の技術への評価が低いため、多数の患者を診て多くの薬を使うことで稼ぐ〉——という日本の医療の構造的欠陥を如実に反映しており、日本の患者さんが薬に関しては非常に危険な状況におかれていることを表している。

その根幹には、製薬会社と、自らの使命・責任を自覚していない一部の官僚や医師との、不透明かつ不健全な関係が組み込まれていることに、国民の多くがすでに気づいている。そして、そのような背景の中で起こるべくして起こった薬害エイズに関連して、ほとんどの人が「いつか自分も何らかの薬の被害を受ける」であろう不安を感じるに至っている。

今回の調査結果で極めて深刻なのは、薬害エイズに対する厚生省の一連の対応から、医療行政に対して国民のほぼすべてが不信感を持っているということだ。これは、国民の厳しい、しかし健全な判断だと思う。

薬害エイズと三十五年前のサリドマイド禍は、危険性を指摘する声がありながら有効な対策が取れなかったという点で、その被害拡大のパターンが酷似している。わが国の薬務行政は、伝統的に過ちを繰り返しながら、反省することもなく、現実を良い方向に改革する努力を怠ってきた。

残念ながらわが国は、情報公開法をはじめ医療の健全化のために必須の法律を欠いている。直ちに米国の法整備に学ぶべきである。現場の感覚から言って、患者さんの副作用への関心はかなり高く、薬への不安は限界に達している。インフォームド・コンセントを法制化し、医薬分業は強制とし、医師には処方せんを片仮名で記述して患者さんに渡すことと薬の説明文書の添付を義務づけるなど、思い切った改革を実施すべき時に来ている。

そして患者さんももっと医者に率直に質問し、自分の意思を伝え、自分の飲んでいる薬の名称くらいは覚えた方がよい。

また、専門的な立場から見て、厚生省や医師の一部には、薬の安全性と有効性、その双方のバランスを考慮して患者さんのプラスになるかどうかという有用性についての科学的な理解が足りないケースがあるようだ。

医学的にまず使うべき第一選択薬、国際的にはよく使われる標準薬でありながら、日本では未承認または保険適用外という薬は数多い。逆に、有効性の証明が十分ではないために諸外国では使用が認められていない国産の薬は、枚挙にいとまがない。

日本の医薬品開発、承認審査、施薬（処方・投薬のやり方）は、世界レベルでは通用せず、その改善に対する国の姿勢が問われている。医学教育のあり方も含めて、小手先の対応で済むものではない。厚生省は、自らの痛みを伴う抜本的改革を迫られている。

臨床試験の質管理――ＳＷＯＧの質管理プログラムを例に――

第４回日本臨床腫瘍研究会
『癌と化学療法』第23巻第2号　癌と化学療法社　１９９６年

はじめに

わが国では、まだ臨床研究の質管理の概念が十分に理解されていないこと、その仕組みもできていないことなどの理由から、臨床腫瘍研究会世話人より臨床試験における質管理の概念と方法について、South-west Oncology Group（ＳＷＯＧ）の活動を中心に概説するようにとの要請であった。本稿では、質管理の概念、制度そして実際について、ＳＷＯＧの質管理プログラムの例も参考に基本的な知識を簡単に述べる。なお、詳しくは臨床試験方法論の名著『Research Methods in Clinical Oncology, Eds. B. G. Reventhal & R. E. Wittes, Reven Press, New York, 1988.（日本語版はがん臨床研究の方法――計画から解析まで――、福島雅典、大橋靖雄監訳、メディカルブックサービス、名古屋、１９９５）』の第13章、質管理を参照されたい。

Ⅰ．質管理の目的と方法

品質管理（quality control）は、日本工業規格によって、「買手の要求に合った品質の品物またはサービスを経済的に作り出すための手段の体系」（ＪＩＳ、Ｚ８１０１）と定義されている。このアプローチは過去、製造業分野で大きな成果を収め、同分野ではＱＣ活動は組織化、日常化しているが、医療においては、買手に提供されるのはサービスであり、個々の患者で、またその時々で高度な臨床判断も必要であり、質管理（quality control、以下ＱＣ）は製品の規格性の確保とは自ずから異なるものである。

臨床試験におけるＱＣまたはquality assurance（質保証）とは、研究に参加する各施設および全体において、被験者の安全とデータの信頼性を確保するための方法と仕組みの総体をいう。これは、行われる研究におけるデータの内部一貫性（internal consistency）を確保するために不可欠である。つまり、研究開始前に質管理が明確に意識され、何らかの手段が講じられない場合、その研究におけるデータの信頼性は客観的に保証されない。

ＱＣは狭義には、上述のごとく収集されるデータの正確さを確保する手段であるが、そもそも行われる研究の水準が高くないかぎりナンセンスである。そこで臨床研究のＱＣについて論ずるに当たっては、まず経営学上のＴＱＣ（total quality control）が適切になされていることが前提となる。ＴＱＣに必要なコンセプトおよびソフトは、世界医師会ヘルシンキ宣言（１９６４年採択、１９７５年東京で現在の形に改訂）にみごとにまとめられている（表１）。前臨床、文献レビュー、プロトコル開発、施設内審査委員会（ＩＲＢ）による審査と承認、各患者からのインフォームド・コンセントの文書による入手、結果の正確な報告、そして論文出版においては、同宣言の遵守が証明されるべきであることなどの各条項は、単なる倫理規定ではない。TQCの面から臨床試験の開始に際して、IRBとインフォームド・コンセントは不可欠のプロセスである。IRBの厳正な審査と公正なインフォームド・コンセントが、研究の科学的水準と研究のみならず医療の質を保証することになる。欧米の指導的専門誌の論文投稿規定は、研究がヘルシンキ宣言に則して行われたことの文書による証明と米国医師会のManual of Style[1]に基づいて論文を記述すべきことを求めている。特に、論文要旨はデータベース化のために重視され、stractured abstractが要求される。[2] こうして臨床研究はそのstartとfinishを制御ポイントとして、高い水準が確保されるのである。[3,4]

さて、QCプロセスの主要な段階は、

1　研究に参加する施設および研究者の能力

2　各施設と中央でのデータ収集の方法

3　適切な解析

に絞られるが、結局、〝客観化の知恵〟を働かせて臨床実務をみれば、臨床試験のQCの具体的段階とその内容は自ずから明らかであり、またそれによってより確実に目的を達成できるであろう。

研究の推進に当たっては、第一に研究参加施設の設備と研究者の能力が当該研究の求める水準になければならない。このためには各施設ごとにレトロスペクティブにデータが整理、分析されていることが必要である。たとえば、各施設における診断、治療成績をレトロスペクティブな調査によって評価し、他の参加施設と比較、議論を通して、practiceを標準化してゆくことが可能である。これはさらに、臨床実践のQCのための教育プログラムとして拡大し、計画的に徹底してゆくことが効果的である。また、診断のQ

1964 年　ヘルシンキで採択，1975 年　東京，1983 年　ベニスにて改訂

10　被験者のインフォームド・コンセントを得る際には，医師は，被験者が医師と依存関係にある場合や脅迫されて同意する可能性のある場合には，特に，慎重にしなければならない。このような場合のインフォームド・コンセントは，当該研究に従事していない，職務上も全く無関係な別の医師によって求められなければならない。

11　法律上，無能力者の場合，インフォームド・コンセントは，それぞれの国の法律に準拠して，法定代理人等から入手すべきである。被験者が身体的，精神的無能力者や未成年者であるため，インフォームド・コンセントを得ることが不可能な場合は，その国の法律に準拠して，被験者に代わって同意をなし得る親族等による許可が被験者の同意の代わりとなり得る。しかし，未成年であっても，本人から同意が得られる状況においては，法的保護者からの同意を入手するばかりでなく，未成年者本人からも同意を得る必要がある。

12　研究計画書には，この宣言に盛られている倫理的配慮に関する記述がつねに含まれており，かつ，この宣言にある基本原則に従って，研究が行われるものであることが明記されていなければならない。

〔2〕専門的な医療の一部としての医学研究（臨床研究）

1　新しい診断法や治療法が患者の救命や，健康の回復又は苦痛の軽減に役立つと判断した場合においては，医師には，患者の治療に際して，これらを行う自由がなければならない。

2　新しい方法を治療に応用する場合には，予想される効果，危険性及び不快さを，現行の最善の診断法や治療法による利点と比較考慮しなければならない。

3　いかなる医学研究においても，対照群に割り付けられた患者も含めて，現行の最も有効と考えられる診断法や治療法を受けることができるという保証が与えられねばならない。

4　患者が研究に参加することを拒否したとしても，拒否したことによって決して患者と医師という大切な関係を損なってはならない。

5　もし，医師がインフォームド・コンセントを得ることが必要でないと考える場合においては，そのように考えた特別な理由を基本原則の 2 に規定したる独立した委員会に説明するために，研究計画書にそのことを明記しておかなくてはならない。

6　医師は，ヒトを対象とする生物医学的研究を専門的な医療の一部として行うことができるが，この場合，その目的は新しい医学的知識を得ることにあると考えられる。しかし，このような場合もその研究が患者に対して潜在的な診断的又は治療的価値があることが理由づけられる場合に限られるべきものである。

（前文は略）

Cは診断技術、プログラムの標準化を意味し、研究によっては中央病理診断、中央臨床検査などのシステムも構築する必要がある。これらは分子生物学的研究の機会を与え、予後因子、遺伝子、その他の分析に欠かせない。プロスペクティブ研究を計画し、開始するに当たって、この手順を踏むことは重要である。かつて、筆者が参加、助言した厚生省がん助成金による卵巣癌研究の寺島班長では、全国21施設における進行卵巣癌の治療法、治療成績をレビューし[5]中央病理診断[6]も行ったが、医師間のpracticeの差、知識の

表1　ヘルシンキ宣言（世界医師会）

ヒトを対象とする生物医学的研究に携わる医師のための勧告

〔1〕基本原則

1　ヒトを対象とする生物医学的研究は，広く一般的に受け入れられている科学的原則に合致して行われ，適切に行われた研究室における試験と動物実験に基づいたうえで，さらに科学的文献による検討を経て行われなければならない。

2　ヒトを対象とするひとつひとつの研究の計画とその実施手順は，研究計画書に明確に記載されていなければならず，この研究計画書は，第三者からの考察，論評，指導を受けるために，独立して設置されている委員会（倫理委員会や治験審査委員会）に諮られなければならない。

3　ヒトを対象とする生物医学的研究は，十分な臨床的能力のある医師の監督の下に，科学的な資格を有する人々によってのみ，行われなければならない。また，研究対象となったヒトに対する責任は，つねに医学的資格を有するものが負うべきであり，たとえ，その被験者が研究の参加に同意していたとしても，その被験者に責任を負わせることはできない。

4　ヒトを対象とする生物医学的研究は，その研究の重要性が，被験者に起こり得る危険性に見合うものかどうかを十分比較考慮したうえでなければ，合法的に行うことはできないものである。

5　どのような生物医学的研究においても，その研究計画を作成する前に，被験者等に対して期待される利益と，予想される危険性とを細心の注意をもって比較考慮しなければならない。被験者の利益への配慮は科学と社会の利益に常に優先されなければならない。

6　被験者が自分自身の統合性を保全する権利は，つねに尊重されねばならない。被験者のプライバシーを尊重するとともに，研究が被験者に及ぼす身体的，精神的統合性に及ぼす影響やその性格，個性に対して研究が及ぼす影響を最小限にとどめるためにも，あらゆる注意が払われている必要がある。

7　医師は，研究に随伴する危険性を，自信をもって予知できない場合は，研究に従事することを差し控えるべきである。また，研究に随伴する危険性が，考えられる利益よりも大きいということが判明した場合，医師はいかなる研究も中止しなくてはならない。

8　研究成果の発表に際しては，医師は正確な結果を発表する義務がある。この宣言に述べられている原則に従わずに行われた研究の報告は，専門雑誌等への掲載が拒否されなくてはならない。

9　ヒトを対象とする研究においては，被験者は当該研究について，その目的，方法，予期される利益とその研究がもたらすかもしれない危険性及び不快さについて，十分な説明を受けなければならない。被験者は，当該研究に参加しない自由を持ち，また，参加しても，いつでもその同意を撤回できる自由があることを知らされなければならない。従って，医師は，被験者の自由意思によるインフォームド・コンセント（十分に知らされた上での同意）を，できれば書面で入手しておくべきである。

付録／厚生省薬務局審査第一課監修：GCPハンドブック，（川原章訳），薬業時報社，東京，1990，pp. 62-73.

差、病理医の診断の差は厳然たる事実であった。各研究参加医師の思い込みをなくして、互いが欠けた知識を補って、科学的根拠に基づいて合意に達していることは、プロスペクティブ研究開始の原点であり、各研究者のプロトコル遵守の保証と発生し得る偏りを可能なかぎり克服する手段がとれるようにする必要条件である。

SWOGなど確立した研究機構への参加に際しては、施設についてレビューが行われ、資格条件を満たした場合にのみ、参加が可能である。各グループには独自の、また各研究に固有の参加資格が設けられる。

第二に、各施設におけるデータ収集とデータの提出は最も日常的な実務のQCを要する部分である。データの記入、提出、収集、保管は、第三者、たとえばデータマネージャーが行うことによって客観性が保たれることは自明である。したがって研究に関連した各種の書式の記入は、参加医師とデータマネージャーの責任であり、両者によるダブルチェックが不可欠である。データの統計解析センターへの提出に先立って、データマネージャーによってプロトコルに基づく各項目がすべて系統的に最終チェックされねばならない（表2、SWOGデータマネージャー業務内容）。

次に、研究グループ事務局からは独立した統計解析センターで、当該研究の担当データマネージャーによって各施設より提出された用紙の完全性、整合性、正確さなどがチェックされる。当然必要に応じて専門家によるチェックがなされるし、問題があれ

表2　Clinical research associate Ⅱ

Nature of work

This is professional work in a clinical research and education support capacity. Work involves participation in clinical research projects, health care delivery technology and health care education areas. Employees in this class engage in various research related activities which are characterized by the need for formal college-level training, and experience in the specialized field covered. Depending on the difficulty of individual assignments, supervision may vary from moderate to close. Supervision may be exercised over small groups of student assistants, research assistants or non-technical employees. Work is reviewed principally by observation of results obtained and through conferences.

Illustrative examples of work

1) Interacts with the following:
   a) Physician investigators, clinical scientists, and educators.
   b) Cooperative group central offices and visiting audit teams.
   c) Other research study sponsors such as pharmaceutical company representatives, study monitors, and auditors.
   d) State and federal regulators and auditors.
   e) Visiting lecturers for professional education programs.
   f) Patients, lay public, students, and other health care and education professionals.
2) Assists with the generation of grant proposals and clinical research study protocols.
3) Assists with identification of appropriate subjects for research studies.
4) Assists with coduct of study in accordance with protocol requirements and subject protection consideration.
5) Collects data requested by study and is responsible for completeness and accuracy of data.

ば各施設の生のデータにさかのぼって調査が必要となる。〝誤り〟は研究者にフィードバックされ、次の誤りを防止する。データ提出のタイミングは重要で、提出が滞りなく行われていることがモニターされねばならない。データ提出の遅れによって訂正不能のミスが起こり得るし、研究の戦略に支障を来すことにもなりかねない。こうして研究中、刻々発生するデータ自体に医師がタッチすることなく、よく訓練されたデータマネージャーがそれらを収集、処理することによって、医師はベッドサイドに集中でき、次のより困難な問題に目を向けていくことが可能となるのである。こうして研究の発展にはデータマネージャー業務の拡大と教育が欠かせない。このようなシステムの下、各施設、医師にたとえばデータの質が著しく低かったり、被験者の保護への配慮が欠けていたり、治験薬の不適切使用などがあれば、彼らの臨床試験への参加は当然拒絶されることになる。

そして最後に、データ解析の段階でも収集したデータに基づいて実際に行われた研究の質を評価する作業がなされる。研究総体の科学的妥当性および治療戦略全体が、統計スタッフと主任研究者により評価される。解析も理想的には研究デザインに関与した研究に参加している生物統計専門家とは別の生物統計専門家にゆだねるのがより客観的であろう。

さらにQCの詰めとして、科学的、倫理的両面から研究が正確かつ適正に行われていることを実証するため、モニタリングおよび査察が必要である。

Ⅱ．法的側面

ＱＣ手法の発展は、米国においては法の整備によるところが大きい。すなわち、１９６２年のキーフォーバー・ハリス改正法の施行によって、医薬品の承認には有効性（effectiveness）と安全性の実質的証拠（substantial evidence）が要求されることになった（表３）。有効性、安全性の実質的証拠をめぐる議論を受けて、ＦＤＡ（Food and Drug Administration、食品医薬品局）は実質的証拠とは適切な比較対照による臨床試験データと定義し、次々と法律、規則を整備し、ＧＭＰ（Good Manufacturing Practice）、ＩＮＤ（Investigational New Drug）、ＧＣＰ（Good Clinical Practice）、さらにＧＬＰ（Good Laboratory Practice）を構築していった[7]。ＧＣＰは被験者の保護と研究の科学的な統合性を保証する重要なソフトであり、ヘルシンキ宣言の具体化にほかならない。このような法の整備は、科学の高い水準での実践を義務付けることで、折しも独、英、日で起こったサリドマイド禍のような薬害を繰り返さないようにするという意図もあったことを見逃してはならない[7]。米国では、サリドマイドは、科学的な見地から審査が遅らされていたのであった（表４）。

では、どのようにして有効性の実質的証拠を確保できるか。必要条件として、

1　優れたプロトコルと症例調査報告書式のデザイン
2　優れた研究者と施設の選択
3　質の高い研究の遂行
4　研究の綿密なモニタリング、厳正な査察（audit）

表 3　医薬品開発に対する米国の取り組み（1960 年代）

1962　「キーフォーバー・ハリス医薬品改正法」
10 月通過した改正法は医薬品の安全性の保証を強めるとともに，製品の有効性の証明を市販前に FDA に対して行うことを要求，製造施設の査察(GMP)，副作用報告，広告規制，患者のインフォームド・コンセント，適切かつ十分な対照比較を用いた臨床試験で示される安全性と有効性の本質的証拠などの規定が改正法に含まれる。
「消費者権利法案」
・安全性に対する権利
・情報を与えられる権利
・告知される権利

1963　「GMP 規則」
「治験薬規則」(IND 規則)
治験医薬品について臨床試験前に FDA に届出を提出することを規定する。
FDA の医薬品副作用モニタリングシステム発足。

1966　医薬品評価計画発足。DESI 計画
IND 規則が改正され，「インフォームド・コンセント」を義務づけられる。

（石居昭夫：FDA の知識，p.165 1994）

表 4　サリドマイド事件　2

…アメリカは幸いにして，その時 FDA の審査官であったケルシー（Frances Kelsey）博士が，臨床試験データを添えて会社から提出された新薬承認申請書（NDA）に対してデータの不備からその承認を保留していたため，この悲劇を未然に防ぐことができた。ケルシー博士およびそのグループの審査官たちがサリドマイドのデータについて指摘した不備は次のことであった。

1. 動物試験が十分詳細に報告されていない。
2. 臨床試験に重要なデータの記載がない。
3. 慢性毒性データが不完全である。
4. 副作用が軽く見過ごされている。
5. 妊婦における試験の報告がない。

FDA は，何回か会社およびこの薬の臨床試験を受けもった各国の研究者と会議をもったが，会社側から非難されるほどその審査を遅らせてきた。
…しかしながら，アメリカでも新薬承認を受けるため国内で行っていた臨床試験によって被害を受けた妊婦がいることがわかった。FDA の調査によれば，サリドマイドが 3,879 人の女性に投与され，そのうち 9 名がアザラシ症の子を出産していた。
この事件は FDA 法の「キーフォーバー・ハリス改正法」の議会通過を早めた。

（石居昭夫：FDA の知識，p.195 1994）

などがあげられよう。企業にとっては、これらは医薬品開発上決定的である。特に研究者の選択に当たっては、適切な情報が必要で、それゆえにＦＤＡは治験資格のない医師のリストを公表している（表5）。モニタリング、査察が頻繁に行われ、データマネージャー、統計専門家、その他臨床試験のシステムが客観化しているがゆえに、研究者、医師の反科学的行為や非倫理的行為が隠蔽されずに検出でき、医師の治験資格の停止、剥奪が可能なのである。

現場監視（on-site モニタリング）は、データの確証に不可欠の手順であり、スポンサー（企業、ＮＣＩ、ＮＩＨ）は臨床試験におけるデータの統合性を確保する責務があり、よって参加施設の現場査察を行う。ＳＷＯＧをはじめとする多施設共同研究グループにおいては、3年に1回ランダムにすべての施設が査察を受けるように義務付けられている（表6）。1977年、ＦＤＡはすべてのＩＮＤのスポンサーに対して、現場査察プログラムを勧告し、70年代からＮＣＩもモニタリングプログラムを施行している。さらに1988年にＦＤＡは臨床研究のモニタリングのガイドラインを施行した（表

表5　Investigators ineligible to receive investigational products (Includes drug and biologic drug products—Biologic investigators so noted)

1.	Bennett Robin, M. D. Silver Spring, Maryland	06/19/64
2.	Kathleen E. Roberts, M. D. San Francisco, California	11/24/64
3.	Leo Cass, M. D. Cambridge, Massachusetts	12/15/65
4.	Herbert Copelan, M. D. Philadelphia, Pennsylvania	07/19/66 (Reinstated 08/19/66)
5.	Albert Kligman, M. D. Philadelphia, Pennsylvania	07/19/66 (Reinstated 08/19/66)
6.	William A. Abruzzi, Jr., M. D. Wappingers Falls, New York	08/31/66

January, 1993

表 6a Southwest Oncology Group ; quality assurance program guidelines

PURPOSE

The Quality Assurance Program of the Southwest Oncology Group was developed to provide assurance that the data reported on Southwest Oncology Group research records, of all types, accurately reflect the data as reported in the primary patient record. The program will survey data management practices in each Southwest Oncology Group Institution and thus strive to improve institutional procedures.

INSTITUTIONAL QUALITY ASSURANCE SITE VISITS

Each Southwest Oncology Group institution will be at annual risk of an audit. All institutions will be audited at random at least every three years.

1) For member institutions a minimum number of patients equal to 10% of the annualized accrual but no less than ten cases will be randomly selected. The audit team consists of at least one or two investigators and a Quality Assurance representative from the Operations Office.
2) A minimum of two cases from each Cooperative Group Outreach Program (CGOP) affiliate registering less than twenty patients will be reviewed at the same time as the cases from the member institution with which the CGOP is affiliated.
3) CGOP affiliates registering greater than twenty patients per year will be separately reviewed on-site by an investigator and a Quality Assurance representative from the Operations Office. Six to ten cases will be randomly selected for the audit.
4) Community Clinical Oncology Program (CCOP) participants will be audited in the same manner as full Group members.
5) New probationary institutions/affiliates must undergo a successful Quality Assurance audit within 6-18 months of their probationary period in order to become full Group members. The audit team will be the same as that for full Group members. After a successful Quality Assurance Audit, the institution will be placed in the normal rotation to be audited again within 3 years, but will remain at annual risk for audit.
6) Participants in the Urologic Cancer Outreach Program and in the High Priority Initiative will initially be audited off-site in the Operations Office within 6-18 months of their probationary period. These audits will be performed by a Quality Assurance representative and an Executive Officer. At least 2 cases will be selected for review. Copies of the primary records will be required to be sent to the Operations Office for comparison with the data records from the Statistical Center. If the results are considered satisfactory, the institution will be placed in the normal rotation to be audited again within 3 years. The necessity for on-site or off-site audits in future will be determined by the accrual of the institution : those registering less than 20 cases per year will continue to be monitored off-site ; those registering 20 or more cases per year will be monitored on-site by an investigator and a Quality Assurance representative.
7) All institutions participating in investigational drug studies will undergo an investigational drug audit (Drug Audit Form, page 7).
8) The National Cancer Institute (NCI) will be notified in advance of all scheduled Quality Assurance Audits and will be welcome to attend each audit.

表 6b Southwest Oncology Group ; data manager's quality assurance audit checklist

This form has been designed to assist you in collecting the necessary source documentation needed for the audit. Make a copy for each case selected.

PATIENT'S NAME ____________________ #______________PROTOCOL #__________

INSTITUTIONAL REVIEW BOARD (IRB) APPROVAL :

_______ Documentation of IRB approval prior to the registration and treatment of the patient. This can be a letter from the IRB Chairperson, an HHS-596 Form and/or the minutes of the IRB meetings.

_______ Annual IRB approvals.

CONSENT FORM : A copy of the consent dated and signed by the patient.

PRIMARY SOURCE DOCUMENTATION :

The primary record must verify the data reported regarding eligibility, and study parameters which include response data as specified in Sections 4.0 through 10.0 of the protocol.

_______	Hospital chart, or legible copies.	_______	Operative reports.
_______	Clinic chart, or legible copies.	_______	Pathology reports.
_______	X-rays and reports.	_______	Radiotherapy records.
_______	Other special studies.	_______	Chemotherapy records.

RESEARCH RECORDS :

_______	Eligibility checklist.	_______	Special Forms.
_______	Prestudy form.	_______	Offstudy form.
_______	Study specific flow sheets.	_______	Copy of the protocol.

INVESTIGATIONAL DRUG ACCOUNTABILITY RECORD FORMS :

_______	Control and Satellite records.*	_______	Completed drug order forms.
_______	Copies of Transfer forms.	_______	Copies of Return forms.

*Copies of all drug accountability record forms for Group protocols are to be sent to the Operations Office for review prior to the audit.

表 7 Guideline for the monitoring of clinical investigations (FDA)

・PURPOSE

The purpose of this guideline is to present acceptable approaches to monitoring clinical investigations…

・INTRODUCTION

This guideline, issued under 21 CFR 10.90, reflects principles…

A. Selection of a Monitor

B. Written Monitoring Procedures

C. Preinvestigation Visits

D. Periodic Visits

E. Review of Subject Records

A sponsor is responsible for assuring that the data submitted to FDA in support of the safety and effectiveness of a test article are accurate and complete.

F. Record of On-Site Visits

January, 1988

7)。1993年のデータでは、FDAはヒトを対象とする医薬品に対して、実に14、235回の査察を行っている。(8)

査察は形式ではなく、臨床科学における重要な一つの手法なのである。査察の目的はいうまでもなく研究記録をカルテその他の生のデータと照合することによるデータの確証と患者の適格性、効果、判定のチェック、そしてインフォームド・コンセントが適正に得られていることと医薬品管理責任(drug accountability)が守られていることの確認にある。

こうしてモニタリング、査察の目的はデータの正確を期すためだけでなく、医薬品責任の遵守の指導、臨床試験と規則に関する教育も含み、違反の分析は医療の改善への重要な示唆を与えることになる。

Ⅲ. 毒性の報告

毒性の報告はとりわけ重要である。被験者の保護の面から、情報は可能なかぎり速やかに共有されねばならない。企業にとっては、製造物責任制度(product liability)の点からも、(9)また安全性の実証を求めたキーフォーバー・ハリス改正法による承認審査の上からも、毒性に関する正確な情報の収集は有効性の実証と同等に最大の関心事である。新薬の定量的、定性的な毒性の評価と、情報の迅速な公表・伝達はスポンサーの責任であり、NCI、FDAは毒性に関する報告をグレード別に細かく指示し、義務付けている(表8)。

表8 Guidelines for reporting of adverse drug reactions (ADRs) occurring with investigational agents on phase Ⅱ and Ⅲ studies

WITHIN 24 HOUR OF THE REACTION
CALL THE OPERATIONS OFFICE AT 210/677-8808
WITHIN 10 DAYS, SEND TO THE OPERATIONS OFFICE
1) A COPY OF THE ADR REPORTING FORM
2) IRB NOTIFICATION DOCUMENTATION
3) COPIES OF ALL DATA RECORDS
IN ADDITION, FOLLOW THE NCI GUIDELINES BELOW

UNKNOWN REACTION[4,5]		KNOWN REACTION[4,5]	
Grades 2-3[2]	Grades 4-5	Grades 1-3	Grades 4-5
Written report to IDB within 10 working days.[3]	Report by phone to IDB within 24 hours.[1] Written report to follow within 10 working days.	Not to be reported as ADRs. These toxicities should be submitted as part of study summary.	Written report to IDB within 10 working days. Grade 4 myelosuppression not to be reported, but should be submitted as part of study results. Grade 5 aplasia in leukemia patients--written report within 10 working days.

1. For grading reaction, see Southwest Oncology Group Toxicity Criteria, Section 19.0.
2. IDB telephone number available 24 hours daily: 301/496-7957 (Recorder after hours).
3. Send reports to: ATTN: ADR Program
Southwest Oncology Group
14980 Omicron Drive
San Antonio, Texas 78245-3217
and
Investigational Drug Branch
P. O. Box 30012
Bethesda, MD 20824
4. A list of all known toxicities can be found in either the Drug Information, Background or Informed Consent Form of the protocol.
5. Reactions judged definitely not to be treatment related should not be reported. However, a report shall be submitted if there is only a reasonable suspicion of drug effect.

おわりに

以上述べてきたように、臨床試験における質保証は、単に研究者の個人的努力によって実現できるような単純なものでないことは自明である。それには法の整備も含めた高度な客観的システムの構築が必要である。こうして欧米では、臨床試験はすべて文書によって証拠付けを行ってゆく準司法的過程（quasi-judicial process）とみなされるようになった。[10] むしろ現実的には、実地医療自体がそう解釈されている。臨床科学は、単なる自然科学ではなく、まして基礎医学の応用ではない。その根幹である臨床試験は生活している多数の人間を対象として、多くの医師によって、何年もの歳月を費やして遂行される複雑な実験である。これは、従来の自然科学の範疇を超える事業であり、新しいパラダイム、すなわち実験的社会――人間科学として理解されるべきものである。[11] 設定される科学的疑問は常に患者の便益に関連しており、研究は研究者個人の興味に基づいて展開されるものではない。ヒトを対象とするいかなる研究も社会的使命として行われるべきものである。今日、科学は新しい時代に入っている。医師は、臨床科学のパラダイムがデカルト－ベーコンによるそれではなく、フィッシャー－ヘルシンキ宣言によるものであることを深く認識すべきである。[4] そしてわれわれは、勇気をもって現実をよりよい方向に変えていかねばならない。

❖参考文献

1　American Medical Assoc: Manual of Style, 8th Ed. Williams & Wilkins, Baltimore, 1989.

2　Instructions for preparing structured abstracts. *JAMA* 266: 42–44, 1991.

3 Fukushima, M.: Clinical trials in Japan. *Nature Medicine* 1: 12–13, 1995.
4 福島雅典：遺伝子診断と治療におけるインフォームド・コンセント．遺伝子診療'96．医学書院、東京、1996．
5 寺島芳輝、佐々木寛、横山志郎・他：21施設による進行卵巣癌の治療成績――とくに治療法の相違による生存率の差異を中心に――．日産婦会誌45：363-370、1993．
6 Sakamoto, A., Sasaki, H., Furusato, M. *et al*: ObserverDisagreement in Histological Classification of Ovarian Tumor in Japan. *Gynecol. Oncol.* 54: 54–58, 1994.
7 石居昭夫：FDAの知識．薬事日報社、東京、1994．
8 FDA Almanac. Office of Public Affairs, FDA, Public Health Service, Dept. Health & Human Services, 5600 Fishers Lane (HFI–40), Rockville, MD 20857, 1993.
9 福島雅典：治験とインフォームド・コンセント．月刊薬事　37：1921-1927、1995．
10 Editorial: Blaming somebody else. *Nature* 371: 89–90, 1994.
11 福島雅典：インフォームド・コンセントとIRB――臨床科学のKey stone ――．小児内科　26：28-36、1994．

高齢者医療メルクマニュアル日本語版　訳序

『高齢者医療メルクマニュアル』日本語版　メディカルブックサービス　1997年

〝老い〟は常に不確かである。そして常に驚きであり、時として失望に違いない。抵抗と受容を糾《あざな》いつつも、澄んだ、深い自覚のプロセスを辿れることを願わずにはおれない。成熟した人格、円熟した叡智、それらは互いの人生の素晴らしさを約束するだろう。

高齢であることは必ずしも〝老い〟を意味しない、活力ある健康な、そして豊かな高齢化社会を築くためには、すべての人々に、加齢と高齢期に関する正しい医学的知識が不可欠である。そしてだれもが高齢期のライフプランを早くからもつことが望まれる。

「高齢者医療メルクマニュアル」は、いかにして健康に高齢期を生きるかを、そして他をいかに支援するか、また高齢期特有の医学的問題へのアプローチと必要な介護のスタンダードを詳述した。本書は、医療関係者のみならずすべての人々が高齢期を賢く生き抜くためのマニュアルである。

われわれは、1994年にはじめて、世界の医師のバイブルと呼ばれる「メルクマニュアル――診断と治療――」の日本語版を出版した。これはわが国の医師とすべての医療関係者にとってまさしく診療上の急務であった。「メルクマニュアル――診断と治療――」の姉妹テキストとして1995年に第2版が出版された「高齢者医療メルクマニュアル」の全訳出版も、今や日常診療に必須の知識として強い社会的要請であるが、われわれ自身のこれからの人生にとって、どうしても必要なテキストであるという方がより適切かもしれない。

本書では、例外的な用語を除いて「老い」「老人」という言葉は排した。この言葉は医学的に定義づけるには余りに曖昧であるし、この言葉のもつ響きは現代の多くの健康な高齢者にあてはまらない。そしてなによりも、誤ったイメージを自らに暗示し、また社会全体につくりだしてしまうであろうから。

高齢者医療はダイナミックにかつ総合的に、急速に発展しつつある新しい臨床科学であり、かつ臨床実践である。いま、医療に携わるすべての人々は、新たな時代の挑戦を受けている。読者は、本書から高齢者を扱う医療上のポイントとなる知識とともに多くのヒントを得ることができるであろう。本書が人々に新しい視界と展望を開くであろうことを信じている。

1997．彼岸花の頃

抗がん剤は、そんなに悪者ですか？

福島雅典氏に聞く

『アフラックレポート』No.84　毎日企画サービス　１９９７年（聞き手・牧野賢治）

〈がん〉が発見されたら、手術、放射線、化学療法などによって、その〈がん〉に適した治療を受けることになる。患者にとっては、いずれにも覚悟をきめて臨まなければならない。なかでも、抗がん剤を使う化学療法は、副作用のために患者に嫌われる。

しかし、使い方しだいでは副作用を抑えることも可能になってきた。化学療法は実際以上に悪者扱いされているのではないか。化学療法の正しい見方を、愛知県がんセンターの福島雅典氏にうかがった。

化学療法の起源

――〈がん〉を薬で治す化学療法の発想は、いつごろ生まれたのですか。

福島　化学療法は細菌感染症に対する治療法として始まりました。１９３５年にプロントジルという化学物質の抗菌作用が発見されたのが始まりです。抗がん剤による化学療法の原点になったのは第二次大戦前にドイツで開発された神経ガスのナイトロジェンマスタードと考えていいでしょう。それで死んだ人を解剖したらリンパ腺や睾丸が萎縮していました。それがヒントになって、悪性リンパ腫や白血病という〈がん〉の治療に使えるのではないかと研究されたのです。戦後、ナイトロジェンマスタード、メトトレキサート、メルカプトプリンなどの化学薬品が、〈がん〉に効果があることが実証されました。手がつけられなかった小児がんや急性白血病の治療に大きな進歩がありました。50年代には化学療法の発展に希望がもてるようになったのです。

――それから50年になろうとしていますね。

福島　〈がん〉も細菌、真菌、リケッチア、ウイルスなどの微生物が起こす病気と同様に、病原細胞の増殖にかかわる病気で、細菌で成功したのと同じ手法で攻められるのではないか、と考えられました。抗がん剤の標的は、がん細胞の異常増殖性です。肝臓、心臓、肺臓、脳など人間の主要な臓器の細胞は増殖しません。その違いを利用するのです。これまでに、50年代のナイトロジェンマスタード、メトトレキサート、60年代のビンクリスチン、5FU、70年代のアドリアマイシンやシスプラチンといった多くの抗がん剤が化学療法で使われるようになりました（図1）。

図1　抗がん剤の開発の歴史（主な薬物の名称だけを表記）

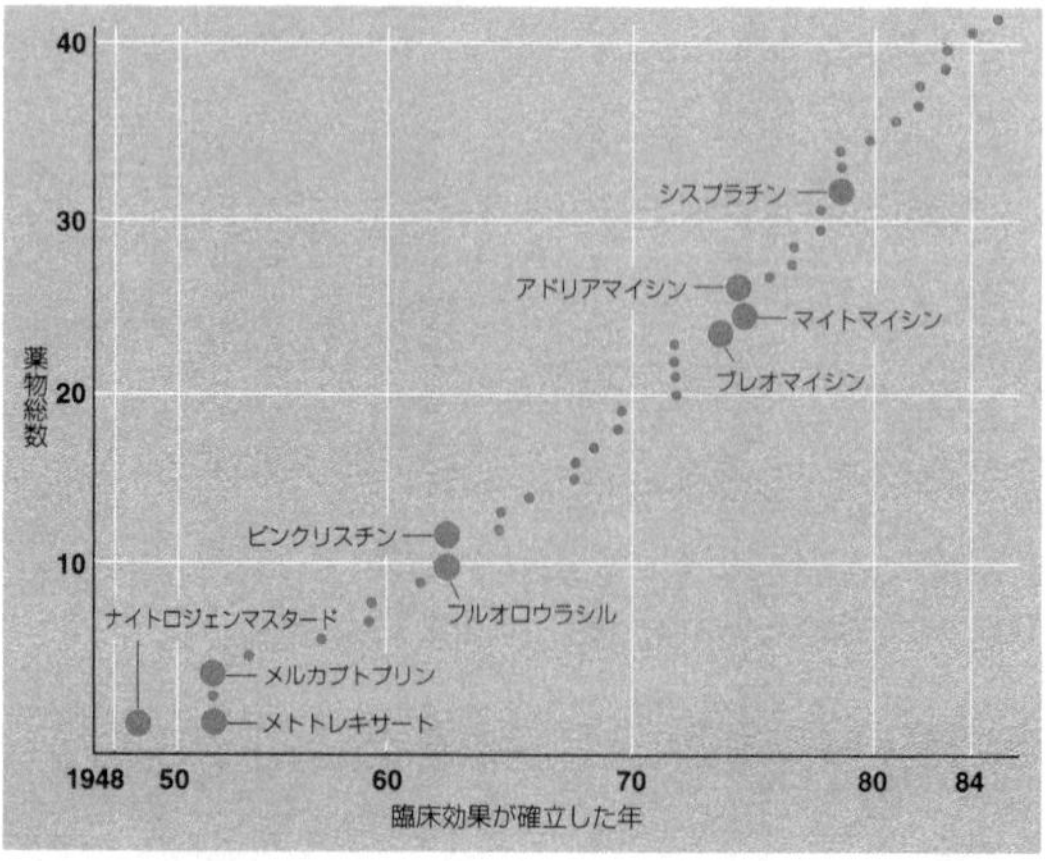

――現実には〈がん〉の化学療法は必ずしも大成功を収めていませんね。

福島　それが〈がん〉という病気の特殊なところです。〈がん〉は百数十種類もあって、みんな違う病気だと言っていいくらいですからね。しかも、薬が効くためには、攻撃すべきがん細胞まで到達しなければいけません。白血病のような血液の〈がん〉ではいいのですが、胃がんのように〈がん〉が塊をつくる固形がんの場合には、内部まで薬が到達しにくいのです。また到達しても、がん細胞は薬から自分をうまく守る仕組みをもっています。手強い相手です。

――抗がん剤で治せる〈がん〉もあるのですね。

福島　80年代の初めに、すでに十数種類の〈がん〉についてかなりのパーセントで治ることが確認されていました。しかし、それらは小児がんであったり、血液の〈がん〉だったり、珍しい〈がん〉であったりで、多くの人がかかる普通の〈がん〉ではなかったのです。しかし、専門家は肺がん、胃がん、子宮がんなどの普通の〈がん〉でも、いずれは効果的な化学療法が登場するだろうという信念をもっていました。それはまだ続いていて、研究は着実に進んでいます。この四半世紀の間に、かつて手をつけられなかった急性白血病、悪性リンパ腫、絨毛上皮腫、睾丸腫瘍が治るようになったのは驚異的な進歩です。つまり外科的には治療できなかった〈がん〉が治るところまできています。しかし、まだ手術や放射線でも抗がん剤でもうまく治せない〈がん〉がいくつも残っています。それを今後どこまで抗がん剤や新しい治療法で治せるようになるかですね。乳がんや胃がんも、かつては再発したらどうしようもなかったが、いまでは治らないまでも病気の状態がよくなって退院できます。このような劇的な変化は70年代末のシスプラチンの登場で生じました。

――どういう薬なんですか。

福島　ＤＮＡに結合して、細胞の増殖を防ぐ薬です。正常細胞よりもがん細胞によく取り込まれる性質があるので、〈がん〉の増殖の抑制力が強いのです。これによって初めて、これまで手がつけられなかった主要な普通の〈がん〉、胃がん、肺がん、頭頸部がん、食道がん、膀胱がん、子宮がんの治療ができるようになりました。治療といっても、薬に対して〈がん〉が反応する（一定限小さくなる）段階ですが、40年代の白血病治療の段階には達しています。

――反応するとは。

福島　シスプラチンを基本に５ＦＵなどほかの薬を組み合わせて用いると、ほぼ３人に１人から半数の人で〈がん〉が縮小します。面積で２分の１になって、それが１カ月続く場合に反応があったといいます。一時的ではありますが患者の病状はよくなり、退院できるようになるのです。入院したまま亡くなるのは、よほど進行した〈がん〉の場合か、薬がまったく効かない場合です。初回入院の患者の場合、かつては退院できる人はまれでしたが、いまでは退院できない人がむしろまれになりました。これは大きな違いです。肺がんの場合、Ｘ線フィルムに大きな影があり、せきやたん、あるいは痛み、熱があっても、それらは全部消えてしまいます。そうした反応が30～50％の患者で期待できます。個々の人については、やってみないと分かりません。反応するしないは事前には分からないのです。なかには、完全寛解して相当に延命できる人もいます。胃がんなら20～30人に１人がそうなります。しかし、完全寛解する人の割合は少ないのでやはり手術が最重要です。ですから、手術で取れる〈がん〉は取り、残った〈がん〉を化学療法でたたく、という小児がんに対する70年代までに完成した補助化学療法のやり方を、いま一般的な固形がんに適用しようとしているところです。ただしほぼ30％の人にはこのやり方も通用しません。また、固形がんに徹底的に抗がん剤治療をすると、副作用が強過ぎて患者はまいってしまいます。抗がん剤はいつも効果と副作用は裏腹の関係にあるからです。副作用を前提とした治療です。普通の薬のようには使えないのです。ですからアメリカは、それが分かった段階から専門医の養成を始めました。１９７３年からです。

腫瘍内科医の養成を

——腫瘍内科医といわれる人たちですね。

福島　抗がん剤の正しい使い方は腫瘍内科医でないとできません。それがアメリカには４千数百人います。日本には、ほとんどいないと言っていいくらいです。各地のがんセンターには、〈がん〉の専門家はいますが外科医が中心で、肺がんなら肺がんだけしかみません。腫瘍内科医はすべての〈がん〉についての知識をもっていないといけないのです。日本は臓器別治療にまだとらわれています。その枠を取り払った新しい治療体制が必要です。ですから抗がん剤の使い方を知らない外科医が、見よう見まねで内科的な治療をしています。副作用を前提とした治療を行わなければならないのに、そうなっていないのです。日本の患者は不幸ですよ。

——どうしてそのようなことに。

福島　大学で腫瘍内科学を教えるようになっていないのです。臓器別に主に外科医が対応しているので、手術で手いっぱいだから全身病としての管理ができないのです。大学の講座制の呪縛を断ち切るべきです。私はいま、医療改革の主目標を教育に向けています。

――先生が、日本で使われている不要な抗がん剤を告発する論文をイギリスの科学誌『ネイチャー』に書かれたのは1989年でしたね。

福島　当時、日本で使われていた主要な抗がん剤は日本だけしか通用しないものでした。クレスチン、ピシバニールです。日本以外には知られず、外国のテキストには載っていない薬でした。効果がはっきりしない薬でしたから、さすがにその後、すぐ使用量は激減しました。依然として不要な薬は多いですね。1996年6月の私の調査では、日本で承認されている抗がん剤は123種類ですが、うちアメリカで承認されているのは49種類だけです。スイスで開発された薬がスイスでは許可されず日本で売られたり、逆に欧米で承認された薬が日本では使えなかったりします。日本だけで多用されている抗がん剤は、手術後に補助療法として内服で使われるもので有効性は実証されていません。それもこれも、外科医が化学療法を片手間でやっているから、使いにくい薬では困る。そこで、効果ははっきりしなくても使いやすい薬を処方してすませてきました。

――シスプラチンは使いにくいですか。

福島　点滴しなければなりません。点滴するだけでは腎機能障害を起こしますから、水分を十分に補給します。また吐き気が非常に強いのです。吐き気を抑える薬を通常の何倍も使わないといけませんでした。その後、研究が進んで、いまではよい吐き気止めが使え、70～80％までは抑えられるでしょう。また24時間かけて、ゆっくり点滴をしたり、精神安定剤で十分眠ってもらうなどをします。シスプラチンのような新しい強力な抗がん剤は副作用も強いので、計画的に患者を支える必要があります。

——それは外科医ではできませんか。

福島　時間を取るので本業に差し障りが生じます。どうしても差し障りがない範囲でやろうとします。たとえば乳がんの術後の再発を抑えるには、フッ化ピリミジン系の内服薬ではだめです。ＣＡＦやＣＭＦという抗がん剤を３剤組み合わた世界の標準的な処方が必要です。たとえばＣＭＦはエンドキサン、メトトレキサート、５ＵＦの組み合わせです。それによって、治療率は10％以上向上しました。再発が10～20％抑えられるのです。ところが、一部の外科医はこれらを全部まぜて一度に投与しようとします。すると吐き気が強まります。そうではなくて、エンドキサンは内服で、メトトレキサートと５ＦＵは別々に点滴し、事前に吐き気止めを使用すると、通常に日常生活ができるのです。このようにきめ細かな使い方が必要なのです。ただしアドリアマイシンの24時間点滴などの方法が外来ではできませんね。そこで唯一可能なのは隔週での分割投与です。抗がん剤は１カ月間の投与量が効いてくるので、分割投与してもいい。１回に大量投与しなければいけない、と言われるのは間違いです。また、シスプラチンよりも吐き気の少ないカルボプラチンという薬も使用できます。

抗がん剤をよく知ることが大切

——化学療法を受ける患者は、どのような注意が必要でしょうか。

福島　それぞれの〈がん〉に対して、現時点でもっとも安全で、効果が高い抗がん剤というのは決まっているということを知るべきです。医者がどの薬を使うかを自由に選択するものではないのです。

——標準的な化学療法があるということですね。

福島　それらの抗がん剤が何か、その情報を得るべきです。ここで話してしまいましょう。使用法については一部を紹介します。

【頭頸部、食道、胃がん】シスプラチンと５ＦＵの組み合わせ。シスプラチンは１週１回20〜30ミリグラム。５ＦＵは１日１・５グラムの持続点滴。胃がんについてはメトトレキサートと５ＦＵの組み合わせもある。

【乳がん】ＣＡＦかＣＭＦ。ＣＡＦの場合、エンドキサンは内服で、１日１００ミリグラム。アドリアマイシンと５ＦＵは点滴。アドリアマイシンは１カ月に60ミリグラムを目安に分割して投与。

【肺がん】20％は小細胞がん、残りが非小細胞がん。小細胞がんは進行が速く悪性で放置すれば６カ月で死ぬ。これが片肺に限局していれば放射線と化学療法。すでに広がっておれば化学療法。薬はシスプラチンとエトポシドが基本。シスプラチンを分割投与すれば外来で治療可能で、日常生活も可能。いま入院でやっている治療はすべて外来で可能。非小細胞についても同じ考えでいい。日本での標準はシスプラチンとピンデシン。

【大腸がん】５ＦＵとロイコボリン。

——抗がん剤、恐れるに足らずですか。

福島　正しく使えば、そう言えるのです。ただし治してしまうことはできないのです。以上のやり方に反応する患者は30〜50％です。乳がんでは50〜60％は反応します。肝臓に転移がきた場合はいい方法があります。動注療法といって、抗がん剤を肝臓だけに環流させます。全身への副作用を抑えて治療ができるのです。また乳がんも、ホルモンへの反応性があれば効果的な内分泌療法が可能です。

——それで患者はどうしたらいいでしょう。

福島　まず、〈がん〉を直視し、受け止めることです。うまい方法はない、ことをはっきり認識する必要があります。怪しげな民間療法はだめです。もちろん漢方も効きません。詐欺にひっかからないでほしいですね。そして抗がん剤のことをよく知っている専門家に尋ねることです。これは、日本だけでなく世界中の問題で、米国がん研究所は、キャンサー・ファックスで医者用の情報を一般にも提供しています。それの完全な日本語版がどうしても必要です。

——抗がん剤は、ほかに治療法がない場合に試みるということですね。

福島　そうです。まずやってみて、効果がなければ対症療法に切り替える。反応があれば、注意深く、患者が耐えられる範囲で続けるのです。

——そうしたことを患者も理解しておく必要がありますね。

福島　副作用があることを十分知ったうえで、医者に対して副作用をできるだけ防止してくれるように頼めばいいのです。吐き気対策は、必ず抗がん剤を使う直前に吐き気止めを使うことです。いまは、いい薬があります。オンダンセトロンのような薬を点滴でゆっくり注入するのです。抗がん剤は点滴する前に必ず血液検査で、白血球や血小板の数の動向を調べる必要があります。それ以外に肝機能、腎機能、心機能そして病気の進行についてもとにかくきめ細かい注意がいっぱい必要です。〈がん〉は全身病という視点でみていかないとケアできません。そこまで外科医に望むのは無理なんです。

――それをやってくれる医者が日本にほとんどいないのは心細いですね。

福島　まず大学で、腫瘍内科学をきちんと医学生に教えることです。そして、医者は臓器別に患者を抱えこむようなことはやめるべきです。日本は教育と診療体制、そして患者さんへの情報提供すべての面がとても遅れています。改革が必要です。

医療における情報開示と危機管理

平成9年度医政シンポジウム「医療に関する情報開示の諸問題」
『日本医師会雑誌』第120巻第2号　日本医師会　1998年

はじめに

日本医師会がこの問題について率先して扱うということは、今、医療界全体が信頼を取り戻すうえで大変重要なことと思う。

奥平先生も指摘してくださったが、実は、私もしばしば患者にはカルテから検査データのコピーとか、あるいは所見のコピーをとって渡している。報酬は一切いただいていない。全部サービスとして提供している。そのために看護婦や事務の人をちょっとコピー取ってきてと使うことになる。こういう点については正直なところ、早く何とかしてほしいと思っている。かつて電話の再診料についてもわれわれは請求できない時代があった。今は請求できるが、このようなコピー代やそれに対する手数料は、今すぐにでも、何らかの形で行政の面から対応していただきたい。

今回、情報開示と危機管理ということに絞ってお話しするわけだが、今、先生方にはご自身が大腸癌あるいは胃癌、乳癌の進行癌で、何らかの治療を受ける状況にある、あるいは自分の診ている患者がそのような癌にかかっているとして、ご自身が医者としてどういう判断をしなければならないか、という状況を想定していただけるとよろしいかと思う。

今日、お話しするのは、臨床における意思決定に必要な情報の質にかかわる科学的事実に関するもので、福井先生のお話と一部重複するが、今申し上げたように、自分自身が、あるいは自分の患者が、何らかの意思決定をしなければならないときに、目の前にある情報の質と、その科学的な根拠について、どのように評価するかということにいささかでも参考になれば幸いである。

お話しする内容について、いくつかのキーワードを最初に簡単に述べる。考えを進めていくうえできわめて重要なコンセプトとなるので、それを銘記していただけたらと思う。

次にそのような医療についての新しい枠組みを念頭に、昨年（１９９７年）問題になった塩酸イリノテカン、これは日本で開発された有望な、相当効果的な抗癌剤だが、これを例に、具体的にリスクに関する情報をどのようにわれわれは評価すべきかということを述べたい。これが臨床における情報開示の意義ということになろうかと思う。

医療は、ご承知のように、潜在的なリスクを非常に多く内包しており、われわれはできる限りそれを予見的に見極めて、できる限り防止すべく管理をしていきたい。しかしながら、まだそのための科学が十分には発達していない。そういう危機管理が合理的、客観的にできる時代が早くこないものかと願っている。

I　準司法的プロセスとしての医療

インフォームド・コンセントは、すでにわが国でも事実上制度化されたといってよい。たとえば医師は患者の入院に際しては入院診療計画書を、退院時にはサマリーして退院後の療養計画を説明する。それに対する診療報酬点数は決められている。そして医師は、検査、麻酔、治療内容についての説明と同意を文書をもって実施し、薬剤師は薬の説明をすることになっている。輸血する前には、診療報酬は得られないが、十分にリスクを説明して、文書でインフォームド・コンセントを得なければならない。

このようにインフォームド・コンセントは、事実上、制度化されたという状況では、医療は quasi-judicial process（準司法的プロセス）として捉えたほうがよい。欧米では臨床試験が quasi-judicial process であるということはよく理解されているが[1]、今、日本でも ICH-GCP（臨床試験の国際統一基準）の施行によってようやく徹底されつつある。このコンセプトを拡張して、医療は準司法的なプロセスであり、すべて証拠で固めていくべきものと理解したほうがよい[2]。言い換えれば、医療は科学的根拠に基づいてすべて行っていくべきものということ、すなわち evidence based medicine である。つまりそれは、いつ訴えられてもこちらは適切な医療を行ったということを証拠立てて開示できるということを意味する。今後はこういう姿勢で、われわれは医療に臨んだほうがよいと考える。

II　情報公開と危機管理

情報公開と情報共有、客観的評価と危機管理、これらはコインの両面で、一度、インフォームド・コンセントを日常診療で実践し始めるとインフォームド・チョイスという、よりオープンな患者参加型の診療に発展していかざるをえない（表1）。必然的に患者は医療に対して質を評価するということを行うようになる。それに対して医療を提供する側は、quality control（またはquality assurance、すなわち質の管理）という手法でこれに対応せざるをえない。最近、いろいろなジャーナルで、質の管理について議論しているのにはこういう背景と流れがある。

クォリティ・コントロール（QC、品質管理）は、わが国では製造業で非常に発達したが、まだサービス産業、特に医療とか教育の場面では十分に実践されているとはいいがたい。これからは医療を提供する側は、質の管理ということを系統的に研究、実行していく必要がある。そしてさらに、リスクマネジメントを実践していくということになる。これらをキーワードとして以下を理解していただきたい。

表1　情報公開と情報共有／客観的評価と危機管理

Informed Consent ──→ Informed Choice
→ Quality Evaluation
‖
Quality Assurance（QC）
→Risk Management

III　対危険便益比──インフォームド・コンセントの中心

では具体的に、われわれはインフォームド・コンセントのなかで何を中心に話すか。これはいうまでもなくbenefit to risk ratio（対危険便益比）である。世界で最も広く読まれている診療のテキスト『メルクマニュアル(3)』の臨床薬理のセクションで扱われている対危険便益比の項の冒頭には、「すべての治療努力において、それぞれ特有の臨床状況と患者のために危険は便益よりも重んじられなければならない」とあり、続いて「薬物療法は、使用される薬物の質的及び量的な影響と、薬物を使用しない場合に予想される結果とを熟考した後に起こりうる便益が、起こりうる危険を上回るような場合にのみ正当化される。この決定は患者、疾患とその自然経過、薬物とそれが起こしうる有害作用についての十分な臨床知識に依存している」と、きわめて明快に、薬物療法における非常に重要な原則がこの数行に濃縮されている。

ではそのようなリスクとベネフィットについて、われわれはどのように患者に説明すればよいのか。また、科学的な根拠とは何か？　当然、それは臨床試験の結果であり、特にここで強調されねばならないのは市販後調査のデータである。同じく『メルクマニュアル』の第四相試験の項では、「前臨床及び臨床試験は比較的感度が低く、1、000人へ投薬したとき1人以上の程度の頻度でしか有害作用を見つけることはできない」「有害反応は多くの薬物療法において1万分の1、あるいは5万分の1の程度は臨床的に妥当であろう」とし、「実際に、新薬の承認が行われて、市販後の調査によってのみ非常に重大な副作用がみつかることがある」と指摘している。これはわれわれが十分に臨床で経験していることである。ポイントは確率的にものを考えることである。以下、塩酸イリノテカンを例に、具体的に対危険便益比とリスクの確率について論ずる。

Ⅳ　死亡例の隠蔽とそのもたらすもの

塩酸イリノテカン承認の根拠となった論文の1つにCPT－11研究会婦人科分科会による〝子宮頸癌および卵巣癌に対するCPT－11の後期第Ⅱ相臨床試験〟という論文[4]がある。その要旨の最後に「主な副作用は白血球数の減少、悪心・嘔吐、下痢及び食欲不振で、これらの副作用は一部の症例では強く出現することもあり注意を要した」とあり、「その他、腎毒性などの重篤な障害は少なかった」と結んでいる。

これを読むと、われわれは、ああ、かなり安全な薬だというふうに思ってしまう。evidence based medicine の基本の1つは、とにかく出版された論文が拠り所であり、実施ではそれに準拠して治療を行うということであるが、肝心かなめの臨床試験の論文がこういういい加減な記述では困る。実はこの論文をずっと読んでいくと、大変恐ろしいことが書いてあるのである。〝考察〟の後段に「なお、骨髄抑制の十分な回復を確認せずに投与されたために死亡したと考えられる症例が認められた」とくる。これでは一体全体何人死んだのか分からない。しかもこれでは、いかにも主治医の責任ですよと言わんばかりの書き方で、業務上過失致死の証拠物件になりかねないような記述である。こうしてこの論文の要旨では、実地臨床上、最も重要なリスクに関する情報が意図的に隠蔽されている。

この論文は1991年に出版されているが、塩酸イリノテカンは1994年の1月に承認された。その前に「朝日新聞」がメーカーによる添付文書のドラフトをスクープして、臨床試験中に477人中20人死んでいるということが新聞に出た[5]。こういうことをマスコミにスクープされる前に科学者がきちっと公表していないから不信を招くのである。このような段階でこの薬を世に出したら、どれだけ死ぬか分からないということになる。だから私は同新聞記事へのコメントでは「背筋が寒くなる」と述べたが[6]、この薬はもっと厳格に評価をする必要があったのである。その点についてはほかで詳細に論述し、警告した[6,7]。

塩酸イリノテカンは1994年の4月に薬価収載となり一般に使われ始めた。案の定、次々と死亡例が出たわけで、厚生省はその年の10月に「医薬品副作用情報」でこれを記述して警告した[8]。結局、新聞の報道によれば半年の間に461人中11人死亡した[9]。副作用情報のなかで1つの死亡症例の概略と経過が開示されたが、このケースはよく知られるように、横浜地裁で現在も係争中である。

問題の1つは、実際にこの時点で有害反応の解析がどのように行われたかである。われわれが具体的に科学的根拠として参考にしようとする貴重な症例のデータの解析は、厚生省の同上「医薬品副作用情報」では、「今回の報告例の特徴としては本剤の投与後に現れる骨髄抑制が投与から数日後に急激に現れ、最悪の場合、死亡に至る点である」とし、「本剤投与前の血液検査値や患者の状態からの投与の是非の判断、他の抗がん剤の併用等についてはこれまでの化学療法に対する認識を改める必要がある」と結んでいる。つまり、一体全体この副作用は予見できるのか、あるいはこの副作用が出現したときにいかにして危険を回避できるかについての情報をこの「医薬品副作用情報」は何ら提供していない。きわめて重大な、実地臨床上不可欠の情報がスポッと欠落している。死亡例のデータ解析は不完全で、記述は未熟である。臨床現場では全く役に立たないクズ情報を、厚生省は発信していたのである。

実際、この薬は市販後1年間に1、138例に使われた。厚生省が指示したように管理された形で使われたけれども、最終的に企業も認めた副作用による死亡例は8人であった。死亡率は1、014分の8で0・8％である。100人に1人ぐらい死ぬ可能性があるわけだ。ところが実に許し難いことに、企業が最終的にまとめた副作用発生状況調査のまとめでは、死亡例のことは一切触れていないし、死亡例の解析も全くなされていない[10]。これも歴然たる死亡データ隠蔽の証拠書類である。

V　市販後調査における死亡率の意味——予見可能性

一昨年（1996年）、FDA（米国食品医薬品局）は5－FUが効かない大腸癌患者を適応として塩酸イリノテカンを承認した。この段階で便益に関する科学的根拠が十分にあるということで1997年2月、私も5－FUが効かなくなった大腸癌の患者に同剤投与を考えた。しかし市販後3年たっているので、この間に実際に臨床で何人使われてどれぐらいの確率で死亡があるのかを知る必要があった。死亡率というのは厳然たるリスクであるから患者に前もって伝えておかなければならないからである。そしてそのリスクは予見可能か、危険回避可能か、可能であるならばその方法について熟知していなければならない。ところが全然データがない。しかもすでに述べたように、市販1年後の〝副作用発生状況調査のまとめ〟には死亡例のことは一切触れられていない。

そこで再三、メーカーおよび厚生省に問い合わせたけれども教えてもらえない。厚生省にはメーカーから随時、副作用報告が上がっているはずである。私はやむなく、1997年5月16日に弁護士を通じて小泉純一郎厚生大臣宛に塩酸イリノテカンの副作用情報開示請求をした[11]。待てど暮らせど返事はない。2回目の開示請求を同年6月10日に行って、ようやく厚生省からの強い指導によってメーカーは情報を開示した。第一製薬によれば、3、100人中24人死亡しており、死亡率はぴったり0・8％である[12]。第一製薬の数字が朝刊に出ると慌ててヤクルトのほうも夕刊で発表した。こちらのほうは2、330人中15人という。これは0・64％である[13]。

慌てて厚生省も全部レビューして、中央薬事審議会副作用調査会は42人を副作用死と認めて公表した[14]。つまり39人よりもまた3人増えた。このように臨床現場でクリティカルな副作用に関する公的な情報開示は遅れに遅れて、私のような現場の臨床医が法的に情報開示請求をして初めて出てくるのである。あまつさえ、それまではさんざん隠す。自分たちでまとめたデータのなかに、死亡例をきちっと記載しない、まともな解析もせず、事の挙句に「42人です」と、こういうことが続く限り、一体どれだけ不良債権があるんだろうと思ってしまう。

結局、厚生省は出さないと言っていた「緊急安全性情報」（ドクターレター）を、すでに周知のごとく1997年7月28日に出したのである[15]。塩酸イリノテカンは市販後、合計5、400人に投与され、死亡例は42例、死亡率はぴったり0・8％である。

私が強調したいのは、この推計学的な確率の reproductibility（再現性）である。つまり、この薬については市販後1年間で1、000例のデータがあった時点で8人死亡しており、0・8％の死亡率が明らかであった。その時点で全死亡例についてきちっと解析していれば予見可能性について、またいかにして回避することができるのかについて、われわれは情報を十分得ることができたのである（ドクターレター[15]で詳述）。

Ⅵ　危険回避可能性と医薬品の保険適応の矛盾

残念ながらもう1つ、きわめて重大な事実を指摘せねばならない。塩酸イリノテカンは乳癌、子宮頸癌、胃癌、大腸癌、有棘細胞癌に対しても適応が認められているが、これらの癌の患者は同剤によって急激に白血球減少が起きたときに救助薬であるG－CSFは保険では使用できない。[注] G－CSFは1997年11月時点まで、日本では事実上、悪性リンパ腫、急性白血病、肺癌、卵巣癌、睾丸腫瘍、神経芽細胞腫にしか使えなかったのである（表2）。すなわち塩酸イリノテカンの致死的副作用は、予見可能なリスクであり、危険回避可能なのであるが、一部の患者を除いて、われわれは救命する手段を奪われている。

米国の医薬品集 *“Physicians' Desk Reference”*（PDR、1997年）を見れば明らかであるが、現時点で、米国では塩酸イリノテカンは大腸癌の5－FUに反応しない症例のみが適応である。[16] 塩酸イリノテカンは大腸癌に対して単剤では反応率が最も高く、標準治療である5－FUをベースとした治療に反応しなくなった患者でも効果が期待できるのである。もちろん、米国ではG－CSFはすべての癌の患者で化学療法を受けて、好中球が減少した場合には使える。[16]

こうして日本では、危険を回避する手段（G－CSF）が現場には正当に提供されない（保険適応がない）ままに、塩酸イリノテカンが十分な対危険便益比評価されることなく、臨床で広汎に使われたという歴然たる事実がある。付け加えると、PDRには塩酸イリノテカンの臨床試験中に治療された患者のうち、5・6％がG－CSFで救助されたことも記述されている。このような重要なリスクとその回避の方法に関する科学的根拠についての情報が、わが国では不足している。

以上の事情を背景に、私は自分の患者のために塩酸イリノテカンの情報開示に続いて、厚生大臣に対してG－CSF製剤に関する緊急措置請求を行った（1997・7・22、および1997・10・3）。G－CSFの適応を拡大せよと。[17] その結果、乳癌については昨年の12月から使えるようになったのであるが、1998年6月現在、依然として胃癌、大腸癌には使用できないままである。

このように、すでに便益の明らかな、科学的に確立した選択薬でありながら、日本では承認されていないものは枚挙にいとまがない。多くの選択薬（国際的にスタンダード、標準とされる薬）に保険適応がなく、臨床現場で事実上使用できないことは、行政による患者の基本的人権に対する重大な侵害である。このような不合理を生み出し続けているこの国の薬務行政の深い構造的病根につ

表 2

●レノグラスチム（G-CSF）の申請・承認の経緯

申請・承認時期	適応対象
初回 1989 年 12 月　申請 1991 年 10 月　承認	● 癌化学療法による好中球減少症 ・悪性リンパ腫　・肺癌　・婦人科悪性腫瘍（卵巣癌 他） ・尿路性器癌（睾丸腫瘍，尿路上皮癌，前立腺癌 他） ・頭頸部癌　・小児悪性腫瘍（神経芽細胞腫，悪性リンパ腫，横紋筋肉腫 他）
追加 1992 年　5 月　申請 1993 年 11 月　承認	● 癌化学療法による好中球減少症 ・乳癌　・胃癌　・ALL（iv）
追加 1994 年　7 月　申請 1997 年 12 月　承認 1998 年　2 月　承認	● 癌化学療法による好中球減少症 ・AML　・尿路上皮癌　・頭頸部癌　・ALL（sc） ・乳癌

下線は承認取得適応　　1998. 2.

●塩酸イリノテカン（カンプト®）

適応：小細胞肺癌，非小細胞肺癌，子宮頸癌，卵巣癌，胃癌（手術不能または再発），結腸・直腸癌（手術不能または再発），乳癌*（手術不能または再発），有棘細胞癌，悪性リンパ腫（非ホジキンリンパ腫）	
注意：警告　(a) 使用に当たっては，患者またはその家族に有効性および危険性を十分説明し，同意を得てから投与を開始する．(b) 臨床試験において骨髄機能抑制あるいは下痢に起因したと考えられる死亡例が認められている．緊急時に十分に措置できる医療施設および癌化学療法に十分な経験をもつ医師のもとで本剤が適切と判断される．	

下線癌種についてはG-CSFの適応なし　　1998. 2.

*本文参照

いてはこれまで繰り返し論じた。[2,6,7,18-20] いくつかの改革が行われたが、まだ不十分であり、早急に全面的な解決が必要である。

以上、示したように、医療には科学的に注意深くみると危険がいっぱいあるわけで、それは行政の無知と怠慢によって起こってくる場合もありうる。したがって新しく現場に出てくる薬を、安直にそのままメーカーの言いなりに使うときわめて危険だということを（ソリブジンを忘れるな！）、やはり現場の医師は銘記しておかないといけない。

注　乳癌に対しては、フィルグラスチムが1997年12月から、レノグラスチムが1998年2月から保険診療で使用可能となった。

表3　Potentially litigious high-risk situations

Can be avoided by ・Adherence to established standard care. ・Careful documentation in the patient's medical record to demonstrate that the process of informed consent has been followed. e.g. "Discussed risks & benefits with Mr and/or Ms Risks include but are not limited to …" with the date. Prophylaxis is superior to malpractice. Appropriate informed consent is one of the best preventative measures available.

表4　Hospital Epidemiology

Managed Care/Competition → pressure to Control cost prevent adverse outcome in healthcare ・Infection control ・Quality management—Continuous quality improvement → clinical practice guideline ・Employee health ・Risk management ・Microbiology and Clinical Pharmacy Consultation

Ⅶ　リスクマネジメントのパラダイム——結語にかえて

医療において可能な限りリスクを防止するためには、第1にわれわれは、すでに確立したスタンダード治療を行う必要がある。そして第2に便益とリスクについて患者には文書できちっとした形で説明し、そのプロセス、インフォームド・コンセントのプロセスを証拠立てることができるようにしておく必要がある（表3）[21]。この2つが、危険がいっぱいの医療のなかで安全に、かつ訴訟に耐えうるような実践を行っていくポイントということができよう。インフォームド・コンセントこそ、医療のトラブルを防ぐ最も有効な手段である。予防は医療過誤に優るということである[21]。

以上がリスクマネジメントの根本であるが、リスクマネジメントは大きくはホスピタル・エピデミオロジーというより大きい学問的な、科学的なアプローチ（表4[22]）のなかに位置づけられるもので、それはクオリティマネジメントあるいはクリニカル・ファーマシー・コンサルテーションとか、そういう病院での臨床実務と一体として、病院のなかで計画的に、多角的に、客観的に追求される必要がある[22]。今、そういう時代にわれわれはついに突入しつつあるというべきであろう。

❖参考文献

1　Editorial. Blaming somebody else. *Nature* 1994; 371: 89–90.
2　福島雅典：21世紀における臨床試験のあり方．パネルディスカッションⅡ、Keynote Address. 薬理と治療 1998; 26: supple.

3　*The Merck Manual* 16 th ed. Berkow R, ed. Merck & Co, Inc, Rahway, N. J. 1992.（福島雅典編：第16版メルクマニュアル日本語版（第1版）、メディカルブックサービス、名古屋、１９９４）
4　竹内正七他：子宮頸癌および卵巣癌に対するＣＰＴ－11の後期第Ⅱ相臨床試験．癌と化学療法１９９１：18：１６８１－１６８９．
5　朝日新聞．１９９３．12．6．
6　福島雅典：新医薬品承認審査に求められるもの、メディカル朝日．１９９４：6：41－43．
7　Fukushima M: Clinical Trials in Japan, *Nature Med* 1995; 1: 12–13.
8　厚生省薬務局：医薬品副作用情報№１２８、１９９４．10．
9　朝日新聞．１９９４．10．21．
10　第一製薬株式会社：塩酸イリノテカン副作用発生状況調査（特別調査１）のまとめ．１９９６．６．
11　日本経済新聞、朝日新聞．１９９７．５．17．
12　日本経済新聞．１９９７．７．１．
13　日本経済新聞（夕）．１９９７．７．１．
14　朝日新聞、日本経済新聞．１９９７．７．28．
15　緊急安全性情報№97－４．１９９７．７．
16　*Physicians' Desk Reference* 51 ed. Medical Economics Co, Inc, Montvale, N. J. 1997.
17　日本経済新聞、朝日新聞、毎日新聞、中日新聞、１９９７．７．23、10．３、10．７、10．14．
18　Fukushima M: The Overdose of Dfugs in Japan, *Nature* 1989; 342: 850–851.（福島雅典：日本における医薬品の過剰使用．医学のあゆみ．１９９０：54（11）：７１５－７１８）
19　福島雅典：遺伝子診断と治療におけるインフォームド・コンセント．遺伝子診療'96、遺伝子診療研究会第２

回学術集会記録、医学書院．１９９６：１１２-１１６．
20 福島雅典：医療の質向上における薬剤師の役割．月刊薬事．１９９７：39：79－87．
21 Gibofsky A: Legal issues in allergy and clinical immunology. *J Allergy Clin Immunol* 1996; 98: S 334–338.
22 Simmons BP, et al: The New Era of Hospital Epidemiology: What You Need to Succeed. *Clinical Infect Dis* 1996; 22: 550–553.

科学と人類の未来を考える

毎日新聞1998年9月7日

「世の中の困った問題の多くは科学技術が原因」。これは8月23日の本紙社説で紹介された小学5年生のアンケート結果である。最近の記事の中で強く印象に残った言葉だ。この問いかけを紹介した一点でこの社説は意義がある。人類の未来にとって最も重要な問いかけに違いない。

抜け出せない悪循環

科学は人類に計り知れない恩恵をもたらしたが、最近ますますその負の面が解決困難な問題として表面化している。そして皮肉なことに、解決策も結局は科学の力に頼ることになる。人類は抜け出すことのできない悪循環に陥っているようだ。

ペニシリンは人類を感染症の恐怖から解放した。しかし今、自然界から、あらゆる抗生物質に耐性を持つ細菌の出現という手ごわい逆襲を受けている。

冒頭でとりあげた社説には、科学への期待と信頼がにじんでいる。〝世の中の困った問題〟をどう解決するか？　社説が言うように、科学者のアカウンタビリティー（説明責任）と市民との対話でこと足りるほど単純ではない。ジャーナリズムとして洞察は浅く、見通しは甘いのではないか。今や科学はビジネスと一体となり、猛烈な勢いで進歩している。そしていずれにも自らを制御する能力はない。

8月20日、各紙は一斉に国内6頭目の体細胞クローン牛の誕生を報じた。優秀な種牛の「分身」を増やそうというわけだ。8月27日、日経は、生まれたこの牛「隼人《はやと》」が順調に育っていると写真入りで報じている。7月に世界初のクローン牛を出産させた石川県畜産総合センターの立浦所長は今後10年内をめどに良質な能登牛のクローンを大量生産していくと述べた（8月22日日経）。すでにメディアも早々とこの技術に慣れてしまっている。気がついたらマーケットに「極上クローン牛肉」が並んでいることになるのかもしれない。英国ロスリン研究所でクローン羊ドリーが誕生してから2年でクローン技術は一般化し、巨大なビジネスの扉が開かれた。米の富豪夫妻が3億円を出資してテキサスA&M大学の獣医学チームに愛犬のクローン作りを依頼、順調なら1年後に生まれるという（8月26日本紙夕刊）。

神の領域に立ち入りも

クローン技術のもつ医療応用への可能性は計り知れない。この技術は再生医学の中核となるだろう。そして、例えば現代の臓器移植にまつわる問題はほぼ解決されるであろう。しかし、それによって〝個体は完結している〟という概念はおろか、〝人はいつか死ぬべき運命にある〟という概念さえも脅かされつつある。やがて生殖遺伝学の発達と相まって、人類は種の保存と進化という神の領域に手をつけるに違いない。原子力の開放と同様、クローン技術の進歩は世代を経て人類に取り返しのつかない禍いをもたらすであろう。

このような観点から、8月23日本紙「時代の風」で山崎正和氏による文明変遷の逆説〝サイボーグとクローン人間〟の、クローン技術へのあまりにナイーブな認識にはあきれたが、氏の指摘する「安全」な良識のパラドックスは忘れてはならない視点である。科学は善と悪を区別できない。実用主義と進歩主義に潜む悪魔の誘惑を拒否する強い倫理が人々に求められている。

日本の科学記事を憂う

毎日新聞1998年10月5日

9月29日夕刊を見た瞬間、あぜんとした。

「来月、がん遺伝子治療――国内初、60歳男性に東大医科研」。一体、なぜこんなことが1面トップニュースなのか？　科学者として正直なところ全くやり切れない気持ちにとらわれた。日本の新聞の科学記事は、どうしてこんなにレベルが低い？　科学・技術立国を目指す日本にとって大きな問題である。

そもそも「がん遺伝子治療」という言葉はまったく不正確でミスリーディングである。東京紙面などに載った解説にもあるように、初めから治療効果が得られる保証のない、人における実験なのだ。ヒトにおける遺伝子治療実験は臨床試験としては現在、せいぜい第1相レベルと考えねばならない。つまり毒性試験と遺伝子を導入した細胞の機能、そして生体の反応を調べるというごく基本的な実験段階であり、治療ではない。読者に浅はかな理解と誤った希望を与えるような記事は問題である。

的確な批判がなくては

そういう意味で9月18、26日に各紙が報道した岡山大の「肺がん遺伝子治療承認」も同様に問題である。遺伝子治療に関する欧米の水準を理解しているならば、このような記事の扱いはできない。ジャーナリズムに求められる科学をリードするに足る批判、論評が弱い。前回、9月7日の新聞時評で指摘したように、ますます危険な領域に踏み込みつつある生命科学にとって、的確な批判こそがその質を確保し、倫理性を保ち、人類の未来を開く原動力である。

さて、9月はガン征圧月間。今年の日本癌《がん》学会で発表されたものからいくつかトピックが取り上げられたが、がん征圧に向けてどのような進歩を意味するかさっぱり分からない記事ばかりであった。世界の急速ながん研究の進歩からみて、この状況はまことに寂しい限りだ。

目立たない中、わが国の低水準な科学の実践と民意を示す格好の記事を二つ紹介できる。

第一は、米食品医薬品局（FDA）が乳がんのホルモン治療薬であるタモキシフェンの乳がん発生抑制薬としての適応を承認するという記事（9月3日、日経）。世界に通用しない不必要な薬がはんらんする一方で、多くの標準治療薬、第1選択薬が使えないわが国は、薬物によるがん予防という、米国で1980年代から築き上げられた新しいがん医療から大きく取り残されつつある。

第二は、本紙オピニオンワイド面9月17日の「医師会から禁煙推進働きかけて」という大阪の山崎氏の意見と、それに応えた29日の岡山の川根医師による「47都道府県医師会のうち、喫煙対策に取り組んでいるのは8医師会だけ」という短い報告である。

米国では80年代に入って、広範な徹底した禁煙キャンペーンと法制化により、肺がんの死亡率がすでに低下してきている。私が米国の癌学会に行っていつも恥ずかしく思うのは、たばこの煙のあるところ必ず日本人という風景である。メディアはガン征圧月間ぐらい、まじめにがん征圧につながるキャンペーンをしてはどうか？

どんどん記者を海外へ

日本のメディアは、否、わが国は、レベルの高い科学ジャーナリズムを早急に育てねばならない。解決策はただ一つ、記者をどんどん海外に出すこと。例えば、月に1回は海外の重要な学会、シンポジウム、あるいは優れた科学者を取材させる。そして欧米の指導的科学雑誌を航空便で取り、新しい知識にキャッチアップさせるのだ。

科学と経済の公用語は英語である。日本の学会でネタを物色している限り、科学ジャーナリズムは育たない。

正念場の「科学改革」

毎日新聞1998年11月2日

このところ、新聞記事は金融システム危機回避策と景気対策一色だ。それにかき消された形だが、わが国の将来を大きく左右するであろう一つの決定が今、政府でなされつつある。

本紙10月8日朝刊は、政府の中央省庁等改革推進本部が独立行政法人化の対象として97機関・業務を選定し、各省庁に検討を要請したと小さく報じた。この中には国立大も含まれるので、わが国も大学改革に第一歩を踏み出したかと思ったが、国立大独立法人化の早期導入には慎重という(12日日経、13日本紙)。

行革顧問会議に問われたノーベル物理学賞受賞者、江崎玲於奈氏は「将来的には独立法人化の方向と考えるが、今やると混乱する。しっかりしたマネジメントがないと難しい。学長が研究者の資質や成果を正当に評価できることが前提。まず国立大学改革が必要」との見解を示したとされる。

遅れた大学人の意識

そして15日の本紙は、政府の推進本部が「2001年は時期尚早」と、国立大学独立法人の断念を報じた。もともと国立大学については、行革会議の最終報告書も「早急に結論を出すべき問題ではない」としており、問題解決が先送りされるのは目に見えていた。

大学と同様、改革の対象である国立試験研究機関について、9月26日本紙社説は「国立研改革」と題していくつかの重要なポイントを突き、もっと現場から発言せよと呼びかけた。まさしく日本の大学の深刻な危機の本質は、多くの大学人の意識があまりに後進的な点にある。

日本の科学に大胆な改革が必要なことは、各方面から指摘されてきたが、とりわけ科学雑誌ネイチャーは1992年10月15日号で「21世紀に向けての日本の科学改革」と題した大変、重要な提言を行っている。

「日本は依然として、地理的にも言語の点でも孤立し、その変化の速度は可能なほど、また必要とされるほどに速くない。ある種の伝統と惰性からなる〝とりで〟の改善が過去20年にわたって手つかずの状態であり、欧米でいう大学自治の欠如、コスモポリタニズム（世界主義）と科学の基本原理についての総合的理解が欠落している」などと厳しく指摘。そのうえで、研究と教育のエクセレンス（優秀性）向上の普遍的原則として、経営と学問のオートノミー（自立かつ自律）、それに対する海外の審査員も含む外部評価、海外の科学者の公平な任用など、日本の大学に欠ける点を多々、列挙したのだ。

「民営化」軸に論議を

わが国の将来は、ひとえにこれらの改革にかかっている。日本の科学改革を世界が見守っていることを忘れてはならない。

この問題についてメディアの関心が薄いことも大変気掛かりだ。その脈略で言えば、10月18日日経は教育欄「有馬文相に聞く（中）」で大学改革についてのインタビュー記事を載せたが、問題を入試、あるいは心の教育、落ちこぼれなど本質から外れた話にすり替えてしまっていた。

暗たんたる気持ちでいたが、同じ日経の翌19日の時論で東大経済学部教授の林文夫氏は「なぜノーベル賞が取れないか、すぐに大学民営化を」と鋭い主張を展開し、ほんの少し救われた気がしたのは、私だけではあるまい。氏の論は、各方面から繰り返し指摘され、特に目新しくもないが、大学改革の議論の軸になるべき基本的な論点である。このような声が盛り上がり、大学内から改革の火の手が上がることを、ぜひ期待したい。

今必要なのは、〃現実をより良い方向に変えるダイナミズム〃である。いうまでもなくダイナミズムの本体は、人々の強い意志と行動である。

「頭脳市場」の開放急げ

毎日新聞1998年11月30日

連日、うんざりするほど報道された名古屋大学医学部の汚職事件は、製薬会社2社関係分が起訴され、残る大手1社分も立件の大詰めを迎えた。日高弘義・元名古屋大教授が公務で行った新薬開発共同研究に対する個人的謝礼や報酬のわいろ性を名古屋地検特捜部と愛知県警が粘り強い捜査でとらえたこの事件は、科学・技術立国を目指すわが国が根底に抱え込んでいる〝科学とビジネスの間の構造的矛盾〟を、あばき出したといえる。

「倫理」では片づかない

「日高事件」の本質とは何か。単に一大学教授が遊興費欲しさに企業に金を要求したというほど単純な話ではない。まして公務員のモラルの問題として片づけられる幼稚な出来事でもない。そもそも私立大学であれば事件にならない、この件の本質を理解できない限り、倫理規定をどうこうするという議論や努力など、徒労にすぎない。

製薬企業はなぜ多額のお金を彼に供与したのか？　答えは明白だ。日高元教授にそれだけの「知価」を認めたからだ。つまり企業として将来の利益に見合う投資だったのだ。

日高元教授は名古屋大学医学部の中では国際的に知られる数少ない、いわば看板教授だった。彼は、日本医学会の中でも最もレベルが高いとされる日本生化学会を、今年度の会頭として取り仕切るはずだった。彼の下には国からの研究資金である文部省科学研究費（科研費）が潤沢に入り、大型の研究班を率いてもいた。つまり新薬開発への大きなポテンシャルが、日高元教授の側にはあったのである。

今や、科学はビジネスと一体となって、すさまじい勢いで発達しつつある。私はこの新聞時評の初回（9月7日）で、クローン技術が持つ可能性から、臓器移植の問題は将来、ほぼ解決されるであろうと指摘したが、現にあらゆる臓器を造り出すことが可能な細胞工学技術がすでに開発されつつある（11月25日夕刊）。今日の科学は、もはやかつてのそれではなく、明らかに新たな段階に入った。基礎的研究といえど、直ちに膨大な利益を生むイノベーション（技術革新）に結びつく可能性がある。世界中のあらゆる先端的研究は猛烈な企業競争の渦中にあるのだ。

このような状況にあって、日本の科学とビジネスのシステムも遅れは絶望的である。科学立国を目指す以上、わが国が改めるべきことは歴然としている。それは、情報と頭脳の価値を認め、可能性を適切に評価することに尽きる。イノベーションの促進を望むなら、何にもまして「頭脳市場」の開放が急務だ。

国立大学は民営を

日本の国立大学で科学がどう管理されているか、ご存じだろうか。例えば特許はすべて個人任せで、国の収入になっていない。ちなみに特許料で稼いでも汚職にはならない。国の立場は〝(科研費という)投資はすれど利益は求めず〟であり、文部省における大学の位置付けは〝管理はすれど経営はせず〟だ。前回の時評(11月2日)で触れた「わが国の大学には欧米でいう自治がない」とは、まさに自立した経営権を持たされていない国立大学の現実を指摘したのである。国立大学教官の兼業規定の緩和、企業による奨学寄付金、委任経理など、文部省は、瑣末《さまつ》な方策で産学協同の音頭をとったつもりでいるが、ふとどきも甚だしい。

そもそも科学者が公務員であること自体、矛盾している。それは、科学の現実である市場メカニズムと相いれない。エクセレンス(優秀性)の中核施設としての国立大学はすべて直ちに民営化すべきだ。根本的解決は、それしかない。

高慢な「人工干潟」の発想

毎日新聞1998年12月28日

「人工干潟、考慮に値せず」。この記事に、市民はようやく暗い雲間から光が見えた気がしたに違いない。12月5日、名古屋で開かれた「国際湿地シンポジウム'98藤前」で環境庁自然保護局の小林光計画課長が示した明快な見解は、日本の開発行政に歴史的な転換を告げる人間の声であった（6日朝刊各紙）。

科学の限界わきまえねば

名古屋市がゴミ埋め立て処分場建設のため、国内最大級の渡り鳥飛来地・藤前干潟を埋め立てる代償として検討する人工干潟については、続いて同庁の田中健次事務次官が「技術的に難しい。生態系保全の観点からも問題」とし、処分場の代替地探しを求めた（8日朝刊1面）。庁内部では「人工干潟の試験的造成は人体実験と同じで、失敗したら取り返しがつかない」との懸念が出ていたという。

これに対して松原武久名古屋市長は「段階を踏んでやってきたものを急に方向転換するのは難しい」「現在は環境影響評価（アセスメント）手続きの最中で、専門家の検討委員会で人工干潟の整備計画をまとめている」と環境庁見解に反論、予定通りに進める考えを示した（7日夕刊）。「専門家の検討委員会」という、例のごとくいかがわしい〝行政の錦《にしき》の御旗《みはた》〟を掲げたのだ。しかしながら、埋め立て認可権者・運輸省の黒野匡彦事務次官は10日、「環境庁の意見はかなり重い」と発言し、川崎二郎運輸相も翌日、「環境庁が絶対にダメと言ったらできない」と述べて市は窮地に立たされ、来年度に予定していた人工干潟の試験施工中止の検討に入り（20日朝刊）、市長は22日、川崎運輸相を訪ねて代替地を考慮する姿勢を示すに至った。

しかし一方で、市の「自然環境保全措置検討委員会」は人工干潟協議を続行、「干潟改良の技術的な結論を出す方針を確認した」（23日日経）という。一部委員からは「会の存在意義がなくなった」との指摘も出たというが、そもそも人工干潟などとばかげた発想は、一体どういう頭から出てくるのだ。科学の限界を知らない人間の高慢ここに極まれりと言うべきか。10日、日経夕刊の「ニュース複眼」は「環境や自然という普遍的価値と地元の意思や利便という個別の価値をどう忖度《そんたく》するのか。藤前干潟は日本の環境行政と開発行政の今後が問われる試金石」と、的外れの論評をしている。

まずゴミ回収の有料化を

問題の本質は、代替地をどこにではなく、ゴミをいかにして減少するかという政策なのである。日経は「環境の世紀――循環型社会を目指して」をテーマに11月5、6日「地球環境経済人サミット」を東京で主催。後日、そのすぐれた企画の特集記事の中の広告で富士ゼロックスは「松竹事業所では1991年に年間2000トンあった産業廃棄物の埋め立てを今では0にできた」として、「捨てたのは、ゴミを捨てるという発想」を提示して新鮮である。2001年に施行される家電リサイクル法をにらんで、すでに多くの企業がリサイクル体制を整えつつある。

この本質的な行政の責任であるゴミ減量に関する名古屋市の方針は、恐ろしく愚鈍である。市が策定中の2010年計画にゴミ25万トン減量目標を盛り込むという（1日夕刊）。はっきり言おう。名古屋市は直ちにゴミ回収を有料化せよ。何をモタモタしているのだ。

臨床試験の基盤整備に必要なもの

シンポジウム「21世紀における臨床試験のあり方」
『薬理と治療』第26巻増刊第3号　ライフサイエンス出版　１９９８年

ディスカッション：
臨床試験における科学性確保のためのインフラストラクチャーをどうつくるか

● Keynote Address

現在、わが国の企業は、吉田先生が昨日の基調講演Ⅱで指摘したような独創的な研究、科学・技術立国に見合う力をある程度は確かに持っていると思います。事実、エーザイの内藤さんが基調講演Ⅲで紹介された抗アルツハイマー薬、アリセプトの開発をみてもそれは明らかです。これはよいニュースですが、一方、悪いニュースは、アリセプトは米国ですでに承認されていて、英国でも承認段階にある、にもかかわらず、わが国では臨床試験がいつ終わるかわからないという状況であり、日本の患者さんは日本で開発された薬からさえも疎外されつつあるように、わが国の臨床科学はまことに薄ら寒い状況にあるということです。

まずここで、現在世界を動かしている三つの基本的な原理を強調しておく必要があります。第一に、すべてはグローバルに市場原理で動くということ、第二は公用語が英語であるということ、第三は科学、経済において国境はもはやないということです[1]。

今回の基本的なテーマになりますが、アリセプトの例をとっても明らかなごとく、われわれはクリニカルトライアルにおいては惨敗し続けている。日本のクリニカルサイエンスについては、米国の科学者にいわせれば壊滅的と、もうすでに10年以上前に指摘されています。そして、日本の科学は依然として深刻な問題を抱えており、展望は暗い[2]（表1）。

今日の議論は、心を奮い立たせて、壊滅的な敗戦からどう復興するかと、それぐらいの認識がないとだめではないかと思います。厚生省はこれまで一貫して医療政策ならぬ産業政策を推進してきたが、どちらもほぼ破綻した。私は１９９５年、"Nature Medicine" の創刊号の巻頭 commentary "Clinical Trials in Japan" で "New drugs are continually being approved by MHW, for which the data on benefits are immature…" と述べました[3]。ソリブジンしかり、イリノテカンしかりでありました。続いて "…and without risk–benefit analysis ; ironically, MHW is slow in approving non–Japanese drugs whose benefits are evident."

このような薬がうんざりするほどあります。われわれは現場で非常に困っている。医療行為に対する露

表１　日本の科学の問題点

地理的にも，言語の点からも，日本は孤立した状態にある。
↓
変化の速度は，可能な，あるいは必要とされるほどに速くない。
‖
ある種の伝統と惰性からなる“とりで”が過去20年にわたって改善においても手つかずの状態。

（文献２より）

骨な妨害ではないかとさえ思います。大腸癌の補助化学療法薬のレバミゾール、ロイコボリンしかり、またシスプラチンが小細胞肺癌や骨肉腫に使えない。つい一昨年前まではメトトレキサートが乳癌に使えませんでした。メトトレキサートは、いまだにリウマチに対して保険適応が通っていない。世界中で使われている第一選択薬がこの国では使えない。

逆に、有効性のはっきりしない薬か次から次へと出てくる。[4] こういうふざけた状況下で治験は行われているわけです。そして京大のボツリヌス毒素の事件は、まさしくそのような中で起こった。

このようなことの起こる構造的病根を明らかにしたのが、1989年の拙著“The over dose of drugs in Japan”で、日本の深刻なクリニカルサイエンスの現状を的確にまとめてほしいという“Nature”からの要請に応えたものです。[5] ご承知のように、日本国民は10年前にすでにクレスチン、ピシバニールだけで1兆円をどぶに捨てていた。このようなことはもうやめなければいけません。

どのようにしてやめるか、私はその論文の中で五つの提言をしました。ほんの一部は今ようやくICH－GCPで実現しつつありますが、ここで特に強調したいのは、その第一の提言で、「“leading international journal”に掲載されたもののみを新薬承認審査の対象とせよ」ということです。これを実現することは、臨床試験の科学性を確保する上で第一に必要な条件です。

次に強調したいのが、“Needless to say, the members of the approval committee and MHW staff must be scientifically qualified (at present many are not).”これは依然として変わっていない。厚生省は早急に人材を登用し、育成する必要がある。そのために医師を留学させるなり、プログラムを組んで計画的に実行しないといけない。これは緊急な課題です。これは日本の科学の危機と私は認識しております。ヘルシンキ宣言

表2　ヘルシンキ宣言（全文）

付録／厚生省薬務局審査第一課監修：GCP ハンドブック p 62-73（川原章訳），薬業時報社，1990
ヘルシンキ宣言（世界医師会）

ヒトを対象とする生物医学的研究に携わる医師のための勧告
1964 年　ヘルシンキで採択，1975 年　東京，1983 年　ベニスにて改訂

〔1〕基本原則

1　ヒトを対象とする生物医学的研究は，広く一般的に受け入れられている科学的原則に合致して行われ，適切に行われた研究室における試験と動物実験に基づいたうえで，さらに科学的文献による検討を経て行われなければならない。

2　ヒトを対象とするひとつひとつの研究の計画とその実施手段は，研究計画書に明確に記載されていなければならず，この研究計画書は，第三者からの考察，論評，指導を受けるために，独立して設置されている委員会（倫理委員会や治験審査委員会）に諮られなければならない。

3　ヒトを対象とする生物医学的研究は，十分な臨床的能力のある医師の監督の下に，科学的な資格を有する人々によってのみ，行わなければならない。また，研究対象となったヒトに対する責任は，つねに医学的資格を有するものが負うべきであり，たとえ，その被験者が研究の参加に同意していたとしても，その被験者に責任を負わせることはできない。

4　ヒトを対象とする生物医学的研究は，その研究の重要性が，被験者に起こり得る危険性に見合うものかどうかを十分比較考慮したうえでなければ，合法的に行うことはできないものである。

5　どのような生物医学的研究においても，その研究計画を作成する前に，被験者等に対して期待される利益と，予想される危険性とを細心の注意をもって比較考慮しなければならない。被験者の利益への配慮は，科学と社会の利益に常に優先されなければならない。

6　被験者が自分自身の統合性を保全する権利は，つねに尊重されねばならない。被験者のプライバシーを尊重するとともに，研究が被験者に及ぼす身体的，精神的統合性に及ぼす影響やその性格,個性に対して研究が及ぼす影響を最小限にとどめるためにも，あらゆる注意が払われている必要がある。

7　医師は，研究に随伴する危険性を，自信をもって予知できない場合は，研究に従事することを差し控えるべきである。また，研究に随伴する危険性が，考えられる利益よりも大きいということが判明した場合,医師はいかなる研究も中止しなくてはならない。

8　研究成果の発表に際しては，医師は正確な結果を発表する義務がある。この宣言に述べられている原則に従わずに行われた研究の報告は，専門雑誌等への掲載が拒否されなくてはならない。

9　ヒトを対象とする研究においては，被験者は当該研究について，その目的，方法，予期される利益とその研究がもたらすかもしれない危険性及び不快さについて，十分な説明を受けなければならない。被験者は，当該研究に参加しない自由を持ち，また，参加しても，いつでもその同意を撤回できる自由があることを知らされなければならない。従って，医師は，被験者の自由意思によるインフォームド・コンセント（十分に知らされた上での同意）を，できれば書面で入手しておくべきである。

10　被験者のインフォームド・コンセントを得る際には，医師は，被験者が医師と依存関係にある場合や強迫されて同意する可能性のある場合には，特に，慎重にしなければならない。このような場合のインフォームド・コンセントは，当該研究に従事していない，職務上も全く無関係な別の医師によって求められなければならない。

11　法律上，無能力者の場合，インフォームド・コンセントは，それぞれの国の法律に準拠して，法定代理人等から入手すべきである。被験者が身体的，精神的無能力者や未成年者であるため，インフォームド・コンセントを得ることが不可能な場合は，その国の法律に準拠して，被験者に代わって同意をなしうる親族等による許可が被験者の同意の代わりとなりうる。しかし，未成年者であっても，本人から同意が得られる状況においては，法的保護者からの同意を入手するばかりでなく，未成年者本人からも同意を得る必要がある。

12　研究計画書には，この宣言に盛られている倫理的配慮に関する記述がつねに含まれており，かつ，この宣言にある基本原則に従って，研究が行われるものであることが明記されていなければならない。

〔2〕専門的な医療の一部としての医学研究（臨床研究）

1　新しい診断法や治療法が患者の救命や，健康の回復又は苦痛の軽減に役立つと判断した場合においては，医師には，患者の治療に際して，これらを行う自由がなければならない。

2　新しい方法を治療に応用する場合には，予想される効果，危険性及び不快さを，現行の最善の診断法や治療法による利点と比較考慮しなければならない。

3　いかなる医学研究においても，対照群に割り付けられた患者も含めて，現行の最も有効と考えられる診断法や治療法を受けることができるという保証が与えられねばならない。

4　患者が研究に参加することを拒否したとしても，拒否したことによって決して患者と医師という大切な関係を損なってはならない。

5　もし，医師がインフォームド・コンセントを得ることが必要でないと考える場合においては，そのように考えた特別な理由を基本原則の2に規定したる独立した委員会に説明するために，研究計画書にそのことを明記しておかなくてはならない。

6　医師は，ヒトを対象とする生物医学的研究を専門的な医療の一部として行うことができるが，この場合，その目的は新しい医学的知識をうることにあると考えられる。しかし，このような場合もその研究が患者に対して潜在的な診断的又は治療的価値があることが理由づけられる場合に限られるべきものである。

（前文は略）

の全文を表2に掲げましたが、これは精神とか倫理規定という認識では甘い。これはソフトです。クリニカルサイエンスを推進する非常に強力なソフトとして把握していただきたい[6]。

必要な法律、制度と研究組織

まず、われわれが今どこにいるのかを正しく認識することから始めねばならない。日本の臨床試験は、このマンガ（図1）に示したようなもので、いってみれば一人芝居です。とりわけ症例報告書などを臨床医が書いてしまうので客観性は確保されない、あるいは統計テキストを片手にパソコンを叩いて統計解析までしてしまう。今後の改革のキーワードは「客観化」です。これらをすべて客観化していくというプロセスが、臨床試験のインフラづくりの第一歩である。

ＩＣＨ－ＧＣＰは突発的に出てきたものではありません。われわれが今どこにいるかをはっきり認識するために、１９６２年の「キーフォーバー・ハリス医薬品改正法」を思い出さなければならない[7]（表３）。ケネディ政権の時代です。この時点で米国はＧＭＰの査察、副作用報告、広告規制、インフォームド・コンセント、決定的に重要なのは「適切かつ十分な対照比較を用いた臨床試験で示される安全性と有効性の本質的証拠」がない限り、薬は承認しないことを厳しく法律で定めた、その時点の科学を結集し、最先端の科学的なエビデンスを出せということです。これは比較対照臨床試験で評価するという規定であります。

これに対して企業からは訴訟が起きた。学会も猛反発をした。１９７３年にＦＤＡは最高裁の判決を得て、すべて規則によってこれらを施行できる権限が与えられました。そして1963年には、GMP規則、IND規則、FDAの医薬品副作用モニタリングシステムの発足、1966年にIND規則が改正され、インフォームド・コンセントが義務づけられた。ちょうど世界医師会のヘルシンキ宣言はこれと前後して採択されたわけです。これらがICH－GCPの基礎なのです。

インフラストラクチャーのうちの組織について触れますと、上述した法の整備よりも前に米国では、例

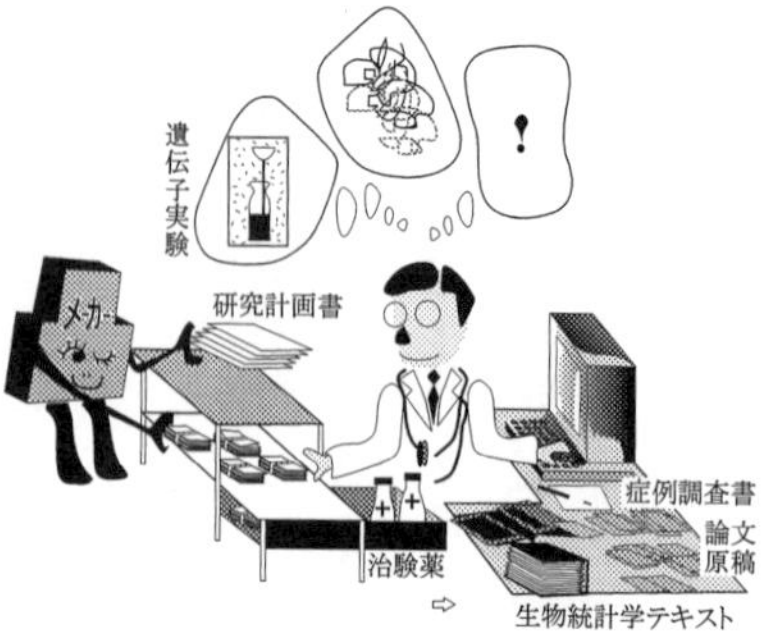

図１　日本の臨床試験

表３　医薬品開発に対する米国の取り組み（1960 年代初頭）

1961	「医薬品表示規則」改正： FDA は処方せん薬について，医師に対して「添文書による情報を与えることを求める規則」を公示，1962 年 6 月施行する。
1962	「キーフォーバー・ハリス医薬品改正法」 10 月通過した改正法は医薬品の安全性の保証を強めるとともに，製品の有効性の証明を市販前に FDA に対して行うことを要求，製造施設の査察 (GMP)，副作用報告，広告規制，患者のインフォームド・コンセント，適切かつ十分な対照比較を用いた臨床試験で示される安全性と有効性の本質的証拠などの規定が改正法に含まれる。 「消費者権利法案」 ・安全性に対する権利 ・情報を与えられる権利 ・告知される権利
1963	「GMP 規則」 「治験薬規則」(IND 規則) 治験医薬品について臨床試験前に FDA に届出を提出することを規定する。 FDA の医薬品副作用モニタリングシステム発足。
1966	医薬品評価計画発足。DESI 計画 IND 規則が改正され，「インフォームド・コンセント」が義務づけられる。

（文献 7 より）

えば癌の領域では１９５５年に臨床試験グループ“Acute Leukemia Group”が結成され、同年から１９５６年にかけては、現在も続いているＥＣＯＧ、ＳＷＯＧという大規模な臨床試験グループが組織された。米国の国家プロジェクトとして開発が始められた癌化学療法の歴史の始まりを生き生きと証言してくれるのは、１９５９年１月、Cancer Chemotherapy National Service Center発行の“Cancer Chemotherapy Reports”の創刊号です。

最近、gene therapyのいろいろなプロトコールがそれだけで専門誌に掲載されているのをみかけると思いますが、このCancer Chemotherapy Reports創刊号はまさしく化学療法、癌に対する抗癌剤による治療学を建設するための壮大な実験計画書そのものである。機会があったら是非一度ご覧いただきたいと思います。前文は表４に示しました。“The National program of cancer chemotherapy research was established by Congress to facilitate work in this field by providing funds”下線の部分が重要です。そして、ずっとページを繰っていくとオーガニゼーションがたくさん出てくる。その中の一つがSouthwestern Groupです（表５）。

Taylorがチェアマンで、ここにM. D. Anderson Hospitalを中心としてアーカンソー大学メディカルセンター、ベイラー医大、多くのV－Aホスピタル等々、このようなclinical trial groupをつくる。注目していただきたいのは、この時点ですでに統計解析サービスをど

表4　Cancer Chemotherapy Reportsの前文

The National Program of Cancer Chemotherapy Research

The national program of cancer chemotherapy research was established by Congress to facilitate work in this field by providing funds, services, stimulation, and an organizational framework in which cooperative research could develop. The program is administered by the Cancer Chemotherapy National Service Center (CCNSC) of the National Cancer Institute, and is based on a network of hundreds of independent investigators who work together when a coordinated effort seems the best way to reach a desired goal.

表5 Southwestern Group

Chairman：Dr. Grant Taylor, M.D. Anderson Hospital and Tumor Institute, Houston 25, Texas

Clinical Study：

Leukemia, acute (children)：6-MP+hydrocortisone or Prednisone vs. steroid alone；ACTH and Hydrocortisone used alone and in sequence with 6-MP

Leukemia, chronic myelocytic：6-MP vs. Myleran

Leukemia, chronic lymphocytic：Chlorambucil vs. P-32

Human Pharmacology：

CB-1348, actinomycin D, mannitol mustard, Miracil D, narcotine, sarcolysin, NSC-1026, cyclophosphamide

Baylor University ……………………Houston, Texas
Southwestern Medical School ……………Dallas, Texas
University of Texas Medical Branch …Dallas, Texas
University of Arkansas Medical Center ……………… Little Rock, Arkansas
Tulane University ……………New Orleans, Louisiana
University of Oklahoma Medical Center ……………… Norman, Oklahoma
V-A Hospital ……………………Little Rock, Arkansas
V-A Hospital ……………………………Houston, Texas
V-A Hospital ………………Oklahoma City, Oklahoma
V-A Hospital ………………………………Dallas, Texas
V-A Hospital …………………New Orleans, Louisiana
Statistical Service：M.D. Anderson Hospital Houston 25, Texas

こが受け持つかということが明記されている（表5、下線）。そして、どのようなトライアルをするかも決められています。

このように、Cancer Chemotherapy Report の創刊号は癌に対する化学療法開発のプロトコールそのものなのです。それから40年余、現在、Southwest Oncology Group は全米で最も大きな癌の臨床研究グループで、ハワイの cancer center もそれに参加しています。また、この最初のページには、setting up a clinical programとして、どのような条件が満たされないといけないかが示されています。

"1) Pooling of data from all institutions in order to accumulate rapidly the necessary number of patients. 2) Standard criteria of diagnosis, treatment and measurement of effect. 3) Statistical design of the study, with randomized assignment of patients to the groups to be compared. 4) Statistical analysis and collaborative reporting of the results." この四つの原則を課しています。これは１９５９年、今から40年前です。そして、改めて今認識しておかなければならない点は、現在、すでにSouthwest Oncology Groupは財団になって自立しているということで、もはや資金源を国の予算だけには依存していません。

臨床科学のパラダイム

以後の治療学の発展をみると、主として新薬開発、臨床試験、治療学的コンセプトの三つによっている。この臨床試験こそが、現在われわれが呼ぶクリニカルサイエンスの根幹を成すものなのです。そしてこの間に、臨床試験を支える多くの科学が発達しました[3]（表6）。

このように、臨床試験は主として米国で創造された法律と制度、そして多くの科学によって支えられ、発展してきたものなのです。ですから、メソドロジーとして統計処理を覚える、あるいはインフラだといってデータマネジメント部門を置けば済むという安直なものではない。サル真似ではダメです。まずコンセプトと原理について、われわれは深く理解しないといけない。その上でメソドロジー、そしてインフラがあって、プラクティスにつながっていく（図2）。その積み重ねがあって、さらに精度の高い研究になっていくわけです。

さて、インフラを造るに当たって、それを押し進める原則は「客観化」です。先ほど述べましたように客観的、効率的、高精度に臨床試験を推進する仕組みが必要です。これによって医師はベッドサイドに集中し、より高度な頭脳活動に専念することができる[8]（表7）。ここで四つの重要な思想・コンセプトを理解しなければならない。

表6　scientific basis for clinical trial

practice of science including
- clinical pharmacology
- biostatistics
- clinical trial design
- doctor-patient communication
- pharmacoeconomies
- quality of life assessment
- technology assessment
- risk management
- hospital epidemiology

⋮

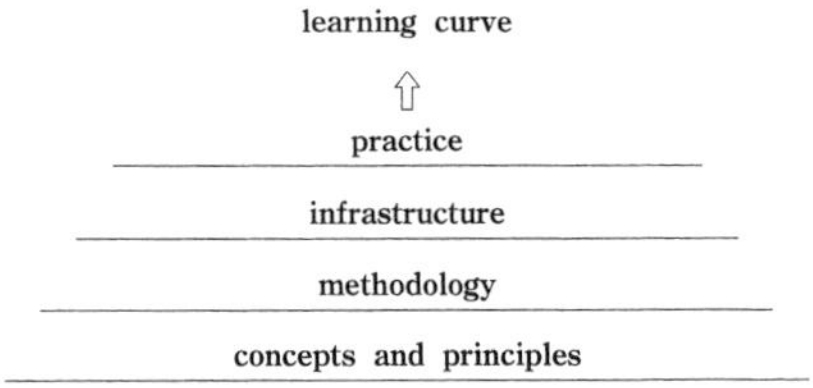

図2　Step by Step

表7　infrastructure of clinical trial

客観的，効率的，高精度に，臨床試験を推進するしくみ
⇒医師は bedside に集中し，より高度な治療戦略を案出，
　より高度な頭脳活動に専念する。
- clinical science, new paradigm
- autonomy
- fund raising
- quasi judicial process

まず第一に、科学に対する理解、クリニカルサイエンスを自然科学として、例えば基礎科学の延長ととらえてはならない。これは新しいパラダイムです。basic research における logic をクロード・ベルナール以来の決定論的なものとすれば、クリニカルサイエンスでは確率論的であり、医療の中で考えることをその軸としている。ですから、パラダイムはデカルト－ベーコンのそれではなく、フィッシャー－ヘルシンキ宣言のパラダイムといっていいと思います。[6] これは大橋先生からも指摘があると思います。

第二に、科学をつくり出す人と組織のあり方、一つの言葉で表すならば autonomy。日本の大学には欧米でいう自治はありません。[1, 2, 9–11] 自治とは、経営権と人事権です。自由に自己資金を調達し、自由に使用できるというそれだけのものがない限りは autonomy とはいえない。さらに個人、医師、看護婦、薬剤師、そしてこれからはリサーチコーディネーター、データマネジャーとバイオスタティスティシャンも含めて、それぞれの autonomy が尊重されないとだめです。

次に、避けて通れないのが fund–raising の問題です。お金の話となるとすぐねじれてしまうのがこの国の悪い癖である。今こそ fund–raising という決定的問題を直視しなければならない。[11–14] もはや科学はビジネスと一体となって、非常に大きな形で世界的に動いている。

そして次に、臨床試験は quasi judicial process であると[15]“*Nature*”が指摘する通り、この当たり前のことを理解しないといけない。準司法的なプロセス、source documentation やモニタリング、audit 査察、臨床試験は start から finish まで、これらはすべて quasi judicial process である。[8] ですから、今や医療自体が evidence based、すなわち quasi judicial process であるべきだという理解に拡張した方がよいかもしれません。[8]

臨床試験のファンダメンタルズ

そして以上のことを踏まえ、臨床試験のfundamentalsについて、もう少し具体的に考える（表８）。startとfinish、これは、いうまでもなくＩＮＤとＮＤＡ、すなわちinvestigational new drugとnew drug application、治験薬審査と新薬承認審査[3,8,16]。１９９６年から日本は初めて治験薬審査、プロトコール審査を厳密に行うことになった。これについて池谷さんが話をされると思います。そのようなことを今まできちんとしていなかった。

いっそう始末の悪いことに、各施設のＩＲＢ（institutional review board：施設内審査委員会、俗にいう倫理委員会）の科学、倫理的レベルはきわめて低いため、個々の施設でのチェック機能も働かない。そして、およそ科学論文とはいえないしろものが出版され、こともあろうに審査の組上に乗る。

このように、誠に情けないことに、臨床科学のインフラを規定するstartとfinishがこの国ではガタガタ[3-6,8,15,16]だ。つまりサイエンスの基盤がここでは完全に崩れているということである。ここがだめならすべてだめなことは自明です。

臨床試験のfundamentalsとしてscientificなベース、practice、financialすなわちfund-raising、regulato-

表８　fundamentals of clinical trial

start & finish/check and review point
infrastructureを規定するINDとNDA審査：プロトコールと論文の評価
―― ここがダメならすべてダメになる

- **scientific**
  through review/design, protocol development/publication
- **practice**
  investigator, Res. coordinator, data manager, biostatistician, auditor : verification/validation
- **financial**
  fund raising
- **regulatory** → quasijudicial process
  IND /GCP : IRB, informed consent, monitoring/ NDA

ry、これら各々についてさらに具体的に考察した上でディスカッションをしなければ、すべてが不毛であります(表８)。そして勇気をもって必要な手を打つ。そうして初めて実現への一歩となるのであります。

各スピーカーには、各方面からそれぞれ突っ込んだ話をしていただきたいと思います。

◈参考文献

1　福島雅典：第二の敗戦からの復興に何が必要か？——アメリカにおける医学・生命科学研究開発政策と日本の課題、報告書を読んで．医療経済研究機構レター　32、33：15－19、１９９６

2　Maddox J, Swinbanks D: Science in Japan. *Nature* 359:573–582, 1992

3　Fukushima M: Clinical Trials in Japan. *Nature Medicine* 1:12–13, 1995

4　福島雅典：医療の質向上における薬剤師の役割、月刊薬事39（１）：79－87、１９９７

5　Fukushima M: The overdose of drugs in Japan. *Nature* 342:850–851, 1989

6　福島雅典：遺伝子診断と治療におけるインフォームド・コンセント、遺伝子診療'96、ｐ１１２－１１６、医学書院、１９９６

7　石居昭夫：ＦＤＡの知識、薬事日報社、東京、１９９４

8　福島雅典：臨床試験の質管理．癌と化学療法　23：１７２－１８２、１９９６

9　Maddox J: How to pursue academic excellence, *Nature* 373:721–723, 1994

10　Swinbanks D: Japan aiming to fund centres of "excellence" in universities, *Nature* 373:6, 1995

11　福島雅典：臨床科学の基盤整備への提言——多施設共同研究体制の確立にむけて。（財）助成財団資料センターセミナー資料　93－３：２－９、１９９３

12　Clemmit M: US drug industry's research support, *Nature* 361:757–760, 1993

13 Swinbanks D, Dickson D: Japan's foundation still building. *Nature* 361:761-764, 1993
14 Abbott A: The European pharmaceutical outlook. *Nature* 361:765-768, 1993
15 Editorial: Blaming somebody else. *Nature* 371:89-90, 1994
16 福島雅典：治療とインフォームド・コンセント、月刊薬事37：１９２１-１９２７、１９９５

●Discussion Lead
臨床試験のインフラストラクチャーとKey Soft

さあ、これからどうするか。みんな悩んで大きくなった。遠い道のりですが、今、われわれは一歩を踏み出さねばならない。最初に示しましたように、現在多くは、ありとあらゆることを一人でやろうとしています。今後はこれを「客観化する知恵」を働かせて、いろいろ作業を発展的に分化させていくことが大切です[1]（図１）。

すでに何回も繰り返し出てきましたように、clinical research associate, data manager, clinical research coordinator（ＣＲＣ）を養成し、そしてオペレーションオフィスをつくらなければならない。ここで各種の委員会を組織して、効率的にいろいろな議論をし、事務処理もし、出版に関してもいろいろなサポートをする。そしてfund-raisingも考える。生物統計家が不可欠であることももう十分理解され、統計解析センターが必要であることも理解されたと思います。

例えば、Southwest Oncology Group の operation office はテキサス州サンアントニオに、統計解析センターはシアトルにあります。これらは必ずしも同じ所に全部がある必要はないし、木村先生のアイオワ大学のように同じ所にこのようなオフィスをつくってもいい。それを発展させれば、中村さんが紹介したＳＭＯ（site management organization）となります。

さて、問題の本質は一点に集中させることができます（表1）。言うまでもなくパブリケーション、これが共通のゴールです。大野先生が見事な実績で示されましたように、leading international journal にパブ

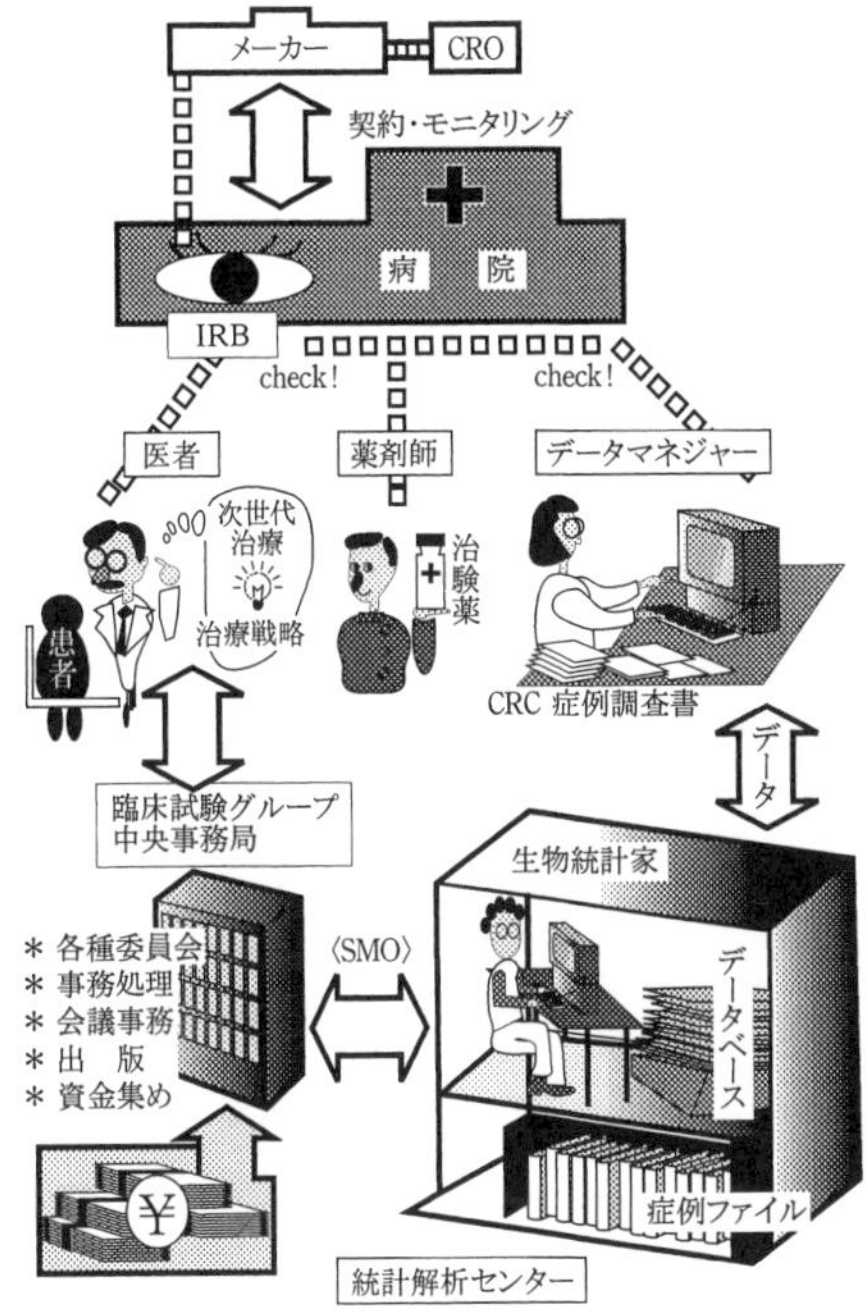

図１ 臨床試験の作業の分化

表１ 治験における要件

cost performance, *quasijudicial process*	
・企 業	⇨短期間で質の高い臨床試験ができ，結論が出る
・研究者	⇨自主的な研究活動の一環であり，業績となる
・患者/社会	⇨診断，治療，予防の着実な進歩につながる
publication	⇨ *in* leading international journal

リッシュすること、これがフィニッシュです。ですから、コストパフォーマンス、準司法的プロセスという二つのキーによって最終的にこれが公約数となる。わが国のそこら中にあふれるjunk journalはすべて廃刊に追い込むということです。

けれどもleading journalに論文を出していても、それだけでは、つまり治験をやっていくだけではとてもサイエンスとして推進できない。ですから、大野先生が示されたように、問題にしている疾病の征圧に向けてわれわれはまっしぐらに進まないといけない。やるべきことがたくさんあります。ですから、治験はその時点の重要な臨床科学的問題の中に正しく位置づけられていない限り、研究者、社会、そして結局は長期的にみて、企業のメリットとはならないはずです（表2）。これらの広範な、より困難な多くの課題に取り組むためにfund-raisingの問題が浮かび上がってきます。

こうして、注意深くデザインされたrandomized controlled trialを研究の中心にしっかり据えて、常に忍耐強く行い続ける必要があります（表3）。十分なサンプルサイズ、もちろんあくまでtrue endpointを目指さないといけない。surrogate endpointの問題や限界はもう十分に出つくしている。そして、これからはmultinationalなトライアルの時代に確実に入っていきます。われわれは早急にclinical trial groupを各疾患別に強固につくりあげる必要があります。その具体的なステップとして、まずグループを結成する。すでにグループがある場合は、さらにそれを拡大、充実する。まず、retrospectiveにpractice reviewをして、treatment-outcomeやfundについて徹底的にチェックする。次にrandomized controlled trialを繰り返し行い、各施設のdifferenceを修正していく（表4）。

もう十分におわかりのことと思いますが、プロトコールによって診断、治療が標準化され、医療の質が向上し、さらに経済的な管理が可能となるのです。[2] こうして managed care が射程に入ってくることになります。このようなレベルになると、phase I, phase II は非常に効率的に行うことができるようになります。すでに大野先生のグループは、そのようなレベルに入っている。

表２　科学的側面からみた治験（診断、治療、予防）の限界

たとえ論文を *leading international journal* に出版しても，治験には直接関係しないが治験のデザインや，当該疾患の治療の真の進歩に大いに関連してくる多くの科学的問題は残ってしまう

ex.
- 効果の評価法確立のための研究
- 予後因子，リスクファクターに関する研究
- 診断学的研究
- 併用療法に関する研究…スタンダードの決定
- メタアナリシス
- レトロスペクティブ研究
- 疫学的研究
- 薬物相互作用に関する研究

⇨治験は，その時点の重要な臨床科学的諸問題の中に正しく位置づけられていない限り，研究者，社会，そして結局は長期的にみて，企業のメリットとはならない

表３　royal road of clinical trial

carefully designed randomized controlled trial with sufficient sample size.

- true endpoint（suvival, disease fee, long term QOL）, *not surrogate endpoint*

new drug phase Ⅰ, Ⅱ ⇨ exercise

multinational trial

表４　growth program

1st step：*retrospective study*, *practice review*
establishing group（treatment outcome, fund）

2nd step：*randomized controlled trial*
group restructuring（inter-institutional differences）

3rd step：*randomized controlled trial*
group expansion

問題の本質と解決の方向——研究資金の調達

さて、研究資金源としてあいまいな形で治験を位置づける時代は終わりました。本格的な臨床試験を遂行するシステムをつくり、助成金つまり国からのお金に頼ることから、潤沢な自己資金づくりの可能なautonomyを確立していく必要がある[3-6]（表5）。可能な選択肢はたくさんある（表6）。民営化が最もすっきりしている。過渡的には、関連基幹病院を中核として、大学病院もそこに参加しながらclinical trial groupをつくり、助成金を財団で受け取る。これはかなりリーズナブルな選択かもしれません。

そもそも、治験の実費とは別枠の助成金を受け取らないという奇特な精神で、あくまで貧困に甘んじながらやり続けるというのはいかがなものか。国家機関が私企業の利潤につながる、あるいは全く没になるような研究に血道を上げるとしたら、それは明らかにねじれた構造である。どちらにしても資金は別途に調達しなければならないことになるから先はみえてい

表5　問題の本質と解決の方向

治験はもはや研究資金源ではない

- 純粋な医療上（科学上）の要請にどう応えるか。
  - ⇨**本格的な臨床試験を遂行するシステムづくりへ**
- 先端的，基礎的研究のための資金調達をどうするか。
  - ⇨**助成金頼みから潤沢な自己資金づくりへ**

表6　可能な選択肢

A．あくまで治験実費とは別枠の助成金を*受け取る*なら
 ①**民営化**し，十分な助成金を受け取り，税金を支払った上で研究資金とする
 ②**関連基幹病院**（民間）を中核として，clinical trial groupをつくり，十分な助成金を**財団**で受け取る
B．治験実費とは別枠の助成金を*受け取らない*なら
 ・治験を公的な研究業務として行う
 （公務員が，私企業の将来の利潤につながる，または必ずしもつながらない事業を，社会の利益のためということで，国の施設を使って系統的に行う）
 ⇨**研究資金は別途調達**
C．**SMO**（site management organization）をつくり，治験を**関連基幹病院**（民間）で**適切な報酬**を受け取って請け負う
D．法律・規則の改正

る。中村さんが紹介したようなＳＭＯを会社としてつくるのも追求すべき仕組みと思います。アイオワ大学の例は、財団で資金を受け取るシステムができ上がっているわけですが、むしろＳＭＯに準ずるものと考えていいと思います。

そこで、例えば大野先生たちのグループが財団というものをつくって、そこで潤沢に助成金を受け取る。あるいは場合によっては報酬として受け取るのだったら税金も払うという形で、その辺の transparency が確保されれば、日本でも問題なくできるはずです。メーカー側は潤沢に資金を「出す」と言っているわけですから、もっとラディカルに言うなら、ＳＭＯを経営してもよい。もし今回のＩＣＨ－ＧＣＰに関連して、fund-raising についていろいろな regulation に問題があるなら、それは合理的、かつ公正に改正しなければならない。

まとめ

さて、結局のところ、具体的にはこのオペレーションオフィスをどのようにつくるか、statistical center をどうするか、人材をどう育成するかに絞られてきます（図２）。いずれにしても clin-

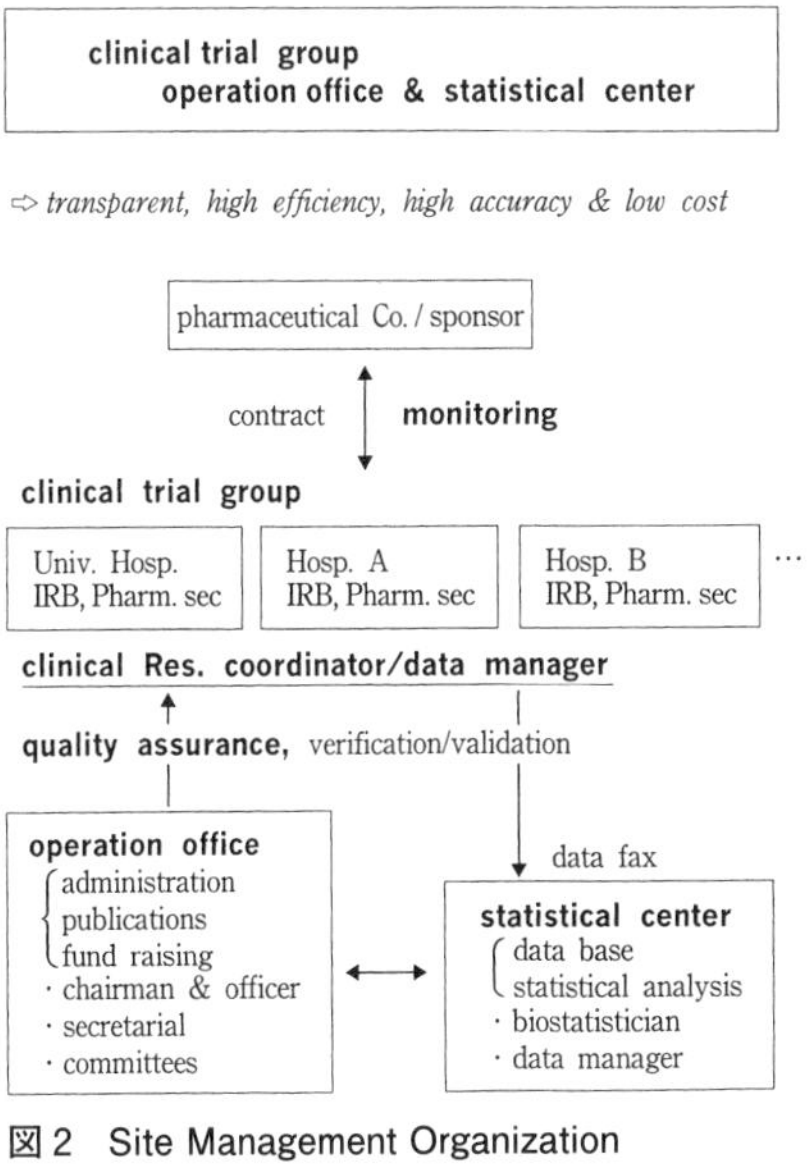

図２　Site Management Organization

ical trial group を各疾患別につくって、クリニカル・サイエンスの王道をそれぞれのグループが地道に着実に歩み続けることができるようにしなければならない。

以上、きわめて簡単に臨床試験のインフラとソフトについてまとめました。これでディスカッションのリードにしたいと思います。

◈参考文献

1　福島雅典：臨床試験の質管理、癌と化学療法　23：172-182、1996
2　福島雅典：医療不信——よい医者は患者が育てる、同文書院、東京、1993
3　福島雅典：臨床科学の基盤整備への提言——多施設共同研究体制の確立にむけて．（財）助成財団資料センターセミナー資料　96（3）：2-9、1993
4　Clemmit M: US drug industry's research support. *Nature* 361:757-760, 1993
5　Swinbanks D, Dickson D: Japan's foundation still building. *Nature* 361:761-764, 1993
6　Abbott A: The European pharmaceutical outlook. *Nature* 361:765-768, 1993

メルクマニュアル第17版　総監修者序

『メルクマニュアル』第17版日本語版　日経BP社　1999年

邂逅。一人の人間との出会いがその後の人生をつくり、一冊の書物によって人生の方向が決まることがある。

患者さんにとっては、一人の医師との出会いははかりしれぬ重みを持つものである。医療に携わるものはこのことを心に深くとどめねばならない。患者さんの一言に耳を傾けるか否かによって、また一つの知識が頭をよぎるか否かによって、すべてが決まることもしばしばある。実地医療において、病気に関する up-to-date の正確な知識は決定的である。ますます細分化される医学の発展の中にあって、専門に閉じこもることは危険である。むしろ専門が生かされるためにも、一通り幅広い知識こそ必要となっている。

このような思いを胸に、私たちがメルクマニュアル（第16版１９９２年刊）を初めて完訳し、１９９４年12月に第16版日本語版として（有）メディカルブックサービス（名古屋）から世に出して早くも５年がたった。同書はメルク社による無報酬のサービスとして１８９９年の初版以来ほぼ5年毎に改定され、今回第17版で１００年を迎えた。この間、同書は14カ国語に翻訳され、文字どおり世界の医師のバイブルとして無数の人々の治療に役立ってきた。

1998年7月19日に初めて各国のメルクマニュアル編集長がパリに集まり、第17版、Centennial Edition（100周年版）、の翻訳は新たなミレニアムを迎える前に出版することを申し合わせた。第17版は過去7年間に次々ともたらされた新しい科学データのなかから、日常診察に必須のエビデンスを医学全科にわたって網羅して2800頁を超える。この大書の完訳を、1999年3月のオリジナル出版から半年で刊行するのはほとんど無謀な合意であった。この計画は日経BP社医療局長の澤井仁氏の本書への熱烈な支持と強い決意によって、また広多勤氏を中心とする日経メディカルチーム総力をあげての不眠の取り組みによって、ついに実現可能となった。結局、全面改訂に近い第17版の訳出のため、日経スタッフは1999年5月から気の狂いそうな夏を過ごしたのであった。今回は第16版日本語版の経験を生かして周到な用意をしたつもりであったが、現代医学の膨大な知識を、無駄を排して高度に圧縮して詰め込んだ原文の、Word to word の原則を貫いた厳密な医学的用語法による日本語訳は決して容易ではなく、ほとんどの原稿は私たち専門医によってまたしても真っ赤に訂正された。そして訂正稿はさらに日経メディカルスタッフによって注意深く校正され、ようやく第17版日本語版は1999年12月10日に発行された。メルクマニュアル100周年日本語版は、こうしてイタリア、スペイン、ハンガリー語版に遅れること2週間、ドイツ語、フランス語版に先んじて出版できたのである。ほぼ半年という時間的制約の中での翻訳であり、また266人の原著者のそれぞれ独自の文体には、平易から凝った文までの幅もあり、訳は文体として、また流暢な日本語として十分に磨かれていない点があることを断っておかねばならない。読者諸氏の率直な指摘を待っている。

私共日本人にとって、言語と地理の壁はまだ厚い。用語の統一一つとっても大変なハンディを負っているのである。(例、たんぱく、タンパク、蛋白、たん白、本書では蛋白に統一した。たんぱくでは文中では分かりにくいからである)。この状況は、杉田玄白、前野良沢らが「ターヘル・アナトミア」の抄訳に苦労した220年前からさして変わっていないように思える。今日米国では毎年出版される各分野の最新テキストブックは、合わせてこのメルクマニュアルの何十倍もの量に達するはずである。医学、科学の公用語は英語である。われわれ日本人はなんとしてもこの言語の壁を突破せねばならぬ。メルクマニュアル日本語版は、逆説的ではあるが、その新たな挑戦のほんの第一歩に過ぎない。そこで、医歯薬看護を問わず、すべての学徒は本書をオリジナルに照らして読み込んで、批判できる水準まで研鑽することが望ましい。本書を読むと、われわれのなすべきことは余りにも多い。高度なチーム医療の要請は本書の至るところに出てくるし、全く手つかずの新しい領域がいかにも多いことに、賢明な読者は気づくはずである。また、ボーダレス社会にあって、世界中のすべての疾患を網羅した本書は日本の医師の国際化にも役立つであろう。

まず第一に患者さんの便益を考える。メルクマニュアルに貫かれているのはこの医学の原点である。最新の病因論と病態生理、精緻を極める症候論と検査、診断学、そして「私の処方」を一切排した治療のスタンダード。医師の〝なすべきこととすべきでないこと〟を最新の臨床試験データに基づいて全疾患にわたって網羅した本書は、今後、日本の医療の標準化と質の向上に著しいインパクトを与えるであろう。残念ながら、標準的な治療薬にもかかわらずわが国では未だに承認されていないものも多い。本書の示す標準治療の確立と普及は焦眉の課題である。

新しい世紀に入る今、医学はまさに分子医学革命の真っ只中、そして再生医学の勃興期にあり、驚異的な発展を遂げつつある。すでに本書でもいくつか記述されているのであるが、多くの医薬品が全く新しいBiologic Medicine等にとってかわられる日も近い。読者諸氏は、年々米国で出版される最新テキストに、また各専門分野における新しい論文に精通する努力がますます要求される時代に生きていることを自覚せずにはいられないだろう。

最後に、実際に薬の使用にあたっては事前に必ずメーカーによる添付文書をすみずみまで読み、それに従うことはすべての医師、歯科医師、薬剤師、看護婦に課せられた注意義務であることを指摘したい。

2000年立春

医療の質向上、後進育成から
がんセンター福島雅典さん　京大の専門大学院教授に

朝日新聞２０００年3月23日

がん治療に詳しく、医療の質の向上に向けた取り組みで知られる愛知県がんセンター（名古屋市）の福島雅典内科医長が、京都大大学院が四月から設置する医学研究科社会健康医学系の教授に就任することが明らかになった。同科は十三分野の講座から成り、文部省が幅広い分野で専門家を育てようと進める専門大学院構想の一環。医療、保健分野では珍しい試み。福島さんは「日本の医療を支える人材の育成に力をささげたい」と話している。

福島さんは名古屋大医学部、京都大大学院などを経て、二十二年前に愛知県がんセンターに着任。約十五年前から、インフォームド・コンセント（十分な説明に基づく同意）の実現や日本の臨床試験の質の向上に取り組んできた。一九八九年には英科学誌ネイチャーに日本の薬剤開発や承認システムの欠陥を指摘した論文を発表し、世界的に注目された。国内でも、臨床試験中に副作用で二十人が亡くなった「塩酸イリノテカン」をはじめ、多くの抗がん剤の臨床試験の問題点を指摘してきた。

また、医療事故を鑑定する調査会や、医療訴訟を担当する弁護士や医師らでつくる「医療事務情報センター」(本部、名古屋市)の設立にも力を注いだ。

京都大大学院医学研究科では、遺伝子、薬剤開発から医療経済まで、高度な専門知識を持つ実務者を育てることを目指している。福島さんは主に薬剤疫学など、臨床試験の計画の仕方や評価方法などを教える。

Ⅱ章　教育者として

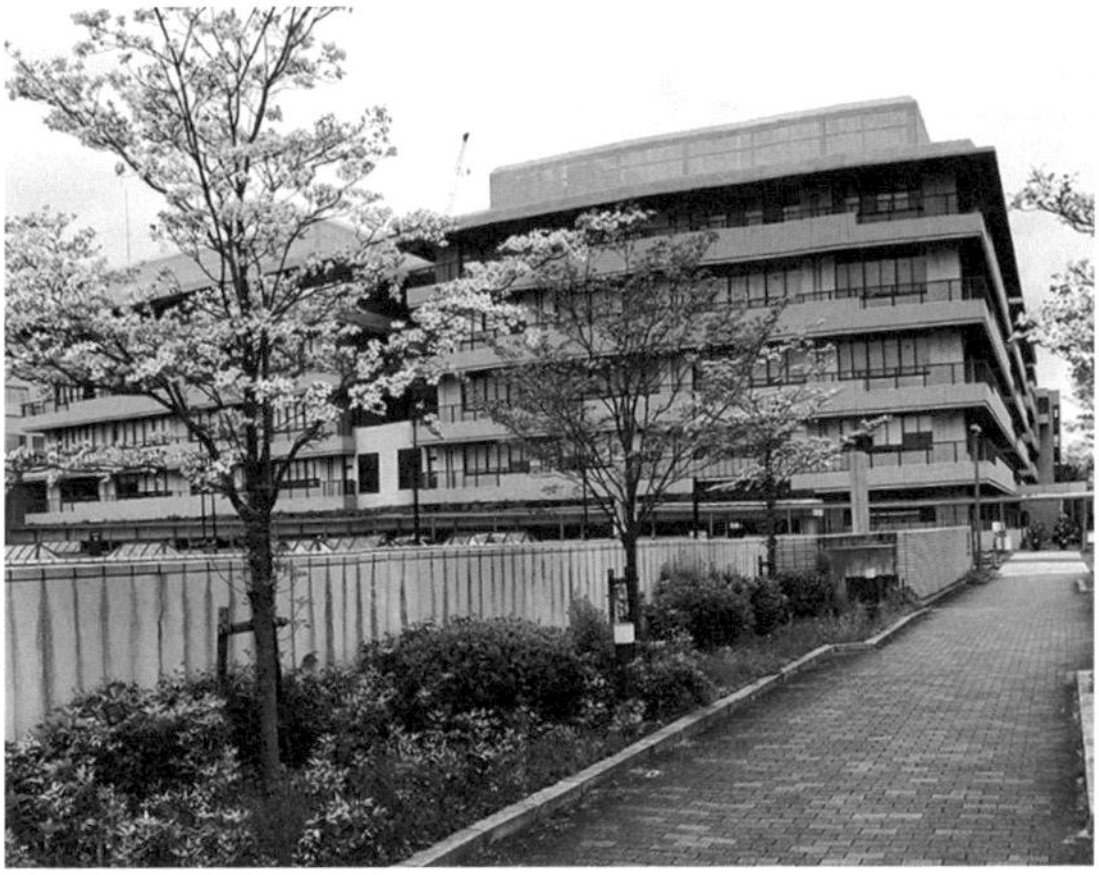

京都大学医学部附属病院　2017. 3. 撮影

教えるとは希望を語ること
学ぶとは誠実を胸に刻むこと

——ルイ　アラゴン
（ストラスブール大学の歌より）

京都大学には２０００年４月から２００９年３月まで９年間在職した。わが国初の School of Public Health を医学研究科に開設するということで招かれた。私は薬剤疫学 Pharmacoepidemiology を担当した。mission statement は〝医薬品の適正使用と薬害防止の科学の確立と普及〟とし、研究教育を実践した。

２００１年、文部科学省は京都大学教授本庶佑先生らの進言によって、わが国初のトランスレーショナルリサーチ（ＴＲ）センターを京都大学と東京大学医学研究科に設置する方針で準備していた。研究科長中西重忠先生と病院長田中紘一先生により２００２年、京都大学にＴＲセンター開設に伴い検証部の担当を任された。これでわが国は大学に初めて本格的な Data Center を持つことになった。続いて、総合科学技術会議議員井村裕夫先生から、神戸にＴＲセンターのハブとして、Translational Research Informatics Center（ＴＲＩ）を創るので担当するようにとのことでお引き受けした。

文部科学省と神戸市によって２００３年、現在の建物が完成し、６月より稼働した。文字通り０からの出発であった。わが国初のアカデミアのための開かれたデータセンター・解析センターＴＲＩ（臨床研究情報センター）の誕生である。翌２００４年文部科学省はがんＴＲ事業を開始、ＴＲＩはそのマネジメントオフィスを受注した。２００７年にその成果を踏まえて、文部科学省は全国にＴＲ拠点を形成する橋渡し研究支援推進プログラムをスタートした。このようにわが国は新しいライフサイエンスの基盤構築とライフイノベーションに継続的、発展的、戦略的に取り組んだのであった。

この時私は薬剤疫学、探索医療センターと合わせて3つを兼任していたが、2003年に、わが国の大学病院として初めて外来化学療法センターを開設することになり、その運営管理を私が担当することになった。これは後に文部科学省によるがんプロフェッショナル養成プログラム開始の一つのきっかけとなった。外来がん化学療法部長として外来化療センターの運営と診療の管理と学生の指導にあたった6年間は瞬く間に過ぎた。優れた臨床家に囲まれ、医師・教育者として幸せな時代であった。

京都大学時代を振り返るとざっと上記の如くであるが、TRIは当初から運営交付金も補助金もなく。経営的に自立させられた。現神戸大学教授である永井洋士博士らと数人で始めたTRIは順調に成長し、5年後には30人を超す職員を抱えるほどになった。TRIの経営責任が重くのしかかってきた。2007年、文部科学省による橋渡し研究支援推進プログラムが始まった時点で私は京都大学を辞すことを決心した。京都大学の現職の教授が他の大学の先生方に〝あせい、こうせい〟はないからである。同上プログラムが軌道に乗ったのを期に、TRIの経営上の責任を全うせんがため、2009年3月に京都大学を辞した。

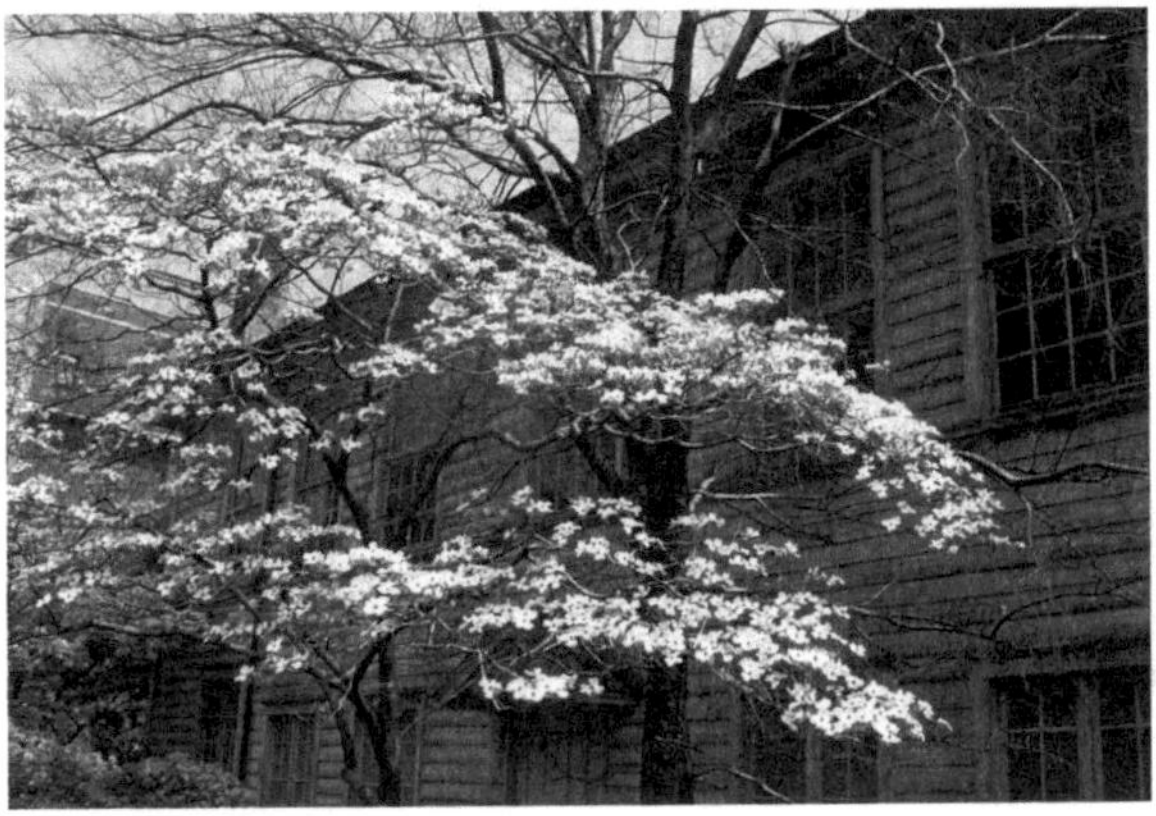

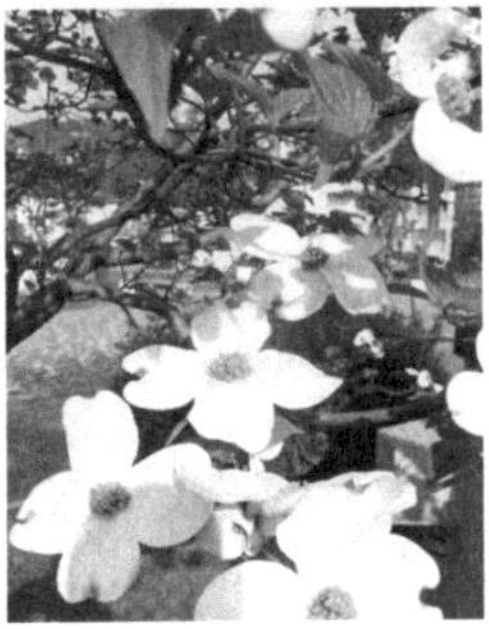

キャンパスの　純白に咲く　ハナミズキ
心あらたに　学問創らむ

Hanamizuki tree blooms in the school campus.

When I gaze upon at the white flower,

My mind and conscious is born again

To build new science.

『丹忱』退官記念誌 2009 年より（439 ページ参照）

信頼される医療の実現のために

『病院経営新事情』２０００年6月5日号　産労総合研究所

「信頼される医療」を築きあげるのにはどういった医療側の努力が必要か、医療科学の立場からまとめてみたいと思います。

はじめにはっきり言明するならば、医療側が患者さんに「どうか信頼してください」というふうに懇願してもだめです。信頼というのは常に勝ち取るものであります。この覚悟が医療側に必要です。これは大変な努力を要します。それには2つ必要条件があります。1つはその時点の科学と技術の水準をきちんと踏まえて医療を行えるかどうか、もう1つは医師、医療チーム、医療機関さらには行政、そして社会のシステム自体が問われることもありますが、それらの実行能力です。患者さんは何らかの問題を抱えて医療機関を訪れるわけですから、その問題を解決しなければ信頼は勝ち取ることはできない。しいていえば結果論ということがあります。結果が良くないとだめだということです。

医療はサイエンス（科学）とアート（技術）の実践で、その医師の全人的能力が問われる場面です。これらはすべて訓練可能でありますが、今日、最も強調しなければならないのは責任と使命であります。徹底した責任感と使命感を医師に教育の初期の段階でたたき込まねばならない。もっと平たく言えばへまをすれば訴えられるぞ、大変なことになるぞという危機感を医師が持つことがポイントです。

医療はEvidence Based Medicine（ＥＢＭ）によらなければならない。これはアメリカのマネージド・ケア（Managed Care）を支えるために出てきた議論ではありますが、限界はあるものの理念そのものは求められるべきものです。要はすべて証拠で固めていくという作業でありますから、準司法的なプロセスであるといえます。[1、2] 医療でEvidenceという場合、患者に関するEvidenceと、その時点の医学全体を支える科学の水準によるEvidenceがあります。この２つを踏まえておく必要があります。全体としてのEvidence、これは苦情を申し上げないといけませんが、日本のテキストを使っている限りしばしばＥＢＭにはならないことがあります。私たちは１９９４年以来、世界のゴールドスタンダードであるメルクマニュアル（Merk Manual）を翻訳して出版してきました。今回メルクマニュアルは１００年を迎えまして、第17版の翻訳が終了して、１９９９年12月には出せると思います（注：12月発行）[3]。これが現時点で世界で最も広く使われている教科書であり、ほぼすべての疾患について標準的な治療が書いてあります。最も信頼されるテキストに基づいて診療を行わない限りＥＢＭというのはかけ声に過ぎません。メルクマニュアル第16版および第17版日本語版訳序にはあえて「私の処方を一切排す」と記しました。標準治療というのは「私の処方」ではない。そういう思い込み診療を日本から駆逐しない限り、信頼は勝ち取れないのであります。

さて、重要なことは、患者さんはどういうふうに医師が診断をつけて、そして治療するかまったくわかっていません。薬剤師にもよくわかっていない人が多い[4]。これは教育の問題でもありますが、ここを患者さんに理解していただく努力が必要です。まず患者さんは症状を訴え、そこからすべてが始まって、最終的には確定診断に至る。これは仮設と実証のサイクルであって、医師は患者さんからの話を聞いたり、診察・検査をする過程で、いろいろ考えて何らかの証拠をつかんで最終的に確定診断に至ります(図表1)。これは一気にいくものではなく、はったりでいくものでもありません。これには膨大な知識が背後にあって、可能なことなのです。言うまでもなく正しい治療は正しい診断がなければ絶対にできません。しかしひとたび診断が確定した場合は、すでにある信頼性の高い臨床データが根拠になって、適応と禁忌が決まっており第一選択というものがあります。ここを踏み外した場合には、ほぼ確実にトラブルになります(図表2)。この臨床データのエビデンスのうち、何が最もエビデンスとして信頼度が高いかというと複数の比較臨床試験、つまり複数の第三相試験の結果であります。患者さんに対して、我々は常に過酷な臨床的意志決定をしなければならない。この臨床判断、ないし意志決定を意識下で行うことが大切であって、これをあいまいな形でやっていてはだめです。これを行うのに3つのポイントがあります。1つは科学的なポイントで、リスク/ベネフィットの判断です。この判断の根拠は臨床試験のデータが示します。そしてQOL、これは一言で言うと、患者さんの日常性を維持するということです。そしてコスト。患者さん一人ひとりについてこの3つのそれぞれの観点から均衡する点を取るように判断する。

図表1　診療における論理と臨床判断(意思決定)概論　1.

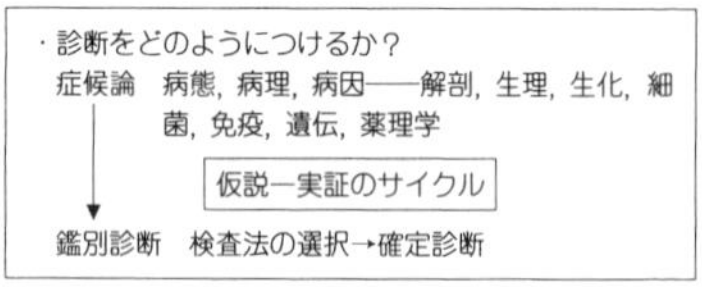
・診断をどのようにつけるか?
症候論　病態, 病理, 病因――解剖, 生理, 生化, 細菌, 免疫, 遺伝, 薬理学
仮説―実証のサイクル
鑑別診断　検査法の選択→確定診断

図表2　診療における論理と臨床判断(意思決定)概論　2.

・治療法の決定―1
臨床医学における論理(Logic):確率論(Probability)
実験医学:決定論(Determinism)とは異なる
臨床判断(意思決定, Clinical Decision Making)
―臨床試験データが根拠:複数の第Ⅲ相試験
・Benefit/Risk
・QOL
・Cost
Indication ⟷ Contraindication
適応　と　禁忌
第一選択は何か(1st choice)

これを意識下で行わない限り、時としてとんでもない判断、ないし決定になります。もう1つ忘れてはならないことは、臨床医学における論理は決定論ではないということです。実験医学は決定論的ですが、臨床における論理は確率論であります。すべてを確率的に考えなければなりません。患者さんに確率でものを話していると言わなければならない。ひょっとすると天気予報に近いようなこともあり得ると理解してもらわなくてはならない。ですから英語の教科書には、どんな記述も「may～」と必ずついています。では実際に臨床場面ではどのようにしたらいいのでしょうか？　診療プロセスにおいて信頼を勝ち取らなければならない。患者さんの問題を正しく把握して評価して、解決する。この間に信頼が醸成される。ですから当然のことなのですが、きちんと話を聞くということが最初のスタートです。きちんと話を聞いてちゃんと診察をする。だから逆に患者さんはきちんと医師に話をしなければならない。「いつですか？」と医師に聞かれて「えーいつだったかな」というのでは、「自分のおなかが痛くなったのがいつだったのかわからないの」と医師が聞かなければならない。こんなことはメモしてきなさいと患者さんに教育しないといけません。[5]

きちんと診察をすること、患者さんの体を触る、結膜を見る、喉を見る、頸をくまなく触る、これは診断学のイロハ。これをしないといつか必ずとんでもないことになります。だから患者さんもこれに対応して、「きちんと診察してください」「喉も見ないで風邪といえるのですか」というぐらいのことがないとだめです。診察を一通り終わったら、どんなことが考えられるかと患者さんは聞きたいわけですから、医師はそれを説明しなければならない。〝原点[6]〟すなわち自分が病気になったとき、どうしてほしいか考えれば自明です。「診察からはこういう病気の可能性があるので、こういう検査をする必要がありそうだ」と医師が思ったらそのことを説明するわけです。尿の検査をしなくてはならない、レントゲンを撮らなければならない、そういう検査データは逐次報告する。「咳が続いているようですからレントゲンを撮りましょう。最後にレントゲンを撮ったのはいつですか」と聞いて、患者さんとディスカッションしながら、「では、今、レントゲンを撮りましょう」と、そして結果はすぐに出す。「結果は1週間後に」と、そのようなことではだめです。できる限り即時です。今の医療ではこれができます。とりあえず痛いのを止めてくれ、という場合がありますが、その場合にはその症状をとるために必ず適切で必要な処置を行わなければなりません。この場合には禁忌もありますが、禁忌を踏み外さないようにやる。それから診断を確定します。訴訟の例として、漫然と胃潰瘍の薬を出していて、何年後かに癌が発見されてどうしてくれる、ということがあります。確定診断をしていなければ、そういうことになってもちっとも不思議ではありません（図表3）。

次は治療のプロセスですが、標準治療を踏み外したときにトラブルが起きやすい。ひとたび治療が始まったら、その治療の効果はどうか、副作用はどうかということを評価しなければなりません。患者さんはしばしば効いているのかどうかわかりません。自覚的に明らかに良くなっていれば「先生、良くなってきました。ありがとうございました」と言いますが、それでも医師は安心せず副作用についてきちんと注

図表3　診療プロセスにおける信頼の条件(1)

問題の把握・評価・解決→信頼の熟成
1. きちっと話を聞く
2. ちゃんと診察する
3. その時点で考えられること（可能性）を説明する
4. 必要な検査について説明する
5. 検査結果について逐次報告，説明する
6. 症状をとるために必要な処置・治療を行う
7. 診断を確定する

図表4　診療プロセスにおける信頼の条件(2)

8. 治療（標準治療）の便益／危険について説明する
9. 見通し，治療期間と起こり得ること（副作用，合併症等），予後について説明する
10. 経過：治療効果，副作用を的確に評価し，それについて，また見通しについて説明する
11. 変化があるたびに，それについて速やかに診断し，対応し，説明する
12. 予見される出来事，再発時の対応について説明する

意していないといけません。ひょっとして副作用が出てくるかもしれない。また見通しについても話さなければならない。変化がある場合はすぐに電話をしてもらうとか、何にでもすぐに対応できるように患者さんに説明しておかなければなりません。

次に最終的に治療が終わっても、予見される出来事、再発する可能性があるのかどうか、もしこういうことが起こったら対応はこうします、とそこまで言っておかなければならない。患者さんは医師の一つひとつの対応を理解して、必要なら要求すればいいのです（図表4）。

1989年に出版したインフォームドコンセントの論文[7]で、患者さんが納得する必要条件を示しました。①患者さんがすべての情報を得たと信じるにいたる根拠が必要です。②その中で、患者さん自身が最善と思われる方法を自ら選択し得たとの認識があり、③その選択を得るために医師が十分患者さんに協力したという事実が患者さんにも十分理解されており、④そして家族も十分承知している、これが納得できる医療の必要条件です。

これは10年前ですが、当時はインフォームドコンセントは日本に根付かない、と言う人もいましたが、それは民主主義は日本に根付かないと言っているのと同じなのです。今やインフォームドコンセントは事実上制度化されていますが、現実にそれを具体的に信頼関係の中で発展させていくためには、医師も患者さんも相当に努力しなければなりません。

後半は、最も先生方が知りたい、訴訟になり得る状況の認識とリスクマネジメントのパラダイムをお話しします（図表5）。ここで重要な点は、医療過誤と介入前のミス、すなわちミステイク、ないしエラーを区別して考えるということです。医療という場は常に訴訟になり得る状況があります。どこかでひとた

図表5　訴訟になり得る状況の認識―医療過誤と介入前のミス

両者における予見可能性と危険回避可能性

医療過誤（Malpractice）―Informed Consent の内容に関連

（＝無知，不注意，あるいは犯意による治療上の過失）
・患者に対する医学的介入と管理に関連した過誤…専門家の責任
・患者のリスク共有可能→情報開示と患者自身による選択

介入前のミス（Mistake，錯誤）―Informed Consent 外

（＝取り違え，汚染，混入，器具の欠陥，期限切れ　他）
・医学的介入前の準備過程で起こる錯誤…業務上過失致傷・死
・患者とのリスク共有不能→医療従事者間でのリスク共有

図表6　医療における介入前過程の特性とミス発生のパターン

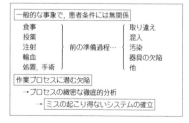

高度に複雑な（錯綜した）システム，経時的に変更される

分業と流れ作業
・医師
・看護婦
・薬剤師

リスクを伴うプロセスを他に委ねることの危険性

例：

複数の人びとが複数の業務を行う

観察，測定，記録／注射／投薬／ケア

↓

一人ひとりについての固有情報の統合が困難

↓

主治医，担当看護婦（士），専門看護婦（士）制

図表7　介入前プロセスにおけるミスのパターンと防止

一般的な事象で，患者条件には無関係

食事
投薬
注射
輸血
処置，手術
} 前の準備過程… {
取り違え
混入
汚染
器具の欠陥
他

作業プロセスに潜む欠陥

→プロセスの緻密な徹底的分析

→ミスの起こり得ないシステムの確立

び判断を間違うと、訴訟に直結する非常に危険な職場であります。「医療過誤」英語ではマルプラクティスといいます。ミステイク、ないしエラー、これは「錯誤」と日本語では訳します。医療過誤というのはインフォームドコンセントの内容に関連したものです。患者さんに対する医学的介入と管理に関連した過誤では、専門家の責任が問われます。これは患者さんとのリスクの共有が可能であり、情報開示と患者さん自身の選択を通して、可能な限り回避していくことができます。介入前のミス、これは錯誤、時には怠慢であり、インフォームドコンセント外であります。医学的介入前の準備段階で多く起こります。へたをするとこれは業務上過失致死になるケースが多いのです。前者がいわゆる鑑定とか問題になるような医療民事訴訟で、後者は刑事訴訟、この場合患者さんとのリスクの共有は不可能です。医療従事者間でリスク

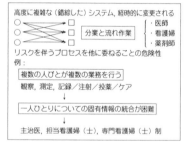

を共有し、徹底的にリスクを回避する努力をしなければなりません。このパラダイムは非常に重要でありまして、これを混同してリスクマネジメントはできません。

次に予見可能性と危険回避の可能性を議論します。介入前のプロセスにおけるミスのパターン（図表6）と防止（図表7）について述べますと、これは一般的な現象であり家庭でも何かの間違いで起こり得ることです。患者条件とは無関係であって、現場では非常にたくさんある処置、ないしケアの準備過程で起こり、取り違え、混入、器具の汚染等、作業プロセスに欠陥が潜んでいるものです。このプロセスの緻密な分析と、ハード面における対策でミスを起こさないシステムを確立することができます。医療現場は複数の人が、複数の人に対して複数の業務を行う、潜在的に極めて危険なシステムになっていますので、一人ひとりについて固有情報の統合が困難であります。ですからこれを統合していくように整備していくことが1つのポイントになります。医学的介入に伴うリスクのタイプとレベルは、各介入に患者固有の条件が関係します。これはいろいろな処置、検査、手術、そして投薬、注射がありますが、このような医学的介入を行うところには合併症、出血、感染、その他いろいろ想像できると思います。投薬で一番怖いのがアナフィラキシー、医師は必ず患者さんに薬物アレルギーの既往があるかどうか聞かなければなりません。私の経験ではクラビット1錠でアナフィラキシーで死にそうになった患者さんもいます。頭の中にはいつそれが起きても不思議でないとインプットされていますので、看護婦から泣いて電話がかかってきたときも、「それはアナフィラキシーだから、すぐにO_2吸入してエピネフリンを皮下注射して血管を確保して、ステロイドを注射し、当直を呼ぶように」と、これで助かる。多くの病院では、普通は救命できますが、アナフィラキシーをいつでも救命できるかどうかで、その病院のレベルが判定できると言っても過言

図表8　医学的介入に伴うリスクのタイプとレベルと防止

各介入に患者固有の条件が関係し得る

- ・処置／検査／手術
  - 穿刺
  - 内視鏡
  - 血管造影
  - 中心静脈カテーテル挿入他
- ・投薬，注射

} 医学的介入 {

- 合併症：
  - 出血
  - 感染
  - 穿孔
  - 他
- 有害反応アナフィラキシー

対危険／便益比分析

→インフォームドコンセント：情報開示と患者自身の選択

→ 危険の認識と共有

図表9　死を導くミスの連鎖と過誤：例：輸血1

介入前プロセス

1. 血型を聞く（記憶は当てにならない）…2.で検証
2. 血型判定と抗体チェック…(1)採血サンプル取り違え
   (2)検査室での取り違え
   (3)検査ミス，試薬取り違え
   (4)記入ミス
3. インフォームドコンセント（義務）…7.の確認
4. 輸血オーダー …(1)オーダーミス
   (2)血液センターでのミス
5. クロスマッチ …(1)採血サンプル取り違え
   (2)検査室で取り違え
   (3)期限切れ
6. 輸血 …(1)注入前に他の患者の分と取り違え

図表10　死を導くミスの連鎖と過誤：例：輸血2

介入後プロセス

7. 輸血，注入…起こり得るリスク…インフォームドコンセント
   (1)アレルギー反応（アナフィラキシー）
   一前投薬による防止と注意深い観察による早期処置
   (2) GVHD一照射
   (3)感染防止ースクリーニング
   (4)予見不能な未知の事象

ではありません。医療においては、常に対危険便益比を個々の患者さんで分析し、患者さん自身と相談しないといけません。インフォームドコンセントと情報開示、患者さん自身の選択がリスク回避するポイントです。危険をどれだけ認識しているかということ、安易に「ＩＶＨにしましょう」とベッドサイドでやっていたらいつかトラブルが起きます（図表8）。これを輸血を例に見てみますと、介入前のプロセスとして、血型を聞く、血型判定、抗体チェック、インフォームドコンセントをとる、輸血のオーダーをする、クロスマッチ、こんなにたくさんあるわけです。どこでもミス、取り違いが起こり得るわけです。実際ひとたび他人の血液を注入するときに起こり得る危険の1つはアナフィラキシーです。前投薬による防止と注意深い観察による処置により回避できます。ＧＶＨＤ、これは放射線照射によってほぼ回避されま

す。感染防止は事前にスクリーニングして回避できますが、しかし予見不能な未知なことがあり得ます。これは患者さんに「こういうリスクがあります」と言った上で、「対応策として何々をします」と、ここまで言わないといけない。先ほどの介入前のミスについて、患者さんに「ミスが起こったらごめんね」なんて言うのはインフォームドコンセントではありません。それは明らかに業務上過失になるわけです（図表9・10）。

情報開示の臨床的意義をまとめますと、危険と便益に関する基礎的情報は、臨床試験と市販後調査によって与えられます。ですから、市販後調査がいい加減だととんでもないことになります。より精度の高い市販後調査がリアルタイムで公開される仕組みをつくる必要があります。その時点で集積しているそれらの科学的データに基づいて患者さんに説明、情報開示がなされる、そして患者さんにそれらの情報が正確に理解されることが診療すべての前提となるわけです。

インフォームドコンセントの過程は臨床実践において決定的であります[1,2]。リスクマネジメントはこの過程で医師、患者双方が起こり得る危険について、予見可能性と危険回避可能性を明確に意識するところから始まるわけです。リスクマネジメントの基本的な条件は「予防は過誤に勝る」でありまして、確立した標準治療に準拠することが重要です。ですから、医師は常々世界最先端の教科書にアクセスして、その情報を得て実践できるようにすることが大切です。診療録にはインフォームドコンセントの過程を実証する注意深い文書を残す必要があります。患者さんと危険と便益について議論したことを記述することは、情報開示プロセスとして深い意味があります。適正なインフォームドコンセントこそが訴訟の最善の予防策だと強調してもしすぎではありません。

リスクマネジメントは我流でいきあたりばったりでやっていてもだめなので、きちんと系統的に制度化する必要があります。医学生にも教育する必要もあります。この管理の方法は基本的には確立しています。それを普及させる必要があります。リスク管理業務を専門に行うリスクマネジャーを養成する必要があります。アメリカでは1980年代から各州で法として確立しています。さらにリスク管理の監査、勧告、命令をする外部機関が必要です（図表11）。

以上を背景に、医療科学として病院疫学、ホスピタルエピデミオロジーが急速に発展しつつあります。これはマネージドケアの中でこの方面の科学的発展を余儀なくされてきたということですが、こうした科学的アプローチを病院経営に取り入れることが今必要になってきているのです[1]（図表12）。

さて、今回の議論を踏まえて、わが国の医療の質向上のために、ここに〝医療の質管理法〟の制定を提案したいと思います。

高度に発達した医療技術と、複雑化した病院システム、そして膨大な医学知識に、もはや医療のシステ

図表 11　リスクマネジメントの制度化と教育

1. リスク管理の方法―同定，評価，対処―の確立と普及
2. リスク管理の業務―リスクマネジャーの養成
3. リスク管理の監査，勧告，命令

図表 12　病院疫学（Hospital Epidemiology）

マネージドケア／病院間競争
　➡コスト抑制圧力
　　→医療における有害事象の防止
・質管理――継続的な質改善
　　→臨床実践ガイドライン
・院内感染防止
・リスクマネジメント
・調剤薬局相談
・職員健康管理

図表 13　医療の質管理法〈案〉骨子

1. 診療録管理整備
　診療録は全国基準化し，記述は POS システムに基づくものとする。患者一定人数に対して診療管理士を配置し，診療録の整備に努め，適切に管理しなければならない。
2. リスクマネジメント（医療ミス，医療過誤防止）
　各病院，医療施設は，患者一定数に対してリスクマネジャーを置き，当該施設におけるミス，エラー，マルプラクティスなどの発生を防止しなければならない。
3. アウトカムリサーチ（治療成績開示）
　各病院，医療施設は，別に指定された疾患については，そこで治療された全患者の治療成績を科学的に認められる方法でまとめ，開示しなければならない。
4. 医療情報アクセス保証
　患者は，本人の診療に関するあらゆる情報にアクセスすることを保証される。

ムは押しつぶされようとしています。今日の医療では、ともすると人間性は限りなくすみに押しやられています。最近続発している医療ミスも、多くはシステムの未熟、欠陥によっており、今や新しい科学に基づいてシステムを包括的に管理する法律〝医療の質管理法〟が必要なときであると考えます（図表13）。診療報酬上の手当も行い、必要な人材を養成し、これら医療の質向上に必要な新しい枠組みが実効あるものにするための教育も行う必要があります。今後この法案の制定の運動をすすめたいと思います。

❖参考文献

1 福島雅典：薬物治療における情報開示と危機管理．第25回日本医学会総会会誌Ⅲ：４４３、１９９９．
2 福島雅典：医療における情報開示と危機管理．日本医師会雑誌．１２０（２）：２６５‐２７１、１９９８．
3 福島雅典：監訳総編集：メルクマニュアル第17版日本語版．日経ＢＰ社．東京．１９９９．
4 福島雅典：医療の質向上における薬剤師の役割．月刊薬事．39（１）：79‐87．１９９７．
5 福島雅典：臨床的意志決定に必要な情報とは何か？　情報開示と医師・患者それぞれの責任．月刊ナーシング．20（４）：36‐40．２０００．
6 福島雅典：医療不信．同文書院．１９９３．
7 福島雅典：問われるインフォームド・コンセント・「ヘルシンキ宣言」の原点の確認を、モダンメディシン、89‐10：１２６‐１２９．１９８９．

薬剤疫学教授　新任のご挨拶

『芝蘭会報』　芝蘭会　２０００年

平成12年4月1日付けで新たに創設された医学研究科社会健康医学系専攻 Pharmacoepidemiology で薬剤疫学を担当させて頂くことになりました。

本大学院は4月1日の芝蘭会報で概要が紹介されましたが日本の大学でははじめての School of Public Health です。高度に発達しながらもますます厄介な問題を抱えている今日の医療に対して、本専攻は、医療の質向上のため科学的アプローチと実践を行いつつそれらの新しい科学を身に付けた実務者を世に送り出す使命を課せられています。京都大学に従来の Life Science（生命科学）、Medical Science（医科学）に加えて Health Science（医療科学）が創設されたことは誠に時宜にかなったものであります。紙面をお借りして本庶佑医学研究科長はじめ医学研究科、医学部の先生方の並々ならぬ熱意とご努力に厚く敬意を表したいと思います。

私にとっては25年ぶりの医学部キャンパスで、部屋の窓から今はもうない旧医化学の建物があった辺りを眺めると、早石修先生の下で実験をしていた大学院時代が彷彿と脳裏に浮かんできます。

私は昭和48年に名古屋大学医学部を卒業し、本学大学院で医化学を専攻し、昭和51年から2年間浜松医科大学の生化学第一講座で助手を務めました。

昭和53年からは愛知県がんセンター病院で腫瘍内科医として本年3月31日まで22年間、進行・再発がんの患者さんの治療を専門に行ってきました。あらゆる種類のがん合計約２０００人の患者さんを診てきましたが、この半世紀の間に癌の治療は格段の進歩をとげ、進行、再発がんも外来治療が原則というところまできています。これは効果的な抗がん薬の開発と臨床試験の進歩によるものですが、一部に依然として薬の適正使用には程遠い現状があることを認めざるをえません。

過去15年間、我が国の臨床科学の基盤整備のために、臨床のかたわら微力ながら私にできることをしてまいりました。関係方面の方々の努力により、インフォームド・コンセントは事実上制度化され、ＩＣＨ－ＧＣＰも施行され日本の医療もようやくグローバルスタンダードに近づいてきました。しかしながら課題はまだ山積しており、今後一つ一つ解決していかなければなりません。

薬剤疫学は医薬品の有効性の評価と安全性の確保のための新しい臨床科学（Clinical Science）で、１９８０年代に入って確立し、急速に発展しつつある分野です。医薬品の開発から承認・市販そしてその使用までをカバーし、具体的には臨床試験のデザインと解析そして治療成績の評価と有害反応（副作用）の防止を任務とします。

今年度入学された院生の多くは社会での実績を既にもっており、この大学院で新しい知識と方法を身につける熱意に燃えています。彼ら、彼女らからの期待と社会の要請に応えるべく鋭意努力する所存です。諸先生方のご指導・ご鞭撻をお願い申し上げます。

京都大学薬剤疫学教室
臨床試験の管理を専門とする実務者の養成目指す

『Medical Tribune』２００１年2月1日号　メディカルトリビューン　より転載

薬剤疫学（pharmacoepidemiology）は、１９８０年代に米国で確立した学問で、科学の発達や社会的要請によって盛んになり、現在欧米には多くの研究者がいる。しかし、わが国ではもともと公衆衛生という行政的な面から疫学（epidemiology）を研究・教育してきたため、新しい科学である臨床疫学は非常に遅れ、薬剤疫学の発達も遅れてしまった。このようななか昨春、京都大学大学院医学研究科社会健康医学系専攻健康解析学講座薬剤疫学分野（以下、薬剤疫学教室）が設置された。医薬品の開発における臨床試験のデザイン、管理および解析、副作用監視を専門とする実務者の養成を目指す同教室の福島雅典教授に話を聞いた。

科学としての疫学が遅れた日本

薬剤疫学は１９８０年代に米国で確立、80年代後半に進展した比較的新しい学問だ。古くからある学問としては、集団における疾病に関連した事象を扱う疫学があり、一方で、人体における薬剤の効き方・副作用の起こり方を研究する薬理学（pharmacology）があったが、臨床科学（clinical science）が発達するに従って、臨床疫学（clinical epidemiology）と臨床薬理学（clinical pharmacology）が発達し、必然的に薬剤疫学も発達してきた。

人は1人1人遺伝的に異なるため、どのような薬剤でも非常に少ないが一定の確率で重大な有害反応が起こる。それはかつて特異体質と呼ばれていたが、科学の発達に伴い、次第に薬剤による有害事象発現の原因がつかめるようになってきた。薬剤疫学はそうした科学の発達や、薬剤の適正使用を求める社会的要請によって、特に米国で盛んになった。

しかし、わが国では昔から保健行政という立場から公衆衛生を学問として教育してきており、本来の科学としての疫学は非常に遅れてしまった。福島教授は「戦後、新しい科学はほとんど米国で生まれたが、それをわが国は体系として輸入できていないため、新しい科学を体系として確立できない。文部省の管理下に大学が講座制で枠をつくってしまい、この枠のなかに新しい科学の体系は入らないからだ」と説明し、「このような硬直した学問体制は科学の発展には大きな障害で改革すべき」と強調する。

独立した教室としては初めて

このような背景があって、わが国では新しい科学の輸入が遅れたが、今回ようやく、京都大学にSchool of Public Health（通常、〝公衆衛生大学院〟と訳されるが、福島教授によると〝医療科学大学院〟という名称のほうがふさわしい）が設置された。このなかには、薬剤疫学のほか、医療統計学や健康政策管理学、医療倫理学、国際保健学などさまざまな教室がある。しかし、薬剤疫学を独立した教室として発足させたのはわが国で初めて、世界的にも例がないのではないかという。外国では1つの疫学教室に20人程度の研究者がいて、そのなかに薬剤疫学を専攻する人もいるという形だ。しかし、既に科学として薬剤疫学は重要なテキストもいつくかあり、1つの独立した学問として確立している。したがって「わが国でも薬剤疫学を学問としてきちんと教える必要がある」と福島教授は指摘する。

さらに「経済的な豊かさを得て、より新しい、有効かつ安全な薬剤が欲しいという患者の要望が強くなり、それに対応して膨大な数の薬剤が開発、使用されるようになった。その結果、薬剤疫学の社会的重要度はますます増してきている」という。

米国では、良質な医薬品を生み出すことが社会のニーズであり、それが国益にもつながるとの認識のもと、早くから国策として医薬品の開発を強力に推し進めてきた。1962年のキーフォーバー・ハリス医薬品改正法施行以後、米食品医薬品局（FDA）は着々と法的な整備を行ってきた。「医薬品はその時代の最先端の科学によって有効性と安全性が証明されなければならない」というのが臨床試験実施基準（GCP）の始まりであり、FDAが制定した法律が事実上、グローバルスタンダードとなり、それがわが国でも98年に全面施行となった医薬品規制ハーモナイゼーション国際会議（ICH）‐GCPである。また、米国では80年に議会決議して、医薬品メーカーに課せられる市販後調査（PMS）の整備を勧告している。このように、米国では科学に基づいて法律をつくり、産業を育成・促進している。

福島教授は「科学の流れと経済の流れがすべてを決めてゆくため、それを先回りして、促進あるいは制御するように法をつくっていかなければならない」と話す。

臨床試験をオールラウンドに学ぶ

わが国で薬剤疫学というと、〝副作用監視〟のことと考えられる場合が多い。しかし、福島教授は「副作用監視は薬剤疫学の1つの大きな任務ではあるが、科学というものは無限に広がっていくものであり、薬剤疫学も狭く考えてはならない」と注意を促す。京都大学薬剤疫学教室の掲げる研究指導・内容は「診断・治療・予防にかかわる医薬品の開発から施薬までの各段階を扱い、医薬品の有効性を評価し、安全性を確保し、最適な使用を確立するために必要なアプローチを考案して実行するための科学的方法と実践の研究教育を行う」。

同教授は、薬剤疫学は実用的な科学であり、問題を解決できなければ存在理由がない、と言い切る。したがって、同教室も実務者養成を目的とする。修士と博士の過程があるが、修士論文は課さず、修士はカリキュラムを消化すれば修士号が与えられる。しかし、従来の修士課程より授業が圧倒的に多いため、非常にきついコースだという。博士課程についても、実務者であることに加えて、さらに高度な研究力が加わったものでなくてはならないとしている。

同教室では、前期は薬剤疫学について集中的・系統的に講義（週1回）し、後期は臨床試験のデザイン・方法・実際について週1回の講義のほか、実習も毎週行っている。臨床試験のプロトコル作成、データマネジメント、解析、論文執筆、出版まで、オールラウンドにこなす。実習では、製薬会社に出向いて前臨床試験など医薬品開発の現場を見学したり、わが国で数社しかない開発業務受託機関（ＣＲＯ）へも訪れる。

受講生は社会人がほとんど

福島教授は「臨床試験の方法論はそれ自体が大きな科学であり、大規模事業である臨床試験を展開するためのノウハウとしての方法論は膨大なものになる」と説明。わが国では、薬学や統計学の知識だけで臨床試験を評価する傾向にあるが、「最先端の臨床医学についての広範な知識がないと臨床試験は行えない」と強調する。

同薬剤疫学教室には現在、薬学部出身の修士１人と看護学科出身の修士１人が所属しており、今春から医学部卒の修士が加わる予定だ。薬剤疫学は選択科目であり、今年度は７人が講義を受けた。受講生は現職の弁護士や薬剤師、看護婦などほとんどが社会人で、仕事と両立させながら通っているという。また、特に宣伝はしていないが、人づてに聞いて受講したいと申し出た製薬企業の人たちにも受講を許可している。大学で臨床試験について系統だって教えているのは、おそらく同教室のみであり、また非常勤講師としてたびたびＣＲＯの社長や重役、厚生省（現、厚生労働省）や、医薬品機構の幹部など、その道のトップの人たちに講義してもらっており、ダイナミックにカリキュラムを発展されていくという。福島教授は「文字通り、開かれた大学院を目指す。臨床試験にかかわっている人、これからかかわる人には最高の勉強の場にしたい」と抱負を語る。

社会的問題に対し行動起こす

医薬品の有効性の評価と安全性の確保という社会的要請に応える任務を課せられている薬剤疫学では、医薬品に関して問題が発生したときに、社会的にアクションを起こす。一昨年、糖尿病治療薬トログリタゾンが回収されたが、同教室では昨年前期カリキュラムで夏休み明けに、同種同系のピオグリタゾンの市販後における規制の意思決定について、薬剤疫学受講大学院生が回収不要論、回収論の立場でプレゼンテーションし、ディベートを公開討論として行った。それに厳密な検討を加えて結論を得、ピオグリタゾンの添付文書の改訂を求める要望書を、当時の厚生大臣（津島雄二氏）とピオグリタゾンを販売する武田薬品工業（株）の社長あてに提出。これを受けて、厚生省はドクターレターを発行した。福島教授は、今後もこのような社会や企業への情報発信を行っていくとともに、同教室で教えている内容についてもホームページ（http://square.umin.ac.jp/kyotoupe/）上で公開していく方針だ。

また同教室では、京都大学の医師らをおもな対象として、実際の臨床試験のデザイン・管理・解析について相談を受け付けている。既に約10プロジェクトのプロトコルを作成しており、今年初めから、そのいくつかが臨床試験を開始した。受けた統計解析相談も20件を超える。

さらに同教授は、臨床試験の登録と管理、データ回収をインターネット上で行う最先端のシステムを考案中だ。システムさえ構築すれば、低コストで質の高い臨床試験をわが国でも実施できる、と話している。

なお、京都大学は新たにデータマネジメントセンター（ＥＢＭ共同研究センター、センター長＝福井次矢教授）の設立を準備しており、福島教授らも支援する。同大学院には医療統計、医療倫理の専門家もそろっており、わが国の臨床試験の中心的役割を果たすことになると考えられる。

牛海綿状脳症および新変異型クロイツフェルト・ヤコブ病の防疫に関する緊急全面警戒体制実施要望書

厚生労働大臣　坂口　力殿

２００1年1月31日
福島雅典（主任教授）

ヨーロッパ諸国およびアメリカ合衆国における現在の、牛海綿状脳症および新変異型クロイツフェルト・ヤコブ病の発生状況を鑑みて、以下の緊急措置をとられ、更に一層情報収集に努め、かつての輸入血液製剤（非加熱）によるＨＩＶ感染（薬害エイズ）渦の経験を生かして、対策、対処に遅れをとらないように科学者の立場から要望いたします。

要望事項

1．ヒトにおける新変異型クロイツフェルト・ヤコブ病（新変異型ＣＪＤ）のサーベイランスの強化徹底、および新変異型ＣＪＤが疑われる症例の届け出をすべての医師に対して義務付けることを求める。

2．食品、生物製剤（血液製剤、ワクチン）を含む医薬品、医薬部外品、化粧品、および医療用具において、牛海綿状脳症（ＢＳＥ）に汚染された疑いがもたれるものすべての輸入、製造並びに使用を禁止すると共にすでに製品化されたものの全面廃棄を求める。輸血用の献血、採血についてもフランス、アイルランド、ポルトガルに１９８０年以降、10年以上滞在経験者からの献血を中止することを求める。

要望の理由

要望１の理由

１９９６年3月、英国で発表されたヒトの新変異型クロイツフェルト・ヤコブ病（新変異型ＣＪＤ）が牛海綿状脳症（ＢＳＥ）から感染した疑いが持たれて世界的な関心事となった。その後ＢＳＥはＥＵ加盟国並びにその隣国までも波及している。[1,2] また新変異型ＣＪＤによる死亡者数も２０００年12月の時点までに英国で80名、フランスで3名確認されている。[1]「Nature」２０００年8月10日号[3]によると、その死亡者数は英国において最大で１３６、０００名までおよぶ可能性がある。国連食糧農業機関（ＦＡＯ）は２００１年1月25日、狂牛病が東欧、アジア、中東などの欧州連合（ＥＵ）以外の地域にすでに拡大している可能性が極めて高いとする見解を明らかにした。[4] また、１９８０年代以降で英国を含むＥＵ諸国から肉牛や動物性飼料を輸入したすべての国に狂牛病感染の可能性があると指摘している。感染の危険性の特に高い地域については、東欧、中東、北アフリカ、とインドを中心にしたアジア地域を挙げている。[5] その様な中、ＢＳＥが未だ発症していないと言われていた米国において２００１年1月26日、狂牛病感染の危険性がある牛が米国食品医薬品局（ＦＤＡ）により隔離されたと報道された。[6] 現在、飼料が狂牛病感染防止基準に沿っているかどうかの調査および国産牛から製造された骨粉が飼料に混ざり、他の牛に与えられた可能性を調査している状況である。[6] 日本においても、未だＢＳＥの発症は報告されていないが、安全であると言われていた米国の例から明らかなように今のうちに打てる手は打つ必要があると考えられる。ＢＳＥに感染をした牛肉を食したことにより新変異型ＣＪＤが発症するという疑いがある以上、新変異型ＣＪＤのサーベイランスの強化徹底が求められる。現在、厚生労働省の特定疾患遅発性ウイルス感染調査研究班（班長北本哲之東北大学教授）が行なっている調査は、ヒト乾燥硬膜移植によるＣＪＤが中心になっているが、新変異型ＣＪＤ症例並びに新変異型ＣＪＤが疑われる症例までにも調査範囲を広げて、二次感染を未然に防ぐためにも警戒体制を敷く必要がある。新変異型ＣＪＤの大きな特徴は、従来の弧発性ＣＪＤの平均発症年齢が65歳であるのに対して、30歳以下の若年層に発症する点である。更に、初期症状も弧発性ＣＪＤと異なり、異常行動、抑うつ、記憶障害、しびれ感で発症した後、運動失調、小脳症状が加わる。ミオクローヌスは認められるが、脳波ではＣＪＤに特徴とされる周期性同期生放電（ＰＳＤ）が認められないことが特徴とされている。[7-11] このような特徴および最新の診断基準[12]の情報をすべての医師に提供する必要があると共に、医師側に症例の届け出を義務付ける必要がある。なお、ＦＡＯのホームページ上でBest link 先とされている The Official Mad Cow Disease Home Page[13] によると74歳の高年齢発症が報告されているので[14]、若年者だけに発症するものと決めてかからないほうがよいと思われる。

要望２の理由

海綿状脳症を引き起こす原因タンパク質であるプリオンを不活性化するには１３２℃、１時間のオートクレーブ滅菌か、1NNaOH溶液中にて1時間処理しなければならない[15]。その様な処理を施していない食品、生物製剤（血液製剤、ワクチン）を含む医薬品、医薬部外品、化粧品、および医療用具において、牛海綿状脳症（BSE）に汚染された疑いがもたれるものすべての輸入、製造並びに使用を禁止すると共にすでに製品化されたものを全面廃棄する必要がある。輸血についてはFDAの専門委員会は2001年1月18日フランス、アイルランド、ポルトガルに1980年以降、10年以上滞在した人の献血を中止するように勧告した[16]。

以上のことから、上記の2点を早急に検討し、実施に移すよう要望いたします。なお、牛海綿状脳症の防疫に関する緊急全面警戒体制実施要望書を農林水産大臣谷津義男殿宛てに送付致しました。

◈参考文献

1 http://www.cdc.gov/ncidod/EID/vol7no1/brown.htm
2 Donnelly CA.: Nature. 2000 Dec 14; 408:787–8
3 Ghani AC et al: Nature. 2000. Aug 10; 406:583–4
4 http://www.fao.org/WAICENT/OIS/PRESS NE/PRESSENG/2001/pren0103.htm
5 http://www.mad–cow.org/current UK news.html
6 The New York Times, January 27, 2001
7 Sato T et al: Shinkei Shinpo. 1999 Feb; 43（1）145–54
8 Tan L et al: JAMA. 1999 June 23/30; 281.24.2330–2339

9 Zeidler Z: Lancet. 1997 Sep 27; 350.903-7
10 Zeidler Z: Lancet. 1997 Sep 27; 350.908-10
11 Brendel JP:Neyrology. 2000 Mar (1of2) 1095-9
12 Zerr I: Annals of Neurology 2000 Sep; 48:3.323-9
13 http://www.mad-cow.org/
14 http://www.mad-cow.org/00/nov00 stich-up.html
15 Committee on Health Care Issues, American Neurological Association: Ann Neurol 24: 466
16 The New York Times, January 19, 2001

日本における未承認、並びに承認されていながら保険適応外のために事実上使用できない抗腫瘍薬および支持療法薬に関する緊急一括承認に関する実施要望書

厚生労働大臣　坂口　力殿

２００１年２月21日
福島雅典（主任教授）

１９９０年代に入り、新しい抗腫瘍薬や支持療法薬（副作用防止薬）の登場により癌の内科的治療は新たな段階に入り、これまでは治療が困難であった癌においても、一部には治癒が得られ、ほとんどの癌で延命ないし症状のコントロールが可能になっております。毎年、新しい画期的な新薬も開発され、癌の薬による治療は急速に発展しています。しかしながら、日本では保険診療での使用ができない薬剤があまりにも多く、日本の癌の患者さん方は本来なら享受するはずの医学の進歩から取り残されつつあります。癌と闘う患者さん方には、限られた時間しか残されていないことからも、以下の措置を速やかにとられますよう、医学、薬学、看護学の専門家の立場から大臣の英断を希望します。

要望事項

科学的な根拠が十分にそろっており、欧米諸国において標準治療薬として用いられているが、日本では

未承認、または承認されていながら保険適応外のために使用できない抗腫瘍薬および支持療法薬すべてを直ちに使用できるように適切な措置をとられることを求めます。

要望の理由

既に科学的な根拠が十分にそろっており、欧米諸国において標準治療薬・第一選択薬として用いられているが、日本では未承認または保険適応外のため使用できない抗腫瘍薬や支持療法薬が多数存在いたします。これらの薬剤は、別紙添付の如くそれぞれの癌腫に対する第一選択薬または二次薬、一部は三次薬としての地位が確立しているもので、欧米の最新テキストには必ず出てくる治療薬であります。例えば、毎年改訂され世界中で最も広く読まれている内科診療テキスト『Current Medical Diagnosis & Treatment』の最新版、第40版2001年（別郵にて世界の医師のバイブルとされるメルクマニュアルの翻訳版と共にお届けしました）の第4章「癌」では、各種癌に対して選択すべき標準治療と二次薬についての情報が表としてまとめられています。別紙はその表の原本コピーとその全訳で、赤字・青字で記した薬剤は、上に述べた理由により、現在日本では使用できません。かくの如き、癌の患者さんに正しい治療を実施できないという、欧米先進国より著しくとり残されたきわめて非人道的な日本の現状は直ちに是正されるべきであります。特に癌の患者さん方にとっては、残された時間は非常に限られ、問題の解決が急がれます。また、このままではわが国においては新しい治療法のスムーズな開発はとても追いつきません。

以上のことから、上記要望の重要性を認識されて、早急に検討し、実施されますよう要望します。なお、癌に限らず、他の多くの疾患についても同様に、標準薬ないし選択薬でありながら、未承認または保険適応外のため事実上使用できない薬剤があまりにも多くあります。別送しました世界で最もよく使用され、毎年改訂される医学テキストCurrent Medical Diagnosis & Treatment 2001.40thEdおよび医師のバイブルとして世界中で使用される包括的な医学テキスト、メルクマニュアル第17版１９９９年に記載される各疾患の標準治療薬、選択薬、すなわちＦＤＡ（米国食品医薬品局）承認薬はすべて直ちに使用できるように措置されることを合わせて要望致します。

新変異型クロイツフェルト・ヤコブ病（ｖＣＪＤ）対策の提言

２００１年６月26日
福島雅典（教授）

新変異型クロイツフェルト・ヤコブ病（ｖＣＪＤ）対策に以下の措置をとられることを提言します。

1．若年性痴呆患者の中央登録並びに追跡調査
2．ｖＣＪＤが疑われる全ての患者の中央登録、および病理診断（剖検あるいは生検）確定
3．サーベイランス検討例すべてのプリオン蛋白遺伝子の検索
4．全医師（一般の内科医等を含む）に対して診断基準、対応策等の情報伝達の徹底
5．メディアを通じて定期的な国民への情報提供
6．ハイリスクグループの特定
7．発症確認後の対策
8．リアルタイムの患者登録システムの開発

各項目の詳細

1の詳細

若年性痴呆と診断された患者の中には、ｖＣＪＤを罹患している可能性が否定できない場合がある。その理由として、米国の２つの例を挙げることができる。その１つは、Yale大学でアルツハイマーの疑いで死亡した46名の剖検を行ったところ、６名がｖＣＪＤと判明した例である。[1] 他の例は、Pitsburgh大学で老年性痴呆の徴候で死亡した55名の剖検を行ったところ、３名がｖＣＪＤと判明した例である。[1] また、前頭側頭型痴呆（Fronto Temporal Dementia：ＦＴＤ）の診断の妥当性に問題を残している。[2] よって、臨床所見および画像診断だけでなく、可能な限り病理組織学的に診断を確定する必要がある。以上のことより、臨床所見および画像診断だけで若年性痴呆症と診断された患者はｖＣＪＤの可能性が否定できないので、中央登録によって綿密な観察が必要である。なお、最近のNature誌によると、現状は死後の病理所見から鑑別診断が下されるが、将来的に血液等からのプリオン病の早期診断の可能性が示唆されている。[3]

2の詳細

平成11年3月30日付厚生省保健医療局結核感染課長通知において、「感染症新法に基づく医師から都道府県知事等への届出のための基準」が改訂されて、全例報告義務のある4種感染症にＣＪＤ（ｖＣＪＤおよびｖＣＪＤが疑われる症例）が含まれた。しかしながら、神経変性疾患に基づく痴呆性疾患（アルツハイマー、ＦＴＤ等）との鑑別が困難な場合があるため、ｖＣＪＤ症例が見逃される可能性がある。医師法での報告義務に、少しでも疑わしい症例も含めて、徹底した病理組織診断を行う必要がある。その際、すべての病院、医院がWestern Blot法や免疫染色法でｖＣＪＤを鑑別診断できないので検査機関の斡旋、集中が必要である。

３の詳細

より精度の高い調査を可能にするために、プリオン蛋白遺伝子の検索を終えておく必要がある。

４の詳細

全医師にあらゆる手段で情報を通達する必要がある。伝達手段として考えられるものは、日本医師会、大学、保健所、病院、インターネット、テレビ等が考えられる。特に一般の開業医、専門外の医師等に、診断基準等が理解されていない可能性がある。また、そのような医師からの問い合わせ窓口等を開設する必要がある。

５の詳細

厚生労働省のホームページ上にＢＳＥ、ｖＣＪＤの各国の発症状況を掲載し、一ヶ月毎に更新する。当局が行っている積極的な介入についてわかりやすい形で掲載し、随時更新する。各メディアには重大感染症情報コーナーを設け、定期的に情報を流すように法律を作り施行する。

6の詳細

1990年～1994年までに英国から輸入された約300トンの反芻動物由来の飼料（MBM）の使用状況の把握を、管轄省庁に促し、精肉の出荷先の把握等を行う。（BSEの拡大はMBMによると、多くの論文・メディアで指摘されているが、我々の解析では「英国産MBMの輸入量とBSEの発症数」の関連は証明できなかった）。最近のScience誌[4]では、狩人の家系におけるCJD患者3例が取り上げられていて、「弱った鹿を狩るのは避け、また脳、脊髄組織、他の（プリオンに）汚染される可能性がある組織を扱わないこと」を忠告している。狩猟、畜産関係者に対する情報伝達を高めるとともに、ハイリスクグループの特定を急ぐ必要がある。

7の詳細

「特定疾患遅発性ウイルス感染調査研究班」にvCJDサーベイランスチームを結成し、診断基準の確定、積極的な調査法の開発、および諸外国の対応策の研究、発症者確認後の対応策立案を先行して行う。

8の詳細

私どもは、各種疾患のリアルタイム疾病登録システムの構築を開始しましたので、お申し付け下さい。

※**参考文献**

1　http://www.mad-cow.org/00/bbb　2 Feb, Mad cow infection could be in Canadian beef but not detected : scientists

2　若年期痴呆の処遇マニュアル　若年期痴呆研究班（厚生科学研究）編集　p 92　マルクインターナショナル　２００１年

3　Gabriela P. Saborio, et al: Sensitive detection of pathological prion protein by cyclic amplification of protein misfolding. Nature 2001: 411: 810–3

4　M. E.: America's Own Prion Disease?, Science 2001: 292: 1641

平成13年6月26日

福島雅典（教授）

厚生労働省健康局疾病対策課　課長補佐　金谷泰宏　先生御机下

拝啓

梅雨の候、ますます御健勝のこととお喜び申し上げます。さて、新変異型クロイツフェルト・ヤコブ病（ｖＣＪＤ）に対する厚生労働省の積極的かつ適切な一連の対応に心より敬意を表します。去る平成13年1月31日付け「牛海綿状脳症および新変異型クロイツフェルト・ヤコブ病の防疫に関する緊急全面警戒体制実施要望書」でＣＪＤサーベイランス班のサーベイランスの強化を提案しましたけれども、今回ｖＣＪＤ対策に関して更なる具体的な対策案を作成致しましたので、ご検討頂ければ幸いです。

敬具

ＣＣ．厚生労働省健康局疾病対策課課長、医薬局安全対策課課長、医薬局審査管理課課長

平成13年6月26日

福島雅典（教授）

厚生労働省健康局疾病対策課　課長　麦谷眞里　先生御机下

拝啓

梅雨の候、ますます御健勝のこととお喜び申し上げます。さて、新変異型クロイツフェルト・ヤコブ病（ｖＣＪＤ）に対する厚生労働省の積極的かつ適切な一連の対応に心より敬意を表します。去る平成13年１月31日付け「牛海綿状脳症および新変異型クロイツフェルト・ヤコブ病の防疫に関する緊急全面警戒体制実施要望書」でＣＪＤサーベイランス班のサーベイランスの強化を提案しましたけれども、今回ｖＣＪＤ対策に関して更なる具体的な対策案を作成致しましたので、ご検討頂ければ幸いです。

敬具

ＣＣ．厚生労働省健康局疾病対策課課長補佐、医薬局安全対策課課長、医薬局審査管理課課長

牛海綿状脳症の防疫に関する緊急全面警戒体制実施要望書

農林水産大臣　谷津義男殿

２００１年１月31日
福島雅典（主任教授）

ヨーロッパ諸国およびアメリカ合衆国における現在の、牛海綿状脳症および新変異型クロイツフェルト・ヤコブ病の発生状況を鑑みて、以下の緊急措置をとられ、更に一層情報収集に努め、かつての輸入血液製剤（非加熱）によるＨＩＶ感染（薬害エイズ）渦の経験を生かして、対策、対処に遅れをとらないように科学者の立場から要望いたします。

要望事項

1．海綿状脳症に感染した並びにその疑いが否定できない反芻動物の肉骨等を一部原料とした飼料で飼育された、生後24ヶ月以上経ったすべての牛の海綿状脳症を点検し、海綿状脳症の疑いのあるものは隔離して、それに対する確定診断を急ぐよう求める。

2．海綿状脳症に感染した並びにその疑いが否定できない反芻動物の肉骨等を一部原料とした飼料の使用の禁止および全面廃棄を求める。

要望の理由

要望1の理由

1996年3月、英国で発表されたヒトの新変異型クロイツフェルト・ヤコブ病（新変異型CJD）が牛海綿状脳症（BSE）から感染した疑いが持たれて世界的な関心事となった。その後BSEはEU加盟国並びにその隣国までも波及している。[1,2] また新変異型CJDによる死亡者数も2000年12月の時点までに英国で80名、フランスで3名確認されている。[1]「Nature」2000年8月10日号[3]によると、その死亡者数は英国において最大で136000名までおよぶ可能性がある。国連食糧農業機関（FAO）は2001年1月25日、狂牛病が東欧、アジア、中東などの欧州連合（EU）以外の地域にすでに拡大している可能性が極めて高いとする見解を明らかにした。[4] また、1980年代以降で英国を含むEU諸国から肉牛や動物性飼料を輸入したすべての国に狂牛病感染の可能性があると指摘している。感染の危険性の特に高い地域については、東欧、中東、北アフリカ、とインドを中心にしたアジア地域を挙げている。[5] その様な中、BSEが未だ発症していないと言われていた米国において2001年1月26日、狂牛病感染の危険性がある牛が米国食品医薬品局（FDA）により隔離されたと報道された。[6] 現在、飼料が狂牛病感染防止基準に沿っているかどうかの調査および国産牛から製造された骨粉が飼料に混ざり、他の牛に与えられた可能性を調査している状況である。[6] 日本においても、未だBSEの発症は報告されていないが、安全であると言われていた米国の例から明らかのように今のうちに打てる手は打つ必要があると考えられる。まず、生後24ヶ月以上経ったすべての牛の海綿状脳症を点検し、[7] 海綿状脳症の疑いのあるものは隔離して、それに対する確定診断を急ぐと共に、獣医師への情報の提供を急ぐ必要がある（生後30ヶ月という数字が

ＦＡＯにおいても提唱されているが[8,9]ドイツは生後24ヶ月以上のすべての牛に実施している[5]。なお、英国の分子生物学者Stephen Dealer博士は「ヨーロッパにおける蔓延の程度の予測は不可能であるが、我々が考える以上のものになるであろう。」と述べている[10]。

要望2の理由

ＢＳＥに感染した反芻動物由来の肉骨等が混ざった飼料により、ＢＳＥは感染する[1,8]。ＢＳＥに感染した反芻動物由来の肉骨等の混入が否定されない以上その飼料は使用するわけにはいかない[11]。

以上のことから、上記の2点を早急に検討し、実施に移すよう要望いたします。なお、牛海綿状脳症および新変異型クロイツフェルト・ヤコブ病の防疫に関する緊急全面警戒体制実施要望書を厚生労働大臣坂口力殿宛てに送付致しました。

※参考文献

1 http://www.cdc.gov/ncidod/EID/vol7no1/brown.htm
2 Donnelly CA.: Nature. 2000 Dec 14; 408: 787-8
3 Ghani AC et al: Nature. 2000. Aug 10; 406: 583-4
4 http://www.fao.org/WAICENT/OIS/PRESS_NE/PRESSENG/2001/pren0103.htm
5 http://www.mad-cow.org/current_UK news.html

6 The New York Times, January 27, 2001

7 Moynagh J et al：Nature. 1999. July 8; 400: 105

8 http://www.bsereview.org.uk/data/final/execsumf.htm

9 Krebs J. Nature. 2000 Dec 14; 408: 767

10 http://www.mad-cow.org/00/decou_more.html

11 Brien MO: International Journal of Epidemiology. 2000; 29: 730-3

がん診療におけるアウトカム評価——がん征圧の臨床科学基盤

『地域がん登録によるがん患者の生存率測定の意義』
地域がん登録全国協議会第10回総会研究会　２００１年

我々の目指すゴールはがん征圧である。がんを専門とする医師・研究者は冷静にこの一点をとことん突き詰めねばならぬ。がんの解明＝がん征圧といった稚拙な図式に基づく安易なブレークスルー幻想からは決別せねばならぬ。21世紀に入った今もなお、がんは死因の第1位であり、ついに男性では早期発見が難しい肺がんが、がん死のトップとなった。がん征圧は困難なゴールではあるが、医学は着実に目標に向けて進んでいるし、がんの治癒率も年々向上してきた。そして過去10年間の科学の進歩は、がん征圧への我々の新たな挑戦を可能にしている。

今日においても、がん征圧の基本戦略が予防・早期診断・最適治療であることに変わりはない。それぞれのアプローチにおける最近の技術革新によって、成績は一層改善しつつある。がんはその相当な割合までが予防可能な病気である。何よりもタバコの撲滅は、がん死亡の大きな減少につながる最も確かで安い方法であるが、残念ながらわが国では、社会的戦略として事実上採用されていない。一方、80年代から国家的取り組みを行った米国では今日、肺がんの死亡率が実質的に低下してきているが、わが国では上昇し続けている。そして、80年代に米国で臨床試験が開始された薬物によるがんの予防（化学予防）は、すでに乳がん、大腸がんで実現し、タモキシフェン、アスピリンによって一部は予防できる時代になった。がんの化学予防は今後の重要ながん征圧戦略であり、がんの遺伝子診断はこのような戦略展開の強力な武器である。

わが国においては、３５０万人とも推定される、BおよびC型慢性肝炎の薬物による積極的コントロールで肝癌発生が抑えられることが示されつつあり、また腫瘍マーカー、超音波による定期的検査によってほぼ確実に早期発見でき、エタノール注入、動脈塞栓、あるいは切除で一旦はがんから逃れることが可能な時代になった。１９９０年代中頃までは、ほとんど悲観的な見方の拡がっていた肺がんについても、らせんＣＴによって、日常診療においてI期肺がんを見つける機会が増している。喫煙者および高リスク者には、喀痰細胞診とらせんＣＴによる定期検診がすすめられる。新しい診断技術、ＰＥＴ（ポジトロンエミッション断層撮影）の導入によって悪性の鑑別が容易となったばかりでなく、病期診断と術後の再発早期診断がより確かなものとなり、適切な治療が出来ることが明らかになった。腫瘍マーカーが上昇しても病変が特定できないような場合にもＰＥＴは役立つであろう。こうして肺がんの征圧にも確かな希望が見えてきた。がんの疾患管理のコンセプトはかつてのそれに比べてずっと明確となり、そのための手段も多様かつ確かなものになってきており、次第に日常診療化しつつある。次の革新のためには精度の高い前向きの治療成績調査が必要である。

過去10年の間に新しい抗がん薬が次々と登場し、進行がんに対する治療は、かつてのような、副作用との戦いからイメージされるものとは様変わりした。新しい経口フッ化ピリミジン、ＴＳ－１は、長く消化器がんの標準薬であった5FU静注にとってかわり、ついに患者さんは注射から一部解放されるようになった。TS－1は胃がん、大腸がん、乳がん、頭頸部がん他、多くのがんにキードラッグとなるであろう。こうしてがんの化学療法は、新しいより有効な外来治療の開発の時代に入った。他の新しい有効な抗がん薬、カルボプラチン、パクリタキセル、ゲムシタビン、ビノレルビン、ドセタキセル等は、週に一回投与する方法で、肺がんをはじめ多くのがんで、より少ない副作用で実質的効果が得られている。抗体医薬、ハーセプチンは乳がんのコントロールに新たなアプローチをもたらしている。このように、従来の治療では困難だった多くの進行がんのコントロールが外来で可能になった。今日では、きめ細かい治療によって進行がん患者さんも一定の間、普通の日常生活を過ごすことが可能である。

疼痛の緩和は末期がん医療の中心である。早めにモルヒネを十分な量、制吐薬、下剤を併用して使うことが成功の鍵である。このような緩和技術の理解と普及は末期がんの患者さんを苦痛からほぼ解放した。そして今日では多くの患者さんがほとんど、無痛のうちに安らかに眠るごとく亡くなられるようになった。

以上の過去10年間のがん医療における予防・診断・治療の進歩をしっかりと踏まえて、われわれは改めてがん征圧に向けて体制を立て直し、真に実効のあがる緻密な戦略をたてて、それを着実に実行すべきときにきている。がん征圧とは、可能な限りがんを予防し、可能な限り早期診断し、かつ、すべての人々がいつがんになっても安心して、納得のいくがん医療を最後まで受けられるようにすることである。それは、決して不可能な遠い目標ではなく、むしろ我々に課せられた責務である。なぜならば、がんとの戦いのそれぞれの局面である予防・早期診断・最適治療・緩和医療において、今日では、すべきことと、してはならないことはほぼ明らかだからである、予防・早期診断・最適治療・緩和医療、それぞれの現在の医学的到達点をふまえて、各局面における医療が調和して初めて、がん征圧への着実な歩みが始まるといってよい。これら、いずれの医療の局面においても、それぞれの新しい知識と現在可能な技術を患者さんたちが享受できないとすれば、それはまさに国家的システムの欠陥にほかならない。このような視点に立ったとき、初めて我々は患者さんの便益を中心に、具体的かつ実効ある戦略をうち立てることが可能となる。そして、そのためにはがん医療の各局面において、我々はいかに勝利しつつあるのか、または何ら進歩していないのか、逐次把握していなければならないことに気付かされるのである。

こうして、我々が今、そしてこれから、何をどうすべきか？　ゴールに照らして問うべきは、どれだけ予防できたか？　どれだけ早期診断されたか？　どれだけ治癒したか？　どれだけ延命されたか？　どれだけ苦痛緩和されたか？　どれだけ家族は満足できたか？　等である。これらに応えるには高い水準の臨床科学の実践が要求される。そこで、我々が第一にしなければならないことは、全ての癌腫について医療の各段階に関して、エンドポイントを設定してアウトカムを定期的に評価することである。

これまでの半世紀にわたるがんとの戦いから我々は多くのことを学んだ。とりわけ１９８０年代から発展した無作為比較臨床試験は、各疾患について標準治療を決定づけ、ガイドラインを生み出すまでになった。１９９０年代になると、アウトカムリサーチ、プラクティスレビューが実行され、各治療法の真の有効性・有用性が評価されるところまできたのである。すなわち、我々は基礎研究から予防・診断・治療法の開発、臨床試験、そして実地医療の全スペクトラムを包括的戦略下に管理する基本的方法論を手に入れたのである。予防・診断・治療に関わる医療上のあらゆる問題を解決する最も厳密な科学的方法は、よくデザインされた、かつ十分なサンプルサイズの無作為比較臨床試験であり、ひとたび質が保証されたその結果が出たならば、当該疾患の医療に及ぼすインパクトは決定的である。

臨床試験の医療における意義は、単に与えられた仮説を検証することにとどまるものではない。設定した仮説に関して、あらゆる情報を収集し、厳密に検討すること、関連文献の包括的・系統的レビューにはじまり、事前に綿密なプロトコルを作成して、診断方法、治療方法、評価方法、患者さんへの説明文書等全てを記述し、討議を重ねての改訂、そして倫理委員会での審査とさらなる改訂、そして参加する医師の理解と合意を得るプロセス、ナース、薬剤師の理解と合意、そして文書によるインフォームド・コンセント、登録票・調査票記入、質管理に伴う第三者による診療のチェック、データ解析と論文化、出版、これら何年にもわたる全過程はまぎれもなく医師・ナース・薬剤師の高度な教育の機会でもある。臨床試験の実行によって診断・治療は標準化され、知識と技術のレベルが必然的に揃えられる効果がある。また、プロトコルにより医療費は事前におおよそ算出可能であり、医療費の管理も容易となる。このように、臨床試験の方法論は極めて強力であり、今後あらゆる医療分野にあまねく活用されることになろう。すなわち、臨床試験の方法論は医療の質向上のキーソフトである。比較臨床試験は多くの患者さんの参加と、多数の施設、医師、薬剤師、看護婦そしてデーターマネジメントに関わる人々の労力と、多大な資金、そして歳月を要する事業であり、その運営は経営そのものであり、単なる研究ではない。この点を医師、研究者は肝に銘じていなければならない。

比較臨床試験は、ひとたび、開始したならば途中で修正することは極めて困難であり、目的がつまらないものであったりすれば、取り返しがつかないことになる。ほとんど人生を消耗しかねないといっても過言ではない。比較臨床試験はその時点の最善の治療－標準治療を対照群として、より可能性の高い治療を実験群とするのであって、科学的必然性と、社会的要請があってはじめて実行する価値があるものである。比較臨床試験はエンドポイントにもよるが通常は数年の期間を要する。従って、数年後に出る結果が、その時点で最先端としての地位を得ることが出来なければ全くの徒労になることを、よくわきまえて計画しなければならない。多施設で行う比較臨床試験のプロトコル作成には、通常は半年を要する。比較臨床試験を遂行出来るか否かは、研究目的が妥当であり、その仮説が最先端の問題で、臨床試験を行わなければ結論がでないこと、実行可能であることが一義的に重要である。すなわち、臨床的レベルの勝負である。そして、この事業の遂行には医師の持続的な熱意が不可欠である。この事業は人間が人間に対して行う実験でありながら、組織的な医療行為の一つの形であることを忘れてはならない。〝研究〟という従来の個人的、恣意的イメージは払拭せねばならない。以上のような観点から臨床試験前の各施設のアウトカムリサーチ・プラクティスレビューと徹底した討議、コンセンサス形成を通して、成熟した科学者同志としての人間関係を築き上げる手順を省くわけにいかないのである。

効率的かつ実効のあがる臨床試験には質の高い臨床科学の実践－実地医療の基盤が不可欠である。また徹底的な包括的・系統的な文献レビューなくして、また、恣意的な思いこみ診療のはびこる中では、臨床試験はもちろん、がんの征圧は不可能である。臨床試験の強固な基盤は明日の医療－がん征圧の根本である。がん征圧に向けてまず、恣意的思いこみ診療を徹底的に駆逐せねばならぬ。そのための唯一の方法がアウトカムリサーチである。目的とする疾患についてエンドポイントを定め、綿密にデザインされたプロトコルと調査票（ＣＲＦ）を作成した上で、各施設での一定期間、例えば過去10年の当該疾患全症例を追跡調査するのである。ひとたびこの調査を行えば、各施設における当該疾患の年間患者数と治療成績が明らかとなる。成績の劣った施設についてはその原因が徹底究明されねばならない。必要ならば、各医師の治療成績調査（プラクティスレビュー）も躊躇してはならない。それによって、隠されたネガティブな人為的因子が判明し、診断治療をState-of the artに引き上げることが可能となり、質の高い臨床試験の基盤を作り上げることができる。こうして、レトロスペクティブ研究を基盤に確固たるプロスペクティブアウトカムリサーチ、臨床試験を実行することが可能となる。

以上、アウトカムリサーチ・臨床試験の基本原理を理解すれば、がん征圧体制をどう立て直して、何をどのような手順で行うべきか容易に気付く筈である。今、我々は半世紀にわたる膨大な研究を土台にがん征圧にむけて、新たながんの予防と克服への戦略を展開すべき時代にいる。あらためてがん征圧への熱意を喚起したい。

薬害防止へ新たな道筋

京都新聞2001年11月8日

薬剤疫学――あまり聞き慣れないが、無理もない。この看板を掲げて独立した教室は、わが国初、いや世界的にも例がないという。医薬品の開発における臨床試験、管理および解析、副作用の監視を守備範囲にしている。一九八〇年代に米国で興り、進展した新しい学問だ。

「薬剤の開発はいま、急速に増加、かつスピードアップしている」と福島雅典教授は説明する。米国では、過去十年で五倍に増え、従来三年かかったＦＤＡ（米食品医薬品局）の審査は、いま一年だそうだ。

「重要なのは、副作用です。薬の市販後にしっかりと監視しなければ、抗がん剤との併用で生じたソリブジン事件や血液製剤によるＨＩＶ感染などのように重大な薬害問題を引き起こしかねません」

狂牛病で国に要望

薬剤疫学は実用科学である。社会的インパクトがなければ存在理由がないと、福島教授は強調する。一昨年、副作用で激症肝炎を起こす糖尿病薬が問題となったが、教室では、市販類似薬に検討を加えて添付文書の改訂の必要性を指摘、厚生労働省もこれを受けてドクターレター（緊急安全性情報）を出した。

「先月来、日本でも狂牛病が大騒ぎになっていますが、われわれは今年一月、農水省と厚労省に対し『牛海綿状脳症の防疫に関する緊急全面警戒体制実施要望書』も提出していたのです」

科学的根拠に基づいて薬害防止や防疫についての意志決定を行うには、広範かつ深い臨床知識と調査能力が必要だ。そしてさらに、行政担当者は危機感をもってアクションを起こさなければ、問題解決は完結しない。

長年、愛知県がんセンターで内科医としてがん診療にもあたってきた福島教授は、未来の医療環境と国の健康政策についても提言する。

副作用防止のための医薬品監視システム

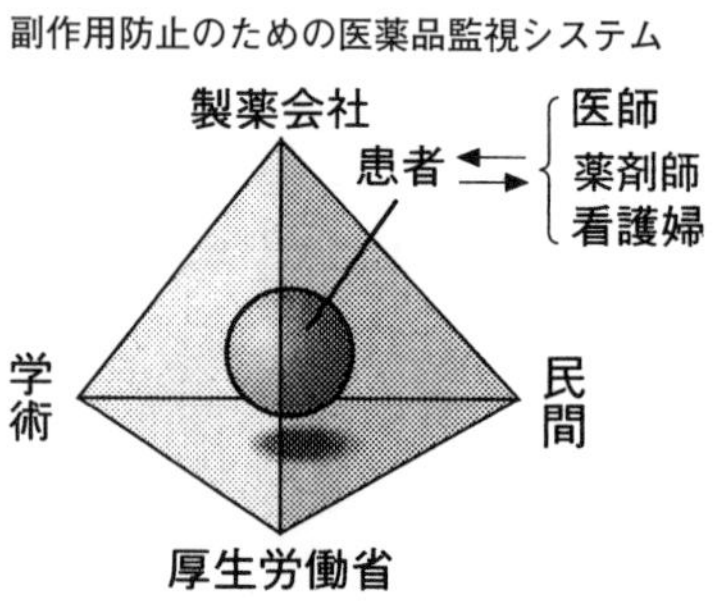

がん克服策見直せ

「日本は、がん克服の戦略を間違っている。進行がんに対する治療よりも予防と早期発見に力を注ぐべきだ。そして何よりも、政策として最大のリスク要因であるたばこを何とかしなければ」

たばこをやめると、肺がん発症は、現在の三分の一以下になり、喉頭《こうとう》がんや食道がんは、激減するだろう。がんだけではなく、脳卒中や心筋梗塞も減る。そして、膨大な医療費の節約にもつながるという。

「二十年後の日本は、三人に一人が六十五歳以上の高齢化社会になっています。日本という国が、いかにしたら立ち行くのか、今から考えなければ間に合いません。まず、人口構成を変える努力が必要でしょう。それに、産業育成や競争力という観点から見ても、エレクトロニクスに強い日本は、お家芸でもあるＣＴ（コンピューター断層撮影）やＰＥＴ（ポジトロンＣＴ）にもっと着目すべきです」

標準治療の普及と科学的医療政策で癌を含めた疾病の征圧は可能

日経メディカル創刊30周年記念セミナー
「標準治療の観点から／治療成績調査を軸とした疾病征圧戦略」
『日経メディカル』２００２年６月号　日経ＢＰ社

標準治療とは、比較臨床試験によって確立される、その時点で最も成績の良い最善の治療のことである。ＥＢＭ（Evidence Based Medicine）とは標準治療の実施にほかならない。最新の標準治療を把握しておくことは、医師の義務と言ってよい。そして、最も良い治療は常に患者の希望でもある。標準治療を普及させ、それを安全に実行できない限り、患者も救えないし、医療の質は向上しない。

医学の歴史知らぬ医学生

医学生に講義をする際、杉田玄白を知っているかと尋ねると85％程度が手を挙げる。では華岡青洲を知っているかと尋ねると、知っている学生は10人以下になってしまう。

華岡青洲は、1804年に世界で初めて全身麻酔下での乳癌摘出術に成功した医師である。「青洲の里」（和歌山県那賀町）は、彼が設立した日本最初の医学校、春林軒を忠実に復元したもので、中には乳癌手術の様子も再現されている。隣接する博物館には、彼が開発した手術器具や杉田玄白からの書状も展示されている。華岡門下としては、約2000人の医師が輩出された。敷地内にはこのほか、調剤室や、今でいう看護婦宿舎や給食の調理設備、さらに病棟も講義室もあり、基本的な医学校の形態が既に整っていた。これは、米国のハーバード医学校の設立と同時期でもあった。

最新の診断治療に触れる努力を

華岡青洲は、全門下生に漢詩を送っていた。「竹屋蕭然烏雀喧　風光自適臥寒村　唯思起死回生術　何望軽装肥馬門」。その意味は「私は自然豊かな田舎に住むのが合っている。何の富貴栄達も望まない。ひたすら思うことは、患者を救う医術のことのみである」。

彼は20年間も、曼荼羅華（まんだらげ）を中心に、新しい安全な麻酔薬の開発を目指して犬を使った実験を続けたと言われている。患者の問題をいかにして解決するか、この点で医療が果たすべき役割は当時も今も同じであり、彼の創意工夫や熱意を、われわれは学ぶ必要があるだろう。華岡青洲は当時最も進んだ医療を行い、そのために全国から患者さんが集まり、医学生も集まった。

今日では、医学ははるかに進歩し、情報革命も進んだことから、最新の医療水準を医療機関が把握できているか、それを患者に正確に情報提供しているかどうかは決定的に重要である。今や一度診断が確定すれば、それに対する標準治療は既に定まっていると言ってよい。医師には標準治療を施す義務があり、医師の裁量権は極めて限られるというのが私の持論だ。

臨床試験繰り返し、有効性を検証

例として、乳癌について現在の状況を述べると、多くの治療薬が開発され、乳癌の再発例でも5年以上生きておられる方が珍しくない。さらに次々と新しい治療法が開発されており、患者さんに負担の少ない安全かつ有効な標準治療が確立している。癌征圧の地平は見えたと言ってよい。

以前、抗癌剤が効く患者と効かない患者がいることから、抗癌剤の効果がない患者の治療をどうするかが問題となった。それに対して、最近の分子生物学の発展が非常に大きな福音をもたらしつつある。乳癌再発の危険因子としてHER－2という遺伝子産物が見つかり、これを標的にHER－2受容体に対する抗体の開発が進み、トラスツズマブが実用化された。臨床試験では、従来の抗癌剤が効かなくなった患者のうち、約2割がこの抗体療法に反応した。

分子標的療法の進歩で、癌の治療法は新たな展開期に入った。今後は副作用の少ない安全な外来治療が主流となるだろう。現在、われわれは米国と共同で、進行肺癌を対象に、Common Arm Trial を実施中だ。これは、外来でできるレジメンを中心に組まれた臨床試験である。

第一選択となる治療薬、使えぬ日本

新たな治療法は、精密にデザインした臨床試験によって従来の治療法と比較検証し、有効性を実証していく必要がある。では、随時更新される最新の標準治療の情報に、われわれはどのようにアクセスすればよいだろうか。

癌に関しては、Cancer Net（http://www.cancer.gov/）が代表的だ。癌以外についても私が推薦するテキストとしては「CURRENT MEDICAL Diagnosis & Treatment」がある。１年ごとに内容が更新される上、非常に安易な英語で簡潔にまとまっている。

こうした海外の状況と比べると、日本の医療の置かれた状況は根本的な問題をはらんでいるのではないかと思う。高齢者の介護が重要だと言いながら、介護が必要となる確率の高い脳卒中や骨粗鬆症、慢性関節リウマチなどに対して、欧米で第一選択となっている治療薬が使えない。例えば、骨粗鬆症治療薬のラロキシフェンは、閉経後の骨粗鬆症患者に必須の薬剤であるが、日本では承認されていないし、骨粗鬆症の治療に携わっていながらそのことを知っている医師も少ないのではないかと思う。また、癌の診断に必須の機器であるPET（positron emission tomography）も、日本ではようやくこの４月に承認されたところである。

ＥＢＭ、ＥＢＭと空念仏のように唱えていても駄目だ。世界中で使用されているテキストの一番最初に書いてあるような薬剤さえわが国で使用できない状況であることを、医師は深刻に認識しておく必要がある。

疾病予防中心に対策の実施を

われわれの目標は疾病の征圧である。癌患者が増え続けているといわれるが、欧米ではタバコの制限による肺癌の減少、スクリーニングの大規模展開による乳癌や大腸癌の死亡率の低下を達成している。

疾病征圧戦略の根幹は、まずは危険因子を取り除くこと、例えば禁煙だ。次に、ハイリスクの個人を同定し、その群へのサーベイランスを徹底した早期の診断を目指す。そして、早期に最適な治療を行う。治療困難な患者さんには、満足のいく終末期ケアを行う。疾病征圧には、これらすべての局面で対策を展開することが必要だ。

さらに、癌の化学予防も視野に入ってきた。家族性大腸ポリープに対するセレコキシブや乳癌に対するタモキシフェンの予防効果は、米食品医薬品局（ＦＤＡ）が１９９９年に承認している。高齢化社会といわれ、予防による健康増進がますます重要になってくる。だが日本では、こうした疾病征圧に関する基本的な知識が不足している。さらに、使用できる医薬品にも大きな限界がある。早急に解決せねばならない課題だ。

疾病征圧のためにはまず、患者登録システムの確立が必要だ。これによって診断と治療の流れが標準化され、医療の質の管理が可能になる。今後は、医療技術についても科学的にきちんと評価し、医師は互いに切磋琢磨（せっさたくま）していく必要が出てくる。こうした治療成績調査と臨床試験を継続的に実行すれば、医師の質の向上が可能だ。疾病の征圧は夢ではない。

附属病院探索医療センター探索医療検証部　就任の挨拶

『芝蘭会報』第１４２号　芝蘭会　２００２年

２００１年12月1日付けで、２００１年度に全国的拠点として京都大学医学部に設置された探索医療センター（トランスレーショナルリサーチセンター）の固定部門の一つである探索医療検証部を担当させていただくことになりましたのでご挨拶申しあげます。

Translational Researchとは、探索的臨床研究または、探索医療と訳され、大学や研究所などで独自に開発されつつある新しい医療技術――予防・診断・治療法のヒトへの臨床応用の最初の段階をさします。これは、企業のすすめる治験とは異なり、臨床研究者の主導による新しい医療技術の臨床開発です。同センターはいわばアカデミアの開発部門で、動物において安全性・有効性が実証された、数年以内に臨床試験が可能な、新しい医療技術を民間の研究所を含む全国の研究機関から募って計8プロジェクトを推進します。昨年2プロジェクト（グレリン創薬、網膜再生）がスタートしておりますが、今年度さらに2つがスタートします。今夏には、グレリンの第Ⅰ相臨床試験に入る予定で、現在鋭意準備をすすめています。

臨床試験は、基礎研究の単純なヒトへの応用ではありません。周到な準備の上、綿密にデザインされた臨床試験計画に従って、注意深くすすめられる、ヒトを対象とした実験的な医療であり、新しい臨床科学の実践です。新しい医療を作り出すこのサイエンスとインフラは日本にはこれまでありませんでしたが、本庶佑前研究科長、本田孔士前病院長、中西重忠研究科長、田中紘一病院長はじめ医学部教授陣の指導の下、ここにようやく探索医療センターとして結実しました。

検証部は、開発部で前臨床が終了した段階の新しい医療技術についてその有効性・安全性を厳格に評価し、ヒトでの臨床試験のデザインとプロトコル（臨床試験計画書）と、被験者への説明文書を、開発部と共同して作成します。臨床試験のデザインとプロトコルは、専任の生物統計家が最初から責任をもち、精度・質の高いものにします。プロトコルは、医の倫理委員会で厳格な審査をうけ、承認されれば臨床部で臨床試験を開始します。検証部は、専任のクリニカルリサーチコーディネーターとデータマネジャーを各臨床試験に配して、臨床部によって実行される臨床試験を管理・監査し、その客観性と質を保証して科学的臨床試験を実現します。このような仕組みはわが国では初めてのものです。私たち検証部は、わが国の臨床科学の研究と発展そして、拡張という国家的任務を遂行します。

なお、引き続き社会健康医学系専攻薬剤疫学分野は兼担して発展させる所存です。芝蘭会の先生方の変わらぬご支援とご協力をお願いいたします。

疾病制圧が最終目標　標準治療を目指す拠点
京大探索医療センター

徳島新聞２００２年8月12日（共同通信配信）

基礎研究成果を基に、予防や診断、治療法を集中的に開発しようとする挑戦に京大病院（田中紘一院長）が乗り出した。同病院に昨年発足した探索医療センターが全国の拠点となる。

疾病の制圧を目標に「医師主導の臨床試験」にも取り組み、日本発の新しい標準治療法の確立を目指す。今秋、同センター第一プロジェクトの臨床試験を始める。日本の大学にはなかった試みとして注目される。

臨床試験が重要

同センター検証部の福島雅典教授は「研究より、あくまでも疾病の制圧が目標だ。特許を十分に取るまで研究発表を控えるなど戦略も考える。あらゆる手を打って開発、標準治療をつくっていく」と意欲を示す。

疾病の制圧では①疾病になりやすいハイリスク個人の判定②予防③検診などによる早期発見④適切な標準治療⑤満足のいく終末期――でより有効な方法を探り、患者の利益を優先する。

重要なのは有効性と安全性を見る臨床試験だ。福島教授は「研究者の独りよがりの試験では役立たない」と強調。注意深くデザインし、質の高い臨床試験を実施する。当事者へのインフォームドコンセント(十分な説明と同意)や、厳格で詳細な実施計画(プロトコル)作成支援に力を注ぐ。

システムを整備

どんな臨床試験にも対応できるよう組織を整えた。京大医学部は今春、産学連携機構を設けて、企業と協力しやすいようにした。

医師主導の臨床試験には厳しい倫理審査が欠かせないが、京大には強力な倫理委員会やデータセンターが既にある。データを解析できる生物統計の専門家ら必要なスタッフもそろえた。

「臨床試験のシステムづくりと、簡単にあきらめないことが大事だ」と福島教授。約二百年前に全身麻酔法を紀州で開発した華岡青洲の故事を教訓として挙げる。「卓越した医師がシステムをつくり、粘り強く二十年、試験を重ねて成功した。ヒト、モノ、カネを有効に動かし、事業として臨床試験を管理しないといけない」とみる。

プロジェクト公募

同センターは民間も含め、国内外からプロジェクトを公募。研究期間は五年。昨年五十件、ことしは二十八件の応募があった。独創的で、実現できそうなプロジェクトを計四件選んだ。

このうち、国立循環器病センター研究所の寒川賢治部長らが胃から発見したホルモン「グレリン」について、ヒトへの投与量を探るフェーズ1試験のプロトコルが完成した。拒食症の治療薬や脳卒中発作後の機能回復補助薬を目指し、今秋にも臨床試験に入る。

海外で開発中の薬も手掛ける。脂肪組織が分泌する肥満防止ホルモン「レプチン」を医師が個人で輸入。米国立衛生研究所のプロトコルに沿って、脂肪萎縮性糖尿病患者二人に注射したところ、有効だった。

外来治療で可能な進行性肺がん標準化学療法（三剤併用）を目指し、日米共同多施設試験も進めている。

福島教授は「医師主導の臨床試験でコストも安く仕上げる。日本の新技術を結集すれば、世界をリードできる」と話している。

京都大学薬剤疫学開講5周年シンポジウム　開会にあたって

――薬剤疫学のめざすもの――

『京都大学薬剤疫学開講5周年シンポジウム抄録集』　２００５年

京都大学大学院薬剤疫学は、事実上我が国初の、かつ、唯一の正規の講座であります。加速する科学の進歩と激しい国際競争の中、我が国における医薬品開発、承認審査、施薬の状況を鑑みるにつけ、我々の責務の重大さを深く認識せずにはいられません。

薬剤疫学は、１９８０年代にその形を整えた新しい臨床科学で、臨床薬理学と臨床疫学が結合して発展した分野であり、今後はゲノミクス、プロテオミクスと結合して、テイラーメイド薬物療法に必須のアプローチを提供する科学として展開されます。

テイラーメイド薬物療法は、究極の〝医薬品の適正使用〟でありますが、古くはタモキシフェン（ノルバデックス®）に始まり、最近のトラスツズマブ（ハーセプチン®）、イマチニブ（グリベック®）と、科学は着実にその方向に進んでいます。ゲフェチニブ（イレッサ®）も２００４年にようやくその分子標的としてＥＧＦＲの特定の変異が同定され、測定キットの開発もすすめられています。

一方、薬剤疫学は、医療面からは医薬品の適正使用と副作用被害防止をそのミッションとしています。

残念ながら我が国には、欧米先進国に比して明らかに異常ともいえる薬害の歴史があります。サリドマイド短肢症、大腿四頭筋短縮症、キノホルムによるスモン、クロロキン網膜症、ホパテによる神経障害、非加熱血液製剤によるエイズ、ゾリブジンとフッ化ピリミジンとの相互作用による毒性死、イリノテカンによる毒性死、非ステロイド系抗炎症薬（ＮＳＡＩＤｓ）によるインフルエンザ脳症、イレッサによる急性肺障害、そして血液製剤によるC型肝炎と、次々ときりがありません。

薬害の撲滅は万人の願いであり、行政のみならず医療関係者全ての責務です。薬害防止には多くの困難な問題、障害がありますが、我々は、２０００年に薬剤疫学教室を立ち上げてから、その実現に向けてこのレギュラトリーサイエンスの実践にささやかながら努力を続けてきました。初年度の実践はピオグリタゾン（アクトス®）に対する規制の意思決定の勧告で、添付文書改訂と特別調査実施に結実しました。薬害を未然に防止するのは極めて地味な活動であり、企業からも行政からも疎まれ、なかなか評価されにくいことです。我々は、この時点で実学としての薬剤疫学のあり方を確立することが出来たのでした。次いで我々は、薬剤疫学という科学の実践を、移植硬膜ＣＪＤ、ＮＳＡＩＤｓにも適応し、さらにイレッサによる急性肺障害防止への関わりの中から薬害防止のための基本の原則と、アプローチの指針を得るに至りました。それらはこのシンポジウムで、臨床的原則、統計学的原則、そして実践まで具体的に明らかになるはずです。医薬品の適正使用と副作用被害防止の実現には、極めて高度な臨床科学的アプローチが必要であり、また、迅速、適切、公正な行政的判断と新たな法律制定や規制の実施を伴います。

医薬品の適正使用と副作用防止の科学

『京都大学薬剤疫学開講5周年シンポジウム抄録集』２００５年

日本の医療の転換点

今日のテーマである「くすりのベネフィットとリスク」とは、利益と損失あるいは危険性、狭義の意味では効果と副作用ということになる。そのテーマを軸に、臨床科学の基礎からお話しさせて頂きたい。

１９９２年の医療法の改正によって、それまで「医師、歯科医師、その他医療従事者」となっていたが、「医師、歯科医師、薬剤師、看護師、そしてその他医療従事者」と変わった。これが日本の医療の転換点である。

これを決して忘れてはならない。いまの状態が当たり前で、漫然と薬剤師も薬剤疫学的なことを研究調査して医療にかかわっていくという安易な発想ではいけない。かつては医薬分業も幻想にすぎなかったが、法律上も厳しく要求されるようになり、社会も目覚めてきた。いまようやく医薬分業として、また教育の中で医療薬学が大きく発展してきているのも、そういう社会的な背景がある。

いまではインフォームド・コンセントも当たり前になってきた。しかし、われわれが１９８０年代にキャンペーンを始めたころは、四面楚歌の時代であった。そういう時代があったことを忘れてはならないし、これから先にさらに進めるにはその改革の努力の歴史から学んでいくことが大切だと思う。

先ほどの話の中から共通して言えることは、オートノミー（自律性）である。一個人として、またプロフェッショナルとしての自律性を意味するが、一方では責任を問われるということでもある。自律的にサイエンスのベースを持って職務を全うすることは、そう生易しいことではない。

規制の科学としての薬剤疫学

私が日本で事実上、初めての本格的なレギュラトリー・サイエンス（規制の科学）として薬剤疫学を立ち上げたのが、ちょうどいまから3年前の２０００年である。前の講演でイレッサの例や移植硬膜によるヤコブ病の例も出たが、依然として副作用被害防止の方向に進んでいるとは思えない。まだそういう点ではレベルが低く、背筋が寒くなるような事例が絶えないということである。

副作用被害防止の科学を立ち上げる、確立することが難しいとは、決して思っていない。これについては私どものホームページで公開しているので、それを見て頂きたい。

世界最高の医学書である『メルクマニュアル』と、２００３年8月にようやく出すことができた『カレント・メディカル』をすでに日本語で皆さんも読むことができる。また、ＮＣＩ(1)が全力を尽くして全世界に発信している癌の最新情報ＰＤＱ(2)の日本語版もすでに２００３年2月から配信している（http://www.ccijapan.com)。

ＰＤＱは全部日本語で見ることができる。癌の患者さんに接するときには必ずこれをその都度ひもとくことをお勧めするし、『カレント・メディカル』は毎年更新される最新のテキストである。来年からは新しい翻訳システムによって、ほとんどリアルタイムで日本語版を出版できるようになると思う。

こういう新しいテキストにキャッチアップしていないことが、日本の医療、特に薬物療法が著しく遅れるゆえんである。私の知る限り、臨床薬理に関してベストのテキストは『メルクマニュアル』の中にある。そこに最初に出てくる「薬物は生体にとって常に異物である」という記述は、医師も薬剤師も看護師も患者さんも、肝に銘じないといけない。

薬物療法と因果関係

薬物療法をひとたび始めたら、つまりくすりを飲み始めたら、何が起こっても、極端に言えば電信柱にぶつかっても、くすりのせいではないかと考えるべきである。患者さんは、たいていそう考えるが、医師は「いや、自分の不注意でしょう」と考える。

典型的な例がインターフェロンによる副作用である。インターフェロン投与を受けている患者で自殺者が出た。頻度からみて、ちょっといぶかしいと医者は感じたが、自殺するのは何か個人の事情だろうと考え、当初は副作用とは見なされなかった。しかし、イベントとして明らかに有意に高い頻度で起こることが分かった。患者さんにうつ状態が起こって、自殺企図につながっていくことが分かり、インターフェロンの副作用として重大なものであるという認識になった。

そこで教訓はきわめて明快である。いったん何かイベントが起こったときは、因果関係を論じる必要はないということである。薬剤疫学上の、あるいは薬物療法上の最も基本の鉄則を守っていないために、レギュラトリー・サイエンスとしてちっとも実践できないのがいまの日本の現状である。これは口を酸っぱくして昔から言っているが、なかなか聞く耳を持たない人が多い。

市販直後に因果関係論はほとんど意味がない。くすりを開発し、臨床試験を終え、承認されて、発売したときに、そこで起こってくるイベントについては、虚心坦懐にイベントとして的確にパーセンテージを出していくのがポイントである。そうすれば、日本のように市販後直後の全例調査を法律できちんと課していけば、副作用被害の拡大防止はそんなに難しい問題ではない。

くすりのリスク／ベネフィット

『メルクマニュアル』には、もう一つ重要な指摘がある。臨床薬理のチャプターの中に項目として損益比、まさに今日のテーマであるリスク／ベネフィットの比について述べている。リスク／ベネフィットの比は、いかにも数値的に表せるかのように誤解する必要はないと指摘されている。

科学が発達して指数として示せる可能性がだんだん出てきたが、そういうものではなくて、リスク／ベネフィットはいろいろな年齢、病気の状態、生活の状態、さらにくすりの特性というものを全部鑑みて、個々の患者さんごとに判断するものである。意思決定の問題として扱われているが、そこで最初に「リスクはベネフィットよりも重んじられなければならない」と指摘してあることはきわめて重大である。

つまり、単にバランスを取って考えればいいという抽象的な曖昧な表現ではなくて、リスクは常にベネフィットよりも重く考えられなければならないということである。いかなる薬についても単純に「効く」と思い込んではならない。このテキストで厳重に注意されていることが守られないがために、効く、効くと思い込んで多くの副作用被害につながっていくことを、われわれは無数の事例から学ぶことができる。

リスク／ベネフィットについては、この鉄則がよく理解されていない限りは、どれだけいろいろなことを言っても知識を得ても空しいので、あえて強調したい。

薬剤疫学と臨床医学

薬剤疫学は薬剤の使用実態を調査するサイエンスではなくて、非常に高度なレギュラトリー・サイエンスである。これは１９８０年代の後半からようやくかたちを整えて、いま急速に発達しつつある。薬剤疫学的な調査がきちんとできて、それを科学的に解析できないと会社は傾くことになりかねないので、いま欧米の企業は全力を挙げて体制を整えつつある。これは非常に高度なサイエンスで、臨床医学に透徹していないとこれを実行することはできない。

私自身もバックグラウンドは生化学者だが、実験医学、あるいは実験的な研究ばかりしていると決定論的にものを考えるようになる。あの患者さんで、こういう症例で、こういうようなことが起こったから、この患者さんでもそうではないか。これは一番単純な、決定論的な思考方法でおよそ論理にはなっていないが、やっかいなことに、臨床医学の世界はすべて確率的である。確率的というのはいわば天気予報と同じで、どれぐらいのパーセンテージで何が起こるかというデータがない限りは、物事を議論できない世界である。

これが科学たりうるには、確率を再現しないといけない。つまり、100人の患者さんで10人に効果があったなら、次に200人では20人に効果がある、500人にすれば何人に効果があるというように、再現性がないといけない。

重要なことは、10人に1人の確率で物事を見るのと、100人において10人であるのか、1000人においての100人であるのかは、全然意味合いが違うということである。これを覚えて頂きたい。ここではあまり立ち入らないが、確率的に精度を高めることが、臨床医学の世界の最も重要なポイントである。

医療における意思決定

もう一つ重要なことは、意思決定である。われわれは個々の患者さんで意思決定をしないといけない。この点を医療従事者は十分注意して、十把一からげに論じてはいけない。ここから意思決定の科学として、確率論を背景にものを考える。その中の一つのポイントがリスク／ベネフィットで、これは平たく言えば副作用対効果と言ってもいいかもしれない。

また、生活の質をキープする、つまり、日常性をできるだけ破壊しないようにしてあげないといけないということで、患者さんもこれを強く望んでいる。

例えば、私の専門の抗癌剤治療では、白血病、精巣癌、絨毛上皮腫などで治癒を目指して強い治療をする場合を除いて悪性リンパ腫でさえもすでに外来治療が原則になってきている。固形癌については、外来治療がほとんど原則であるから、日常生活をできる限り維持する方向ですべてが動いている。

さらに全体の医学のことに少し触れると、予防にどんどんシフトしてきている。入院してがんがんやるという治療は、すべての分野で過去の医療になりつつある。QOLの調査をするよりも、外来に来る日数がどれだけに減ったか。入院から外来になったかという、基本的に客観的なポイントで見ていくことがまず第1である。

もう一つがコスト・ベネフィットで、例えば心筋梗塞に対して血栓溶解療法をするという治療方法がいくつか開発されているが、それぞれのコストについて、比較するようになってきている。『カレント・メディカル』にはコストのことが必ず書いてある。コストを無視して、とにかく入院させてがんがん治療するようなことは避け、代替治療がないのかどうかを考えないといけない。これらの均衡するポイントを、個々の患者さんと議論しながら求めていくことになる。医療は、いま大きく様変わりしつつある。よって立つところの論理と意思決定を常に反芻しながら物事を考えることが必要である（表1）。

表1

臨床科学の原理と実践

- 論理　Logic
  - 確率論的　－　非決定論的
    事象の起こる確率の再現性
- 意思決定　Decision Making
  - 副作用対効果　risk / benefit
  - 生活の質（QOL）－　日常性の維持
  - 費用対効果　cost / benefit

ベネフィットの理解

まず、ベネフィットを理解する。治療、あるいはくすりの利点を理解するには、治療効果の実証レベル、証拠レベルがどの程度かをみる。つまり、臨床試験としてどの段階まで進んでいるか。言うまでもなく、第Ⅰ相は安全性試験であるから、ここではベネフィットは議論できない。前提がここで評価される。第Ⅱ相では臨床効果が評価される。そして、第Ⅲ相で初めて有効性が評価される。

有効性は相対的な概念で、第Ⅱ相試験では有効性という言葉は使えない。欧米のテキストはすべてここを区別しているが、日本では第Ⅱ相試験でしかないのに、有効性について議論するというばかばかしいことをしたりする。

ここで注意すべきは、第Ⅱ相試験では臨床効果にすぎない。つまり、基礎的な動物実験で表される治療効果がヒトでも実証できるかどうかを見るのが第Ⅱ相だから、ここでは臨床効果と言ったほうが分かりやすい。有効性については、まだ何も言えない。ここで使われるのは、たいていは代理エンドポイントである。これはきわめて重要なことである。

例えばある癌で、100人の患者さんで腫瘍が小さくなった人が20人いた。効いた、効いた、有効性が20%などと書くとそれは間違いである。この場合は、反応割合が20%だったことにすぎない。例えば糖尿病で血糖値がどこまでコントロールされたか。6カ月間コントロールされ、「非常に有効性が高かった」というと、それはミスリーディングである。単に、「何人のうち何人が、血糖値が6カ月間コントロールされた」としか記述できないのであって、そこでは有効性は議論できない。

高血圧についても同じことである。血圧がコントロールされただけでは、本当に意味のある効果かどうかはわからない。そういうものが代理エンドポイントで、とりあえず臨床効果を見てみるということである。これを従来、奏功率、有効率という表現で日本の先生方は言ってきた。いま私どもは反応割合という最も正しい用語法を用いるようにしている。

こういう代理エンドポイントを用いている限り、多くは実の効果としては単に、症候抑制的である。第Ⅲ相では、真のエンドポイントを基本的に取らないといけない。ここでは疾患抑制的な効果が測られる。有効性は、他の治療方法と比較してはじめて議論できる概念である。第Ⅲ相試験は常に比較試験だから、ここで初めて有効性について議論ができる。そして、第Ⅳ相で有用性が評価できる。これは実地臨床の、リアルワールドでのアウトカムを評価することで、ここではじめて高い精度で確率が出てくる。たいていは1、000人以上になる。第Ⅱ相の場合には、数十人である。第Ⅲ相では数百人から1、000人ぐらいである。

こういうふうに数の効果は非常に大きいもので、安全性について見ると第Ⅰ相から第Ⅳ相、すべての相を通じて評価するが、どんどん精度が高くなってくる。その情報を企業も当局も、刻々開示していかないといけない(表2)。

もう一つは、治療効果の証拠の内容範囲である。いまの話と重複するが、臨床試験のどの段階のデータが利用できるのか。第Ⅱ相のデータか、第Ⅲ相のデータなのか、比較臨床試験として現在の標準治療と比較してどうかということがわかっているのか。有効性なのか、単なる臨床効果なのか。反応を見ているのか、実際の疾病制御を見ているのかがポイントになる。その点で、ベネフィットが何かを理解していない限りは、患者さんにそのくすりの意味についてお話しすることができない。

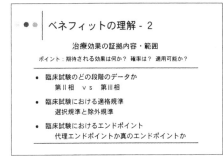

もう一つ重要なことは、臨床試験の適格基準が何だったか。つまり、どのような患者さんを対象に臨床試験が行われたかがきわめて重要である。また、臨床試験ではリスクのある患者さんは必ず省くので、その除外基準がどういうものだったか。ここをきちんと見ておく必要がある。特に新薬として出てきたものについては、ここが大きなポイントになる（表3）。

もう一つが、ベネフィットについては症状をコントロールしているだけなのか、最終的に、その疾病自

表2

ベネフィットの理解 - 1

治療効果の証拠レベル

臨床試験の各段階	評価	内容	臨床的意義
第1相	安全性☆	ベネフィットの前提	—
第2相	効力 efficacy	しばしば代理ｴﾝﾄﾞﾎﾟｲﾝﾄ 例. 反応割合	多くは症候抑制
第3相	有効性*☆ effectiveness	真のｴﾝﾄﾞﾎﾟｲﾝﾄ 例. 生存割合	疾患抑制
第4相	有用性* usefulness	実地臨床でのｱｳﾄｶﾑ	確率精度向上

* 相対的概念.
☆ すべての相を通して評価

表3

ベネフィットの理解 - 2

治療効果の証拠内容・範囲

ポイント：期待される効果は何か？ 確率は？ 適用可能か？

- 臨床試験のどの段階のデータか
  第II相　vs　第III相
- 臨床試験における適格規準
  選択規準と除外規準
- 臨床試験におけるエンドポイント
  代理エンドポイントか真のエンドポイントか

表4

ベネフィットの理解 - 3

疾患制御のレベル

診断	治療	評価
• 症状・徴候	症候コントロール	代理エンドポイント
• 病理・病態	↓	↓
• 病理発生		
• 病因	イベントコントロール	真のエンドポイント

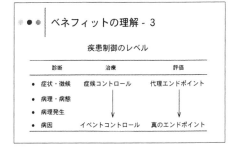

体をコントロールしているのか。イベントコントロールというのは、例えば糖尿病だと血糖をコントロールするだけではだめで、最終的に糖尿病の患者さんがどれだけ脳卒中を起こすか、心筋梗塞を起こすか、あるいは失明するのか、腎不全になって透析に行くのかが問題である。なお、現在日本で透析をしている患者さんの大半が、糖尿病の末路である。

つまり、最終的なイベント、末路がどうなるかを見ないといけない。糖尿病の患者さんに糖尿病をコントロールする薬を投与したときに、最終的に10年後に心筋梗塞、脳梗塞、あるいは腎不全がどれだけ減ったか。そういう証拠を出さなければならない。

したがって、代理エンドポイントで評価されているのか、真のエンドポイントでのデータがあるのかということになる。はやりの言葉で言えば、エビデンスの内容は何なのかということになる（表４）。

ベネフィットの正しい評価

代理エンドポイントと真のエンドポイントについては、疾病の正しい理解が必要である。つまり、症候の経過と予後がどういうものか、イベントは何かという疾患に関する知識、診断学と治療学の知識を十分に持っていないと、これを評価することはできない。

典型的な例として、ＨＩＶのキャリアに対してＡＺＴ[3]の早期投与がいまから十数年前に議論になった。ＡＺＴは最初の抗エイズ薬として登場したが、これをウイルス量が少ないとき、つまりＨＩＶキャリアと診断されたときに早期に投与すれば、エイズが発症せずに済むのではないかとだれもがそう思ったが、実際にその臨床試験でＨＩＶのキャリアにＡＺＴを早期に投与すると、余計早くエイズが出てきてしまう。そして、死亡率も高いことがわかって、バローズ・ウェルカム社は一部、訴えられたりした。大規模な臨床試験をアメリカとヨーロッパで行って、同じ結果となり、早期に投与するのはまずいということになった。

これは、実際の最終的なエンドポイントを見ない限りは、患者さんにベネフィットについて何も語ることはできないというよい例である。

例えばある抗癌剤を投与して、膵臓癌の患者さん、１００人で30人が痛みが取れたとなると、腫瘍が小さくなったというよりも、より主観的なパラメータだから、ほとんど眉に唾つけてしかその評価はできないことになる。そういう評価も、ランダム化比較試験によって、きちんとしたデータを取れば、それなりの意味がある。しかしながら、そういうランダム化試験であっても、症状を抑えているのか、疾患自体をコントロールできているのかという点では、やはり大きく評価は違ってくる（表５）。

リスクの正しい評価

リスクについて評価する場合、市販後の調査研究はクリティカルであ

表５

ベネフィットの正しい評価の条件

代理エンドポイント vs 真のエンドポイント

1. 疾患の正しい理解
　症候と経過・予後　→　イベントは何か？

2. 治療効果の内容の正しい理解
　疾患制御のレベルはどうか？

3. 確率事象であることの理解

例.　HIVキャリアにおけるAZTの早期投与

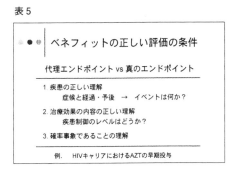

る。これは企業生命にとっても、患者さんや医師にとってもクリティカルである。

しばしばこういうものが科学と切り離されて、あまりサイエンティフィックでないと思われがちなのは、サイエンスに対する認識の浅さと言っていいかと思う。しかしながら、臨床試験を含めこのような臨床科学はきわめて、ある意味で難しい。科研費ベースの研究の延長上には、臨床科学は決して存在しないし、薬剤疫学も存在しない。これらは事業であり、それらを運営するのは経営であるから、従来のような実験室レベルの研究と同様にこういうことを議論することはできない。

リスクとは狭義には毒性の種類とグレードであり、一般的に、特に抗癌剤領域ではＮＣＩの出したCommon Toxicity Criteriaでグレーティングされている（表６）。すべての毒性について客観的に評価できるようになっているから、他のくすりにも応用していけばいいと思う。毒性の発現割合を理解し、発現の時期を理解する。

そして、何よりも毒性の診断・治療・予防法の理解がポイントになる。その毒性をコントロールできる限りは、ある程度、リスクがあっても致死的な疾患なら、それはリスク／ベネフィットの評価の中でベネフィットに傾いてくるということである。英語ではmanageable or notまたは防止、治療可能かどうかということで、しかもこれは確率的な事象であることを理解したうえで判断する。

表６

リスク（有害反応）の正しい評価の条件

ポイント：どの段階までのデータか？
臨床試験　ｖｓ　市販後調査

1. 毒性の種類とグレードの理解
   NCI - CTC
2. 毒性の発現割合の理解
3. 毒性の発現時期の理解
4. 毒性の診断・治療・予防法の理解
   可能性と実践レベル
   manageable or not
5. 確率事象であることの理解

リスク／ベネフィットバランスの問題

リスクとベネフィットを組み合わせて判断するとき、つまり広い意味でリスク／ベネフィットのバランスということになるが、これは非常に難しい。多次元的で確率的で、しかも経時的な洞察が必要である。一つのポイントは、疾患の特性・病期・病態・予後・年齢を理解する。当然のことながら、疾患の持つリスクによって判断基準が異なる。慢性非致死性なのか、あるいは難治性で放っておいたら死ぬのかということになるが、これについては診断の精度が前提になる（表7）。

もう一つが治療効果の内容である。症候コントロール的か、疾病コントロール的か、あるいは治癒的なのか、非治癒的なのかと言ってもいいと思う。この場合には、対象となる疾患のリスクカテゴリーがどのようなものかという評価になる。これはかなり専門的で、病期・病態、つまり癌なら癌がどれぐらい進行しているのか、末期に近づいているのかどうか。その場合には、別の観点から、あとどれだけ日常生活をエンジョイできるかという判断も必要である。年齢によっても違うし、病態はそれほどたいしたことなくても症状が激しい場合もあり、千差万別、十人十色である。

エンドポイントは、どういうエンドポイントを取って臨床試験がなされているかということがポイントである。くすりに関するデータが臨床試験のどのレベルか、どういう患者さんがエントリーされているかを見なければ

表7

●●●	リスクとベネフィットの組み合わせによる判断 - 1 ― リスク / ベネフィット バランス ―

★　多次元的・確率的・経時的洞察が必要

1. 疾患の特性・病期・病態・予後・年齢
　― 疾患のもつリスクによって判断基準は異なる
　例.　慢性非致死性　vs　難治性・致死性
　ポイント：　診断の精度が前提

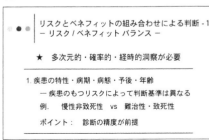

ばならない。だから、理想的には、くすりが承認された段階で臨床試験のプロトコルのエリジビリティ・クライテリア（適格基準）、つまりどういう患者さんが対象になっているかのデータを全部開示してもらうことが必要である（表8）。

リスクについての判断は、先ほど述べたように予測できるのかどうか管理が可能かどうかである。つまり、診断できるか、あるいはそういうリスクがある人をあらかじめ選別できるのかどうか。さらに副作用が起きたときに、それをコントロールできるかどうかということになる。したがって、副作用のプロフィール、スペクトルのデータとリスクの診断、モニタリング方法があるかどうか、支持療法があるかどうか。

例えばシスプラチンだと一番重大な副作用は20年前使用されはじめた頃は腎障害であったが、点滴を十分することによって避けられることが分かって、長期間、何回も投与できるとなると、最終的には難聴などが問題になる。カルボプラチンではプロファイルが違っていて、血小板の減少、あるいは白血球の減少という骨髄抑制が主たる毒性になる。それについても腎機能と相関していることが分かって、腎機能からくすりが一定期間の血中濃度、血中にどれぐらい存在するかリスクを前もって判断できるから、個人の腎機能に基づいて適切な投与量AUCを設定できるところまで進歩してきた。このように、くすりによって対応が大きく違う。薬理動態、個々の患者さんの臓器の機能がどうかを全部考えて議論しなくてはいけない（表9）。

表8

リスクとベネフィットの組み合わせによる判断 - 2
― リスク / ベネフィット バランス ―

2. 治療効果の内容によって判断は異なる

例.　治癒的　vs　非治癒的

ポイント：　対象となる疾患のリスクカテゴリー、病期、病態、年齢における評価のエンドポイントについての臨床試験データの正しい解釈
→ベネフィットの理解

リスク－有害反応

先ほど丸木さんが触れられたイレッサについて、いままでのところを復習しながら議論してみたい。致死的毒性である間質性肺炎が数％出現する。その死亡率は約50％である。発現時期は約60％がほぼ投与1ヵ月以内、診断は血液ガスかCTによる。治療はステロイドしかない。リスク因子は既存の肺損傷か炎症で、モニタリングの可能性はオキシメータ、すなわち血中の酸素濃度をモニターすることで可能ではないか。これについては、かなり検討の余地がある。

問題は、こういうリスクのパーセンテージを大本営発表の如く、まったく信用できないかたちで出し続けたことである。それは企業にとって大きな損失だったし、厚生労働省の指導もよくなかったと思う。毎日新聞が簡単な調査をした。日本呼吸器学会で発表した14施設を対象に、簡単な1枚だけのアンケート調査をして、それでこのパーセンテージが出た。これがほぼ、西日本肺癌研究グループの大規模調査によっても確認された。

このパーセンテージ、死亡率50％、つまり2～3％の割合で間質性肺炎という激烈な、われわれが最も恐れる病気によって亡くなる。そのほかにも角膜びらんは失明の可能性があるし、肝障害や出血性膀胱炎などがある。

表9

リスクとベネフィットの組み合わせによる判断 - 3
－ リスク / ベネフィット バランス －

3. 有害反応（ADR、UDE）の管理が可能かどうかによって判断は異なる

例.　シスプラチン　vs　カルボプラチン

ポイント：副作用用プロフィル・スペクトルのデータ
リスク診断、モニタリング、支持療法の有無

もう一つはコストで、たとえば、効果があって腫瘍が小さくなり、しかも持続すれば飲み続けなければならない。1日8、000円で、保険で支払われる。だいたい自己負担分が3、000円とすると、1ヵ月にくすりだけでほぼ10万円かかる計算になる（表10）。

ベネフィット－治療効果

くすりのコストは限界に達している。イレッサでは、標準治療に不応の非小細胞肺癌の患者さんの20％で腫瘍の縮小がある。これは代理エンドポイントである。この疾患は致死性で、放っておけば1年ぐらいで死亡する。実際に、イレッサ対最善の支持療法の比較臨床試験のデータがあるかどうかという問題に帰着する。

腫瘍縮小による症候の抑制でもあるから咳や痛みについてはコントロールされるし、もし効果が持続すれば延命できる。実際には1年以内で亡くなると思った人が2年生きているという例もある。であるから、第Ⅱ相試験のデータをどう読むかになる。しかし、生存期間が延長したという真のエンドポイントの証拠はない。この延長を実証するには、比較臨床試験をしなければならない。この利点を生かすには、モニタリングが問題になる。致命的な副作用をコントロールできれば一番いい（表11）。

表10

演習Ⅰ　リスク － 有害反応
副作用のプロフィル・診断・支持療法

イレッサ

- ○ 致死的毒性である間質性肺炎が約数％に発現
  その死亡率は約50％
  - 発現時期は約60％がほぼ1ヶ月以内
  - 診断はPaO_2、CTによる
  - 治療はステロイド
  - リスク因子は既存の肺損傷、炎症？
  - モニタリング可能性　SaO_2
- ○ その他の有害反応
  角膜びらん、肝機能障害、出血性膀胱炎
- ○ 高コスト　¥8,000 / 錠 / 日

疾病のリスク、治療効果の算出

先ほど『メルクマニュアル』のチャプターの中にリスク／ベネフィットの項目があると話したが、そこには「便益指数なるものを数学的に出すことはできない」と記述されている。われわれが頭の中で何を考えているかというと、表12に示したように疾患の死亡率、あるいはイベント発生率などの疾病のリスクを算出することができる。その疾患に対するある治療法の治療効果も算出できる。先ほど述べた反応割合、生存割合、リスクがどれだけ低くなるかである。

もう一つは副作用のリスクである。副作用による死亡率と副作用の管理可能を評価する。イレッサを例に取ると、これは疾患のリスクで死亡率は1になる。放っておけば、1年ぐらいでほとんど亡くなる。厳密にはもう少し小さいが、大ざっぱに、こういうことを頭の中で考えるということを示した。イレッサの反応割合は20％である。致死的副作用である間質性肺炎の

表 11

演習Ⅰ　ベネフィット ー 治療効果
疾患のリスク、期待される効果、確率、適用可能性

イレッサ

- 標準治療に不応の非小細胞肺癌患者の20％で腫瘍縮小（代理エンドポイント）
  - 致死性、治療方法なし、イレッサ ｖｓ 最善の支持ケア
  - 腫瘍縮小による症候抑制、持続すれば延命
  - 第Ⅱ相試験データ
  - 生存期間延長（真のエンドポイント）の証拠なし
- 内服
  - モニタリングが問題

表 12

治療の意思決定式

Fukushima M. 2003.

$$\text{便益指数} = \frac{\text{治療効果a}}{\text{疾患リスクb}} \times \frac{\text{管理可能性c}}{\text{副作用リスクd}}$$

a. 反応割合、生存割合、リスク低減割合
b. 死亡率、イベント発生率（X年）
10年後のそれが10％とすれば　0.1×10
c. 副作用コントロール割合
d. 副作用死亡率・重篤副作用発生率

例.
イレッサ　$\frac{0.2}{1} \times \frac{0.5}{0.03} = 0.1 / 0.03 = 3$
ドセタキセル　$\frac{0.1}{1} \times \frac{1}{<0.01} = 0.1 / <0.01 > 10$
トログリタゾン　$\frac{(0.2)}{1} \times \frac{(0.5)}{0.0003} = (850)$

- 致死性疾患 ＞ 1，　慢性非致死性疾患 ＞ 1000

発現割合を0・03として、副作用のコントロールの割合は間質性肺炎が起きた人の半分が亡くなるから0・5として計算できる。

肺癌では標準治療が効かなかった場合には、ドセタキセルが2次薬としてのチョイスになる。これを同じように計算すると、10以上というファクターになる。従って2次薬にはドセタキセルを使ったほうが利口だということである。ドセタキセルについては、ランダム化試験があり、2次薬としての第一選択にはドセタキセルだというのが教科書的な、あるいは前述のPDQの記述である。

これに対して、トログリタゾンなど慢性の非致死的疾患の薬剤は事情が異なる。このような場合には高度に安全性が保証されないといけない。トログリタゾンを例に、公聴会をやってそうなったのだが、市場から回収された時の死亡割合からみて、1、000以上の便益指数が要求される。これはかなり、その時点での恣意的なものがある。

漢方薬の問題

もう一つ、演習として漢方薬について見る。漢方薬について重要なことは、品質が一定でない、標準化できないことである。また、「証」では疾患実体を定義できないという問題があり、再現性がないことは漢方医自身が認めている。加えて、効果についての評価方法がほとんど主観的である。私どもは大学院カリキュラムの薬剤疫学の演習で昨年、ツムラの方にデータを提供して頂いて公開で評価したが、ランダム化比較試験と称していても、再現性が保証されるデータは残念ながら皆無である（表13）。今後はもっと厳密な臨床試験をしていかないといけない。

『カレント・メディカル』には代替補完医療のチャプターが新しく出ていて、米国ではいわゆるハーブメディシンについての評価が相当大規模に行われている。そこで品質を一定にして標準化していく過程によって、臨床試験がネガティブデータばかりになってくることが指摘されている。

解決策は試験薬の標準化・規格化、対象疾患の定義、客観的エンドポイント、ランダム化比較試験に尽きる（表14）。

薬剤疫学上の根本課題

表15が今後のサイエンスの課題である。現在われわれは多くの問題を抱えているが、薬剤疫学上の根本課題は承認審査の問題と薬害防止をどうするかということで、最初に申し上げたように、ポイントさえ掴めばそんなに難しいことではない。ただし、レギュレーションとして、規制の意思決定をするのはなかなか政治的に難しい。

表13

演習Ⅱ　漢方薬の問題点 - 1

1. 品質が一定でない
2. 標準化できない、真の有効成分が不明
3. 「証」は主として症状・症候に対応しているのみで、正確に対象疾患実体を定義できない
4. 漢方医による「証」の再現性が保証されない
5. 評価方法がしばしば主観的
6. 今もってランダム化比較試験において再現性をもって実証されているデータは皆無である

表14

演習Ⅱ　漢方薬の問題点 - 2

解決策

1. 試験薬の標準化・規格化
2. 対象疾患病態の定義
3. 客観的エンドポイント
4. ランダム化比較試験

医薬品適正使用の問題点

われわれが抱えている問題は未承認、または適応外で、テキストにも書いてある本来なら使えて当然の薬が使えないことが多いことである。ざっとみても、200を超えている。逆に、わが国で広く使用されていて有効性が実証されていない医薬品も多い。私は漢方薬を攻撃するつもりはないが、単純に百歩譲って客観的に見て、フェーズⅢで確実に有効性が実証されているものはほとんどないと申し上げている。そういうものが、漢方薬に限らずまだたくさん市場に残っている（表16）。

こういうことから何が窺えるかというと、代理エンドポイント、適格基準という臨床試験の限界を無視して、承認のときに適用を拡大して使用を許してしまう。イリノテカン、イレッサともに典型例であった。臨床試験のデータは限られた条件のそろった患者さんが対象である。言ってみれば優等生ばかり集めて試験をすればいい点が出るということである。医師も行政当局もどうも確率論的に理解できていないのではないか（表17）。

それから、市販直後のデータが生かされない。市販直後に起こる事象は、先ほどの電信柱にぶつかる話ではないが、イベントとして全部きちんと確率として見ておけば、再現性が高いことがわかっている。もう一つ重要なのは3倍の法則と言って、ある副作用の頻度を確定するには3倍の人数が必要である。

表15

わが国の薬剤疫学の根本課題

1. 医薬品承認審査の科学的水準の確保と客観性の確立
2. 医薬品による副作用被害拡大を防止するための意思決定の原則の確立と実践

〈薬剤疫学会への意見　2003.6.30〉

１％の頻度で再現される副作用のリスクを確定しようとすれば、３００人調査しなければならない。これは推計学的なごく基本法則である。あとで例を示す。副作用被害防止のためには、因果関係論を持ち出してはならない。こういうことをやっている限りは、薬害を延々と繰り返すことになる（表18）。

表 16

わが国における医薬品適正使用と副作用被害防止における現状と問題点 - 1

1）i. 標準治療薬として医学的に確立していながら使用できない医薬品が多い
　　未承認、適応外

ii. わが国で広く使用されているがその有効性は実証されていない医薬品が多い
　　再現性が保証されたII、III相試験データがない

表 17

わが国における医薬品適正使用と副作用被害防止における現状と問題点 - 2

2）i. 臨床試験のデータが正しく評価・解釈されていない
とくに外部妥当性（外挿性）の理解について、信じがたい低レベル
- 適応を拡大して（臨床試験での適格規準を大幅に超えて）使用を許してしまう
- 臨床試験のデータはきわめて限られた条件のそろった患者に対してきわめて高度に管理された状況で得られたものである

ii. 臨床試験中の有害事象発現を確率的に理解できていない

表 18

わが国における医薬品適正使用と副作用被害防止における現状と問題点 - 3

3）i. 市販直後調査が生かされない
　　確率的事象として客観的に捉えられてない
　　1000例での事象発現は再現性高い

ii. 3倍の法則が分かっていない

iii. 副作用被害防止のために因果関係を持ち出してはならない
　　イベントは転倒も交通事故も自殺もすべて有害事象

規制の意思決定

規制の意思決定にはいろいろなチェックポイントがある（表19）。まず動物実験のデータを正しく読む。ここでデータを隠していたら、これは犯罪として厳しく処罰する必要がある。臨床試験の各相のデータ、海外のデータを隠蔽した場合も、適切な罰則規則が必要である。承認審査では、きわめて限られたデータの中でそれを全部生かさないといけないという大きな責任がある。

しかしながら、いろいろなインチキ、隠蔽があることは、本当に困ったことだと思う。次に日本の場合には、フリーマーケットではないので、薬価収載というところでまた修正が行われる。ここで重要なことは、これらのデータをアップデートさせて全部添付文書に入れておく必要がある。だから、ここで因果関係を持ち出して切り捨ててはいけないということである。PL法上ここでは警告義務がある。

次に、先ほど強調した市販直後の調査はきわめて重要で、そのデータを刻々添付文書に反映させていくことが薬害を防止するポイントである。ここで副作用の自発報告はクリティカルになる。医師、薬剤師、

表19

規制の意思決定
ー 薬剤疫学的チェックポイント

- 非臨床試験 ー 動物実験
- 臨床試験各相／海外データ
- 承認審査
- 薬価収載 ー 添付文書、警告義務
- 〈市販直後調査〉
- 副作用被害自発報告
- 調査会、検討会
- 規制意思決定

表20

Pharmacovigilance Network
情報公開：リスク予見→回避

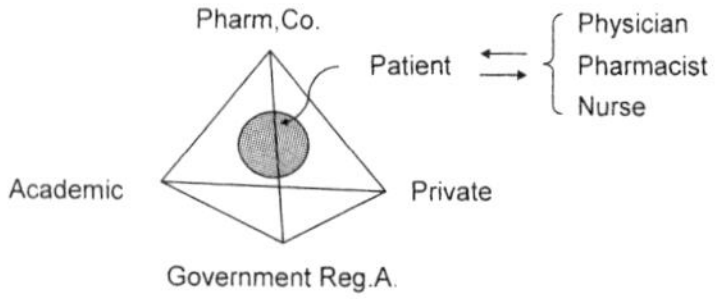

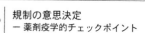

看護師、患者さん本人が、これは関係あるのではないかと思ったら絶対に報告する。そういう意味では改正薬事法で副作用報告が義務化されたことは、非常にいい方向だと思う。

副作用報告などがあったら調査会を開くが、因果関係論を持ち出してはならないことは法律化したほうがいい。とにかく、市販後にどういう現象がどれだけ起こったか、集められるだけの情報を集めておかないとあとになってさっぱり解析できない。これは薬剤疫学上の鉄則で、ここをどうするかが日本の大きな課題である。

あとは規制の意思決定で、これは厳重に疾患の特性、今日のテーマであるリスク／ベネフィットの判断をきちんとするということである。これらのチェックポイントで、当局は何をどうしていいのかわかっていないのが現状と言ってよい。

それぞれの自律性（オートノミー）

最後に、最初に指摘した自律性の話になる。よく目を凝らして、それぞれが独立した立場で連携を取り合いながら、情報をすべて開示して議論していく必要がある。患者さんを中心にして企業、アカデミアのセクター、プライベートのセクター、くすりの副作用を考える会とか、ビジランスセンターもあるし、大学などときちんと連携を取って、厚労省当局とも連携を取って、いかに薬害を防止するかを考えないといけない。先ほど来のリスクの予見と回避手段を、衆知を結集してやる必要がある。ここで因果関係はどうだ、メカニズムはどうだというのは愚の骨頂だということはよくお分かり頂けたと思う。

薬害防止とはそういうことで、これを遺伝子解析してどうのこうのというのはその次の段階である。イベントが起こったら、電信柱にぶつかったのもイベントと考え、そういうものも含めて、全部データを集積して、科学的に確立している方法で調査をする。そして、発現率とリスクの因子を解析する。そういうことを一つひとつのくすりについて繰り返していくことで、非常に多くの情報が数年の間に蓄積される。基本的にはそれしかない。

最終的な結論としては、それぞれがオートノミーを持って、患者さんを中心に連携してそういう情報共有システムを作りあげていくことで、一歩ずつ前進できる。今後、リスク／ベネフィットについて考えるときにはますます臨床試験についての深い理解が必要になるし、市販後調査の重要性の理解、さらに自発報告の重要性が認識されないと先に進めないことがはっきりしてきている。

医師の立場から、昔からずっとこうしたことを申し上げてきたが、いまは医薬分業が当たり前のようになってきて、現場における薬剤師の役割は大きくなり、責任も大きくなってくると思う。より一層科学のベースについてわれわれが理解していないといけない。これからは実践のステージに入ったと思う。

※注

1　ＮＣＩ（National Cancer Institute：米国国立癌研究所）

2　ＰＤＱ（Cancer Information Physician Data Query：ＮＣＩが医療関係者向けに配信するがん情報）

3　ＡＺＴ（アジトチミジン：エイズ治療薬）

帚木蓬生『エンブリオ』解説

帚木蓬生『エンブリオ』集英社　２００５年

エンブリオは、帚木氏の作品中、先端医療における生命倫理を扱ったシリーズ、『臓器農場』『受精』に続く3作目である。２００５年現在、ＥＬＳＩすなわち、倫理的・法的・社会的問題（Ethical, Legal, and Social Issue）としても、また、科学的、医学的にも最もホットな領域である移植・再生医療をテーマとしている。前2作の『臓器農場』と『受精』は、共に先端医療を実施する病院を舞台に、殺人事件の犯人と真相を探るサスペンスのおもしろさを折り込んだ作品であったが、本作品は、むしろ、先端医療としての生殖操作、移植・再生医療のガイドといってもよいほどで、読者は、各章を通じてくりひろげられる高度な先端医療技術の挑戦に驚かされる。

九州の、ある湾岸沿いにある小高い丘にたつ最先端医療を提供する病院、患者にとっても医療者にとっても理想的と言えるほどに完備された病院、登場人物の１人のアメリカ人患者に言わせれば「アメリカ合衆国にもないような病院」を舞台に、様々な人々の人生をおりまぜて物語は展開していく。ここでは、主人公である天才的産婦人科医の、患者には優しくも、先端医療のとりこになった冷酷な姿が圧倒的なリアリティーをもって描き出される。主人公は、生殖操作、移植・再生医療すべてに通じ、自ら実行するパイオニアであり、卓越した技能をもって患者の治療にあたり、医師としての行為は論理的には非のうちどころがない。あくまで患者の悩みを最先端の技術で解決する。結果として儲かる。病院は、他の追随を許さない完備されたものとなる。ますます先端医療技術の開発をすすめる。そして、主人公は国際学会で絶賛を浴びるのである。しかしながら、主人公は、単なる名誉欲にかられて、あるいは名声欲しさに先端医療に取りくむのでもない。彼は「先端」にとりつかれて疑うことなくひたすら禁断の領域、中絶胎児臓器の利用に踏み込んでいくのである。

患者の自己決定権は無上の法か？　病む人たちの生への渇望、幸福追求は絶対善か？　その前ではフレッシュな死体は、貧しき者は、もの言わぬ胎児は臓器の容器でしかないのか？　あるいは、新しい医療技術開発のための恰好のマテリアルか？　人間の尊厳とは何か？　次々と根源的な命題が読者につきつけられる。

作者は、社会的弱者や患者への温かいまなざしの下に、現代の医学・医療がその「進歩」の故に直面する矛盾、たとえば、移植医療におけるドナー不足と、より深刻な問題、すなわち、ビジネス化する医学・医療を見事にえぐり出してみせる。そして、わが国における法の不備と、「先端医療」にとりつかれた医師の狂気により、歯止めのきかなくなった医学・医療の行き着く先としてのグロテスクな「高度先端医療社会」を読者に暗示する。哲学のない科学・技術は狂気（凶器）である。作者の叫びがまさに聞こえてくるようである。

「患者のため」イコール「絶対善」かの如き信念に科学がコミットしたとき、それは歪んだ宗教ともいうべき狂気となりうることに読者は震撼するであろう。

物語は、主人公岸川が、女子高生の人工妊娠中絶を行うところから始まる。本来なら、廃棄される運命の中絶胎児だが、ここでは、凍結保存され、いずれ必要なときその臓器は解凍、培養増殖されて、移植に用いられることになるのである。

また、別のケースでは、中絶胎児の脳組織をパーキンソン病に罹った、病院の有力なパトロンである会社会長・井上の脳に移植する。パーキンソン病を治療するためその患者は、若い女性に妊娠してもらい、その児を中絶してその脳組織を利用するのである。

それらの高度な先端医療技術を支えるのが地下二階にあるファームである。ファームには、サンビーチ病院での不妊治療、生殖医療、移植・再生医療を支える最先端の設備がそろっており、鶴主任以下五人の専門家エンブリオロジストが何の疑いも持つことなく仕事をしている。

さらに、岸川は男性の妊娠にも挑戦する。彼はホームレス男性に腫瘍と偽って手術し、腹腔内に受精卵を着床させる。アクシデントにより流産し、緊急手術するが、流産した胎児は、ファームに送られ、各臓器は培養される。利用可能な胎児はまったくムダなく利用されるのだ。かくして、サンビーチ病院の小児外科チームは、ドナー不足に悩まされることはない。

そして、モナコ第八回国際エンブリオ学会で、岸川は男性の妊娠について講演する。衝撃的な発表に、岸川は各国の絶賛を浴びる。その高い技術水準に目をつけ、業務提携のアプローチをしてきた企業があった。全米に不妊クリニックを展開し、日本上陸をねらう世界最大の生殖補助医療フランチャイズチェーンだ。しかし、そのアプローチには罠が……。あとは物語を読んでのお楽しみである。

この物語を象徴する二つの言葉がある。

一つ目は岸川が、ファーム長の鶴に語る言葉である。

「サンビーチ病院でやっていることは、すべて正解だ。誤答はひとつもない」「少なくとも、当事者全部が感謝するような王道を選んでいる。そこが、世の中の大半の病院と異なるところだ。王道だから、宣伝吹聴する必要もない。理解してくれる当事者だけが利用してくれれば、それで充分経営は成り立つ。研究費も充分出る」

そう、岸川は、論理的には非の打ちどころがない。彼の信条には正義も不正義もない。科学は本来、善でも悪でもないが、ひとたびビジネスと結びつけばいつでも悪に向かう可能性がある。人間の欲望には限界がない。生きるために臓器を買う、売った方はお金を手にして生活が潤う。当事者全部が感謝する。いったい何が悪いのか？　帚木氏は、２００２年単行本版発行直後に私との対談でこう指摘している。

「医学・技術というのは、倫理をうわばみのように食い荒らし、それも世間が認知する形で食い荒らしてきている。近代医学になって以降はとくにそうです。今は最後に倫理が残るかどうかです。大波が押し寄せて、残っていた最後の島も飲み込んでしまうほどの力を今の医学・技術は持っている気がします。そこに世間の医学に対する期待感、患者さんの願いが加われば、その波はますます高くなって、最後にはすべての倫理が波の下に飲み込まれるという気がします」(『クリニックマガジン』２００２年11月号)

もうひとつは、国際学会で「男性の妊娠研究」を発表した後の、質問者と岸川のやり取りである。「男性に妊娠させる。これは人類の歴史のなかでも初めての試みです。人間が原子力を手に入れたのと同等の革命的な事件です。当然、宗教的、倫理的な問題が起こってくると思いますが、日本には男性の妊娠出産を制限するような法規制はないのでしょうか」

その質問に対して岸川はこう答える。

「ある先駆的な医療行為が宗教的、哲学的、倫理的、法律的、社会的な波紋を起こすのは、医学の歴史を振り返れば明白です」「その良い例が、体外受精です。試験管の中で精子と卵子を受精させる行為は、神を冒涜するものだと、各方面から非難の矢が飛んで来たのではないでしょうか。しかし今や、体外受精は人類の福音になっています。前置きが長くなりました。ご質問に対する答えです。日本には一切法的な規制はありません。一種の無法地帯であると言っていいかと思います」

確かに岸川の言うように反倫理とは反自然に他ならない。医学・医療はその成り立ちからして反自然である。医療の習慣化で反自然が結局は正当化される。体外受精しかり、最近では、生体肝移植は保険適用にさえなってしまった。長く医療において健康な体にメスを入れることはタブーであった。しかしながら、今日、長者番付けのトップグループに美容外科医が並ぶのは周知の事実である。医学は病苦の解放から始まり、現在に至って、生物であるが故に宿命的に負わねばならぬ不便や苦痛からの解放、個の完結性や生殖からの解放、そして、さらなる幸福――快楽の追求という危険なレベルに入り込みつつある。その先に見えるのは、20世紀の重要な古典、オルダス・ハックスリーが描いたクローン社会『すばらしい新世界』(講談社文庫)か？　今、人間の知恵が問われている。そろそろ踏みとどまる限界を見極めるべきではなかろうか？

さて、本作品を医学フィクション小説以上のものにしているのは、作家によって秘かに小説にこめられた岸川の生である。岸川は人工授精児としてこの世に生をうけ、本当の父親を知らない。不妊治療によって、２００人を超える「自分の子供」を人工授精児としてつくりだし、一方で胎児を利用し尽す。彼は、あたかも人とのつながり——縁をもてないように宿命づけられているかのように冷酷である。あるいは、自分を生みだした科学・医療技術でもって、知らずに社会に復讐しているのかもしれない。破滅的な岸川の生き方は、人類の未来を暗示している。

そして何より恐ろしいのは、その暗示どおりにこの物語は決して「夢物語」ではないことだ。２００５年現在、折しも規制緩和を推進する一般財界人たちは、病院の株式会社経営と混合診療の解禁を政府に迫っている。そして、ついに２００５年7月19日、再生医療と美容外科を標榜する株式会社病院は神奈川県にバイオ医療産業特区として実現した。

わが国は、法の整備において欧米に大幅に遅れており、薬事法に抵触しない限り、医師による患者への介入は全く野放しの状態である。すなわち、欧米のように被験者保護法を持たず、取締り法である薬事法に基づいて承認審査申請を前提として行う治験以外の臨床試験・研究は、施設の倫理委員会の承認さえ得られれば実施可能であり、法的規制は受けない。

また、わが国では、妊娠12週未満の中絶胎児は、法的には人としてみなされていない。すなわち、自治体の規制がない限り医療廃棄物として扱われ、その医学的利用について法的規定はない。そして、実は妊娠女性に中絶の自己決定権は認められていない。母体保護法による堕胎罪の阻却要件の拡大解釈によって中絶が行われているのが実態である。あまつさえ、わが国では、恐るべきことに医療機関は、関心ある「新規医療技術」を、薬事法に基づいて臨床試験を行うことなく、当局の設置する高度先進医療専門家会議で承認さえ得れば、「新規医療技術」を保険診療に加えて提供できるのだ。すなわち、ノーリスクで先端生殖医療に参入する病院経営への道がひらかれているのである。まさに、サンビーチ病院は現実のものとなりつつある。

わが国の医学・医療は、まちがいなく荒廃の瀬戸際にある。哲学不在の科学妄信が科学・技術政策決定を支配するわが国の未来にあるのは、人間の限りない退廃と荒涼たる社会である。帚木氏は、私との対談で、「自分の子供を得るというのは、生存権同様、基本的人権だし、患者さんに幸福追求権を突きつけられた臨床医は、断る先生もいらっしゃるかもしれませんが、断らない先生も絶対に出てきます。患者さんの依頼であり、それに応えることが医療というサービス業の根本です。断らない先生を、断る先生は非難できないと思いますよ。問題なのは、広く行われているにもかかわらず透明性がないことです。基本的人権とか幸福追求権というのは政治、国がどう考えるか基本方針を示さなければなりません。ようやく産婦人科のガイドラインをつくるための委員会が発足したところです。多くの政治家の頭の中には生殖医療は入っておらずお寒い限り。その怒りを本の最後に書きあげました」と語っている。そして今まさに、「断らない医師」が産婦人科学会会告を破って受精卵診断を行い、政府は立ちすくんでいる。

本作品は、中絶、不妊、移植・再生医療における本質的問題を真正面からとりあげて、科学・技術の進歩、社会の変化についてゆけない政府の無策ぶりを鋭くついた長編小説である。現職の医師であり、透徹したヒューマニティーに貫かれた氏にしてはじめて著すことのできたＥＬＳＩのバイブルと呼ぶにふさわしい名作である。

２００５年　彼岸花のころ

Southwest Oncology Group（ＳＷＯＧ）との15年間の交流と Common Arm Trial
婦人科がん多施設共同研究の現状と将来像／欧米の臨床研究グループに学ぶ

『産科と婦人科』第72巻９号　診断と治療社　２００５年

はじめに

〝欧米の臨床研究グループに学ぶ〟というテーマをいただいた。Southwest Oncology Group（ＳＷＯＧ）の活動の詳細については、ホームページ http://www.swog.org/（図１）をみていただきたい。

２００５年は、偉大な恩師であり、かつわれわれの最も重要なパートナーであるＳＷＯＧ会長 Charles A Coltman Jr 博士から新会長 Laurence H Baker 博士へのバトンタッチという歴史的な節目でもある（図２）。ここで私たちの15年間にわたる交流を紹介し、私たちが何を学び、何を成し遂げ、何をしつつあるか、そして何が足りないのかを記し、わが国における臨床試験、臨床研究の一里塚としたい。

ほぼ半世紀前、１９５０年代後半に、アメリカ合衆国は議会決議に基づいて莫大な予算をつぎ込んで、〝薬でがんを治す〟プログラムに着手した。ここに、ＳＷＯＧ、ＥＣＯＧをはじめとする、米国のがん臨床試験グループが誕生した。ＳＷＯＧからいったい何を学び、どう生かすか、それは容易なことではない。現在の姿をみて、そのまま似たようなものをわが国につくり上げようとしても、とうていできるものではないし、その必要もない。長い歴史、豊富な資金、そして輝やかしい実績と伝統、たゆまぬ発展の背後にあるものは、無数の失敗から学んだ、外からはつぶさには分からないきわめて多くのノウハウとソフト、将来を見すえての技術開発、組織運営、忍耐、そして、それらを支える米国の法律・規則・制度、ひいては人々の生き方、人生観、価値観、社会観である。それらまでさかのぼって、参考にして、わが国のおかれている状況をそれらと対比し、優れている点、劣っている点、進んでいる点、遅れている点、異なっている点、わからないところ等、すべてをもらすことなく検討し、改善できる点、できない点、できないとすれば、どうすべきか、他の方法は？ と問いかけ、一つ一つ、重要度の高いものから解決してい

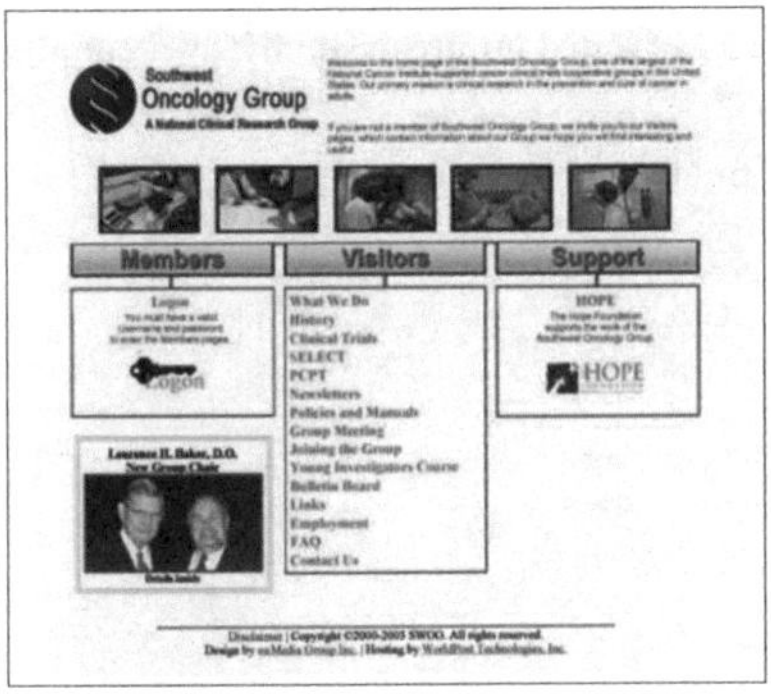

図1　SWOG ホームページ（2005 年）
（http://www.swog.org）

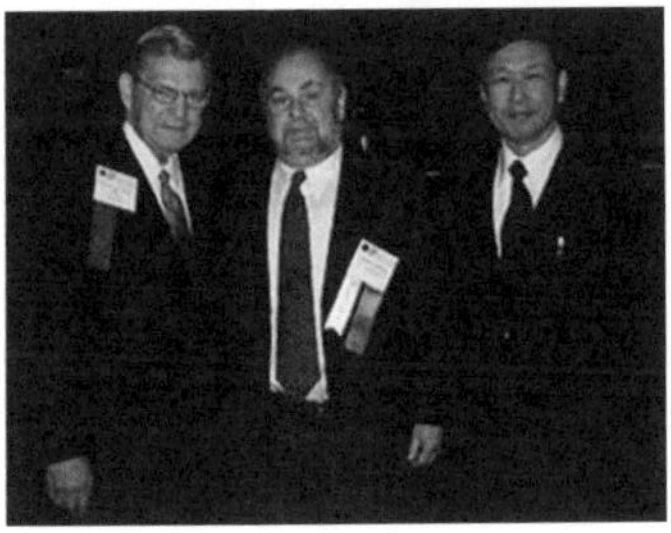
図2　コルトマン博士からベーカー博士へ
（2005 年）

表1　日米における相違点

Summation

1. Approach
   US　－　medical / radiation oncol, oriented
   Japan －　surgery oriented
   Outcomes in solid tumor
   Overall equivalent　　－ rather better ?
2. Health Care System
   Japan
   ・Universal Insurance　－ small co-payment
   ・Dot System reimbursment
   ・Free Acces
   ⇒ Diagnosis oriented
   ⇒ Early Detection ,　increase stage I
3. Behind US
   in chemotherapy
   ⇒ poorer outcomes than U.S.
   not achieved State-of-the-Art
   in Innovation of Standard Treatment

くしかないのである。そして、何よりも、ＳＷＯＧの発展から学ばなければならない最も重要なことは、優れた指導者の存在とその経営である。結局は、すべて〝人〟なのである。われわれは、過去15年間にわたって、ＳＷＯＧと密接な交流を続けて、きわめて多くのことを学んだ（表1）。決定的に遅れている点、それらは何も臨床研究に限ったことではないが、ほぼ常に、法と制度そして、それらを生み出す思想なのであるが、[1,2] それらのうち重要ないくつか、例えば、インフォームド・コンセント、ＧＣＰはこの間に日本にもほぼ整備された。また、後述するように、技術的インフラの整備もすすみ、われわれは、今ようやくわが国独自の道を見出し、鋭意努力しており、かれらに追いつきつつある。

医療制度や文化の大きな違いの下に、医療の発展、ゴールへのアプローチが異なっているのはむしろ当然であり、その国の状況に最も合ったアプローチを考案し、進化させていくことが賢明である（表1）。むろん、わが国はきわめて多くの困難の真っ只中にあるが、ビジョンは明瞭であり、私にはわが国のめざす方向とその道程はくっきりと見えている。[3] われわれのめざすゴールは、がんの征圧であり、その道程は、治療成績の向上、死亡率の低下、さらに発生数の低減である。研究と実践の照準をすべてそれらにピタリと合わせて、地道な努力を続ける以外に方法はない。成果をあげるには、必須のノウハウがあるが、その一つは、各研究者の研究エゴの抑制である。各研究者、各施設、グループそれぞれ独自に成果をあげたいと考えるのは当然であるが、それをいくら積み重ねても、結果は先に述べた道程をたどることにはほとんどつながらないのである。治療成績の向上のためには state-of-the-art をベースに階段を一歩一歩上がるが如く、決定的なデータを出し続けねばならない。最も証拠能力の高いのがランダム化比較試験（ＲＣＴ）による治療成績の優劣の検証である。この方法は、現時点のゴールドスタンダードであり、ＲＣＴ

に代わる決定的方法は未だ発見されていない。したがって、わが国においては単一施設でいくらがんばっても、決定的な結果を提出することは無理であり、多施設共同研究に結集する以外、医師の努力・研究者の能力を生かす方法はきわめて限られているというべきであろう（表２）。

さて、前ＳＷＯＧ会長Coltman博士と私の出会いは、１９９１年５月Houstonで開催されたＡＳＣＯ meetingでのことであった（図３）。私が、１９８９年12月にNatureに出版したCommentary, The overdose of drugs in Japan[1]がとりもつ縁であった。昼食を共にしながら、かれは、日本の医薬品開発、臨床試験の問題について熱心に耳を傾けてくれた。そして、"What can I do for you?"と口を開いた。私は一言"Help us"と返し、Mutural Educational Programに話は発展した。日米の指導的がん臨床医の交流プログラムの提案である。話はまとまり、１９９２年１月に第１回のUS-Japan Clinical Trial Summit Meetingを開くことが決まった。織りしも、当時、東京慈恵会医科大学教授であった寺島芳輝先生（現、中国、山東医科大学客座教授）の指導の下、厚生省がん研究班により卵巣癌のアウ

The Nineteen-nineties

……

In 1991, the Southwest Oncology Group established a non-profit foundation so the Group could accept contributions to support its work. In 1992, a separate 501(c)(3) tax-exempt organization was formally established.

……

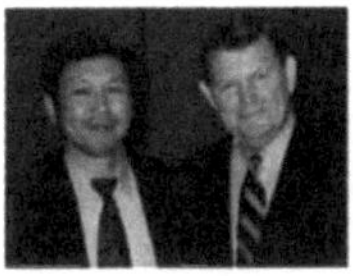

Midway through 1991, Dr. Coltman met with a leading physician from Japan, **Masanori Fukushima, M.D., Ph.D.** The purpose of their meeting was to establish a program through which researchers from the United States and Japan could work together to enhance the quality of Japanese clinical trials. The first **United States - Japan Clinical Trials Summit** was held in 1992. Since that time cancer physicians from both countries have met together to review and exchange information about both country's clinical trials systems. The meetings have focused on a broad range of cancers including urological, gynecological, head and neck, esophageal, gastric, and colorectal, as well as bone and soft tissue sarcomas. In addition to physician members from the Southwest Oncology Group, premier investigators from throughout the United States and Canada are invited to participate in this important collaboration.

図３　SWOG会長、コルトマン博士との出会い（SWOGホームページより、2005年）

表２　今後の方針

Direction

1. Practice Standard Treatment
   & Achieve State-of-the-Art
   ⇒ Outcomes Research
   Disseminate standard
   ⇒ PDQ®Japanese version
   http://cancerinfo.tri-kobe.org

2. PhaseⅢ Trial
   from conception to execution
   ＜ Standard / Experimental
   PhaseⅡ ↗
   ↑
   PhaseⅠ

トカム研究の結果がほぼまとまったところであった。[4] また、１９８３年より当時、中京病院泌尿器科部長であった大島伸一先生（現在、長寿医療センター総長）を中心に名古屋地区では、泌尿器科医はＴＵＣＴＧ（東海泌尿器臨床試験グループ）としてまとまっており、わが国で初めてインターフェロンの治療に対する第Ⅱ相試験データをまとめていた。[5] 治療成績をきちっと出すことのできるかれらと寺島班であれば、米国と渡りあえると考えた。こうして、日本臨床試験交流プログラム第１回会議の話はまとまった。

１９９２年１月20日、21日、第１回 Summit Meeting は、Gynecology と Urology に焦点を合わせて、John Crowley 率いるＳＷＯＧ統計解析センターのある Seattle の Hilton Hotel で行われた。[6] １９９２年当時、わが国はまだインフォームド・コンセント前の時代であった。米国のリーダーたちは顔を見合わせ、信じがたいと口々にいい、それでは臨床試験など不可能だと指摘したのであった。しかしながら、わが国で卵巣癌のⅠ期が多いこと、治療成績は標準治療を行っている施設では、米国とまったく遜色のないことにもかれらは、一様に驚きを示し、将来の共同研究の可能性を互いに確認しあった。[6] 当時 Coltman たちは、まさに化学予防臨床試験ＰＣＰＴ[7]を開始するところであり（図４）、泌尿器領域の大島グループはこのフィナステリドを用いた前立腺癌化学予防試験ＰＣＰＴにぜひとも参加するようにと誘われたのであった。悲しいかな、インフォームド・コンセントもデータセンターをはじめとする臨床試験インフラもない当時のわれわれの状況は、まことに恥ずかしいの一言であった。私たちは、米

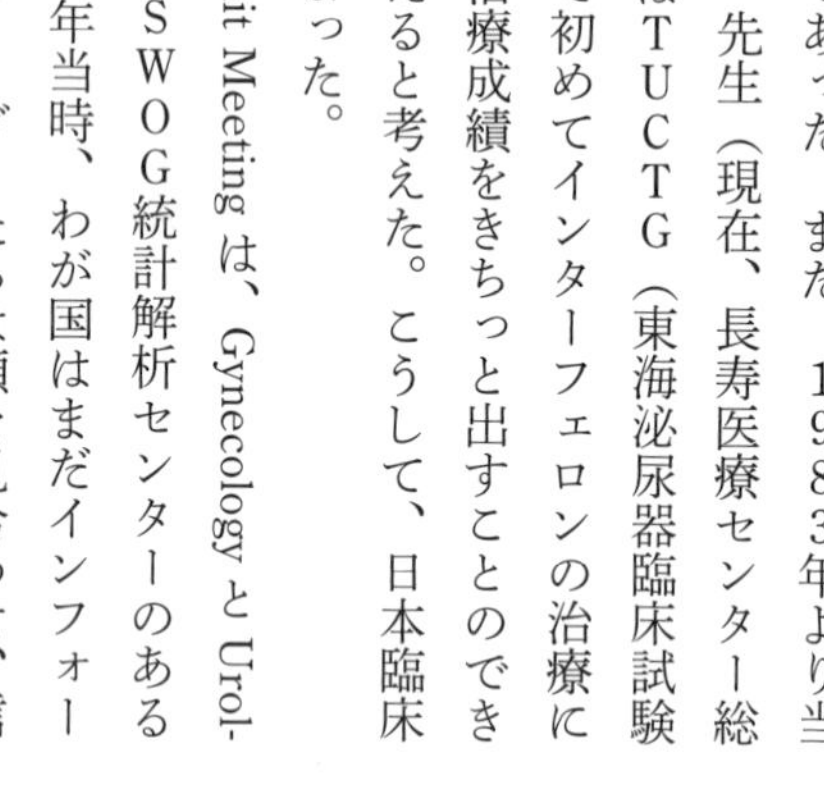
In October 1993, the Southwest Oncology Group launched the first large-scale prevention trial for prostate cancer. The Prostate Cancer Prevention Trial (PCPT) was a double-blind study designed to test whether taking the drug finasteride will prevent prostate cancer. Over eighteen thousand men were enrolled at over 220 sites located throughout the United States. They were randomly divided into two groups; half of the men took one finasteride tablet per day for seven years and the other half took a placebo. Annual prostate examinations were part of the study, including a digital rectal exam (DRE) and a prostate specific antigen test (PSA). Participation in the intergroup study included Cancer and Leukemia Group B (CALGB), Eastern Cooperative Oncology Group (ECOG) and NCI-Designated Cancer Centers.

The study was closed early on June 24, 2003, because the study objective had been

図４　前立腺癌化学予防試験 PCPT（SWOG ホームページより、2005 年）

国の臨床研究指導者たちと共に過ごした2日間の興奮を胸に10年後を誓いあった。

Coltman、Crowleyをはじめ、ＳＷＯＧ指導者たちは、わが国のレベルと熱意を高く評価し、プログラムの継続を約束してくれた。そして、US-Japan Clinical Trial Summit Meeting Program[6]が始まった。その後、Hawaii、日本、West Coastと順に場所を変えてほぼ毎年、テーマを選んで、その分野の日米の指導的な研究者、臨床家たちが集い、集中討議を重ねてきた（表３）。そして、毎回Medical Oncology主導の米国側は、わが国の外科の水準に、またわが国の診断技術水準の高さに驚き、治療成績をたたえながらも[8,9]米国では日本のような綿密なリンパ節郭清を伴う手術はできない、と口々に語ったのである。毎回それぞれの癌腫について共同研究が検討されたが、ついに１９９８年、Medical Oncologyで一致できた肺癌を対象としたTrialで話がまとまった[10]。ここで、私が提案したのは、日米でまったく同じプロトコルを実施するCommon Arm Trialであった。当時、ＳＷＯＧ、Lung Cancer Committee ChairmanのGandara博士たちは、かれらが確立した非小細胞肺癌に対する標準治療カルボプラチン＋パクリタキセル（ＴＪ）にプラチナ増感剤Tirapazaminの併用効果をみるTrial[11]を開始しようとするところであった。

１９９９年10月、US-Japan Clinical Trial Summit Meeting参加者たちが全国的な研究組織として多国間臨床試験機構（ＪＭＴＯ）を設立し(URL:http://www.jmto.org)、われわれは直ちに、Common Arm Trial、ＴＪ vs ＸＸのデザインにとりかかった。しかしながら、重大な障害があっ

表３　SWOGとの交流、15年の歴史

SWOG-Japan Clinical Trial Summit Meeting

1991 May 17	Houston	Agreement
1992 Jan 20-21	Seattle	Genitourinary-Gynecol Ca
1993 Feb 6-7	Honolulu	Esophageal-Gastric Ca
1993 Sept 25-26	Hamamatsu	Clinical Trial Workshop
1994 Aug 27-28	Seattle	Bone / Soft tissue Sa
1996 Feb 24-25	Maui	Lung Ca
1997 Sept 20-21	Kyoto	Head & Neck Ca
1998 Nov 20-22	S/F	Lung Ca
2000 Feb 19-20	Maui	Colorectal Ca
2001 April 5-7	Kyoto	Breast Ca
2002 Sept 21-22	Kauai	Lymphoma
2005 Feb 10-13	Maui	Gastric & Colorectal Ca

た。当時、パクリタキセル（ＴＸ）は承認されていたものの、カルボプラチンは非小細胞肺癌は適応外であった。ちなみに、シスプラチンは小細胞肺癌に適応外で、まずこれらを解決しなければならなかったのである。このような状況は、２００５年現在も本質的に相変わらずであるが、世界の常識、科学の常識が通用しない日本ならではの異常である。また、米国でのＴＸの用量が、これまた保険で認められる用量を超えていたのであった。ＳＷＯＧ側は減量をまったく認めなかった。われわれはまず、米国側のＴＸ用量について日本人での安全性を確認しなければならなかったのである。[12] そして、比較すべき治療法として、Gemcitabin、Vinorelbine、followed by Docetaxel を考案し、phase Ⅱ trail JMTO LC00−02 を実行した。[13] ついに２０００年、Common Arm Trial JMTO LC00−03 プロトコルは完成し、２００１年より患者登録を開始した。[14] 予想どおり、まったく研究費を医師に配らないため、登録はきわめて slow であった（表４）。

　このＲＣＴ、JMTO LC00−03 で実証すべき仮説は、がん化学療法史上きわめて重要なものである。第１に、プラチナムを含まないレジメンでプラチナベースと同等以上の治療効果が得られるか？　第２

表４　コモンアーム・トライアルの実施

Practice 1.　**NSCLC JMTO LC00-03**

Common Arm Trial　phaseⅢ Ongoing

US	CBDCA + Pac + Tirapazamin
Japan	CBDCA + Pac
	GEM / VNR + Doc

・phaseⅡ.　Br. J. Cancer 2003
・phaseⅠ.　J. J. Cln. Oncol. 2002

表５　アウトカムリサーチの実施

Practice 2.　**Ovarian Cancer JMTO OC01-01**

Outcomes Research　Retrospective

1993	Terashima Y. et al.	21 Inst
	Jpn J Obst & Gyn '93	770 cases
2003	Ochiai K. et al.	24 Inst
	ASCO '04,'05	931 cases

に、順次投与（sequential regimen）で併用効果が得られるか？ である。そして、ようやく２００５年４月、４００例の登録が終了し、フォローアップに入った。この研究によってわれわれは、post platinum age に入ることになったのである。ちなみに、２００３年には、婦人科領域では落合和徳教授によって卵巣癌のアウトカム研究 JMTO OC01−01 が終了し、すでにＡＳＣＯで一部成果は報告した。[15] これは寺島先生がはじめて行った調査の10年後のデータで、卵巣癌治療のわが国の水準を示すものである（表５）。われわれはこの間、きわめて多くのことを学び、ノウハウを蓄積しつつ、また、臨床科学の困難と醍醐味を深く味わったのであった。

私たちは、この JMTO LC00−03、Common Arm Trial をリード役として、京都大学に２００１年設置された探索医療センター（Translational Research Center URL:http://www.kutrc.org）を整備し、２００２年に文科省と神戸市によって設立されたわが国初かつ唯一のアカデミアの臨床研究支援施設でありデータセンターである臨床研究情報センター（Translational Research Informatics Center ; TRI URL:http://www.tri−kobe.org）を整備することができたのである。そして周知のように、ついにわれわれは、ＮＣＩの誇る世界最大のがん情報データベースＰＤＱを完訳し、Web 配信できるようになった（がん情報サイト、http://cancerinfo.tri−kobe.org）。こうしてようやくわれわれは、まだ不十分ではあるが、米国と共同または競争できる基礎をつくることができたのである（図５、６、表６）。

ＳＷＯＧ −Japan Clinical Trial Summit Meeting は、２００５年２月に Maui で開催した Gastric & Colorectal Cancer meeting で10回を終えた。そして、２００３年からは次の10年の研究革新を支えるべく US−Japan Biostatistics Workshop プログラムをスタートした（表７）。ここに至って、米国側は、日本の胃癌治療

の state-of-the-art を高く評価し、京大外科の佐藤誠二博士による Neo Adjuvant Protocol UHA GC03-02をベースに Common Arm Trial 実行を決定したのである。華岡青洲が世界で初めて全麻下に乳癌の腫瘍摘出術を行った１８０４年より２００年の歳月を経て、日本の腫瘍外科学が世界をリードする時代に入ったのである。

次の10年に向けて、われわれは、JMTOLC00-03、JMTOOC01-01、UHAGC03-02をはじめ、まったく新しいベースに立っている。ＴＲＩは２００５年現在、がんのみでも50を超える Trial を手がけている。ＴＲＩの支援する試験は、順次ＰＤＱ® に臨床試験登録しており、[14、16] 今後癌治療を着実に更新していくで

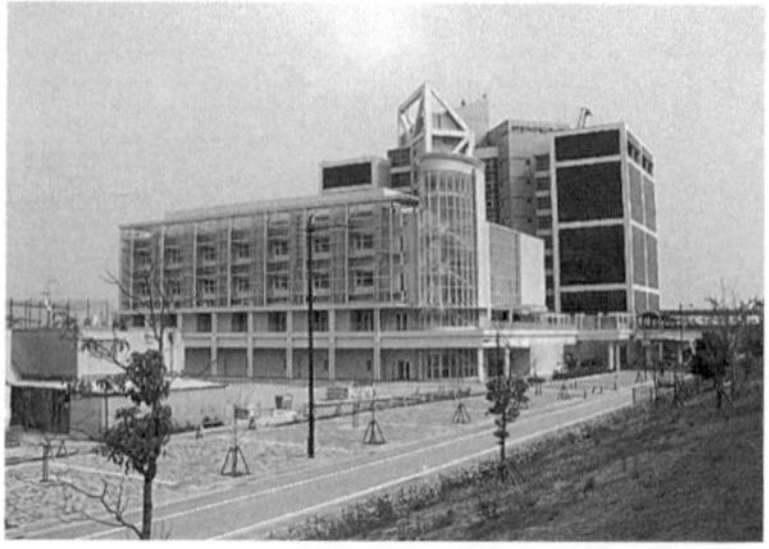

図５　（財）先端医療振興財団　臨床研究情報センター、2002 年設立

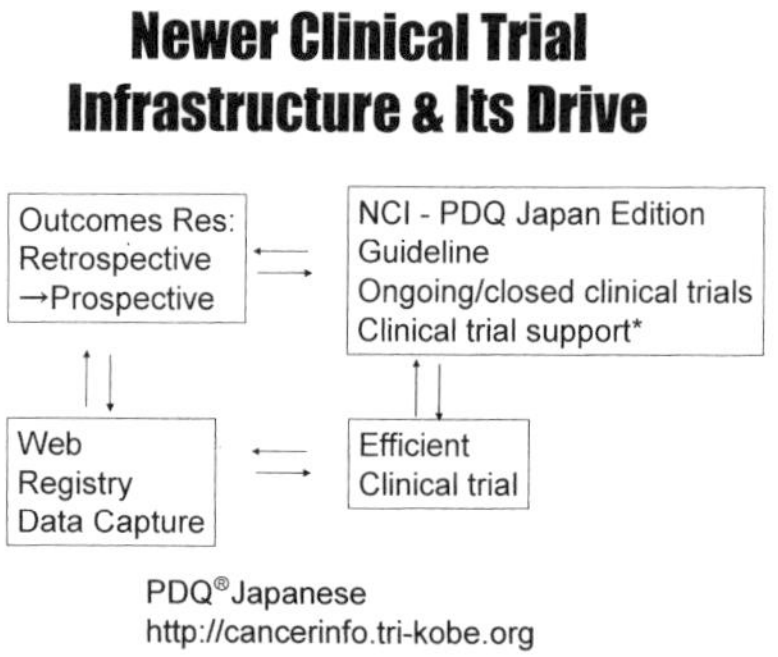

図６　臨床科学基盤のグランドデザイン

表６　支援臨床試験・研究一覧

Ongoing & Protocol developing Trials & Studies at KUTRC & TRI Kobe

2005.1

	Total	Cancer
Phase Ⅰ	2	2
Phase Ⅰ－Ⅱ	15	3
Phase Ⅱ	27	22
Phase Ⅲ	14	8
Outcomes	21	15
Genetic/Biomarker	6	6
Diagnostic	3	3
	88	59

あろうことは確実である。これだけの臨床研究、臨床試験を立ち上げ、支援しているなか、いつも耳奥に聞こえてくるのは、Coltman博士の"Very long difficult way"である。臨床試験は、ひとえに主任研究者の人間力——指導力、求心力、熱意そして、忍耐によっている。そして、その研究の進捗状況はインフラと人すべてを反映している。臨床試験は、多大なリソースを費やして、患者さんの協力のもと長い年月にわたって、実行される事業である。通常の研究の延長ではない、臨床試験は医師、科学者としての能力のみならず知恵と全人格がためされる世界であり、つまるところ、国益をかけた競争なのである。

表7　日米臨床試験交流プログラム

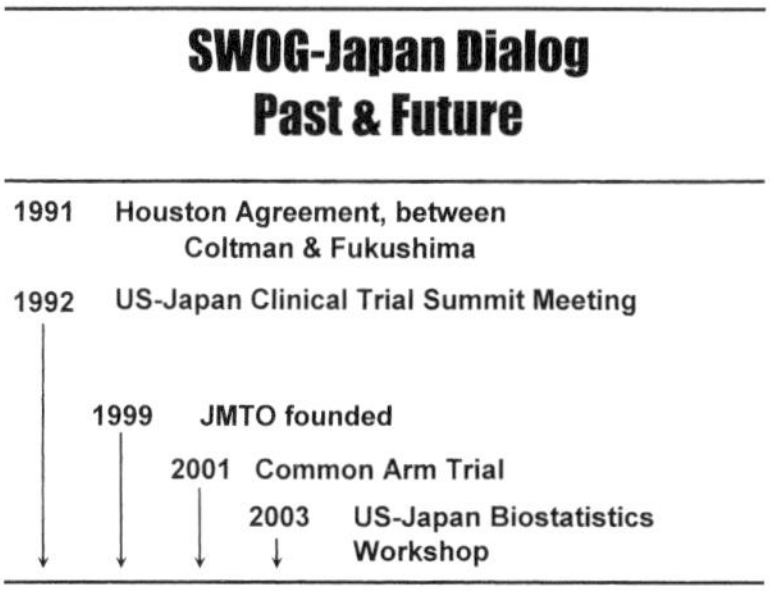
SWOG-Japan Dialog
Past & Future
1991 Houston Agreement, between Coltman & Fukushima
1992 US-Japan Clinical Trial Summit Meeting
1999 JMTO founded
2001 Common Arm Trial
2003 US-Japan Biostatistics Workshop

❖参考文献

1 Fukushima M: The overdose of drugs in Japan. Nature 342: 850–851, 1989.

2 Fukushima M: Clinical Trial in Japan. Nature Medicine 1: 12–13, 1995.

3 福島雅典・他：加速される標準治療の革新とがん征圧戦略．癌の臨床49：473－479、2003．

4 寺島芳輝・他：21施設による進行卵巣癌の治療成績——とくに治療法の相違による生存率の差異を中心に——．日産婦誌45：363－370、1993．

5 Fujita T, et al.: Antitumor effect of human lymphoblastoid interferon on advanced renal cell carcinoma. J Urol 139:256–258, 1987.

6 Rothenberg ML, et al.: Summary of a joint meeting between the Southwest Oncology Group and The Japanese Clinical

Trials Consortium. J Cancer Res Clin Onclo 119:564–567, 1993.

7 Thompson IM, et al. ：The influence of finasteride on the development of prostate cancer. N Engl J Med 349:215–224, 2003.

8 Rothenberg ML, et al.: Gastric and esophageal cancer: Perspectives froma UA–Japan Meeting. J Cancer Res Clin Oncol 120:747–753, 1994.

9 Fukushima M: Adjuvant Chemotherapy of Gastric Cancer–The Japanese Experience. Sem Oncol 23:1–12, 1996.

10 Leigh BR, et al.: Summary of the proceedings of the United States–Japan Lung Cancer Clinical Trials summit: Sanfrancisco, CA, 20–22 November, 1988. Lung Cancer 24:181–191, 1999.

11 Williamson SK, et al.:S0003:Paclitaxel/carboplatin（PC）v PC + tirapazamine（PCT）in advanced non–small cell lung cancer（NSCLC）. A phaseⅢ Southwest Oncology Group（SWOG）Trial. Proc Am Soc Clin Oncol 22:622（abstr 2502）, 2003.

12 Ogawera M, et al.: A feasibility study of paclitaxel 225 mg/m（2）and carboplatin AUC = 6 in untreated advanced non–small cell lung cancer patients in Japan. Jpn J Clin Oncol 32:48–53, 2002.

13 Hosoe S, et al.: Gemcitabine and vinorelbine followed by docetaxel in patients with advanced non–small–cell lung cancer: a multi–institutional phaseⅡtrial of nonplatinum sequential triplet combination chemotherapy（JMTO LC00–02）. Br J Cancer 88:342–347, 2003.

14 NCI–PDQ® Clinical Trials（がん情報サイト http://cancerinfo.tri–kobe.org）

15 Ochiai K, et al.: The impact of therapeutic modalities on the outcome of advanced epitherial ovarian cancer patients treated in Japan. A JMTO study. Proc ASCO 23:471（abstract # 5097）, 2004.

16 福島雅典・他：公共財としての臨床試験情報――登録公開の三極比較と改革への提言――．臨床評価32：45 –

64、2005.

科学妄信とトップ・ジャーナル信仰は歪んだ宗教か？
翻訳刊行に寄せて

マーシャ・エンジェル『ビッグ・ファーマ　製薬会社の真実』篠原出版新社　2005年

医学は依然として確率の科学である。ほぼ過去半世紀の間、人類は科学的――統計学的な方法論を用いて、医学の確実性を高めるための努力を続けてきた。そして科学的に誠実に研究を行うことだけが、医学の学問としての地位を高めてきた。しかしながら、本書に描かれている米国の医学研究の実態は、公正な学問であるべき医学への社会からの信頼を失わせるに十分であり、戦後米国医学が世界をリードし続けていることを考えると、医学がその存立基盤の根底から脅かされつつあることを憂慮せざるをえない。

病気についても、人間の成り立ちについても、我々の知ることはまだ僅かである。古来、人類は病を通じて自然を畏怖し、癒えるを以って自然の知恵に感謝したのではなかったか。しかし、本書に描かれている医師や製薬産業の姿は、傲慢にも社会を欺き、生命を冒涜しており醜悪そのものである。医学を司る者が神を演じようとすれば、医学的災害が生じるのは当然である。

わが国において薬害は後をたたず繰り返され、悲しむべきことにいずれも科学的不正という人災により被害が拡大したものである。科学者の不誠実な行為が果てしない退廃と荒涼を社会にもたらすことを我々は十分に経験してきた。歴史から学ぶことができない者に、未来はない。言うまでもなく、科学的根拠に基づく医療が成り立つには、まず、公正な医学研究が行われ、その成果が公正に社会に還元されなければならない。本書は、医学研究が人間の都合で歪められ、正しい結果が得られていないという現実を暴き出す。医学研究における科学的非行が頻発し、医療への信頼が失われる。あるいは、科学的に質の保証されない情報がマスメディアを通じて、日夜、きわめて巧妙に人々の目に耳にすり込まれる。医薬品の開発と販売はしっかりと市場メカニズムに組み込まれ、皮肉なことにとうとう、新薬のコストは家計で賄える限界を超えてしまった。あまつさえ、本来は人間が創り出すことなどあってはならない病気という需要が人為的に創出されさえもするのだ。そしてついには医療不信から、安心と納得を求めて医療漂流民が続出する。これは他国の話ではない。わが国の現状でもある。

科学はもはやかつてのそれではない。科学はビジネスと結びつき、その水面下では熾烈な特許競争が繰り広げられている。今や、販売戦争を勝ち抜くため研究結果を権威づける手段として世界中から競って論文が投稿されるトップ・ジャーナルは、ビジネスの僕と化しつつあるのではないか？　モンスターのごとく肥大化した科学を奉じる共同体は、すでに善意によって制御しうる域を超えている。哲学のない科学は狂気（凶器）である。科学を妄信しトップ・ジャーナルを崇める状況は、何か、歪んだ宗教とでもいうべき様相を呈している。

こうした医学研究を取り巻く狂気の渦から逃れ、真実に照らされる正しい未来への道を拓く方法はあるのだろうか？　答えは単純である。我々の目指すゴールが何であり、何を信じるのか。すなわち、真実を知り、妄信の生成されるメカニズムを知ることによって、洗脳を解くことである。本書は著者のような使命感によって執筆されたものである。

本書がニューイングランド医学雑誌の前編集長の手によるものであるということに、欧米の社会に息づくノブレス・オブリージュの伝統を強く感じる。医学研究の公正さのために真実を語り続けてきた著者の勇気と、それを支える人々に、また、本書の重大性に気づき、完訳された栗原千絵子、斉尾武郎両氏に、深く敬意を表したい。

メルクマニュアル第18版　訳序

『メルクマニュアル』第18版日本語版　日経BP社　２００６年

邂逅。一人の人間との出会いがその後の人生をつくり、一冊の書物によって人生の方向が決まることがある。

患者さんにとっては、一人の医師との出会いは計りしれぬ重みを持つものである。医療に携わるものはこのことを心に深くとどめねばならない。患者さんの一言に耳を傾けるか否かによって、また一つの知識が頭をよぎるか否かによって、すべてが決まることもしばしばある。実地医療において、病気に関するup-to-dateの正確な知識は決定的である。ますます細分化される医学の発展の中にあって、専門分野に閉じこもることはきわめて危険である。個々の専門性が生かされるためにも、全体を見渡せる幅広い知識こそが必要となっている。

このような思いを胸に、私達は１９９４年にメルクマニュアル（第16版１９９２年刊）を初めて完訳した。当時の日本では一部の医師にしか知られていなかったが、世界で最も広く読まれてきたこの医学書を日本の医療者に届けてから、既に12年の歳月が流れた。現在、本書はわが国においてもほとんどの人が知る、文字通りの医学バイブルとなっている。同時に、このWebサイトには毎日数万人を超える人々がアクセスして利用されている。この12年間に医学の進歩はますます加速し、多くの分野で顕著な革新があった。とりわけ、ＰＥＴが普及し、ＣＴやＭＲＩの精度は飛躍的に向上し、我々は、個々人の体の構造と機能を生身のまま詳細に観察することができるようになった。分子医学革命の成果として次々と開発される抗体医薬や分子標的薬は、治療が困難であった癌や自己免疫疾患の一部で中心的な治療手段になりつつある。21世紀に入って初めての今回の改訂でメルクマニュアルの内容は一新され、新たな章も幾つか加わった。

初めての日本語版である第16版の序において、２３０年有余前の前野良沢、杉田玄白たち先人の大変な苦労を引き合いに出して記した。〝医学・科学の公用語は英語である。我々日本人はなんとしてもこの言語の壁を突破せねばならぬ。メルクマニュアル日本語版は逆説的ではあるが、その新たな挑戦の第一歩に過ぎない〃と。当初より、私達はコンピュータによる機械翻訳の開発も行ってきたが、全面的な機械翻訳は未だに実用化していない。しかしながら、この間にも、１００周年を祝った前版メルクマニュアル第17版、メルクマニュアル医学百科家庭版、米国国立がん研究所が全世界に配信するがんの診療・研究の世界最大のデータベースＰＤＱ®の完訳を手がけてきた。Word for word, sentence for sentenceで対訳された膨大な文章はデータベース化され、その過程で非常に有用な翻訳支援ツールが開発された。今回の翻訳では本ツールが最大限に活用されたのであった。ここにようやく医学翻訳は標準化され、訳の正確さとともに効率は大幅に向上した。

加速する医学の発達に遅れることなく出版も革新されねばならない。今回の改訂を機に、メルクマニュアルはオンライン版として継続的に更新され、常に最新の情報を世に提供していくことになった。このような電子出版は、毎月更新されるＰＤＱ®がん情報で既に実現している。同時に私達はこの翻訳配信システムを完成させており（がん情報サイト http://cancerinfo.tri-kobe.org）、このシステムはメルクマニュアルにも適用されるであろう。

医療者には研鑽義務があり、ますます高度になる知識と技術に常にキャッチアップすることが求められる。そしてまた、ボーダーレス社会にあって、一層の国際化が求められている。メルクマニュアル日本語版はそのような時代のニーズに十分こたえるものであると信じている。21世紀に入り、医学はまさに分子医学革命の真っ只中にある。再生医療も一部は実用段階に入ってきた。このような科学の急速な発達の中にあって、ともすると、遺伝子や細胞を見て病気を診ず、という弊害に陥るのをみるにつけ、世界で初めて脚気の予防法を発見した明治の偉大な医師である高木兼寛(*)の戒め、〝病気を診ずして病人を診よ〟を改めて銘記したい。

最後に、薬の実際の使用にあたっては事前にメーカーによる添付文書をすみずみまで読み、それに従うことがすべての医師、歯科医師、薬剤師、看護師に課せられた注意義務であることを指摘したい。

２００６年　錦秋の頃

＊ 明治時代、海軍軍医総監で、東京慈恵会医科大学の創立者である高木兼寛は、麦飯によって海軍の脚気を根治せしめて、欧米で高く評価された。奇しくも本年は彼が英国 St. Thomas 病院で講演して１００年にあたる。講演録は、１９０６年の Lancet 誌に掲載されている。

Baron Takaki: The preservation of Health Amongst the Personnel of the Japanese Navy and Army. The Lancet May 19, 1369–1374, May 26, 1451–1455. June 2, 1520–1523, 1906.

臨床研究情報センター開設5周年を迎えて　ご挨拶

『臨床研究情報センター研究事業報告　5年間のあゆみ』　2008年

我が国のアカデミアにおける初めてのデータセンター・解析センターとして、平成14年に文部科学省と神戸市によって創設された臨床研究情報センター（TRI）は、平成15年に現在のビル完成に伴って正式に稼働を開始し、本年6月30日をもって開所5周年を迎えました。TRIはこの間、皆様方の温かいご理解とご支援によって順調に発展し、我が国におけるトランスレーショナルリサーチ、臨床研究・臨床試験推進の一翼を担うに至っております。TRIはすべての研究者と医師にいつでもご利用いただける開かれた支援組織で、臨床試験の計画から解析まで一貫してお手伝いさせていただいております。

私たちの目指すゴールは重要な疾患における予後向上です。そのために診断・治療・予防にわたる、様々な研究を推進するとともに研究と診療に必要な最新の情報を発信しています。例えば、がんについては、米国国立がん研究所と提携し、世界最大かつ最新のがん情報を全世界に日本語で提供しています。

開所から5年が経ち、終結する臨床試験も増えており、重要な成果が出つつあります。現在、医薬品の開発・医療技術の革新は国際的に厳しい競争下にあります。ますます、臨床研究・臨床試験の効率化とコストダウン、スピードが求められるようになっています。TRIは、国際的にもリーダーシップをとれるよう、多くの困難を乗り切りながら、様々な技術革新を進めています。それによって我が国の臨床研究・臨床試験の一層の発展を通じて、国民の健康の向上に貢献します。

皆様方の引き続きのますますのご鞭撻をお願い申し上げます。

平成20年7月

5年間の成果のまとめ

『臨床研究情報センター研究事業報告　5年間のあゆみ』　2008年

──新たな未来へ向けて──創薬、新規医療技術開発における国際競争力の維持強化

最近の創薬・新規医療技術開発は、ますます加速し、国際競争は極めて激化しており、開発環境は非常に厳しくなっています。すなわちシーズ開発を成功に結びつけて、市場で勝ち残る可能性はますます狭くなりつつあるのです。要因は、概ね、生命現象の分子レベルでの理解の大幅な進展と、臨床試験体制の高度化に伴い、医薬品開発が極めて戦略的になっており、またコストもはね上がっていることによります。

そのような流れの中にあって、トランスレーショナルリサーチ（TR）とそれを成功に導く、すなわちPOC（proof of concept）取得に必須の評価ツールを開発するクリティカルパスリサーチの両研究トラックの基盤の充実と強化は我が国のライフサイエンスの生命線と言ってよいでしょう。実際に国として過去ほぼ10年間、その領域の研究支援基盤の整備と強化と人材育成への取り組みは年々強化されてきました。国として創薬・新規医療技術開発における国際競争力の維持強化を図るべく、引き続きTR拠点の整備を進めていくことが必要です。

ＴＲ拠点の整備には、インフラを整えるための投資と同時にシーズ開発への投資の双方が必要です。しかしながら、現時点の投資水準では国際競争に勝ち残るにはあまりにも乏しいといわざるを得ません。年間の売り上げが一兆円を超えるビッグファーマ一社のＲ＆Ｄ投資額は年間売り上げの約20％弱で、２０００億から数千億円に上ります。わが国における国家レベルでのライフサイエンスＲ＆Ｄ投資額がビッグファーマ一社のそれに遠く及ばないことを知る必要があります。これまでに実施された、いくつかのプログラムによってひろく臨床試験、臨床研究の重要性が認識され、ようやく人的にもまた制度的にも整備が進みつつあります。

さて、これまでのＴＲ推進プログラムを進める中で明らかになってきていることは、開発拠点たるアカデミアにおいてシーズ開発、パイプライン形成が極めて貧弱であり、かつその経営意識がいまだ希薄なことです。すなわちアカデミアにおいて生み出される新しい発見を発明に転じて、特許化し、戦略的に工業所有権を拡張していくというＲ＆Ｄパイプライン形成に必須の経営がほとんどないのが現状です。とはいえ大学各機関が、法人として研究面における経営的自立に目覚めるならば、知財管理経営についてのマインド・セットはさほど困難とは思われません。すなわち、各大学の研究機能については開発と結び付けて経営的自立を促すような施策が鍵です。

創薬・新規医療技術開発は紛れもなく特許ビジネスであり、資金調達、ビジネス化ないし事業化、医療としての実用化と普及そして市場確保等々、一切が特許の強さと範囲によっているといって過言ではありません。よってアカデミアにおけるＲ＆Ｄパイプラインの確立と強化の成否は、ひとえに知財戦略によっているのです。すなわち各研究者による特許出願も容易にし、強力な知財戦略会議を確立せしめることが必須です。ここで知財戦略会議とは知財の出願方針、特許侵害調査、維持放棄、ライセンスなど知財の管理経営についての戦略に関する会議をいいます。広くかつ厚みのあるアカデミックな研究からは確実に重要なシーズが生まれ得るのですが、知財管理経営はこれらを本格的な開発に結びつける決定的に重要なソフトであり、これを各アカデミアに早急に付与確立しなければなりません。

次世代の健康科学の創成：活力ある長寿健康社会の新ビジョン

一方で、医薬品や機器開発は必ずしも難治性疾患のみを対象とするものではありません。今日、医学、医療は確実に治療から予防に大きくシフトしつつあり、病院ならぬ健院が求められるようになってきています。先進国において人類始まって以来の高齢化社会に入った現代社会では、疾病指向の科学技術はあまりにコストがかかり、また地球規模で見た場合あまりに非効率です。一方、予防は治療に勝り、予防は経済的には先行投資にほかなりません。また、疾病は発見が早期であればあるほど医療費は投資的効果を有することは自明です。ライフサイエンスの進歩はより的確な予防と早期診断・治療を可能にしています。今後、健康の維持増進、予防にかかるヘルスサイエンス領域は最も投資効果の期待できるドメインです。

これまで、医学研究はもっぱら病気の解明と診断・治療法の開発に向けられてきましたが、これからはライフサイエンスを基礎とした健康増進、予防という観点から、新しいパラダイムによる新しい科学の創成が必要でしょう。健康な人々を対象とする、例えば予防法研究はその規模・時間ともに疾患を対象とする研究とは、比較にならない規模のものです。

すでに米国では、例えばがんの化学予防に関して第Ⅲ相レベルの臨床試験が１９８０年代より次々と実施され続け、すでにいくつかの化学予防薬がＦＤＡに承認され、リスクのある人たちに処方されるに至っています。これらのがん予防試験は何万人もの人々の参加による10年以上にわたる長期の研究です。またＮＣＩは次世代のがん征圧への国家研究プロジェクトとして Early Detection Research Network（http://edrn.nci.nih.gov/）を２０００年に開始しています。２００８年現在、全米に28のバイオマーカー開発ラボを配置ネットワーク化して、ひとつのデータセンターに全データを集中し、バイオマーカー研究を結合してがんの早期検出と治療を実現するバイオマーカー臨床開発プログラムが進行しています。

周知のとおり、がんによる死亡率は米国において１９８０年代後半より減少に転じ、大腸がん、男性の肺がん、乳がん、前立腺がん等は対10万人あたりの死亡率はピーク時から25％を超える低下を示しており、２０００年代に入ってさらにその低下は加速しています。これは主として喫煙の抑制、食生活の改善、便潜血検査、マンモグラフィー、ＰＳＡ検査等の普及に因っています。さらにこれまでの研究から、がんを発症前に診断することは現代の画像診断技術（ＰＥＴ、ＣＴ、ＭＲＩ、ＵＳ）による高精度検診によって十分に可能であり、したがって、主要ながんは治癒可能な段階で確実に検出でき、今後がんによる死亡の確率はますます低くなると予測されます。精度の高い全身チェックによって、がんの存在が否定された場合にその人が平均寿命以上生きる確率は極めて高くなります。一方、他の３大死因である心筋梗塞や脳卒中のリスク因子は、喫煙、肥満、高血圧、糖尿病などすでに明白であり、これらはすべて人々の生活の中で対応可能です。今日65歳を迎える多くの人々が健康であり、人々はより活動的な生活の維持、生きがいを考えているにちがいありません。正しい食事と適度な運動、睡眠が、人々の健康と疾病予防の重要な要素であることは言を待ちませんが、最近になって、臨床試験の方法が健康科学に取り入れられ、様々な運動プログラムやダイエットプログラムの効果が実証されつつあります。ウォーキングやヨガをはじめとする全身運動法による高血圧、糖尿病、アルツハイマー病、腰痛等の予防効果が重要な国際的医学専門誌に報告されるようになりました。今後築くべきヘルスサイエンスにおいては特に骨・関節・筋力、感覚器、歯などの健康と活発な機能が脳の活力を支え、身体と心の健全を保つ重要な因子であることに注目すべきです。前三者は適切な運動プログラムの開発と、歯については適切なメンテナンス、感覚器についてもその機能の維持に適切な手法が開発されるでしょう。このようにして人は一体何歳まで活力ある長寿が可能でしょうか？　この命題こそ、今後ヘルスサイエンスが挑み続けなければならない最も重要なテーマに違いありません。新しい社会の枠組みと新しい科学のパラダイムと、周到な戦略そして実効あるオペレーションが求められます。

では、来るべき時代のビジョンとはいかなるものでしょうか？　アカデミアの役割はいかなるものでしょうか？　国家予算はどこにどの程度投じられるべきでしょうか？　どのようにしてそれらは決定されるべきなのでしょうか？　これらの問いかけに今から科学政策の観点から適切に答えを用意しておく必要があります。そしてＴＲＩはこうした時代の急激な潮流にとり残されることなく、新しい時代の要請にコミットし、応えていかなければなりません。

がん診療に携わる医療者に求められる5つの義務

『癌と化学療法』第35巻第3号　癌と化学療法社　２００８年

はじめに

２００７年末現在、わが国の医療は大きく変わりつつある。患者たちが結集して行政に、また医療提供者に要求した数々の事柄の実現・実施に向けてこの国の医療界・アカデミアが大きく動き始めているのである。法律の力は大きい。思えば２００５年５月28日、故・三浦捷一氏の呼びかけによってがん関連の患者団体が集結し、ＮＨＫが強力に後押しして（がんサポートキャンペーン）第１回がん患者大集会が大阪で開催された[1]。患者たちの要望は、①がん情報センターの設立、②腫瘍内科医、放射線治療医、そして緩和医療医などの専門医の育成、③各地域におけるがん専門病院の整備等、しごく当然のことであった。患者たちは、これら要求をまとめて、当時の尾辻秀久厚生労働大臣に手渡したのであった。並行して民主党の仙石由人議員を中心とする議員の方々の働きで、法制化のうねりに発展し、２００６年６月ついにがん対策基本法が成立し、翌２００７年４月同法施行につながった。実に米国から遅れること36年、ようやく日本も法律に基づいてがん征圧に向けて国として取り組むことになった（図１ａ、ｂ、ｃ）。

こうして医療の民主化の潮流は、わが国でも着実に患者側の自律的な活動を促して、立法、そして、厚労省、文科省における具体的な予算措置に結実したのである。顧みれば、1980年代中頃、インフォームドコンセント運動開始から20年有余、ようやくインフォームドコンセントの言葉と思想はわが国の国民の間にも浸透し、中学校教育にも取り入れられるまでに普及した（図2）。そして今日では、インフォームドコンセントに必然的に伴うリスクマネジメント、セカンドオピニオンは、医療サイドでは安全管理上も病院経営上も必須の条件になっている（図3a、b）。本稿では、患者主体のがん医療においてそれらの観点から特に心すべき諸点について簡単に述べる。

a

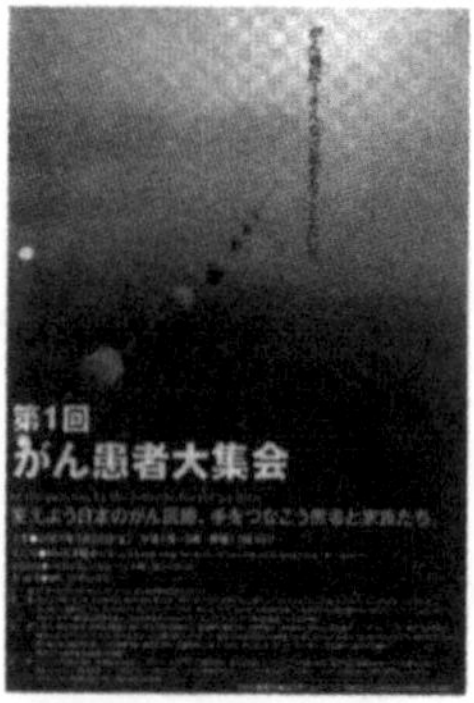

b

2005.5　第1回がん患者大集会（尾辻厚労大臣〔当時〕に要望）

2006.6　がん対策基本法制定
議員立法（民主党）→参院付帯決議→2007年4月施行

・基本的施策：がんの予防および早期発見の推進，がん医療の均てん化の促進，がん研究の推進

2007.4　文部科学省・厚生労働省，第3次対がん10ヵ年総合戦略（2003年より実施）への大幅なプロジェクト追加

・厚生労働省：患者・家族・国民に役立つ情報提供のためのがん情報データベースや医療機関データベースの構築に関する研究等

・文部科学省：がんプロフェッショナル養成プラン等

c

- 1971年　国家がん対策法(1937年法の拡大)
  - がん征圧は米国の最重要課題
- 大規模な予算措置
  - 2005年度予算：62億1100万ドル（＝6,645億7,700万円）

⬇

- がん生存者
  - 大幅な改善：300万人（1971）➔1,000万人（2003）
  - 肺癌，乳癌，前立腺癌，大腸癌による死亡 ➔実質的に減少へ

図1
a：第1回がん患者大集会
b：がん征圧に向けた道すじ —法整備—
c：米国のがん征圧への取り組み

I．病気を診ずして病人を診よ

がんは全身病である。病期によるが、たとえ腫瘍が手術で取り切れても一定の確率で再発は免れない。再発した場合であっても手術で取れる場合もあるが、多くは全身療法としての化学療法にゆだねざるを得なくなる。そして多くの場合、治癒は限られる。このようなことから、ひとたびがんという診断を患者に伝えた時点から心のケアを含めてトータルな全人的医療が要求されるのである（図４）。

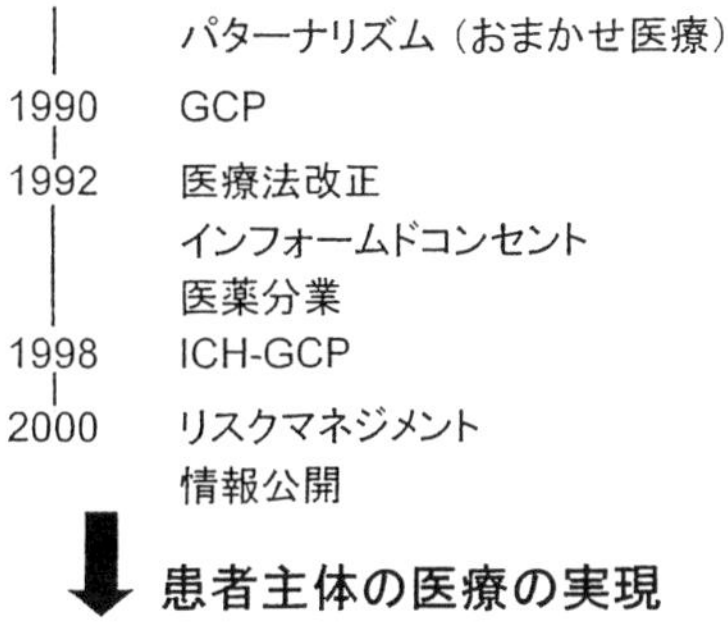
パターナリズム（おまかせ医療）
1990 GCP
1992 医療法改正
インフォームドコンセント
医薬分業
1998 ICH-GCP
2000 リスクマネジメント
情報公開
患者主体の医療の実現

図２　日本における医療の民主化の歴史

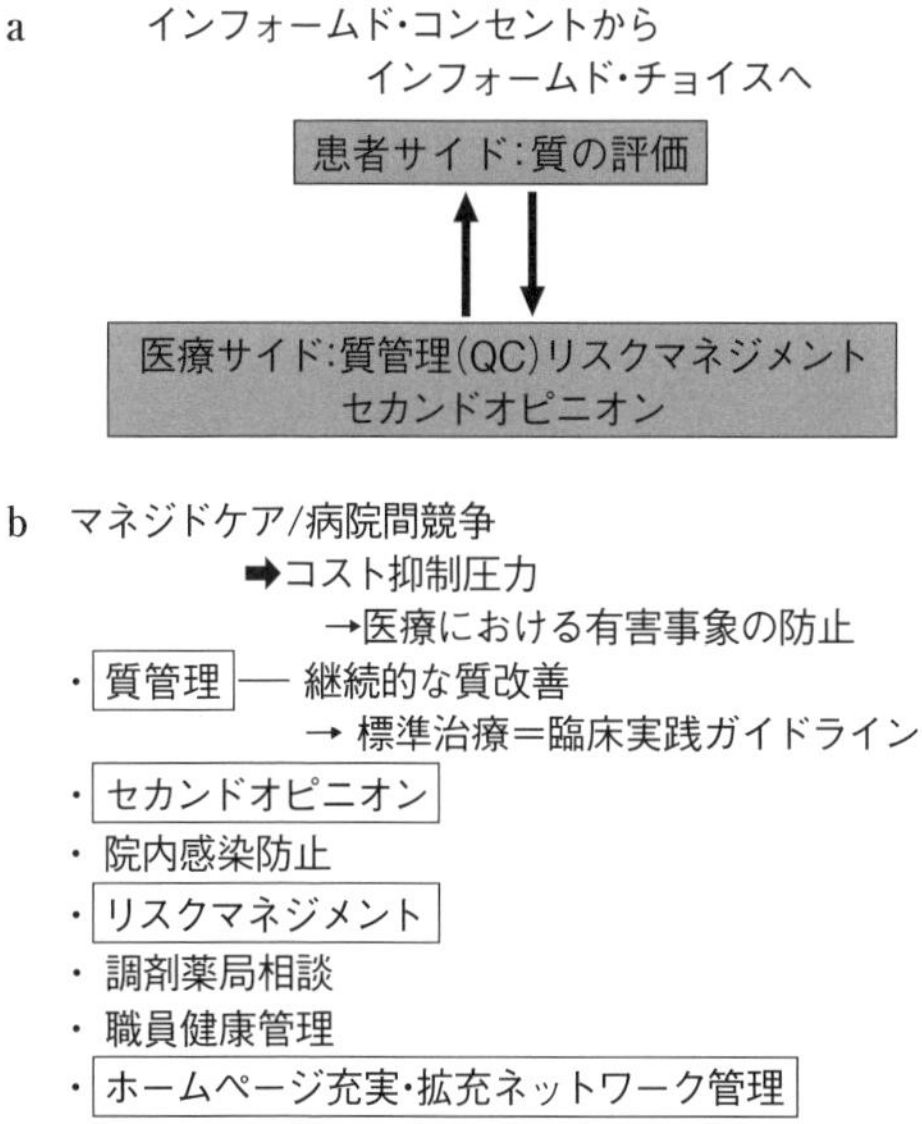
a インフォームド・コンセントから
インフォームド・チョイスへ
患者サイド：質の評価
医療サイド：質管理（QC）リスクマネジメント
セカンドオピニオン
b マネジドケア/病院間競争
➡コスト抑制圧力
→医療における有害事象の防止
・質管理 ― 継続的な質改善
→ 標準治療＝臨床実践ガイドライン
・セカンドオピニオン
・院内感染防止
・リスクマネジメント
・調剤薬局相談
・職員健康管理
・ホームページ充実・拡充ネットワーク管理

図３
a：情報公開と情報共有
客観的評価とリスクマネジメント
b：病院疫学（hospital epidemiology）

明治期の医大な医師で、東京慈恵会医科大学の創立者であり、まだビタミンB_1が発見されていなかった当時に脚気の予防方法を確立し実践した高木兼寛先生[2]は、〝病気を診ずして病人を診よ〟との箴言を残したが、がん医療のみならず、分子医学一辺倒となりつつある今日こそ、まさに医師・医療者すべてが肝に銘じておくべき基本的な医の姿勢である。

II．診断確定、標準治療施行、予見可能性と危険回避

診療は患者と医療機関の診療契約に基づいて行われる債務履行プロセスである。このことを医療者はよくよく理解せねばならない。患者が医師にかかるということは、当然、自らのもつ身体的、精神的問題の解決を期待するがゆえである。医師は患者の抱える問題を的確に把握してその原因を同定し、その解決に適切な方法を明らかにして、それを正しく実施して問題を解決に向かわせねばならない（債務）。そこで診断を確定して、標準治療を施行し、病気の経過において可能な限りの危険の予見とその回避を適切に実践することが必要である（債務履行）。ＥＢＭとは科学的根拠に基づいた診療であるが、裏を返せばすべて証拠を固めていく準司法的なプロセスでもあるのである。診療においては常々訴訟になり得る状況を見通して予防に努めるこ

a　いつでも訴訟になり得る状況の認識
Litigious Situation

エビデンスに基づいた診療
Evidence Based Medicine
॥
準司法的プロセス
Quasi judicial process

b
1. 応召義務
2. 説明義務
3. 診断確定義務
4. 標準治療施行義務
5. 危険を予見し，回避する義務

図５
a：診療
b：医療者に求められる５つの義務

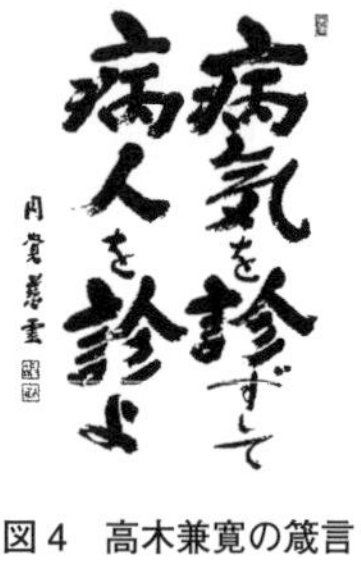

図４　高木兼寛の箴言

とが肝要であろう（図5a、b）。

Ⅲ．全人医療としてのがん治療

診断と治療、そしてリスク予見とその回避はがん診療に限らずすべての診療における不断のプロセスである。がんにおいては初回治療でたとえ治癒切除できたとしても一定の再発可能性を説明し（リスク予見）、適切なフォローアップを行わなければならないし、多くの場合、補助化学療法を行うことになる。化学療法で抗がん剤を用いる以上、副作用は免れないので、その説明と回避措置は医療者側の重大な責任となる。またフォローアップ中に起こり得る再発は、がんについてはいつどこにどのような形で起こってもおかしくないと知るべきである。そこで経過観察中何らかの変化があれば、あるいは何か患者が訴えることがあれば、それは薬との関連あるいは病期の進行（再発・転移）との関連を考えて診断を確定せねばならない。こうして現在では、実地臨床上、医師には、診断確定義務があると認識すべきである。また、ひとたび診断が確定すれば現代医学においては〝なすべきこと〟と〝してはならないこと〟は決まっているといってよい。特に初期治療において、すべてのがん腫について標準治療が定まって

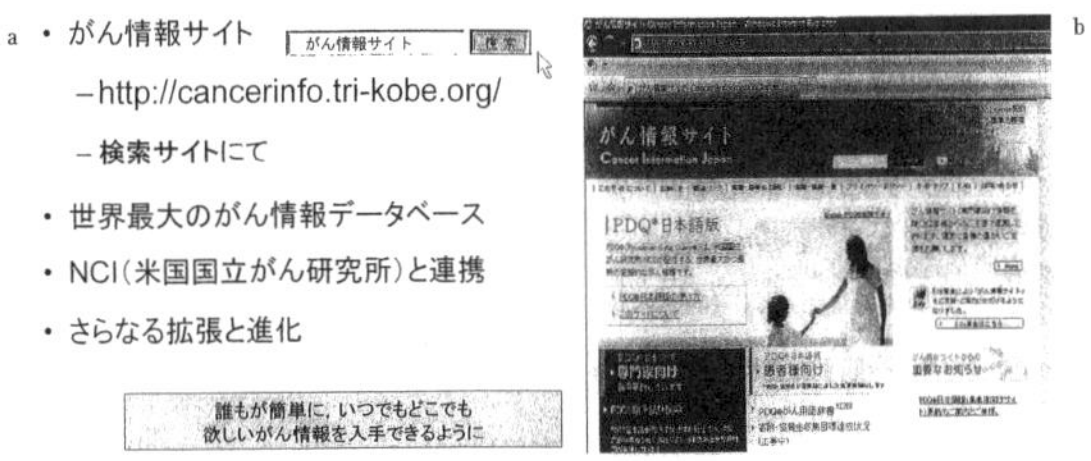

a
・がん情報サイト
がん情報サイト
検索
–http://cancerinfo.tri-kobe.org/
–検索サイトにて
・世界最大のがん情報データベース
・NCI（米国国立がん研究所）と連携
・さらなる拡張と進化
誰もが簡単に，いつでもどこでも
欲しいがん情報を入手できるように
b
がん情報サイト
Cancer Information Japan
PDQ®日本語版

図6
a：がん知識の普及と情報公開
b：がん情報サイト

いる（図6a、b）[3]。最もよいアウトカムを期待できるのが、標準治療であるがゆえに、それを正しく実施するのは医師の責務となる。しかしながら標準治療であるからといって、無条件に安全性が保証されているわけではない。抗がん剤治療では極めて周到な計画性をもってそれを投与し、綿密な管理をして初めて毒性によるリスクを回避できるのである。予見可能なすべてを覚悟し、患者にはそれを知ってもらい、自己管理を指導徹底し、かつ定期的に必要な検査を行わなければならないし、予想される副作用には必要な予防措置を、出現する副作用に対しては適切な治療を迅速に行わなければならない。以上のプロセスにおいて患者は自分に起こっていること、なされること、そして起こり得ること、その場合の見通しと、様々な可能性について経時的に適切に知らされ、理解・納得していなければならない。

Ⅳ．医療の不確実性とコミュニケーションの限界

現代医学は過去のそれに比べてより精緻になったとはいえ依然として不確実な要素が多く、患者への説明は確率でしか示し得ない。たとえば、医師はある抗がん剤について患者に腫瘍が小さくなる確率はX％、延命できる可能性については5年生存率○％のという説明をすることになる。しかしながら患者にとっては、薬についていえば、「一体自分に効くのか？」「効かないのか？」、「あと何年生きられるか？」、「どこにいつ再発するのか？」等が問題である。こうして、医師の論理はあくまで確率論的であり、患者の論理は決定論的である。ここには埋められないギャップが存在している。言葉をかえれば、患者は常に妥協を強いられることになるのである。医療者はそのことをよくよく知るべきである（図7a、b、c、 d）。

V．シームレスながん医療の構築

がんは進行性、致死性の疾患である。再発し、抗がん剤が効かなければ死を免れることができない。転移はいつどこに起こるかは事前にはわからない。患者にとってまさしく大きな不安はそこにある。臓器別の診療体制は、全身病としてのがんという病気に対峙するには科学的にみて未熟であり、かつ非論理的である。がんが全身病である以上、結局は抗がん剤治療が主になる時期が来る。そのような認識から、臨床腫瘍学はメディカルオンコロジー（腫瘍内科学）を枢軸として構築されてきた。つまり実地臨床において腫瘍内科医が、全体を監督する体制がない限り、患者の経過を全身病として管理することはほぼ不可能で

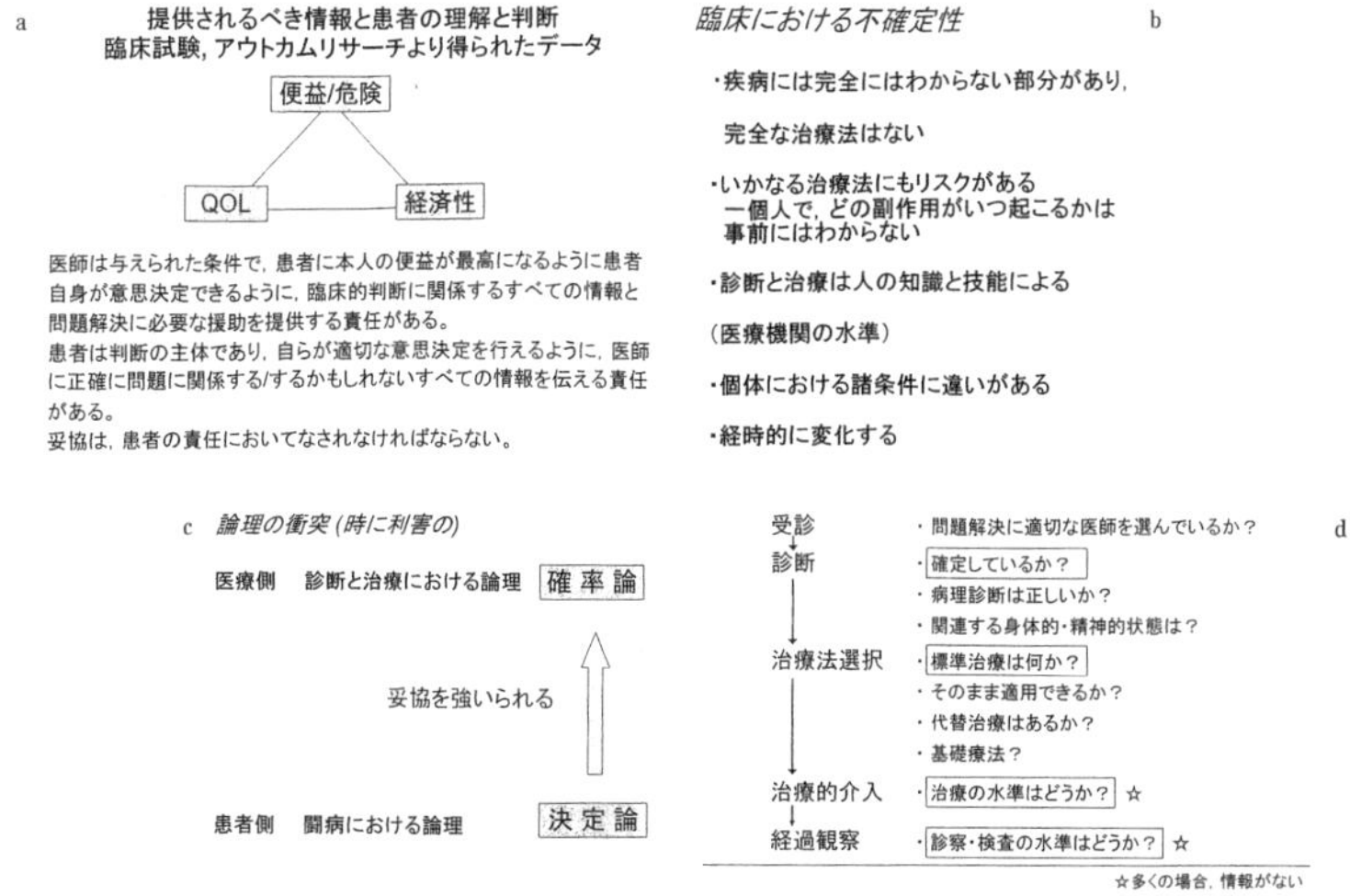

a
提供されるべき情報と患者の理解と判断
臨床試験，アウトカムリサーチより得られたデータ
便益/危険
QOL
経済性
医師は与えられた条件で，患者に本人の便益が最高になるように患者自身が意思決定できるように，臨床的判断に関係するすべての情報と問題解決に必要な援助を提供する責任がある。
患者は判断の主体であり，自らが適切な意思決定を行えるように，医師に正確に問題に関係する/するかもしれないすべての情報を伝える責任がある。
妥協は，患者の責任においてなされなければならない。
臨床における不確定性
b
・疾病には完全にはわからない部分があり，
完全な治療法はない
・いかなる治療法にもリスクがある
一個人で，どの副作用がいつ起こるかは
事前にはわからない
・診断と治療は人の知識と技能による
（医療機関の水準）
・個体における諸条件に違いがある
・経時的に変化する
c 論理の衝突（時に利害の）
医療側 診断と治療における論理
確率論
妥協を強いられる
患者側 闘病における論理
決定論
受診
・問題解決に適切な医師を選んでいるか？
d
診断
・確定しているか？
・病理診断は正しいか？
・関連する身体的・精神的状態は？
治療法選択
・標準治療は何か？
・そのまま適用できるか？
・代替治療はあるか？
・基礎療法？
治療的介入
・治療の水準はどうか？ ☆
経過観察
・診察・検査の水準はどうか？ ☆
☆多くの場合，情報がない

図７
a：臨床的意思決定における判断の根拠
b：臨床的意思決定に必要な情報の特性
c：臨床的意思決定における論理の衝突
d：臨床的意思決定に必要な情報とは何か？

ある。

有効な新しい抗がん剤の出現による、標準治療の革新と支持療法の進歩は外来での化学療法を一般化し、わが国においては、外来化学療法加算、ＤＰＣ等、診療報酬面での扱いは、抗がん剤治療を外来で一元管理する大きな圧力となり、多くの病院で外来化学療法部門は、がん医療の一つの中心的なシステムになりつつある（図８）。すなわち、病院経営はもちろん、リスクマネジメント上も教育上も、どのような外来化学療法システムをつくるかはクリティカルである。なぜなら再発した患者は何らかの化学療法を受けるし、術前化学療法を受けるものもすべてこの部門で管理されることになるからである。この部門は文字通り腫瘍内科の実践の場であり、したがって教育の場であり、かつ研究の場でもある。外来化学療法の実践の質が、患者の生活はもとより、教育・研究の水準を左右することになる。専任制の外来化学療法部門の確立によって、ようやくわが国における腫瘍内科学のあり方がみえてきたといってよい。従来からの硬直した縦割りの診療体制の弊害を破って横断的な腫瘍内科の診療体制を実質化せざるを得なくなったわけである。外来化学療法部門――腫瘍内科を中心に院内の外科系・内科系専門各科と、また地域医療機関とシームレスな連携を構築することが今後の重要な課題である。

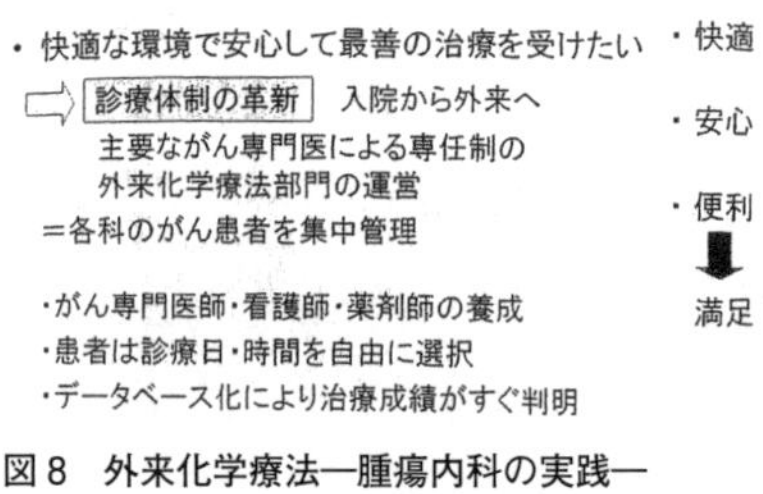

・快適な環境で安心して最善の治療を受けたい
診療体制の革新
入院から外来へ
主要ながん専門医による専任制の
外来化学療法部門の運営
＝各科のがん患者を集中管理
・がん専門医師・看護師・薬剤師の養成
・患者は診療日・時間を自由に選択
・データベース化により治療成績がすぐ判明
・快適
・安心
・便利
満足

図８　外来化学療法―腫瘍内科の実践―

おわりに

がんとの闘いは終盤戦に入った。すでに主要ながんの死亡率は減少に転じている。米国では90年代以降に主要ながん腫：肺がん（男性）、大腸がん、乳がん、前立腺がんなどでは対10万死亡率が25％以上低下しており、２０００年代に入り低下はさらに加速しているという[4]。外来化学療法を中心とした診療体制の革新は、ＩＴ技術の活用によってさらに効率的な医療環境の実現をもたらすであろう（図９ａ、ｂ、ｃ）。がん征圧の地平に向けて日本ではようやくがん対策基本法の下に、国民が一丸となって本当の戦いを始めたところである。米国には遅れること36年、ようやく日本は、真っ当ながん医療の時代に入ったといってよい。ここに患者主体の、医師と患者が共同で病気に立ち向かう新しい枠組みがつくられつつある。

※参考文献

1 がん患者大集会実行委員会・編：第1回がん患者大集会報告書．平成17年5月28日、ＮＨＫ大阪ホール・

2 Baron Takaki: Three lectures on the preservation of health amongst the person-

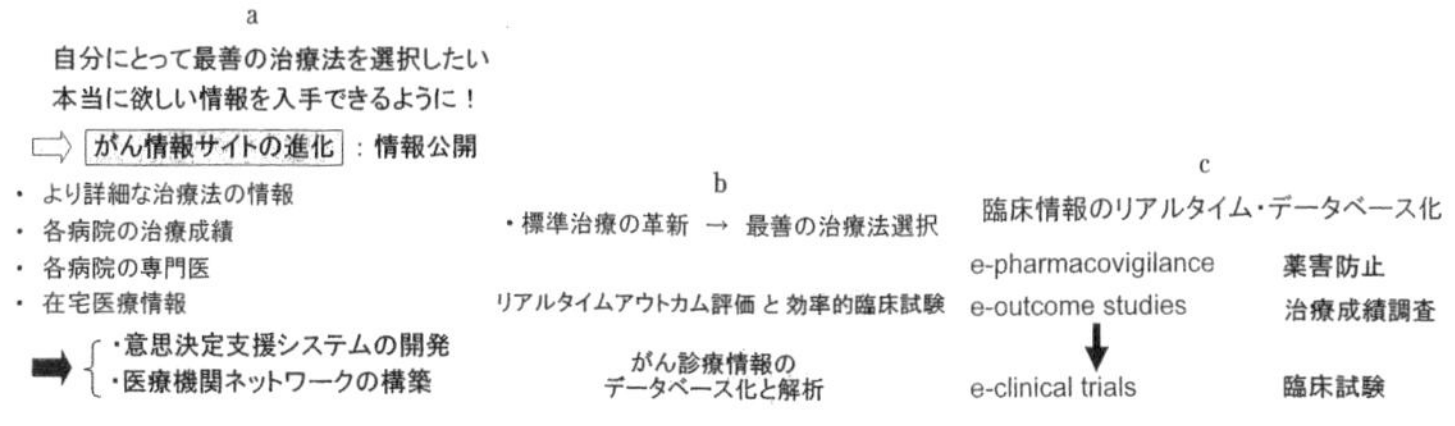

図９
ａ：医療における情報公開とIT技術利用
ｂ：京大外来化学療法部の取り組み
ｃ：標準治療の革新リアルタイム／アウトカム評価

nel of the Japanese navy and army. *Lancet* May 19, 1369–1374, May 26, 1451–1455, June 2, 1520–1523, 1906.

3 PDQ Cancer Information Summaries（http://www.cabcer.gov/cancertopics/pdq/）米国国立がん研究所（National Cancer Institute: NCI）が配信する、世界最大かつ最新の包括的ながん情報。日本語版は http://cancerinfo.tri-kobe.org（がん情報サイト）

4 Annual Report to the Nation: “Decline in Cancer Death Rate Accelerating,” *NCI Cancer Bulletin*, October 23, 2007, Vol.4, No.28 ppl–2.

京都大学医学部附属病院外来化学療法部開設5周年を迎えて　ご挨拶

京都大学　２００８年

２００３年10月１日にわが国の大学病院として初めての専任制による外来化学療法部が開設されてから5年が経ちました。当部はこの間、関係諸氏のご理解、ご支援によって順調に発展して、現在では当院で化学療法を受ける患者さんのほとんどがここで治療されるようになっています。

過去5年間の実績としては、患者数２、４０８人（消化管・大腸がん・胃がん等５４５人、肝胆膵がん３９９人、肺がん６４９人、乳がん３５７人、悪性リンパ腫２４０人、その他２１８人）であり、延べ抗がん剤投与件数は３６、１８３件にのぼります。この間事故は事実上０で、外来で高度な化学療法を全く安全に施行できるシステムが完成しています。

こうして外来化学療法部は医師、看護師、薬剤師、ヘルパー、ＣＲＣ、すべての職種スタッフの一丸となった働きによって文字通りわが国トップレベルの臨床腫瘍学の実践の場となっています。

当部の新しいシステムは、当初より注目され今日までに多くの見学、視察者をうけいれ、また毎年研修会を通じて、個々で培われた知識、ノウハウの普及に貢献してきました。

私たちの目指すゴールはがん患者さんのＱＯＬ改善と予後の向上です。

当部の運営方針は患者さんたちへの、快適・安心・便利な闘病環境の提供であり、患者さんたちの満足が望むところです。

まだまだ不十分な点が多々ありますが、今後も鋭意、整備を進めて臨床腫瘍学の実践そして研究・教育の国際的な拠点として形成していく所存です。

引き続き皆様方のますますのご鞭撻をお願い申し上げます。

平成20年9月

がん征圧への道
――がん検診のはたす役割とあり方――

『日本腎泌尿器疾患予防医学研究会誌』Vol.17 No.1　日本腎泌尿器疾患予防医学研究会　２００９年

はじめに

２００７年にがん対策基本法が施行となりようやくわが国も、がん征圧に向けてまっとうな道を歩み始めた。がん対策推進協議会は10年後に75歳未満のがん年齢調整死亡率を20％低下せしめることを数値目標として掲げている（URL：http://www.mhlw.go.jp/shingi/2007/06/s0615-1.html）。この根拠となっているのは、過去30年間におけるわが国の胃がん、子宮がんの死亡率の半減の事実（図１）と、米国における国民統計によるもので、主要ながんである、大腸がん、肺がん（男性）、乳がん、前立腺がんの死亡率の過去四半世紀における20～30％の実質的低下の実績である。[1]

がんの征圧とは、その発生率（incidence rate 罹患率）の低下、死亡率（mortality rate）の低下、そしてがん患者の生存率（survival rate）の向上をもって達成される。したがって、それら３つの指標を正確にモニタリングしていない限り、いったい征圧に向かっているのか、そうでないのかは判断できない。言うまでもなく、発生率、死亡率を低下させることは並大抵の努力で実現できるものではない。しかしながら、適切な手段を講ずることによっては不可能ではない。以下、がん征圧に向けて何が必要か、過去四半世紀の歴史の教えるところをふまえて考察する。

がん発生率、死亡率そして生存率

上述米国SEER（URL：http://seer.cancer.gov/）のデータは大変示唆に富んでいる。図2Aは肺がん、大腸がんの発生率と死亡率の推移である。肺がんは男性では1980年代前半にピークをつけてから発生率、死亡率は平行して徐々に低下している。これは言うまでもなく、喫煙の抑制の効果である。大腸がんは、男女ともに1980年代後半から発生率、死亡率が平行して低下している。これは食生活の改善、野菜摂取の励行、便潜血スクリーニングの徹底、つまり一次予防と二次予防の効果である。

図2Bにみるのは、乳がんと前立腺がんのデータであるが、肺がん、大腸がんとは際立った違いを示している。すなわち発生率と死亡率には著しい解離がある。乳がん発生率は1980年代前半に著

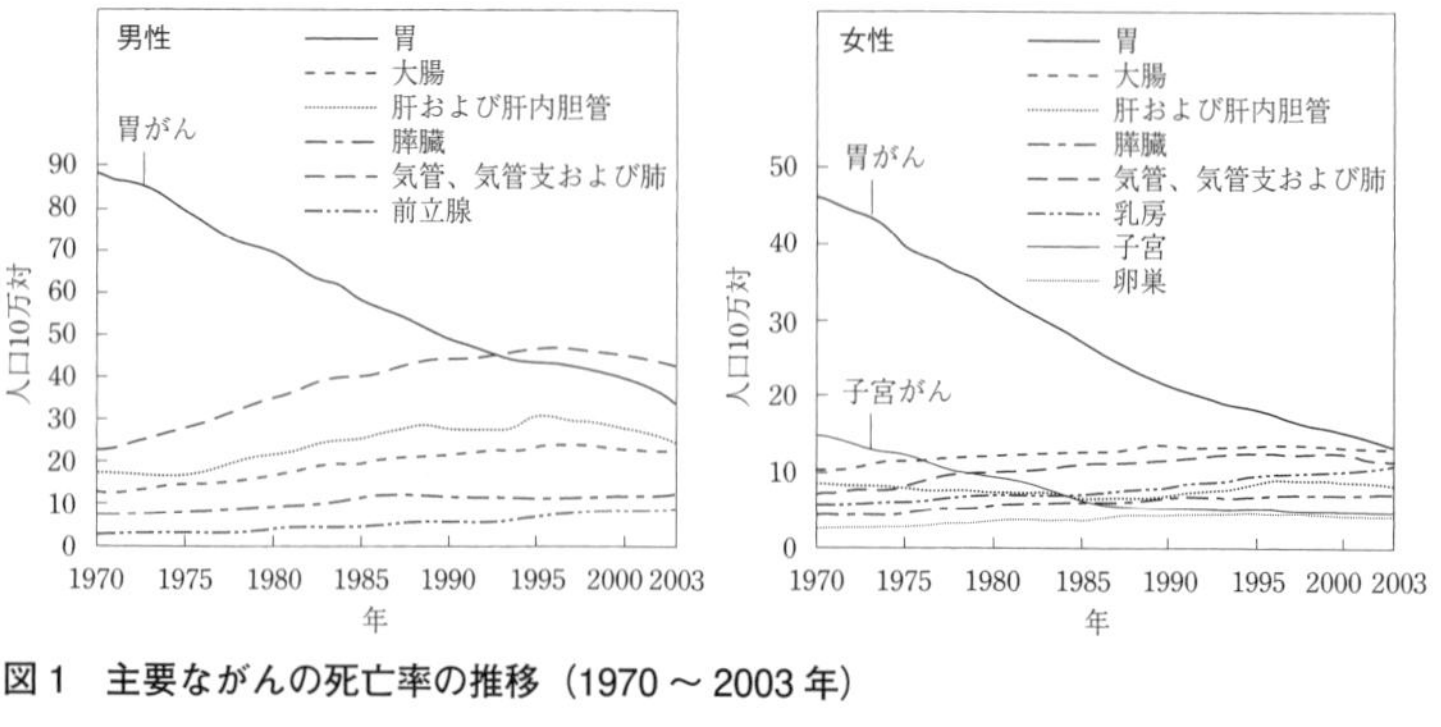

図1　主要ながんの死亡率の推移（1970～2003年）

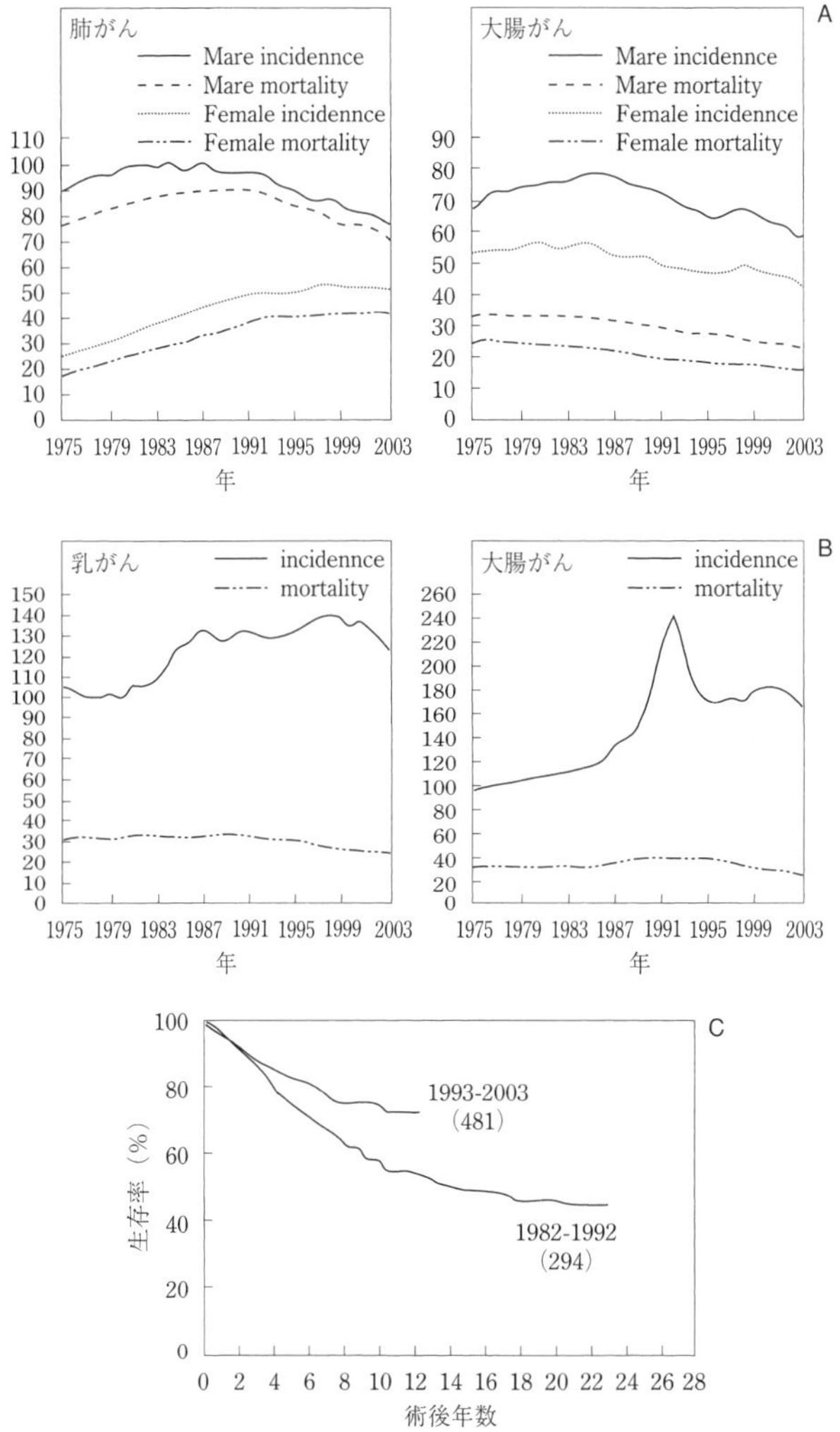

図２　Ａ：肺がん、大腸がんの発生率と死亡率
Ｂ：乳がんと前立腺がんの発生率と死亡率
Ｃ：乳がんの治療成績

しい増加を示し、同年代後半からプラトーとなっている。これは言うまでもなくマンモグラフィー検査の普及によるものである。一方、死亡率は90年代に入り低下に転じ、以降着実に低下し続けている。前立腺がん発生率は驚くべき推移パターンを示している。これはＰＳＡ検査の爆発的な普及の結果である。死亡率は90年代前半にピークとなり、以降着実に低下している。

以上、がん死亡率の実質的な低下は国民レベルでリスクを抑えること（一次予防）、早期に発見し治癒せしめること（二次予防）によって実現できることが明らかである。

では、治療法の進歩のインパクトはどうであろうか。図２Ｃは過去四半世紀の間に京大病院で手術した乳がん患者のデータである。(2) １９８０年代と１９９０年代に分けて生存曲線を描くと、10年生存は後年代に有意な向上を認めた。このデータを見れば、誰もが当然マンモグラフィーによって早期発見の割合が高まり、集団の構成に占める早期がんがふえたためと説明するであろう。ところが両群でⅠ—Ⅳ期の構成はまったく同じであり、この間、すくなくとも京大病院受診患者からみる限り、マンモグラフィー普及による早期発見の促進はなかったことを示す。では、この差は何によるか？　これはホルモン療法（タモキシフェン）および化学療法の一般化によると考えられる。しかしながら、この差はわずかであり、術後の数年間はまったく重なっているし、打ち切りも多く、より長期のデータをとれば差はなくなってしまうかもしれない。すなわち、過去四半世紀中に多くの有効な抗がん薬が使われるようになり、乳がんの治療は著しく進歩したようにみえるが、実質的に国民統計における死亡率へのインパクトを認めるにはほど遠いのである。

以上をまとめると、がん征圧、すなわちがん発生率、死亡率さらに死亡数の低下はその社会（市民）の総合力（知慧）の結果であり、がん解明＝治療薬の開発＝がん征圧という図式ほど単純ではないということである。

化学予防（一次予防）とスクリーニング（二次予防）：最新の試験結果の示唆するところ

では今後はどのようにすべきか？

一次予防、二次予防について現代の臨床科学は2つのアプローチを試みている。化学予防およびバイオマーカー、画像によるスクリーニングである。化学予防—薬によるがん予防に関して2008年、米国NCI支援の下、SWOGが行った最大の臨床試験SELECT（URL：http://www.cancer.gov/select）が終結し中間解析結果が公表された[3]。これは健康な男性を対象として2001年から計3万5、533人を登録し、ビタミンE、セレニウム、または併用と対照群の前立腺がん予防効果を比較した試験である。

7年間追跡した結果は無残であった。なんと、ビタミンE服用群では、前立腺がんが増加し、セレニウム群では膀胱がんが増えたのであった。広汎な疫学的、実験的根拠に基づくSELECT試験も、ビタミンE、セレニウムのがん発生予防効果を実証することはできなかったのである。

現在、NCIは大規模なバイオマーカースクリーニングプログラム、EDRN（URL：http://edrn.nci.nih.gov/）をすすめている。これは各がんについてバイオマーカーを開発し、がん早期発見、さらに治療薬開発に結びつけようという国家プロジェクトであるが、実質的な死亡率低下につながるかどうかは疑問である。

一方、日本ではＰＥＴの普及によって健常人のＰＥＴスクリーニングは一般化している。この方面への国の予算投入は事実上０である。しかしながら、すでにＰＥＴ検診暴露率は10万人に達すると推定される。ＰＥＴを含む高精度画像によるスクリーニングでのがん検出割合は１～１・８％で、ＰＥＴ単独ではほぼその半分０・７～１・２％であった[4]（表１）。われわれは世界で初めて、プロスペクティブＰＥＴ／ＣＴ／ＭＲＩ／ＰＳＡスクリーニングを行ったところ、初回スクリーニングで１・８％にがんを検出し、大半が早期がんであった[5]。がん検出割合は、年齢と強い相関があり、実に50代３・２％、60代では４・１％にがんが発見されたのである。この事実は健康と思われる40～60代の人々の１・６％で、がんがすでに発生しており、それが年々顕在化し、症状をもって診断されるに至っているのであろうということを示唆している。すなわち、ＰＥＴ／ＣＴ／ＭＲＩという最新画像診断技術によっていったん全身スクリーニングすれば、向う数年間に発症するであろう大半のがんを発見できるということである。この事実は、きわめて重大である。すなわちＰＥＴ／ＣＴ／ＭＲＩスクリーニングを受けた集団の向う10年間のがん死亡率は、スクリーニングしていない集団に比して実質的に低い可能性が強い。なぜならこのスクリーニングで見つかるがんは大半が早期だからである。現在このコホートはフェローアップにはいっているが４年後に最終結果がでる予定である。

表１　PET 検診の成績

	N	全がん発生割合	検診によるがん検出割合	PETによるがん検出割合
山中湖[1]（2000）	3,165	2.1％	1.8％	1.2％
Shen[2]（2002）	1,283	1.4％		1.2％
Chen[3]（2004）	3,631	1.3％	1.2％	1.0％
西台[4]（2007）	4,881	1.0％	1.0％	0.7％
浜松PET検診センター	1,197	1.8％	1.6％	0.9％

ランダム化比較試験の限界と意思決定

診断法、治療法、予防法のいずれについても、仮説を検証する最も厳格な科学的方法はランダム化比較対照試験である。PET／CT／MRI／PSAスクリーニングの有効性についても当然、ランダム化比較試験（RCT）で決着するのが理想であることは言うまでもない。すなわち同スクリーニングを行う群と行わない群にランダムに分けて一定期間後にがん死亡を比較するのであるが、スクリーニング群ではがんの早期診断数が増し、がん死亡が減るであろうと想定し、それを実証するのである。

このような試験は、不可能ではないが、実施することはあまりに非現実的である。なぜならば、非スクリーニング群に割りつけられた被験者の一部が不安になり、結局どこかで検査を受けてしまうだろうからである。これは、RCTの強い破壊要因となる。また、がんによる死亡の確率は年齢によるが1、000人に数人以下の割合である。

よって、死亡率の差を検出するとすれば、やはり計算上、一群2、000～数千人のオーダーのRCTで、かつ10年程度の年月になってしまい、予算的に実現可能性はない。

一方すでにPET／CT／MRIスクリーニングは広範に普及しており、そのリピーターも多い。このような場合、受診者を登録してコホートを形成し、たとえば、5年、10年追跡して、死亡率を地域がん登録統計と比較すれば一定の結論が得られる。この方法が唯一、スクリーニングの有効性を実証する実際的な、かつ有益な方法であろう。そのコンセプトを示したものが表2である。

なんでもかんでもRCTをしなければ検証できないと思い込む必要はないし、RCTありきで大規模なそれを開始するのは、しばしば無残な結果に終わるのである。ＲＣＴが失敗する要因として、①対照群被験者が試験対象に容易にアクセス可能、②研究期間内に新たな革新が起こる、③臨床試験へ破壊要因がある、など挙げられよう。

検診法の有効性実証のためのＲＣＴが困難な理由は、このうちの①である。

当然、対照群被験者がＰＥＴ検診を受けないように管理することなどできない。同様のことがＰＳＡにも言えよう。そして研究期間が長いほど第3の要因がかかわってくる。各個人はいろいろな受診機会をもち、そのとき対照群被験者がたとえばＵＳ、ＭＲＩ等検査を受ければそれは破壊要因になり得る。また、前立腺がんでは、進行がんと診断されてから死亡まで、何年も生存し得るので、死亡をイベントにとった場合、研究期間は10年とかきわめて長い年月に渡ることになる。その間に、新しい有効な薬が導入されたりすれば（要因2）、またこれもＲＣＴに干渉する要因となる。このような理から前立腺がんスクリーニングＲＣＴで結果がでないのは当然のことなのである。これをエビデンスがないからといって、ＰＳＡによるスクリーニングを否定するのは、がんから身を守るという個人の意思決定からみて明らかにまちがいである。ＰＳＡはきわめて鋭敏なマーカーであり、その値の上昇だけでがんと直ちには診断できないが、それをきっかけに画像で精査することになる。さらに必要ならばバイオプシーで確定することになる。がんでない場合の不必要な（?）侵襲を問題とする向きもあるが、最近のＵＳ、ＭＲＩの解像力の進歩によって、ほぼ解決されたとみてよい。したがって50歳以上でＰＳＡスクリーニングを受けないならば無知のそしりをまぬがれないであろうし、また、ＰＳＡ検査の意味

表2　結論

Total Registry and Prospective Outcome Assessment
· Population based (100,000 <), Insurance based ?
· Non-randomized Age-specified Cohort (50, 60 yo)
· Multiple Communities
· Home Doctor Oriented
· Practice based

を患者に情報提供しない医師は訴えられるリスクを負うであろう。

まとめ：10年間でがん死亡率20％低下に向けて必要なアクション

以上をまとめると、より積極的な一次予防のアプローチとして莫大な予算を投入して米国で１９８０年代から行われてきた化学予防試験は今もって決定的な成果を挙げていない。

一方、高度に発達した画像診断法をもって重要ながんについては発症前に治癒可能な早期の段階で発見できることが判明している。したがって、①喫煙抑制、②食生活の最適化、③適度・適切な運動の習慣、④個々人の精度の高いスクリーニング、によって冒頭に述べた数値目標、10年内に死亡率を20％低下することは決して夢ではない。目標を達成できるか否かは、どれだけ真剣にこれらの施策をとるかにかかっている。

❖参考文献

1 Espey, D.K., et al.: Annual Report to the Nation on the Status of Cancer, 1975–2004, Featuring Cancer in American Indians and Alaska Native Cancer 110:2119–2152, 2007.

2 Ueno, M. et al.: Changes in survival during the past two decades for breast cancer at the Kyoto University Hospital. European Journal of Surgical Oncology 33:696–9, 2007.

3 Lippman,S.M., et al.: Effect of Selenium and Vitamin E on Risk of Prostate Cancer and Other Cancers: The Selenium

and Vitamin E Cancer Prevention Trial (SELECT) JAMA online Dec.9, 2008 (doi:10.1001/jama.2008.864)

4 Kojima S., et al.: Cancer screening of healthy volunteers using whole-body 18F-FDG-PET scans: The Nishidai clinic study. European Journal of Cancer 43:1842-8, 2007.

5 Nishizawa S., et al.: Prospective evaluation of whole-body cancer screening with multiple modalities including 18F-fluorodeoxyglucose positron emission tomography in a healthy population: a preliminary report. Journal of Clinical Oncology in press, 2009.

京都大学医学部に在りし九年を回想す

『丹忱』（福島雅典退官記念誌）２００９年

重重九年既星霜
営営構築新薬創
予後向上一念在
歳歳進化是所望

我、平成十二年四月に京都大学に着任し、爾来唯一念、臨床研究・臨床試験の支援基盤ないし臨床開発基盤構築に我が生活を献げたり。

この縁は平成九年に京大病院主催せしシンポジウム〝二十一世紀における臨床試験のあり方〟に遡るべし。当時、成宮周先生、我をしてシンポジウムの一つを組織せしめ給ふ。またその因は遡ることさらに九年余也。すなはち平成元年十二月に出版されし Nature 誌、ならびに平成七年の Nature Medicine 創刊号において、我、我が国の臨床試験基盤ならびに方法論の貧弱なること、臨床科学思想の欠落せることを両誌論説にて指摘し、広く世界に知らしめたり。平成弐年、South West Oncology Group 会長 Charles A. Coltman Jr. 博士、使ひを以って告げ給ふは〝我らまみえん。我、君がために何をか為さん〟と。よつて、翌年ヒューストンにて会見し、日米の指導的癌臨床研究者間交流プログラム SWOG-Japan Clinical Trial Summit を企画し、以後十五年間に計十一回実行したり。かくして Coltman 先生との出会ひ以来、この解決に我が人生を賭することと相なりぬ。我、平成十二年四月着任、挨拶にまはりし折、かのシンポジウムを企画せし時の病院長吉田修先生、我が手をとりて曰く、〝よくぞ来られし〟と。翌平成十三年に時来たれり。時の医学部長・研究科長中西重忠先生曰く、〝君、探索医療センターを担当すべし〟と。

よりて同年末より着手す。臨床開発基盤の要は知財戦略策定・知財管理経営ならびに臨床試験の管理運営にあり、我の担当せしは後者なり。ここに至り、我が国にて漸く、大学にデータセンター・解析センターを整備することかなひぬ。手良向聡先生来たりて、我と大学院生多田春江氏、薬剤師・CRC松山晶子氏とともにこれを創る。探索医療検証部是也。英語にて Dept. Clinical Trial Design & Management と称す。その後医学研究科が分野として臨床試験管理学となす。創設来、企画・運営せし臨床研究・臨床試験数、四十を数ふ。同センター創設の明くる平成十四年早春、井村裕夫先生来たりて告げ給ふは、〝汝、神戸にて Translational Research Informatics Center を創設すべし〟と。同年秋、着手しこれを創設す。臨床研究情報センター（TRI）是也。我が国初なるアカデミアのデータセンター・解析センター也。永井洋士先生来たりて我と共にこれを構築す。当初の職員数名たりしが、平成二十年開所五周年の今日、増員して数十名と為る。支援せし臨床試験・臨床研究は既に百を越えたり。京大探索医療センター検証部と臨床研究情報センターを合はせて、試験すでに終結し出版せし論文、数十編にのぼりたり。省みるに、唯我が達成の未だ足らざるを恥づるのみ。ここに漸く、我が国にてもアカデミアがためなる臨床研究・臨床試験の支援基盤整へり。着々と先端的臨床試験を開始せり。以って発展進化せしむべし。向後は臨床科学研究者が意欲と知識、その能力に依るべし。我の所望するところは予後向上、疾病征圧唯是のみ也。この想ひ次世代に伝へむ。

夫天地人時選人。人依其機根知時。

平成二十一年己丑　正月

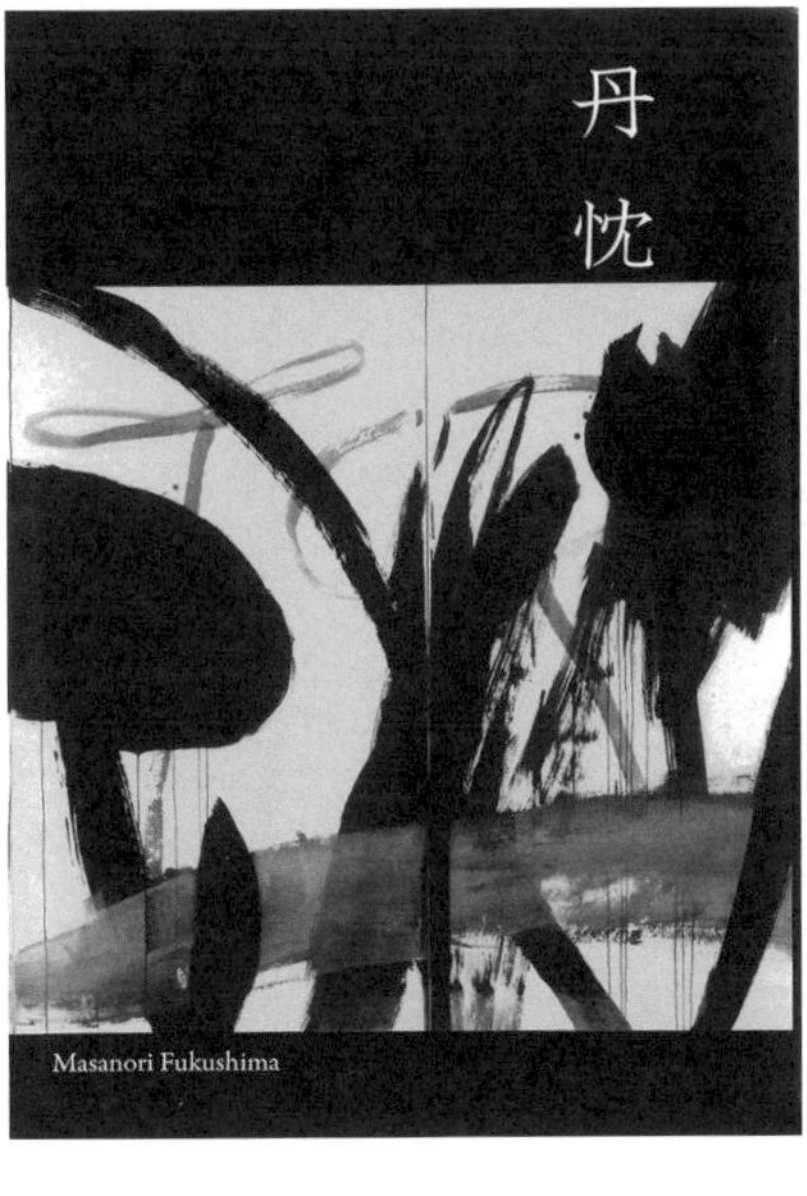

The final test of a leader
is that he leaves behind others with
the conviction and the will to
carry on.

...to paraphrase Walter Lippman

Thank you for joining us tonight
as we recognize the leadership of
Charles A. Coltman, Jr., M.D.,
Chairman
of the Southwest Oncology Group
for 24 years,
from March 1981 – April 2005.

Carry on!

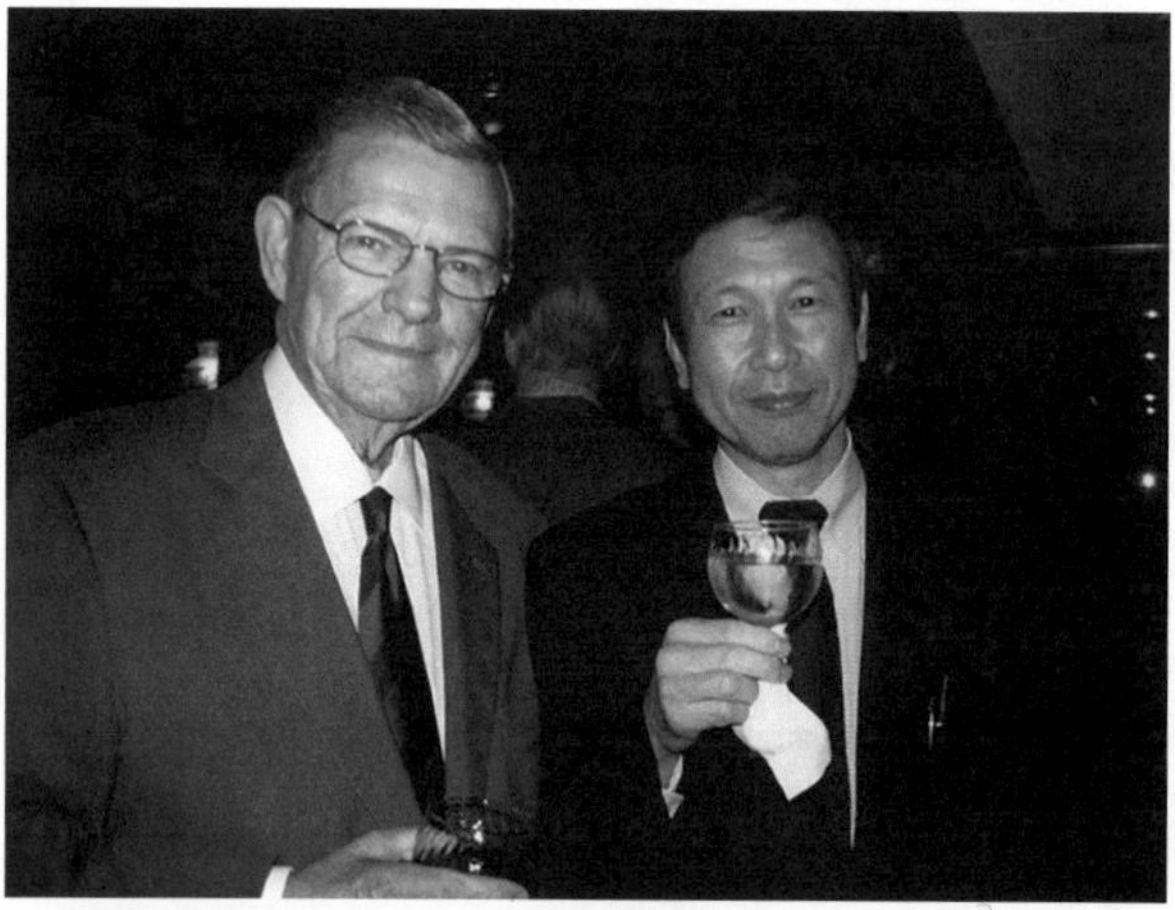

SWOG 会長 Charles A. Coltman Jr. 博士と

Ⅲ章　科学者として

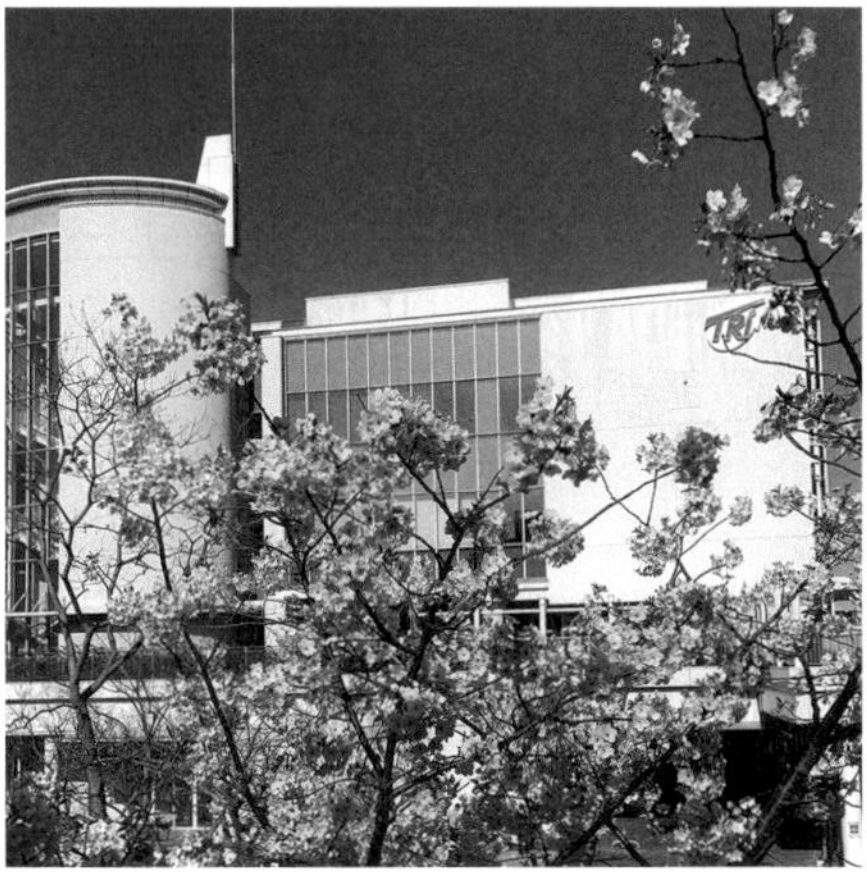

臨床研究情報センター　2018. 3. 撮影

**Scientists explore the world as it is,
rather than as they would like it to be.**

—Nature editorial

(Nature 449, 948. 2017 Watson's folly より)

２００９年4月より臨床研究情報センター（ＴＲＩ）に専任専従として移った。それからすでに足掛け10年、ＴＲＩは順調に成長した。今では１００人に達する人員を抱える強力な組織体制が確立している。むろん正直、運営交付金も補助金もなく、一つの研究所を経営することは容易ではなく、アカデミアとしての identity を堅持しながら、どのようにして安定経営を成し得るか、それこそ文字通り、職員と私自身の生活をかけて一分一秒いくらで仕事をしてきた。ＴＲＩは私の生の現実であり、簡便にまとめることはできない。私の現実の人生、そしてわが国アカデミアの未来だからである。

臨床試験を考える

朝日新聞2010年11月10日（聞き手・大牟田透）

朝日新聞は10月15日付朝刊1面で、東京大学医科学研究所が、付属病院でのがんペプチドワクチンの臨床試験で発生した「重篤な有害事象」（消化管出血）に関する情報を、ペプチドを提供した他施設に伝えていなかったことを報道した。報道に対して、東大医科研は「法的、医学的にも倫理上も問題ない」として反論、患者や家族からは不安の声も寄せられた。臨床試験制度に詳しい先端医療振興財団（神戸市）の福島雅典・臨床研究情報センター長（京都大学名誉教授）へのインタビューを通して、論点を整理した。

国際ルールにそわない日本の「二重基準」　安全と信頼性確保を

――臨床試験の基本原則はどういうものですか。

「臨床試験は人類共有の財産をつくり出す科学事業で、法律に基づいて行われるべきものです。医薬品開発のために効果や安全性がはっきりしない候補物質を人間に対し用いるので、被験者の人権と安全を守ることが最優先であり、そのための国際法とも言うべきものがあります。それが人類の誓い、世界医師会の

『ヘルシンキ宣言』です」

――宣言の目的は何でしょうか。

「被験者の保護と臨床試験データの信頼性の保証です。それを可能とするため、欧米はすべての臨床試験を厳格な法律によって公的な管理体制の下に置き、その成果を一般診療に還元できるようにしています。それに、日本では未整備ですが、欧米では被験者の安全と人権を守るよう、法律で定められています」

――日本では薬の製造販売承認申請のデータ収集を目的とした臨床試験（治験）とそれ以外の臨床試験に対する規制が異なり、いわば二重基準になっています。

「そうです。ただし、後者は国際的に通用しません。治験は、薬の品質や安全性、有効性を規制する薬事法と、それに基づくGCP（医薬品の臨床試験の実施基準＝厚生労働省令）で国への届け出を義務づけるなど国際ルールに基づいて管理しています。しかし、それ以外の臨床試験は法律に基づかない『臨床研究に関する倫理指針』で対応しているため、事実上、野放しの状態です。その結果、国際競争に耐えられないのです」

――どのような不利益があるのですか。

「薬事法に基づかない臨床試験のデータは薬事承認申請に使えないので、一から治験をしなければならない。そのうち特許（20年）が切れてしまいます。製薬会社の手で最終的に製品化してもらおうと思っても、市場に出る時点で5年以内に特許が切れるような薬に企業は手を出しません。薬事法に基づかない臨床試験をするから開発が遅れるのです。ところが、日本の研究者の中には、面倒な規則のせいだと考える人がいます。そんな人は臨床試験の土俵に上がる資格はないのです」

——なぜでしょうか。

「国際的に合意されている臨床試験ルールに従わないことを野球に例えれば、『審判なしでやろう』『三塁と本塁の距離を短くすればやりやすくなる』と言っているのと同じです。もし野球で日本がそんなことをしてきたら、イチローのように国際舞台で活躍できる選手が輩出しなかったはずです」

「薬事法の適用を受けない臨床試験を可能にしているのは研究者、医師の無理解と厚生労働省の怠慢です。国際的に通用するように、すべての臨床試験に薬事法を適用すべきです」

——臨床試験は実地医療とどう違うのでしょうか。

「実地医療と違い、安全性、有効性が確認されていない薬の候補となる物質を使います。だから、臨床試験は厳格な管理が必要です。そのデータを規制当局が審査、承認して初めて薬になるのであって、それまでは薬でも何でもありません。朝日新聞の報道に対して日本癌学会などが出した声明に『ワクチン治療』とありますが、そのような治療はまだ確立しておらず、研究段階なのです。医療者が臨床試験と実地医療の違いを認識しないと、患者さんをミスリードします」

——倫理指針は「共同で研究する場合」の他施設への重篤な有害事象の報告義務を定めていますが、東大医科研は「単一施設で行った臨床試験だから有害事象の報告義務は負わない」と言っています。

「米国政府の臨床試験登録サイトには日本国内の多くの施設で行われているがんペプチドワクチンの臨床試験の情報が登録されています。東大医科研ヒトゲノム解析センターが『コラボレーター』と記載されています。これは『共同研究者』と翻訳する以外にないでしょう。医科研提供のペプチドなくして他施設で臨床試験はできないわけですから、常識的には共同研究施設です。付属病院での有害事象を医科研が他施設に伝えるのは試験物の提供者として当然ではないでしょうか。さらに、製造物責任法による責任がどこにあるのかが問題になります」

――厚労省は共同研究を「同一の実施計画で行う場合」と解釈しています。

「他施設に試験物を提供するなど、共同研究には様々な形があり、多施設共同研究に限ることには無理があります。そんな解釈が恣意的《しいてき》になされることは問題です」

患者に開示されてこそ情報は意義を持つ

――医科研は出血とペプチドワクチンとの因果関係について「誤解を与える表現をしている」と主張しています。

「被験者の日常生活を害するものはすべて有害事象になりますが、薬との因果関係の有無を議論してもその時点ではわからないこともあります。だから因果関係を簡単に断定してはいけない。データを蓄積してから最終的に薬に起因するかどうかを結論づける。それが副作用被害の拡大を防止するための鉄則です」

――具体例はありますか。

「肝炎などの治療薬のインターフェロンには抑うつや自殺しようとする副作用がありますが、市販後に自殺者が出た当初は個人的な事情が原因と思われていた。人類はこのような苦い経験をしてきたのです」

――医科研病院より前に別の大学病院での別種のペプチドを用いた臨床試験で消化管出血例があり、医科研はそれが臨床試験に参加する研究者間で共有されていたと言っています。

「有害事象や副作用に関する情報は、研究者間で共有していればよいわけではありません。患者さんの利益のために臨床試験をしているわけで、患者さんの不利益になる可能性は患者さんに開示されて初めて意義を持ちます。予想されるリスクの説明義務はヘルシンキ宣言にも規定されています」

――医科研は、人に使われる前提で未承認薬のペプチドを他施設に提供しました。薬事法は治験以外での未承認薬の提供を禁じていますが、厚労省が今回、倫理指針に反しないと判断すれば、例外扱いされる可能性があります。

「医薬品の安全性を確保するための唯一の法律は薬事法です。未承認薬が法律に基づかず、すなわち管理されないで配布、提供、使用されると極めて重大な結果を招きます。今回の問題は薬事法に照らして、それを所管する医薬食品局が調査すべきです」

――医科研からペプチドを提供された全国の施設はペプチドを一つもしくは複数組み合わせたり、抗がん剤と併用したりしています。この試験をどう評価しますか。

「臨床試験の初期の段階は、人での安全性確認が目的です。複数の試験物を用いたり、抗がん剤を併用したりすれば、どちらの副作用なのか、二つを合わせたから起こる新たな副作用なのか、抗がん剤の副作用なのかがわからなくなる恐れがあります」

――治験以外の臨床試験も公的管理下に置くとなると、審査体制の充実が必要ですね。

「薬や医療機器の審査をする独立行政法人医薬品医療機器総合機構を強化し、現在約３９０人の審査担当者を少なくとも数倍には増やす必要があります」

――文部科学省の「橋渡し研究支援推進プログラム」にかかわっておられますね。

「橋渡し研究は、基礎研究の成果を医療として実用化するまでの過程の最初の段階で人を対象に行う臨床試験のことです。国内の大学など七つの拠点が対象ですが、各拠点に、期間内に二つずつ治験に入るよう求めています。大学でも自ら治験ができるように生物統計家やデータ管理責任者、薬事の専門家を雇用することを求め、綿密な進捗《しんちょく》管理を行っていることが、従来の科学研究と異なる点です」

——なぜ大学が医薬品開発を行う必要があるのですか。

「市場規模の小さい薬や、再生医療のように商品化が困難な場合は製薬会社が開発したがらないからです」

——「治験は医者には不可能」という声もありますが。

「それは事実ではありません。橋渡しプログラムではすでに4件の治験がスタートしています。このプログラムは医薬品開発で激烈な国際競争から脱落しかけている日本の起死回生策なのです」

アカデミアにおけるレギュラトリーサイエンス
――何を教えねばならないか

『Clinical Research Professionals』No.28　メディカル・パブリケーションズ　２０１２年

1　要旨に代えて

レギュラトリーサイエンスについて論ずるにあたって、まず明らかにしておかねばならないことは、科学と技術の相違についてである。わが国は科学・技術立国を国是としていながらも、この点について、およそ無神経、否無知というべきである（科学技術基本法、総合科学技術会議等々、推して知るべし）。そもそも、科学技術という用語などはない。これは英語に訳せば自明である。Science Technology ましてや Scientific Technology とは言わないのである。Science and Technology なのであって、すなわち、科学と技術が正しい。そもそも科学には善悪はないが、技術には善悪があるという理を、よくよく知るべきである。技術を善悪いずれにするのも人の心によるのである。また、あらゆる技術には利点と欠点があり、欠点は、しばしば人々に有害な影響を及ぼし得る。すべての技術について問うてみるがよい。わが国の科学・技術政策の貧困と両者の混同が何をもたらしたか、過去と現在を見るがよい。哲学なき科学は凶器である。ひとたび科学が技術として利用されるに及ぶや、期待される利便とはうらはらに、それらはしばしば取り返しのつかないリスク、災厄をもたらすのである。

人間は、科学を技術としてその生活に用いるにあたって、便益を極大にし、リスクを極小にする努力を重ねてきた。そして、当該技術のもたらす便益とリスクを事前に十分に評価することによって、その比を極大化することを学びつつある。その技術の利用と普及にあたっては、法律・規制によってコントロールすることになる。この智慧《ちえ》がレギュラトリーサイエンスである。まとめれば、〝依法実践科学　依科学進歩改法〟ということになろう。アカデミアが知の創造、伝達、承継の砦であるならば、以上の理を事として実践せねばならない。その謂《いい》は、評価の内容とそのもたらす結果は、もっぱらその時点の科学の水準と、その科学を実践する者の人間性によるということである。

2　序

私は、２０００年、京都大学大学院医学研究科社会健康医学系専攻設立にあたり、薬剤疫学分野教授として着任した。これは、わが国初の正規の薬剤疫学の講座である。ミッションを医薬品の適正使用促進と副作用被害の拡大防止と定め、研究・教育活動を行った。5年後の薬剤疫学開講5周年シンポジウムでは、「レギュラトリーサイエンス――薬剤疫学の課題と実践」と題したシンポジウムを組んで、それまでの教育と研究の実績を世に問うた。そこで、締めくくりとして次のように述べた。[1]「レギュラトリーサイエンス――この科学とその実践はそれほど困難なことではないし、薬害の防止も難しいとは思わない。そもそも、病根は、このレギュラトリーサイエンスの示すところを理解できない、また実践しようとしない、無知と傲慢な人々が、検討会とか審議会等で責任ある地位についているという旧態依然のわが国固有のミスキャスト、インサイダー構造にある。この構造を抜本的に改革しない限り、レギュラトリーサイエンスの健全な発展はない」。

本稿は、私が京大在職中に教えてきたことを、五つにまとめて述べるものである。

3　何を教えなければならないか　その1

哲学のない科学は凶器である。スペインの哲学者、Ortegaは、「哲学のない知識は、凶器である」と言ったが、これを「科学は」と置き換えた。思い出すに、1998年8月23日付『毎日新聞』の社説に、「世の中の困った問題の多くは科学技術が原因」という小学5年生の児童のアンケート回答の一つを取り上げたものがあった。そもそも「科学技術」という言葉に内在する概念の混乱は、冒頭で指摘したとおりである。ちょうど細胞核移植技術によってクローン羊・ドリーが生れ、ライフサイエンスによるテクノロジーを見据えた科学論に係るコラムを同社より依頼され、私はこの新聞社説を読んで記事をまとめたのであった。[2] ポイントは、「おかしくするのは人」であるということである。『Nature』誌の2007年Vol．449、No．7165で、二重らせんで有名なノーベル賞受賞者であるWatsonが、どこかで自らの著作の出版にちなんで、「黒人は白人より知性が劣り雇用に向いていない。アフリカの展望は遺伝的に暗い」と述べたことが、Watson's Folly（「ワトソンの愚行」）として紹介され、さすがにEditorialは、

「Scientists explore the world as it is, rather than as they would like it to be」と厳しく批判した。[3] 科学には善も悪もないが、ひとたびそこに何らかの価値を見出し、技術として利用するとなれば、それは人々にとって害にもなり、利にもなる。$E = mc^2$ と原子力を見るがよい。要は、〝おかしくするのも人、正すのも人であり、科学から価値を創造するのも人〟ということである。

4　何を教えなければならないか　その2

教えるべきことの第二は、〝歴史から学ばぬ者に決して未来はない〟という理である。図1[4]は、1962年、サリドマイド禍を米国で未然に防いだケルシー女史に、ケネディ大統領が敬意を表し、President's Distinguished Federal Civilian Service Award（大統領市民勲章）を授与する場面である。レギュラトリーサイエンスの原点はここにある。すなわち、ケネディ政権の時代にキーフォーバー・ハリス医薬品改正法が米国議会を通過し、そこに現代のレギュラトリーサイエンスの法的な枠組みが、明記された。1963年に、さらに米国議会は、三つの重要な規制を発効した。すなわち、GMP規則、IND規則、そして医薬品の副作用モニタリングに係る仕組みである（図2）。

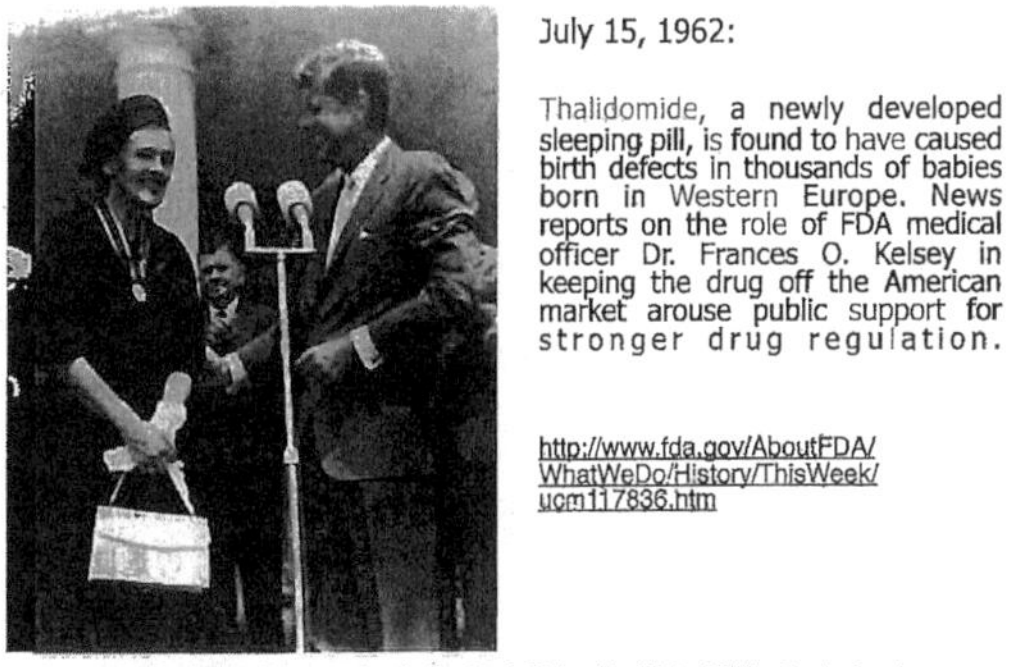
July 15, 1962:
Thalidomide, a newly developed sleeping pill, is found to have caused birth defects in thousands of babies born in Western Europe. News reports on the role of FDA medical officer Dr. Frances O. Kelsey in keeping the drug off the American market arouse public support for stronger drug regulation.
http://www.fda.gov/AboutFDA/WhatWeDo/History/ThisWeek/ucm117836.htm
FDA medical officer Frances Kelsey receives the President's Distinguished Federal Civilian Service Award from President John F. Kennedy at a White House ceremony in 1962.

図1

確かに内山充先生は１９８７年、レギュラトリーサイエンスという言葉を用いて、その科学の推進を訴えたが、実はレギュラトリーサイエンスの原点が１９６２年のキーフォーバー・ハリス医薬品改正法にあることを忘れて、レギュラトリーサイエンス論を繰り広げることは、およそ愚である。実際日本は、レギュラトリーサイエンスの面から見ると、有効性・安全性の保証されない、世界に通用しない薬を大量に国民に与えてきた、屈辱的な歴史を持っているのである。そのことについて、私は、１９８９年の『Nature』誌で比較医療論的に論じ、そしてその病根がどこにあるかを示し、国としてなすべき「医薬分業」「インフォームドコンセント」「GCP施行」「科学審査」「RCTの推進」の五つの提言をした。[5] そして、翌１９９０年、旧厚生省はいわゆる旧GCP（局長通知）の施行に踏み切った。

　１９９５年にNatureが『Nature Medicine』を創刊したときには、巻頭の論説において、改めて、日本における臨床試験を支える法・制度の欠陥、そして教育の欠落を指摘した。[6] 一言で言うならば、わが国における重大な科学・技術に関する問題の病根は、哲学と思想、それに依る法律と制度の欠如であり、科学の構造とダイナミクスに関する理解の決定的な不足である。この観点から日本の科学と技

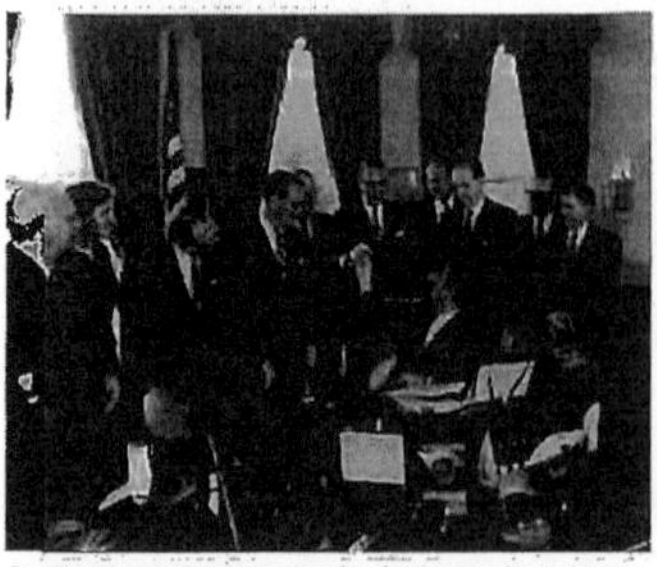

June 20, 1963:

FDA announces three sets of regulations governing the manufacture, effectiveness and promotion of drugs. These regulations are designed to carry out the provisions of the Kefauver-Harris Drug Amendments of 1962.

http://www.fda.gov/AboutFDA/WhatWeDo/History/ThisWeek/ucm117831.htm

President Kennedy hands a pen used to sign the amendments into law to sponsor Sen. Estes Kefauver.

図２

術の歴史を直視して深く洞察すれば、そこから起こってくる問題、つまり「世の中の困った問題の多くは科学技術が原因」という小学生の指摘を明らかにしていくことが可能になる。

5　何を教えなければならないか　その3

当然ここに、科学者の責任と使命とは何かということが、問われることとなる。米国ではケネディ政権の時代に、社会を動かす経済の原理が、基本的に、供給者側から消費者側に移るというパラダイムの変化が起こった。ちょうどこのとき、わが国においては、テレビ番組「ベン・ケーシー」や「ドクターキルデア」が大人気であり、まさにそれは、当時インフォームドコンセントの嵐が全米を吹き荒れていた、その反映であった。このことに、日本のマスコミも医療界も全く気づかずに、ほぼ30年遅れて、日本はようやく1992年の医療法の改正でもってインフォームドコンセントを国会で議論するという歴史を経過した。しかしながら愚かにも法制化することに失敗し、結局、2012年のいまもって、法律ではなく、厚労省が推進する制度としてなされているにすぎない。しかしながら1998年、ICH－GCPに基づく新GCP省令の完全施行により、少なくとも臨床試験においては、インフォームドコンセントが徹底される時代に入った。医薬分業も当然のこととなり、ようやく欧米と肩を並べるような、医療における客観性の仕組みが確立したのである（図3）。ここに立って初めて、医療界においてリスクマネジメントや情報公開が当然の時代となり、ようやく、欧米に遅れること40年、患者主体の医療の実現に向けて、国全体として動き始めたのである。それに応じて、臨床試験を支える法と規制も次々と改訂され、今日に至って

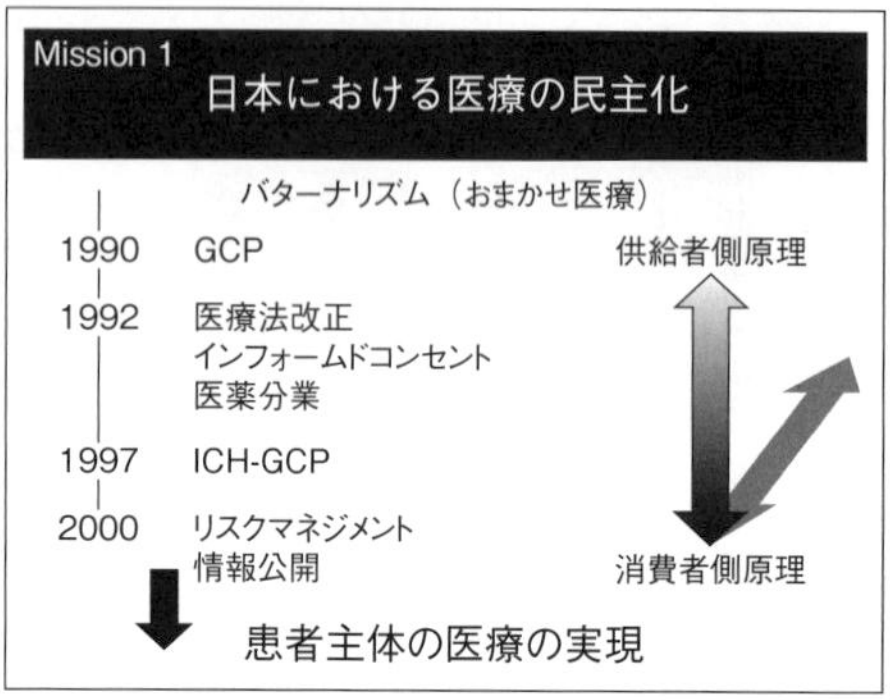

図 3

臨床科学を支える法と規制の発展

日本		世界	
1922 年	第 2 次医療法改正 ・医師，看護師，薬剤師 ・情報公開 ・病院機能分化 ・患者自己決定権の尊重		
		1966 年	ICH-GCP が ICH-4 準備会合において最終合意された
1997 年	医薬品の臨床試験の実施の基準（ICH-GCP）施行		
2003 年	薬事法改正　医師主導型治験の実施が可能		
2003 年	臨床研究倫理指針の施行		
2007 年	がん対策基本法の施行		
		2008 年	ヘルシンキ宣言修正（ソウル） ・主に，プラセボと被験者の人権に係る項目が修正
2009 年	改定臨床研究倫理指針の施行 ・臨床研究機関の長による情報一元管理，健康被害補償の義務化　等		

図 4

いる（図4）。

しかしながら、後に述べるが、依然として薬事法によってすべての医薬品の開発と評価がカバーされるという国際的なルールにはまだほど遠い現状があり、野放しの臨床研究がまかり通っている。これがいかに日本の医薬品・医療機器の開発を損ない、そして医薬品の評価さらには標準治療の革新に大きな障害となっているかを、一部議員はもとより、一部行政、マスコミ、そして一部医師・研究者は自覚できていない。あまつさえ薬事法、ＧＣＰについて厳しすぎるとか、イノベーション促進のために規制緩和とかの声が上がるのは、科学者の自覚のなさの証明であろう。文部科学省は、ようやく世界の趨勢の厳しいことを知り、２００１年に京都大学に探索医療センターを設置し、翌年から、トランスレーショナルリサーチの基盤整備事業を開始した。２００４年にがんトランスレーショナルリサーチ事業に引き継がれ、さらに２００７年、橋渡し研究支援推進プログラムとして、全国のＴＲ拠点の整備に、国費を投入した。ここにようやく、アカデミアにおける医薬品の開発を薬事法に基づいて行うという基盤が出来上がったのである（図５）[7]。

Mission 2

日本における臨床化学の基盤整備／推進

	アカデミアのデータセンター・解析センター整備
2001年10月	文部科学省，京大に探索医療センター設置
2002年10月	文部科学省，神戸市に臨床情報研究センター設置
	文部科学省「トランスレーショナルリサーチの基盤整備事業」を受託
2003年6月	現在の臨床研究情報センタービル完成
2004年8月	文部科学省「がんトランスレーショナルリサーチ事業」を受託
2007年8月	文部科学省「橋渡し研究支援推進プログラム」を受託し，全国のTR拠点のサポートを開始

図5

6　何を教えなければならないか　その4

すでに明らかなように、科学と法の関係、〝法によって科学を実践し、科学の進歩によって法を改める〟。これが現代社会の科学の原理である。薬事法の目的には明確に「医薬品、医薬部外品、化粧品及び医療機器の品質、有効性及び安全性の確保のために必要な規制を行う」とともに、「医薬品及び医療機器の研究開発の促進のために必要な措置を講ずる」と明記され、ここからすべてが演繹できることが分かる（図6）。この法律を無視して有効性、安全性の評価も確保もあり得ないし、また、研究開発もあり得ない。レギュラトリーサイエンスは、人間性に基づいて、その時点で可能な最高水準の厳密性を求める科学であり、その厳密さは法によって管理され、保障されねばならない。医薬品・医療機器の開発は、しょせん、薬事法外のいわゆる〝臨床研究に関する倫理指針〟に基づく臨床研究の通用する世界ではない。文科省の橋渡し研究支援推進プログラムでは、各拠点にアカデミア発のシーズを2件ずつ、薬事法に基づいて治験に移行することを課した（図7）[8]。このプログラムによって、日本にようやくアカデミアにおけるR＆Dパイプラインが確立し、国全体として、国民の利益につながる開発促進のためにどの開発研究に投資すべきか、ポートフォリオ戦略の適用も可能になった。

薬事法

第１章　総則

（目的）

第１条　この法律は，医薬品，医薬部外品，化粧品及び医療機器の品質，有効性及び安全性の確保のために必要な規制を行うとともに，指定薬物の規制に関する措置を講ずるほか，医療上特にその必要性が高い医薬品及び医療機器の研究開発の促進のために必要な措置を講ずることにより，保健衛生の向上を図ることを目的とする。

図6

薬事法と並んで日本の国際競争力を強化する上で最も重要な法律が、医療法である。医療の憲法といわれるこの法には、第16条に特定機能病院の規定があり、特定機能病院は高度な医療に関する開発および評価を行わなければならない旨、明記されている（図8）。この法が日本のアカデミアにおける開発と評価の法的な裏付けであり、これによってアカデミアは、薬事法に基づいて開発を進め、評価を行わなければならないのである。是、すなわち、特定機能病院の責務なのである。これらは憲法に定められる、国民の

TR支援推進プログラム募集要項-2
（平成19年3月）

2. 本事業の概要と審査に際しての基本的考え方
・・・・この事業を通じ，5年間で，1機関あたり有望な基礎研究の成果が，2件ずつ薬事法に基づく治験の段階に移行することを目指します。
①橋渡し研究支援機関の機能強化
・候補試験物に合わせた開発戦略の策定の支援
・戦略的な知的財産の確保・活用の支援
・データセンター機能
・非臨床試験，試験物製造等の支援
②橋渡し研究支援を行なうための人材の確保・登用・育成
③橋渡し研究支援
④橋渡し研究支援機関の活動・連携の促進（サポート機関）
進捗管理，ネットワーク形成，シーズ情報の収集・提供

図7

医療法

第1章　総則
第4条の2　病院であって，次に掲げる要件に該当するものは，厚生労働大臣の承認を得て特定機能病院と称することができる。
1. 高度の医療を提供する能力を有すること。
2. 高度の医療技術の開発及び評価を行う能力を有すること。
3. 高度の医療に関する研修を行わせる能力を有すること。
⋮
第4章　病院，診療所及び助産所
第16条の3　特定機能病院の管理者は，厚生労働省令の定めるところにより，次に掲げる事項を行わなければならない。
1. 高度の医療を提供すること。
2. 高度の医療技術の開発及び評価を行うこと。
3. 高度の医療に関する研修を行わせること。
4. 第22条の2第3号及び第4号に掲げる諸記録を体系的に管理すること。
⋮

図8

公衆衛生の向上を図り健康を増進するという国是（第25条）を、法律的に保障している。〃研究者が自由に何らかの研究をすれば、それがいずれは何かの役に立つ〃というのは幻想であり、これは、へたをすると、先に述べたように凶器となりかねない。今一度強調しておく。レギュラトリーサイエンスは、人間性に基づいて、その時点で可能な最高水準の厳密性を求める科学であり、その厳密さは法によって管理され、保証されねばならない。

7　何を教えなければならないか　その5

基礎研究をすれば何とかなる、優れた研究者に大金を渡せば何とかなる、という幼稚な発想で物事を考える限り、その先にあるのはみすぼらしい未来である。臨床科学のパラダイムと、構造と、ダイナミクス、そして方法、是を学生に徹底的に教え込まねばならぬ。臨床科学はようやく20世紀後半になって確立してきた、人間のための、人間による、人間の科学である。ここで科学者に問われるのは、〃何をしたい〃という科学者個人の興味関心ではなくて、何のために、何ができるか、そして何をなすべきか、という科学者個人の使命の自覚と、目標とする公衆の利益である。臨床科学を定義するならば、人間の健康に関するあらゆる問題の解決に必要な知識と、新たなそれを生み出す方法の体系であり、この科学においては、望ましい目標を達成するために必要かつ適切な手段と道筋を明らかにするとともに、実践するのである。

ライフサイエンスR＆Dは膨大なエネルギーを要し、また成功確率も、現代の科学水準では極めて低い（図9）。市場に出すことのできる製品の開発を考えると、実際に薬事承認を得るに至るまで、最初の研究にかかったエネルギーを1とすると、1、000倍とも10、000倍ともいってよい。中でも最も大きなハードルが、死の谷と呼ばれるstepを越える、トランスレーショナルリサーチ（TR）である。別の言葉で言えば、First-in-man trial、POC（Proof of Concept）試験である。TRを合理的・効率的に推進するために、米国FDAは2004年、クリティカルパスリサーチの推進についてステートメントを出した[9]。医薬品の開発は、長く困難な道のりであり、また特許が切れる期限があり、この間継続的に投資し、周到に計画して、安全性と有効性に関する決定的かつ十分なデータを得なければならない。そしてまた、それでは終わらないのが、医療なのである。あくまでゴールは予後向上なのである。したがって、真のエンドポイントで評価しなければならない。死亡率、イベント発生率そして要介護率の低下等、これがわれわれの目指すところなのである。

　サロゲイトマーカー、たとえば、イメージング、遺伝子発現の変化等々で良好な結果を得たとしても、真のエンド

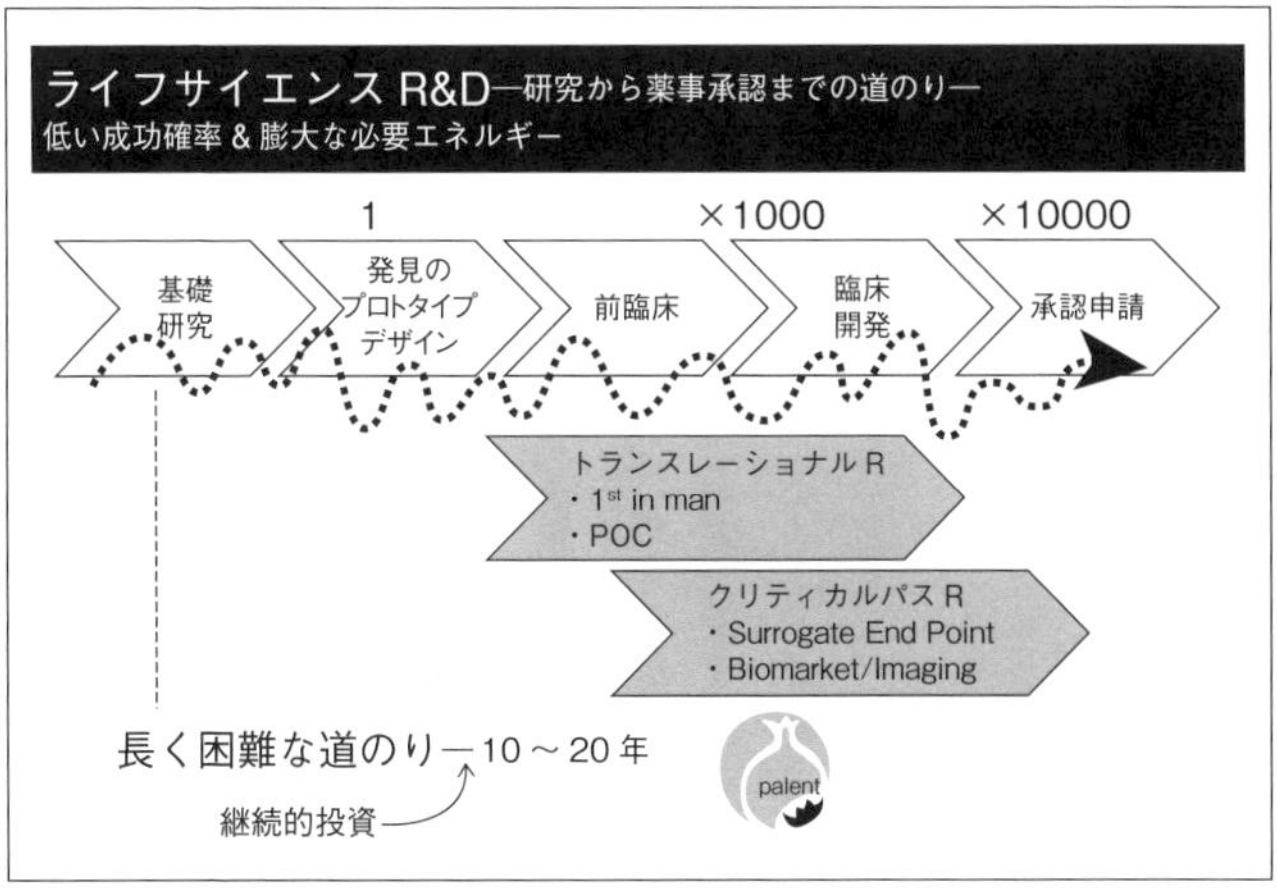

図9

ポイントで成功する保証はない。サロゲイトエンドポイントで評価した場合には、必ず実質的な患者さんの便益を証明しなければならない。そのために今後も科学は、サロガシーを軸に、地道な研究、地道な臨床試験を実施し続けるしかないのである。人類は、まだ知らないことのほうが多いことをよくよくわきまえるべきである。科学はまだとても未熟なのだ。

最後に、疾病征圧に向けて予後向上・便益、リスク比の極大化のセントラルドグマについて述べたい。これらが、レギュラトリーサイエンスが終結するポイントとなる（図10）。新薬を導入し続ければ生存率が、たとえばがんの領域で上がるというのは全くの幻想である。常にランダム化比較試験を繰り返し、階段を一歩一歩上がるように、アウトカム、経時的生存率、治療成績を確認していかなければならない。臨床試験はあくまでideal world、すなわち理想化された世界であり、実際の、実地臨床のreal worldとは異なる。であるがゆえに、real worldでの治療成績調査を繰り返し、着実に生存率が向上すること、死亡率が低下することを示さなければならない。しかしながら、ここで注意せねばならないことは、5年後の治療成績を見て、たとえ生存率が上がったからといって、実際には何が決定的に予後向上に関わっていたか、その判断は考えるほど単純ではない。必ずしも特定の薬を導入したことによってのみ説明できるものでないことも知っておかねばならない。この点について深く言及するスペースがないが、い

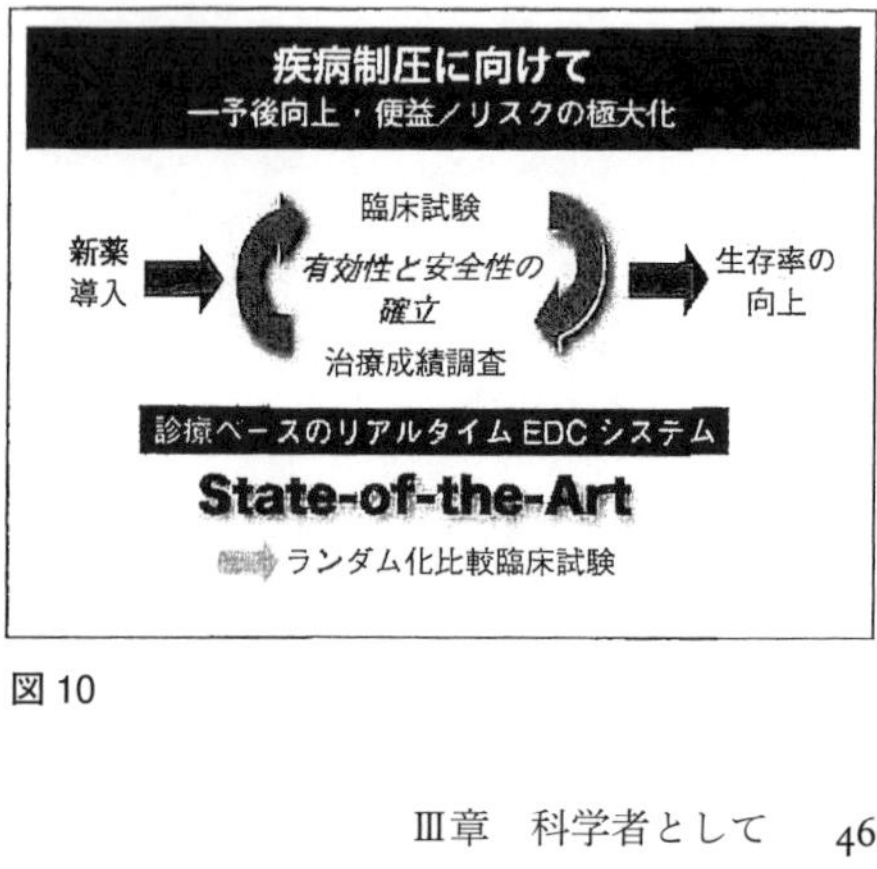

図10

ずれにせよレギュラトリーサイエンスの成否は、こうして、real worldにおいて予後の向上によって初めて確定されるのである。

8　おわりに

本稿は、レギュラトリーサイエンス学会第1回学術大会シンポジウム5「アカデミアにおけるレギュラトリーサイエンス」において発表した内容、「何を教えねばならないか?」を文字に起こしたものである。レギュラトリーサイエンスの適用されるべき範囲は、医薬品・医療機器等、薬事法の規制対象にとどまるものではなく、規制に係る意思決定の科学と捉えれば、その定義は〝人々の生活・社会における、健康・安全・環境に関わるあらゆる問題の解決、とりわけ便益を極大とし、リスクを極小とするために必要な知識と新たなそれを生み出す方法の体系〟とされるべきであり、その適用範囲は、医薬品・機器の品質、有効性、安全性、食の品質、安全性、快適な能率的な労働環境、建造物等の安全基準、種々の環境基準等々と、人間の社会すべてにかかる広い範囲となる。

開発を促進するために規制を緩めるというのは、根本的に誤っている。人間性に基づいて、その時点で可能な最高水準の厳密さによって安全性・有効性を評価し、判断しなければならぬことは、すでに説いた。レギュラトリーサイエンスの実践においては、求められるのはこざかしいテクニックなどではなく、人間性である。

◈参考文献

1　福島雅典：開会にあたってレギュラトリーサイエンス――薬剤疫学の課題と実践、臨床評価32（２・３）：３７７－３７３（２００５）

2　福島雅典：新聞時評、毎日新聞（１９９８年9月～12月連載）

3　Editorial;Watson's folly. Nature 449（7165）: 947-1088（2007）

4　U.S.Food and Drug Administration [Internet].Silver Spring:U.S.Food and Drug Administration.This Week In FDA History-July15, 1962
Available from:http://www.fda.gov/AboutFDA/WhatWeDo/History/ThisWeek/ucml17836.htm

5　Fnkushima M:The overdose of drugs in Japan.Nature342（6252）: 850-851（1989）

6　Fukushima M:Clinical Trial in Japan.Nature Medicine1（1）:12-13（1995）

7　福島雅典：文部科学省橋渡し研究支援推進プログラム平成22年度成果報告会動き出したアカデミア発シーズの治験まとめと今後の展望――イノベーション促進のためのネットワークマネジメントについて、臨床評価39（２）：３１７－３２２（２０１１）

8　文部科学省研究推進局ライフサイエンス課：平成19年度「橋渡し研究支援推進プログラム」の実施機関等の募集について（２００７年3月）
AvaUable from : http://www.jst.go.jp/keytech/kouboh19-4/youryou.pdf

9　アメリカ合衆国厚生省（ＤＨＨＳ）、連邦食品医薬品局（ＦＤＡ）（訳西川昭子、麻原麻衣子、村山敏典、福島雅典）：革新・停滞新しい医療製品へのクリティカル・パスにおける課題と好機、臨床評価32（２・３）５１７－５４１（１９９５）

臨床研究情報センター開設10周年を迎えて　ご挨拶

臨床研究情報センター10周年誌　２０１３年

我が国のアカデミアにおける初めてのデータセンター・解析センターとして、平成14年に文部科学省と神戸市によって創設された臨床研究情報センター（ＴＲＩ）は、平成15年に現在のビル完成に伴って正式に稼動を開始し、本年6月30日に開所10周年を迎えました。ＴＲＩはこの間、皆様方の温かいご理解とご支援によって順調に発展し、我が国におけるトランスレーショナルリサーチ、臨床研究・臨床試験推進の一翼を担っております。ＴＲＩはすべての研究者と医師にいつでもご利用いただける開かれた支援組織で、臨床試験の計画から解析まで一貫してお手伝いさせていただいております。

私たちの目指すゴールは、がん、アルツハイマー病、脳卒中をはじめとする難治性疾患における予後向上です。そのために診断・治療・予防にわたる、様々な研究を推進するとともに研究と診療に必要な最新の情報を発信しています。現在、がんについては、米国国立がん研究所（ＮＣＩ）が発信するＰＤＱ®、全米23のがんセンターによるガイドライン策定組織 National Comprehensive Cancer Network（ＮＣＣＮ）のがん診療ガイドラインを日本語で提供しています。また8月には新たにアルツハイマー病情報サイトを公開しました。

現在、医薬品の開発・医療技術の革新は国際的に激しい競争下にあります。ＴＲＩでは新しいＥＤＣ（電子データ収集システム：eClinical Base®）を独自に開発し、これによって臨床研究・臨床試験の効率化、迅速化、およびコストダウンを実現し、グローバル化に応えることが可能になりました。開所から10年が経ち、終結する臨床試験が増えるとともに、着々と重要な成果が得られています。ＴＲＩは、国際的にもリーダーシップをとれるよう、多くの困難を乗り越えながら、様々な技術革新を進めています。それによって我が国の臨床研究・臨床試験の一層の発展を通じて、国民の健康の向上に貢献します。
皆様方の引き続きのますますのご鞭撻をお願い申し上げます。

平成25年6月

レギュラトリーサイエンスとがんの薬物治療
――問われる人間性――

「第21回国民の医薬シンポジウム」
『月刊国民医療』No.３０３　国民医療研究所　２０１３年

はじめに

最近、レギュラトリーサイエンスという言葉をちらほら聞くようになってきましたが、しっかりとした哲学的・思想的裏付けをすることなく小手先で言葉を弄んではなりません。日本のメディアはイレッサの薬害を正式な「薬害」として扱ってはおらず、ここに問題の本質があると見極めなければなりません。新聞で報道されている内容に嘘が多い。まさにレギュラトリーサイエンスのテリトリーの一つである、今回の福島第１原発事故に関しては、それをまざまざと見せつけられ、あきれてものが言えない状況でした。

イレッサにもまったく同じ状況があります。それはどこから起こっているのでしょうか。基本的にはそこに関わる一人ひとり、とりわけ科学者、行政、法律家、ジャーナリストの人間性にあります。私は今、もっと広い意味で深い危機感を持ち、この国を何とかしなければいけないと思っています。この国は高度成長を遂げて非常に豊かになり、傲慢になりました。私の目には歴然たる知力の劣化と人間性の喪失が映ります。イレッサの薬害が起きた根底には本質的な無知と傲慢が存在します。悲しいことですが、貧りの心と愚かな行いです。本来、この薬害は起こるはずがありませんでした。

傲慢さによってもたらされた薬害

イレッサの承認審査当時の審査課長であった池谷壮一氏は長年の友人であり、厚労省の改革派として立派な業績を残してきた人でした。私は彼に、「米国のＦＤＡ（食品医薬品局）がペンディングしているような薬を日本が通してしまったら大変なことになる。ＦＤＡと連携してしっかりと審査すべき」と言ったのです。アストラゼネカ社は２００２年のＡＳＣＯ（米国臨床腫瘍学会）で、イレッサの臨床試験結果を大々的に報告するはずだったのですが、結果が否定的であったため開催間近になって発表を撤回していました。薬の薬効を証明するものが得られなかったためです。結果としてＦＤＡはイレッサの承認をペンディングしていたのですが、日本は脱兎のごとく承認しました。池谷氏は「大丈夫、ＦＤＡもすぐに通します」と高をくくっていたのです。しかし、その時すでに海外からＥＡＰ（Expanded Access Program：製薬企業が、承認外での医薬品を提供する「拡大治験プログラム」）での間質性肺炎も含めた非常に多くの重篤な有害事象の報告がされていました。これに関する資料は当然、薬事審議会でも配布されていました。

ところが審査では、これらの報告は公然と無視され添付文書にもまったく取り上げられませんでした。

ほとんどが「症例の蓄積をもって検討」として処理され、これは添付文書の変更履歴からも明らかです。

イレッサを審査するずっと以前（１９９４年）に、厚労省は絶対に薬害が起こりえない仕組み―市販直後の全例調査―を作っていました。この規則を守っていれば日本では薬害が起こり得ませんし、また絶対に起こしてはならなかったのです。日本では薬害を１００％シャットアウトできる仕組みがあったにもかかわらず、それを故意に適用しませんでした。イレッサの薬害は、危険性を注意したにもかかわらず聞く耳を持たずに強引に承認した傲慢さによってもたらされた薬害です。

レギュラトリーサイエンスとは

「過而不改　是謂過（過ちて改めざる、これを過ちと謂う）」という『論語』の言葉があります。誰でも過ちは犯しますが、過ちから学んで二度と同じ轍を踏まないようにすればよいのです。しかしイレッサの場合は、過去の薬害から何も学ばず、それればかりか、学んだ結果自分たちが作りあげた制度さえないがしろにしたことに問題の本質があります。今、レギュラトリーサイエンスという言葉が盛んに使われていますが、これを最初に使ったのは国立衛生研究所（当時）におられた内山充先生です（１９８７年）。一言で言えば有効性と安全性の評価科学です。ＦＤＡもＥＭＡ（欧州医薬品庁）もこの言葉を用いてくれるようになっています。レギュラトリーサイエンスとは、「われわれの身の回りの物質や現象について、その成因や機構、量的と質的な実態、および有効性や有害性の影響をより的確に知るための方法を編み出す科学であり、次いでその成果を用いてそれぞれを予測し、行政を通じて国民の健康に資する科学」です。より科学的に分かりやすく整理すれば、「人々の生活・社会における、健康・安全・環境に関わるあらゆる問題の解決、とりわけ便益を極大とし、リスクを極小とするために必要な知識と新たなそれを生み出す方法の体系」ということです。

日本は科学・技術立国だと胸を張りますが、およそ無神経、無知というべきです。科学と技術は違います。科学はニュートラルですが、それを技術に転用したとたん、悪にも善にもなるのです。技術を善悪いずれにするかはひとえに人の心にかかっています。アインシュタインの有名な$E=mc^2$（E：エネルギー、m：質量、C：光速度）の理論は人びとに役立つとてつもない技術になる一方で、一度使い方を間違えれば原子爆弾にもなります。ですから、レギュラトリーサイエンスが人のための科学であるならば、目標がなければなりません。レギュラトリーサイエンスは、設定した目標に近づくための方法の体系であり知識なのです。

現代社会において科学とビジネスは一体となっています。科学にあこがれ美化するのではなく、私たちは科学を監視しなければなりません。科学とビジネスは一体ですから、いつ、どのように利用されていくか分かりません。日本ではともすると、科学は崇高で真善美の一つをなす無条件の価値であると思われがちですが、私たちはもっと注意深くなる必要があると思います。

レギュラトリーサイエンスの適用領域

レギュラトリーサイエンスは必ずしも医薬品に限って適用されるものではありません。食品、労働環境、建築物など、すべての安全基準、労働基準、環境基準の基準を定めることがレギュラトリーサイエンスのテリトリーです。私たちにとって望ましい目標を設定することは、自分たちの社会の方向性を考える深い洞察から始まりますので、かなり困難な課題です。今、口々に景気回復を求めますが、これ以上何を買えばよいのでしょう。一体どこまでもうけを追求するのでしょうか。その反面、世界では貧富の差が急速に拡大しています。今、非常に大切な問題は富の再配分です。これらすべてがレギュラトリーサイエンスに関係します。

１９６０年、ＦＤＡのフランシス・ケルシー女史は企業の強力な圧力に屈することなく、「この薬を市場に出すことはできない」と当時ヨーロッパなど20カ国で認可されていたサリドマイドの米国での認可を保留しました。その結果、ドイツや日本などでは多くの薬害被害者（アザラシ肢症）が生まれましたが、米国ではその被害を最小限（10例以下）に食い止めることができたのです。薬害は人間の智慧によって防ぐことができるのです。米国ではこの頃に、今のＧＣＰ（医薬品臨床試験実施基準）やＧＬＰ（優良試験所基準）の体系、インフォームド・コンセントなどを作りました。これがレギュラトリーサイエンスの原点であり、ＦＤＡでは必ず教育される内容です。

しかし、日本ではこういった思想を理解しようとはしませんでした。私たちは歴史から学ぶべきものをしっかりと学ばなければなりません。歴史から学ばないものには未来はありません。今や日本は世界的巨大製薬企業ビッグ・ファーマの餌食になりつつありますが、その一つがイレッサです。アストラゼネカ社の所在する英国ではイレッサは全く使われていません。

イレッサ薬害はどのようにして起きたのか

1. 無視された科学者の声

分子標的薬イレッサは毒性の少ない画期的な新薬として登場し、マスコミはこぞって持ち上げました。ですから、マスコミはイレッサに関して「薬害」という言葉をほとんど使っていないと思います。2002年7月5日、米国が慎重に構えているときに、日本は世界に先駆けてイレッサを承認しました。そして、副作用が新聞で報道されるようになっても、その当時に授業をした前述池谷氏は学生に向かって、〝2週間ぐらいですぐに収束する〟と言い放っていました。世界中で起こる医療事故は、難しいから起こるのではなく、やるべきことをやらない、やってはいけないことをやるといった傲慢と無知から起こります。

イレッサ訴訟で御用学者たちは、「抗がん剤の使用で2～3％の死亡はやむを得ない」と言っていましたが、全くの嘘です。こんなことをやっていたならば、担当医は訴訟をいくつ抱えるか分かりません。ですから私は、京都大学の外来化学療法センターでは3、000例の患者さんのうち1例のみ、抗がん剤ドセタキセルによる間質性肺炎で亡くなったと裁判で証言しました。わずか3、000分の1です。きちんと管理して使用していれば、2～3％も副作用死など起こり得ないのです。

事前に多くの副作用情報が寄せられ、米国の臨床腫瘍学会での報告を取りやめた事実に表れているように延命効果も証明されないまま、日本ではイレッサが承認されました。承認3カ月後に13名の急性肺障害死が発生し、2006年3月時点で合計643名の方が亡くなっています。この薬害発生時に、私はメディアに注意喚起を促し、厚労省にイレッサ販売の一時停止と調査を求める意見書を提出しました。しかし、それは全く無視されたのです。私たち科学者の声を無視し、それだけではなくさらに被害を拡大させるような行動さえとったのです。

2. 無制限に使用――添付文書の問題

イレッサ薬害の問題点の一つは、承認前の動物実験、臨床試験、海外からの副作用報告から得られた急性肺障害のデータが添付文書に全く反映されなかったことです。そして、承認前の臨床試験の適格規準に比して、幅広い適用が認められたこと。市販後の医薬品は、承認前の臨床試験に参加した患者さんとは異なり非常に幅広い範囲の人たちに使用されますので、被害が確実に拡大します。臨床試験で副作用や死亡例が全くなかったとしても、市場に出したとたん死亡例が頻発する可能性があります。非常に簡単な理屈ですが、これが無視されました。さらに、多くの重篤な急性肺障害の症例が報告されたにもかかわらず、市販後調査が迅速かつ適切に行われませんでした。

承認までに海外から報告された副作用症例は、肺障害、循環器系の副作用、消化器系の副作用、それぞれかなりの数に及んでいます。しかし、厚労省は肺障害40名中33名（82・5％）を「症例の集積を待って検討」として、添付文書に反映させませんでした。

米国は日本に約1年遅れてイレッサを承認しましたが、「プラチナ製剤ベースの治療とドセタキセルの療法の化学療法に反応しなくなった局所進行または転移性非小細胞肺癌」（FDA 2003・5・6）といった適応の「前書き」を付しています。これは、〝標準治療を行っても効果のない場合に、最後のチャンスとして使ってみるのも良いでしょう〃という承認の条件です。ところが日本では、「手術不能又は再発非小細胞肺癌」（２００２・７・５　アストラゼネカ社　添付文書　初版）となっていました。日本ではファーストライン、つまり肺癌と診断された患者さんや健診で肺癌が見つかり手術可能であった患者さんにも無制限に使用できるようにしたのです。

薬害の広がる理由はここにあります。臨床試験に参加した患者さんには条件がありますので、その条件をつけて市販すれば副作用は余り出ませんが、誰にでも使えるようにすれば多くの副作用が出ることは当然の理屈です。しかも日本では二度と薬害が起こらない仕組みが作りあげられていたにもかかわらず、これを無視したのですから薬害が起こることは自ずと明らかです。

３．イレッサから学ぶ教訓

イレッサから学ぶ教訓は、まず承認前の動物実験、臨床試験において発現した重篤な有害事象は因果関係に関係なく全てその種類と発現割合を、実際の数を分子分母共に添付文書に記載すること。次に、承認時には、適応は臨床試験の外部妥当性の厳密な評価をして注意深く進めること。臨床試験は限られた患者さんの参加で進められたものですから、承認時はその限られた患者さんたちを適応対象とし、徐々にその範囲を拡大させていくことです。第三は、市販後、製薬企業は、必ず一定数まで全例調査を実施すること。日本では、行政が命令することができたのに、命令しませんでした。

分子標的薬タルセバはイレッサと同種同効薬ですが、イレッサと決定的に違う点は臨床試験で延命効果が確認されている点です。そして、承認前臨床試験で急性肺障害が報告されていましたので、イレッサの問題発生時にタルセバの市販後全例調査を提言したところ適切な対応がなされました。タルセバは最初から添付文書に多くの警告がありましたが、イレッサは安全な薬として市場に出てしまったのです。タルセバは切除不能な再発・進行性で、がん化学療法施行後に増悪した非小細胞癌を適応として2007年10月19日に承認されています。タルセバの承認時においては、承認前のデータが全て添付文書に反映され、セカンドライン以降の使用に限定（＝最初の治療に使ってはならない）され、さらに、市販後全例調査が承認条件となっていました。

私たちがイレッサの問題発生時に提言した教訓は、タルセバ承認時には全て適用され、その結果、タルセバの市販後調査における急性肺障害数・死亡数は、承認前臨床試験に比べて少なくなっています。イレッサについては、その危険性に関する注意が行き渡った結果、急性肺障害・間質性肺炎（ＩＬＤ）による死亡者数は激減しています。『不為也　非不能也（為さざるなり、能わざるに非ざるなり）』という孟子の言葉がありますが、まさにできないのではなく、やらないことに問題があるのです。やるべきことをやれば薬害は起きません。

4. 見識を問われる学会声明文

「肺がん治療薬イレッサの訴訟をめぐり、厚生労働省が東京・大阪両地裁の和解勧告に疑念を示す声明文案を日本医学会などに提供していた問題で、厚労省は24日、間杉純医薬食品局長や平山佳伸審議官（医薬担当）らを訓告、阿曽沼慎司事務次官らを厳重注意とする処分を決めた。」（２０１１年5月25日『日刊薬行』）と報道されています。声明文案（下書き）を作るなど、前代未聞です。日本血液学会の「見解」

を見ると、ほぼ「下書き」そのままの文章となっています。そもそも日本血液学会は肺がんとは関係ありませんし、このような声明文を発表する学会の見識が問われます。「恥之於人大矣、為機変之功者、無所用恥焉（恥の人に於けるや大なり、機変の功を為す者は、用て恥ずる所なし）」と孟子は言いました。小手先の手練手管を使ってごまかそうとすることは恥知らずである。福島第1原発事故を思い出しますが、哲学のない科学・技術は凶器です。

5．科学者の責任と使命とは

アインシュタイン以降、来るべき社会に関わる最も重要な科学的業績を残したのはイリヤ・プリゴジンです。プリゴジンは複雑性の科学を創始したベルギーの化学物理学者です。彼は『混沌からの秩序』（みすず書房、1987・6・30）の中で、ユネスコの声明を引用しながら、「……ここで責められているのは、1つや2つの科学上の大躍進から生じる技術的な有害下降物などではなく、『科学の精神』そのものである」と、今や人間性を喪失した世界に入りつつあることを指摘しています。1998年8月23日付『毎日新聞』社説によれば、小学校5年生（当時）のアンケート結果で、「世の中の困った問題の多くは科学技術が原因」と指摘されていたそうです。しかし科学技術が問題の原因ではありません。おかしくするのは人です。『Nature』（2007年10月25日号）に、「J.Watoson（DNA二重らせんの発見で1953年にノーベル賞を受賞）の愚行」のタイトルで、〝黒人は白人より知性が劣り、雇用に向いていない〟〝アフリカの展望は遺伝的に暗い〟としたWatosonに対してNature誌は、「科学者は世界をありのままに探求する（世界がどうあってほしいということでなく）」と述べています。つまり科学的なものの見方は、ものを見るときに良いか悪いか、役に立つか立たないかを考えてはいけない、あるがままに見ることが求められるのです。これが科学の精神であり、技術と根本的に異なる点です。正すのも人であり、科学から価値を創造するのも人なのです。

したがって、レギュラトリーサイエンスは、「人間性に基づいて、その時点で可能な最高水準の厳密性を求める科学であり、その厳密さは法によって管理され、保障されねばならない。」と再定義することができます。私たちは常に「科学者の責任と使命とは何か？」について考えなければなりません。

がんの薬物治療について

がんの薬物治療についてお話しします。がんは全身病ですから、最初から緩和ケアを考えなければなりません、緩和ケアは、その人の心の動きをよく把握しながら対応する、非常に知恵を要する仕事です。これはがんだけに限られたものではありません。

健康な成人の3人に1人ががんで亡くなりますので、遺伝は関係ありません。本質的に遺伝が関係するのは数%に過ぎません。ですから、遺伝子を調べればなんとかなるという幻想を持ってはいけません。がんの遺伝子の研究をすれば、がんを征圧することができるというのは嘘です。がんは遺伝ではなく、ほとんど食生活、環境が関係しています。例えば、煙草を吸っていればがんになって当たり前なのです。

がんに対しては、①予防（がんにならないようにする）、②早期発見（がんで死なないようにする）、③最適治療（がんとつきあう、化学療法など）、④緩和ケア（生と死を見つめる）の4つのポイントがあります。しかし最も大切なのは、がんにならないようにする（予防）であり、これは可能なのです。

1．予防

がんの予防には、生活習慣や環境、食品など、危険因子を減らすこと。そして、がんの発生を抑える食品（黄緑色野菜・果物）を摂ること、ただしその食品が汚染されているか否かに注意を払う必要があります。有機野菜といっても安全とは限りません。

さらに、化学予防としてタモキシフェンやアスピリンがあげられています。日本ではまだ使えませんが、ＦＤＡは１９９９年に特定の乳がんに対してタモキシフェンを化学予防として使用することを許可しています。遺伝性がわかっていて、一定の年月後に発症することが予想される場合に使用します。アスピリンにも大腸がんを予防する働きがあることが分かっています。しかし、このような１９８０年代に急速に進んだ多くの化学予防の研究は、今では徒労であったと評価されているのです。

2．早期発見

がんによる症状には気をつけましょう。貧血が起きた時にはがんが潜んでいる可能性がありますし、がんによる圧迫・閉塞・刺激によって組織・臓器に障害が起こり症状が現れる場合もあります。がんは小さいときには症状はありませんが、今では症状がないときにがんを見つけることが可能です。いろいろな技術がありますが、「血液一滴で分かる」というのは幻想であり、特定のがん（前立腺がん）にしかあてはまりません。

例えば、大腸がんは便の潜血を見て、3回ポジティブであればファイバースコープ（内視鏡）を使った検査をします。すべてのがんについて診断技術が確立していますので、早期に見つけることができます。また、食道がんは早期にはほとんど症状がありませんが、煙草とアルコールがリスクであることが分かっていますので、自ら自制しつつ何かおかしい（飲み込みづらい、しみるなど）と感じればすぐに調べることです。早期発見であれば、食道がんは手術をせずに放射線化学療法によってきれいに治すことが可能になっています。

最適な治療は正確な診断によります。がんの診断は病理診断で確定させますので、画像の診断だけでは断定することはできません。必ず生検（バイオプシー、組織を一部とって調べる検査）をしなければいけません。次に、がんの広がり（進行の程度）の診断を行います。原発巣の大きさと近くへの広がり（T）、リンパ節への転移（N）、多臓器への転移（M）と分類されます（病期決定：TNM分類Ⅰ期～Ⅳ期）。CT、骨シンチ、MRI、PETを用いて全身を調べるとともに、体重、日常の活動レベル、気分、食欲、便通、睡眠、血圧、脈拍、体温、尿など、全身状態の把握が必須です。例え同じ病期であっても症状の有無によって予後が違います。

3．最適治療

まず、がんの進行程度、病期（Ⅰ期～Ⅳ期）に応じて治療計画を立てます。Ⅱ期・Ⅲ期はリンパ節への転移や周辺臓器への浸潤があり、Ⅳ期は他の臓器にまで転移していますので、手術・放射線・抗がん剤（化学療法）の3点セットの治療が行われます。今では化学療法はⅠ・Ⅱ期まで入り込んでおり、手術後の再発を防ぐための補助療法として一律に行われるようになってきています。

次は局所の完全なコントロール。これに決定的に効果があるのは手術です、放射線治療は広くかけ過ぎると障害が起こり、狭すぎればその境界からがんが再発するので（境界を見つけることは現在の技術では不可能）非常にアバウトです。抗がん剤治療は全身に分子のメスをばらまくことになりますので、必ず副作用があります。副作用のない抗がん剤を開発することはできません。

今や抗がん剤治療（化学療法）は外来で行います。白血病、悪性リンパ腫、精巣がん、絨毛がんは治るチャンスの高いがんです。今では、子どもの白血病は治さなければ訴訟に発展するほどです。また、治らないまでも確実に延命できるのが、卵巣がん、乳がん、小細胞肺がん、大腸がん、胃がんです。驚異的な診断方法ＰＥＴ検査で見ると全身に広がっている悪性リンパ腫などは、抗がん剤によって一気に消すことが可能なのです。

抗がん剤は感受性のあるがん細胞には非常に効果がありますが、一部はいずれ再発します。がんは全身病ですから、いつどこに再発・転移するか分かりません。ですから、診断がついた時から心のケアと緩和医療が始まり、がんについての知識をもって対処する必要があるのです。再発を早期に診断し早期に治療することによって、確実に命を長らえることができます。新たな症状があった場合は、必ず再発を疑う習慣を持つべきです。

外来化学療法のキーワードは、快適・安心・便利→満足です。私が京都大学で日本の大学病院として初めて作った外来化学療法センターでは、くつろげる環境があり（快適）、専任の医療スタッフがつき（安心）、患者さんが治療日・時間を選択することができます（便利）。

4. 緩和ケア

しかし、がんが再発して、現在の治療技術では限界があり、治癒や延命は難しいとなった場合に重要なことは、致死性（放っておけば死につながる）・症状責任病変（症状を出している原因となる病変）をコントロールすることへの集中です。これが緩和ケアの極意です。無理をして治そうとするのではなく、まず症状をとって少しでも快適にすること。さらにモルヒネで完全に無痛にする。痛み止めとして時々モルヒネを服用させるのではなく、24時間不断の「モルヒネづけ」にするのです。これによって快適に普通に生活できるようになります。ここを理解しない・理解できない・信じない医師がいるために患者さんが苦しみます。

緩和医療のチームと体制づくりも必要です。何よりも大切なことは、緊急時の対応です。緊急時に救急車を呼ぶようでは話になりません。

がんと闘う

がんとは闘わざるを得ません。これは症状をもってがんと直面した人、その人に向かい合わざるを得ないがんの化学療法を専門とする医者、緩和ケアの医者にしかわかりません。早期にがんが発見されて手術で除去してしまった人は、自分には関わりのないことだと思いがちですが、それは錯覚です。がんはいつ再発するかわかりません。がんと闘うことは、よりよい医療を求めて闘うことであり、自分自身の人生を生きるということ、今日を生きるということです。

がんの死亡者数は増えていますが、対10万人の比率からすれば急減しています。重要なことは発生率を下げることです。薬を開発してがんを治すという考えは、最も愚かで最もお金のかかる方法です。がんを治す薬の開発をやめても、がんを減らすことはできます。がんの発生率の低下は社会（市民）の総合力（知恵）の結果なのです。遺伝子を解明すればがんを解明することができるというのは全くの嘘であり、疾病の征圧にはつながりません。

早期診断と早期介入でがんを見つけることができますので、技術を駆使することが重要です。1、200人の健常者を対象に行ったPET検診研究（問診、CT、MRI、PET、血液生化学、便鮮血、腫瘍マーカー）によって、年齢階層別のがんの発生割合が明らかに分かりました。この結果は、米国国立がん研究所（NCI）が配信する世界最大かつ最新の包括的ながん情報PDQ（日本語版はがん情報サイトURL:http://cancerinfo.tri-kobe.org/）に紹介されています。

何も症状がない時点でがんを発見することができますので、その時点で手術すればがんが発症することはありません。ほとんどの人は1つのがんによって命を失います。ですから確実な検診でがんを早く見つけて取ってしまえば、薬はほとんど必要ありません。NCIや米国政府は10年も前から、がん征圧の地平は見えたと言っていますが、私も確信しています。

疾病征圧の先にあるもの

疾病を征圧したらどうなるでしょう。人はがんで死ななければ100歳まで生きなければなりません。

日本の最大の課題は要介護率をゼロにすることです。活力ある長寿健康社会を展望すれば、年金生活で晴耕雨読などとは思わずに、１００歳現役を目指さなければならないかもしれません。日本の人口構造はツボ型で非常に悲惨な状態ですから、若い世代が高齢者を支えるにはどうすればよいかという発想ではなく、高齢者が若い人たちに支えられなくてもよい社会を考えなければなりません。がんを克服する手段はすでに私たちは持っていますから、自分自身ががんに対する知識をしっかりと持ち、がんを征圧した社会を作り出して、その先の社会に移行しなければならないと思います。

がんを治す薬の開発を求めることはまったくの徒労、ナンセンスです。がんが薬で治る時代は来ません。私は日本におけるがんの化学療法に35年間携わってきた最も古い人間ですが、その当初からがんの早期発見は言われていました。ＰＥＴ検査で全身を調べてがんを発見することなど夢のような話でしたが、今はそれが現実になっています。発がんのリスクのあるものは避け、きちんと検診を定期的に受けることに尽きます。

すべての薬には限界があります。重要なのは新薬に飛びつかないことと、有効性の意味をしっかりと認識すること。腫瘍が小さくなれば効いた、延命できる、治ると思ってしまいます。しかし、腫瘍が小さくなったとしても延命できるとは限りません。多少再発までの時期が遅れたとしても、延命につながるとは限りません。実際にイレッサでも問題になりましたが、腫瘍が小さくなったからといっても有効性があるとは言えないのです。イレッサによる延命効果は依然として立証されていません。特定の患者さんについては再発までの期間は延びますが、それはごくわずかです。そのことさえも、イレッサが承認されたときには全く実証されていませんでした。そして前代未聞の大薬害になってしまったのは、科学の成果をしっかりと見なかった、つまり、"as it is"が分かっていなかった。あるがままを見ずに、「効く薬であって欲しい」「画期的な薬であって欲しい」という方向で進んでしまった結果だと思います。

〈質疑〉

片平　京大外来化学療法センターでの抗がん剤ドセタキセルによる治療のお話しがありましたが、イレッサを使用した例はありませんか。

薬の毒性を理解したうえで管理・服用する

福島　イレッサもドセタキセルもきちんと管理していれば、それで亡くなることはありません。患者さんが薬についての毒性をしっかりと理解して、医師と連絡を取れるようにしておくことが必要です。苦しくなってからでは遅い—すこしだるい、元気がないといった段階で知らせていただき、すぐに薬の服用をやめるようにすれば大丈夫です。間質性肺炎は発症すれば放っておくと3日程で亡くなってしまいますので、時間が勝負です。ドセタキセルは注射薬ですから、間質性肺炎が起きたときには身体の中にはすでに薬はなくなっているので治療は簡単です。しかし、イレッサは飲み薬で、血中から薬が消えるのに時間がかかり手遅れになってしまいます。自分自身の身体の状態をよく把握できるように患者さんの意識を高めることが必要ですが、そのためには規則正しい生活を送ることが重要です。

患者さんに正しい情報を提供する

長谷川雅子（土庫病院薬剤師）　抗がん剤の有効性は無増悪生存期間で評価されることが多く、ごく一部の評価だけで承認されています。抗がん剤一般について薬剤師として患者さんに接する際に心苦しいのは、「効く」≠「延命」と説明することです。よく「元気で過ごせる期間が少し長くなる」と説明します。

福島　大変重要な点です。患者さんにははっきりと説明しなければなりません。腫瘍が小さくなれば症状が取れますが、これはがんが治ることではなく緩和しているだけです。患者さんは「効く」という表現を「治る」という良い方向に考えてしまいますので、データに基づき「再発までの期間を少し長引かせることができるかもしれない」、また「効果が現れるかは使ってみなければ分からないと冷静に説明する必要があります。これは全ての抗がん剤について共通することです。

無増悪生存期間（再発するまでの期間）と全生存期間（死亡までの期間）とは一致しない場合もあります。腫瘍によっても使用する薬や患者さんの条件によっても異なります。最初に観測するのを無増悪生存期間とした場合に、全生存期間に影響を与える指標になるのかどうか（代理性＝サロガシー）の研究はようやく始まったばかりですから、患者さんに理解していただくことは非常に困難です。がんであってもすぐに命が脅かされるわけではないこと、再発した場合の治療方法、効果のある治療であった場合の期待できる延命期間などを事細かにきちんと患者さんに説明することに尽きるでしょう。

「全生存が延長していないからといって即、薬の効果はない」とは断定できません。効果の内容が問題です。そして延命効果の検証研究には莫大なコストがかかります。しかし、がんに対しては決定的な薬の開発はあり得ないのです。がんには不均一性（例えるなら表面と中、右と左ではまったく細胞が異なる）

と不安定性という特徴があります。がんは1つの多細胞生物体として、すべての細胞が別物だと考えても良いほど全体が不均一であり、絶対に元には戻りません。しかもがんの遺伝子は不安定ですから、刻々変化を繰り返します。抗がん剤で一旦小さくなったがんが、再び大きくなったときは異なるがんになっていると言ってよい程です。抗がん剤が効くのは、睾丸腫瘍、絨毛上皮腫、びまん性悪性リンパ腫など、増殖性が強く均一性の高いがんです。ですから、抗がん剤一つで何とかなるものではありません。がん専門医としての私は、がんの薬を開発するための過剰な投資はやめるべきだと思います。

患者さんに正しい情報を与えなければ、〝藁にもすがる思い〟の患者さんがさらに失望する結果を招きます。残された期間を割り出し、その限られた期間を充実して生きることのできるよう働きかけることが必要でしょう。

司会　抗がん剤は非常に高価なものですが。

福島　今、先進医療や自由診療の議論がなされる中で、私たちは世界一の日本の医療制度を守らなくてはならないと思います。規制緩和の名の下にこの医療制度を崩そうとする動きがありますが、医療・安全・環境には規制が必要です。過去数年間、分子標的薬アバスチンは世界で最も売り上げを伸ばしていますが、この薬でがんが治ることはありません。しかし、その薬を含む大腸がん治療にかかる医療費は1カ月に100万円を超え、家計が破綻することは目に見えています。薬の開発はまったく現実的ではない世界になっているのです。

がんの早期発見に努めることが重要

会場より　がん発生率が下がっているというお話しでしたが、その理由は何でしょうか。

福島　他にまだ分かっていない原因があるかもしれませんが、今、疫学的に言えることは、胃がんは食生活の洋風化（塩分を取らない）や冷蔵庫の普及、子宮頸がんは衛生状態の向上、出生率の低下、肺がんは喫煙率の低下、大腸がんは野菜類を多く摂取することによる影響が考えられます。米国ではＰＳＡ検診の普及やマンモグラフィ検査の普及によって、一旦は発生率が上がったものの、その後の死亡率は急激に下がっています。確実に延命はできるようになっていますので、がんの早期発見のために努めることは、社会人としての常識ではないでしょうか。

がん医療に求められるものは何か

会場より　コンパニオン診断薬（治療薬を投与する前に標的分子の発現や遺伝子変異の有無などを調べ、患者ごとに有効性や安全を判定する医薬品）についてはどうお考えですか。

福島　分子標的薬は診断薬とセットで使用し、リスクとベネフィットを選別できるようになっています。しかしコストがかかることと、延命に直接つながるものではないというジレンマがあります。リスクとベネフィット、コストとベネフィットをどのように算定するかであり、いずれにしても不完全です。ですから、早くがんの診断ができるように誘導すべきです。

がん医療は新薬の開発によって発達するわけではありません。問題は税制です。健康診断やホームドクター、専門医との相談など、身体を守るためにかかった費用は控除する仕組みを作るべきです。がん医療やがん征圧に向けてやらねばならないことは、薬の開発ではなく税制度や社会教育の問題です。安定した政権が生まれたあかつきには、このことをがん専門医として伝えたいと思います。がんは10年以内に確実に3分の1にすることができます。禁煙を徹底することだけでがんは25％減りますし、心筋梗塞や脳梗塞はより減少します。禁煙をしないことは政府、行政の系統的怠慢です。さらに教育の場において、健康とは何か、病気とは何かについて教える必要があります。目先のことにとらわれるのではなく、より重要な地平をみつめる中で、がん医療に取り組んでいきたいと考えています。

科学者の同胞たる薬剤師よ、その自負と誇りにかけて、ともに責任と使命を果たしてほしい。

『ＴＵＲＮ ＵＰ』第14号　ファーマシィ　２０１４年
（取材・武田宏、文・清水洋一、撮影・木内博）

新しい医薬品などの実用化への確かな仕組みが成立

神戸市三宮駅からポートアイランドへの道のりをつなぐポートライナーに乗り、「医療センター（市民病院前）駅」で下車。改札を出て、先端医療センターのある左手ではなく右に進むとすぐに、公益財団法人先端医療振興財団臨床研究情報センター（Translational Research Informatics Center／以下、ＴＲＩ）が見えてくる。

ＴＲＩは神戸医療産業都市構想の一部として神戸市と文部科学省の50％ずつの出資で２００２年に誕生した、我が国のアカデミアにおける初めてのデータセンター・解析センターだ。現在の場所に地上４階のビルを完成させ、２００３年から本格稼働した。

２００３年に京都大学大学院医学研究科薬剤疫学分野教授との兼任でＴＲＩの研究事業統括となり、

２００９年からはセンター長兼研究事業統括としてＴＲＩを牽引するのが福島雅典氏だ。

「アカデミアの、アカデミアによる、アカデミアのための統計解析センターです。ＴＲＩの10年に及ぶ活動によって基礎研究で得られた成果を臨床に適用し、国民の利益に結びつく新しい医薬品、医療機器、医療技術の実用化への確かな仕組みができ上がったと言えます」

ＴＲＩは公益財団法人先端医療振興財団の一組織として先端医療センター、クラスター推進センターとともに市民の健康増進や地域の医療水準の向上、医療産業の活性化を図り神戸医療産業都市構想を具現化する役割を担う。同時に、基礎的な医学の研究成果を臨床の場に生かす橋渡し研究（トランスレーショナルリサーチ）を推進するための情報拠点として、日本の創薬・臨床開発の発展に寄与することも求められている。

「国際的に激化しているライフサイエンスを基盤とする創薬・臨床開発の中で、日本の研究成果が真に国際的なリーダーシップをとれるよう、臨床試験・臨床研究を支援し、それらの支援を通じて、国民全体の健康向上に貢献することが私たちの使命です」

資料１　臨床研究情報センター（Translational Research Informatics Center：TRI）とは

基礎的な医学の研究成果を臨床の場に生かしていく橋渡し研究（トランスレーショナルリサーチ：TR）を推進するための情報拠点として、我が国で初めて整備された研究施設。

先端医療センター、クラスター推進センターとともに、公益財団法人先端医療振興財団の一組織として、市民の皆様の健康増進や地域の医療水準の向上、医療産業の活性化を図り、神戸医療産業都市構想を具現化している。

さらに、国際的に激化しているライフサイエンスを基盤とする創薬・臨床開発の中で、日本の研究成果が真に国際的にリーダーシップをとれるように、臨床試験・臨床研究を支援し、それらの支援を通じて、国民全体の健康向上に貢献している。

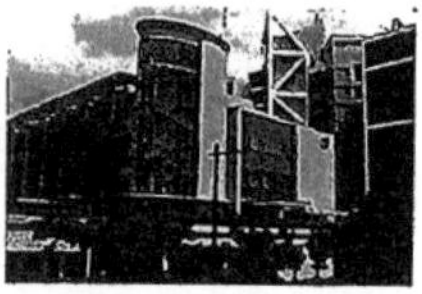

医薬品開発、医療技術開発は、事業であり、法的プロセスである

福島氏がＴＲＩの活動を通じて繰り返し発しているメッセージのひとつに、「医薬品開発は、臨床研究の端緒から薬事法に沿って行われなければならない」がある。

これまで日本では、医学研究と言えばイコール基礎研究を指し、その分野には莫大な資金と労力が割かれ、成果もあげてきた。一方でライフサイエンス分野を中心に20世紀終盤から世界を舞台に激化している医薬品開発競争には、常に後れをとりつづけた。

「医薬品、医療機器、医療技術の研究開発（Ｒ＆Ｄ）は、そもそも個人の関心・興味に駆動される、自由な研究ではありません。市販に向けて、国際的な法律にもとづき、当局からの承認取得を目的として、科学と技術を結集して行う事業（製品開発）かつ法的プロセスです。つまり、薬事法外のいわゆる〝臨床研究に関する倫理指針〟による臨床研究の通用する世界ではないのです。これまでの日本には、その点に気づく人が少なく、開発にふさわしい機能的な仕組みもできていませんでした」

それを課題と認識した賢者たちの気持ちが集結し、国を動かしたのが文部科学省の委託事業である、２００４年の「がんトランスレーショナルリサーチ事業」であり、２００７年の「橋渡し研究支援推進プログラム」であり、２０１２年の「橋渡し研究加速ネットワークプログラム」なのだ。

ＴＲＩはそれらすべての事業にシーズの発掘、選別、トランスレーショナルリサーチ進捗管理、トランスレーショナルリサーチ支援基盤整備などを通じてサポートを展開し、日本の臨床開発力を日ごとに向上させている。その存在は、我が国における、唯一無二と言っていいだろう。突出したビジョンと機能を持

つ組織はまた、統べる人物に求めるものも過去の規格を超えていると想像するに難くない。福島氏とは、いったいどんな人物なのか。

医薬品過剰使用を総合科学誌への論文で指摘する

福島氏は愛知県がんセンター病院勤務時代の１９８９年に総合科学雑誌『ネイチャー』に論文「The overdose of drugs in Japan（日本における医薬品の過剰使用）」を発表し、内外から注目を浴びた。がん医療の現場で臨床試験データのない薬が多く使用されている状況に疑問を持ったことで論文執筆を決意したのだが、そこにつづく臨床経験、研究経験の中で日本の医薬品開発の構造的な欠陥にも気づいていた。

「私は１９８２年にプロスタグランジンＪという生理活性物質を発見し、それを抗がん剤に発展開発できると考え、取り組んだ時期があります。

そうするとわかったのは、日本ではＧＭＰ（Good

資料２　我が国アカデミアにおけるイノベーション創出事業の歴史

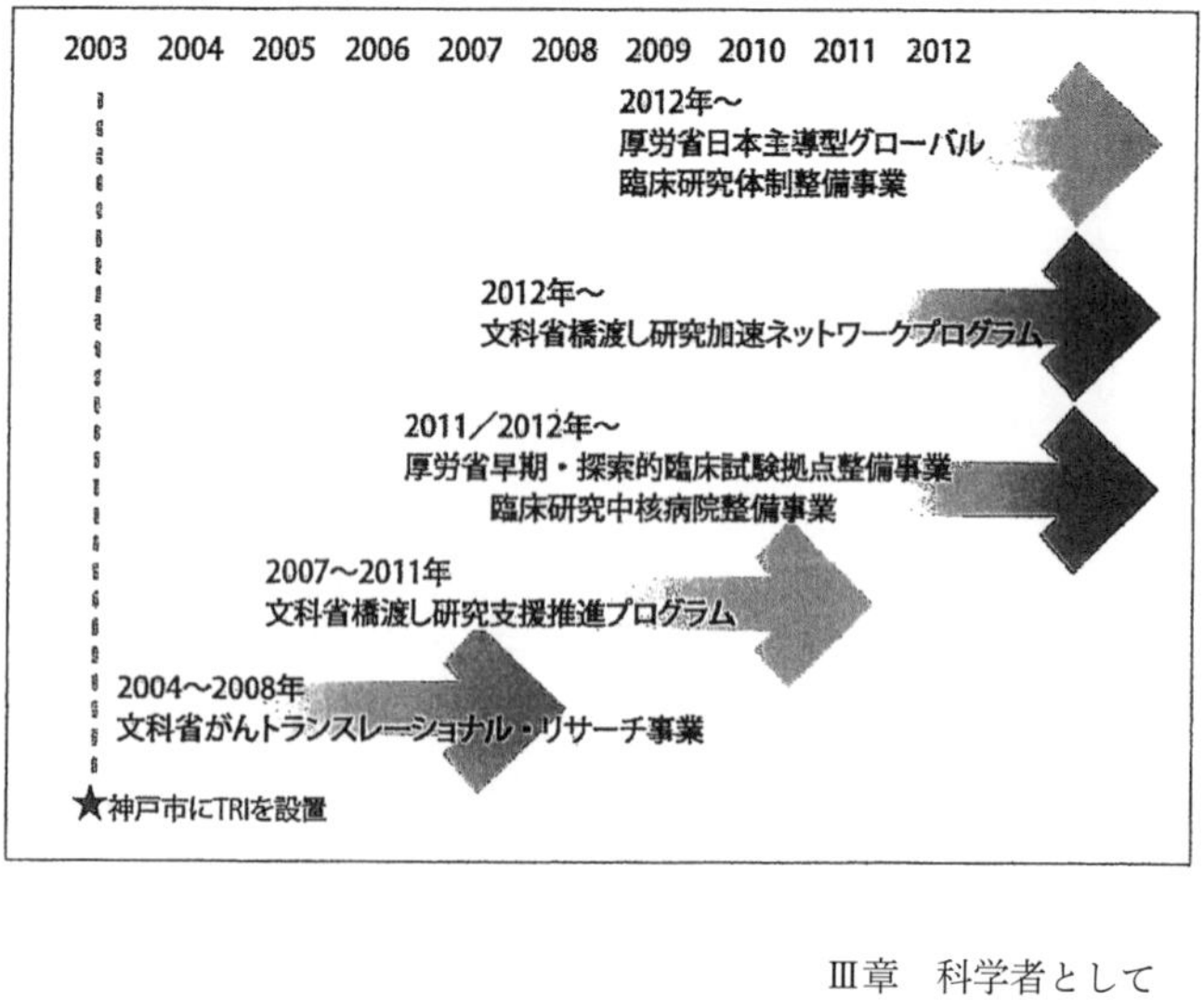

Manufacturing Practice)、ＧＬＰ（Good Laboratory Practice)、ＧＣＰ（Good Clinical Practice）がラインとして法整備されておらず、医薬品評価に関してはでたらめとさえ言える状況であることでした。すばらしい発見や成果を得ても、それを速やかに創薬に結びつけることができない臨床開発環境だったのです」

２０００年、京都大学大学院は日本初の薬剤疫学分野正規講座である医学研究科薬剤疫学分野の初代教授に福島氏を招いた。１９８９年のあの論文がきっかけになっていると、自認する招聘だった。

同講座を舞台に副作用の事例研究や薬害防止、画期的な患者登録や電子カルテの2次利用などに取り組む一方、２００１年からは京都大学医学部附属病院探索医療センター検証部教授を兼任し、同センターのトランスレーショナルリサーチの指揮を任される。京都大学は、福島氏の見識がトランスレーショナルリサーチに及ぶことをよく知っていたのだろう。以来この分野への取り組みを徐々に深める中、２００２年に設置された施設検討委員会の委員も引き受け、ＴＲＩ誕生の予備段階から国をあげた意欲的な研究事業にかかわっていった。

植物への憧憬、生化学への興味、失った友人の思いを念じての志

植物の美しさにひかれ、植物図鑑を眺めながら植物学者になる夢を育む小学生だったそうだ。中学時代も夢をあたためてすごし、高校で大学受験を意識し始めたときに、現実的な選択として生化学というジャンル、それを学ぶ場としての医学部へという進路を見定める。

「ここまで、いろいろな出会いがあって現在の職に就いていますが、基本的にはあのころの夢の延長線上に生きている感覚です。特に、京都大学の早石修先生（現：大阪バイオサイエンス研究所理事長）の医化学教室で生化学を学んだことが科学者としての基礎を養ってくれ、研究者としての原動力を授けてくれたと感謝しています」

ただ、それだけでは凡百な基礎研究者になり、象牙の塔にこもっていたかもしれない。生化学を愛しながらも、臨床に出る機会、要請があれば柔軟に取り組んだ。

「臨床をやるなら、がんだ。ずいぶん早くからそんな決意が芽生えていました」

研究にも臨床にも等しく力を注ぐ。その姿勢の理由を問うと、しばし間を置き、述懐を聞かせてくれた。

「中学時代からの親友がいました。とても優秀な奴で、大学は東京大学へ。名古屋大学へ進んだ私とは離ればなれですが、手紙を往復して出し合いました。手紙の中味？　激論です（笑）。学生運動が吹き荒れる時代で、彼は民青の活動家になったのです。学生運動からは距離を置く私と彼の間には、交わすべき意見が山ほどあった。意見の違いから何度も衝突しましたが、親友でありつづけられました。

そして、大学3年の春に、電報が届き、彼が白血病で落命したと知らされました。あのときだったと思います。生化学への興味だけで勉強していた私の中に、『社会の役に立つ仕事をする責務』という視点が芽生えたのは。彼が思い描いていた理想の社会、そのためにしようとしていた取り組み、それらを自身でかなえられなくなったことへの無念。受け止めきれないほどの彼への思いが、自分の興味だけを満たして満足する人生をたしなめるようになったのだと思います」

より良い社会をつくる一助になるべく、生化学と医学を修める。その所信に忠実に歩んだ結果、日本にインフォームドコンセントを成立させる活動では旗手の役割を果たした。臨床の現場での薬剤過剰使用の問題を提起した。そして、トランスレーショナルリサーチの重要性に気づき、実践した。

「青雲の志」という言葉を耳にしなくなってかなりたつが、あらためて、潜在力ある若者が能力を伸ばすその時期に、何からどんな感化を受け、どのような志を育てるかの重大さに気づかされる。福島氏の友人の死に際しての感受性が、数十年後の日本の、ライフサイエンス分野の国益を救っているとの解釈は、決して大げさすぎるとは思わない。

薬剤師の皆さん！　法律を知り、歴史から学べ

福島氏の、薬剤師へ向けてのエールは明快だ。

「薬剤師は、医師にとってはチーム医療の仲間です。ともに科学者としての自負と誇りのもとに、人類社会に貢献する責任と使命を帯びた同胞です。いっしょに学び、働き、より良い社会への貢献を競いましょう」

医療人の先達として、後進へのメッセージも添えてくれた。

「一般市民もそうですが、私たち医療人は特に、法律のうえに生き、仕事をしている自覚を強くすべきです。たとえば、現在の薬剤師の活躍がどこに立脚しているかと言えば、１９９２年の医療法の改正が医薬分業を推進して今があると知っていてほしい。医師も薬剤師も国家資格を持って働きますが、それらも法

律のもとに定められた資格。いつ、どんな経緯でできたどんな法律が今の自分の足場をつくっているかを、常に意識しているべきです。それはまた、歴史を学び、歴史から学ぶことにもつながります。歴史から学ばない者には、未来はないとも言えるでしょう」

　科学者から科学者の同胞へのメッセージもある。

「日本語には科学技術という言葉が存在してしまっていますが、英語には科学と技術が合体した言葉などありません。なぜなら、科学と技術はまったく別のものだからです。前者には、善悪の基準などありません。後者には明確にあります。

　哲学なき科学は凶器になります。ひとたび科学が技術として利用されるにいたるや、期待される利便とは裏腹に取り返しのつかない災厄をもたらすリスクを帯びてしまう現実を忘れないでください。ですから、私たちは科学を技術として生活に用いるにあたって便益を極大にし、リスクを極小にする努力をつづけなければなりません。その急先鋒にいるのが医師であり、薬

資料3　第１期・第２期プログラム登録シーズの開発実績（2007 年 8 月～ 2013 年 5 月 1 日）

黒字：第１期登録シーズ　青字：第１期登録シーズかつ第２期登録シーズ　赤字：第２期登録シーズ

2007年度～2011年度文部科学省　橋渡し研究支援推進プログラム
2012年度～　文部科学省　橋渡し研究加速ネットワークプログラム

治験届提出（21）（下線は医師主導治験）	ライセンスアウト（22）	先進医療承認（8）（A、B／旧第2、3項）
人工手関節	GVHD体外診断薬	膵島移植
人工股関節	金マーカ刺入キット	遠赤外線乾式均等和温装置
SVN-2B ペプチドワクチン	胃癌アッセイキット	ゼラチンハイドロゲル
自家骨髄間葉系幹細胞	X線治療装置用動体追跡装置	レプチン
Nアセチルノイラミン酸	エキノコックス症イムノクロマト迅速キット	γδT細胞・ゾレドロン酸
HGF	Aconitate,l-methyl adenosine	エポエチンβ
胎児心電図装置	高弾性ステント	脊髄損傷治療技術
トレハロース	トレハロース	自家培養口腔粘膜細胞シート
頻脈治療薬	ナノミセル	製造販売承認申請（5）
小児補助人工心臓	培養骨芽細胞様細胞	金マーカ刺入キット
人工真皮	胃癌・膵癌バイオマーカー	内視鏡手術ナビゲーター
レプチン	抗FGF2アプタマー	X線治療装置用動体追跡装置
抗体（癌領域）	レプチン	頻脈治療薬
レザフィリンPDレーザ	生体活性チタンデバイス	レプチン
WT1ペプチドワクチン	人工真皮	製造販売承認取得（5）
筋芽細胞シート	WT1ペプチドワクチン	内視鏡手術ナビゲーター
マラリアワクチン（BK-SE36/CpG-ODN）	BK-UM	金マーカ刺入キット
BK-UM	HVJ-E	X線治療装置用動体追跡装置
細胞分離装置	筋芽細胞シート	ベクトル表示変換心電図計
膝関節軟骨再生	ラミニン511フラグメントおよびその誘導体	レプチン
PLGAナノ粒子	低侵襲子宮着床能測定装置	
保険医療化（2）	生体吸収性GBR膜	
内視鏡手術ナビゲーター		
金マーカ刺入キット		

剤師なのです」

２０１３年5月現在、「橋渡し研究支援推進プログラム」と「橋渡し研究加速ネットワークプログラム」によって登録された開発シーズのうち、治験届提出にいたった案件数は21（資料3参照）。その中には、人工股関節や胎児心電図といった世界的な注目を集めるであろう大成果も含まれている。

それらの成果について語るときの福島氏は、シンプルに誇らしげだ。ただ、心の眼《まなこ》は目の前の一覧表にではなく、科学と技術、法律とプロセス、そしてそれらのマトリックスがアウトプットする人々の幸せに向けて鋭く注がれているようであった。

正論つらぬく反逆の医師「クスリの開発に科学を」インフォームドコンセントにも科学的な臨床試験にも無頓着だった日本の医学界。それに憤った医師は今、日本の臨床試験を牽引する。

ひと烈風録　第7回

『週刊東洋経済』2015年2月21日号　東洋経済新報社（筆者・辰濃哲郎）

医師でありながら医療のあり方に公然と反旗を翻し、煙たがられながらも「正論」を貫いてきた。医学界に歯向かっていただけなら、単なる異端児で終わっていただろう。だが、福島雅典（66）は、そこに風穴を開け、新しい医療のあり方への道筋を築き上げてきた。今や日本の臨床試験を支えるリーダー的な存在だ。

こんなことがあった。

1995年、まだ46歳の頃だ。愛知県がんセンター医長だった福島は、医療過誤訴訟の法廷に証人として立っていた。

がんで入院中の女性が開発中の治験薬の投与を受け、副作用とみられる症状で死亡した。家族が、インフォームドコンセント（IC）もなしに治験薬の投与を受け、その副作用で死亡したとして損害賠償を求めた裁判だ。

福島は、自分の所属するがんセンター側の証人ではなく、訴えている患者側の証人として出廷した。当時の様子を伝える朝日新聞は、福島の証言をこう記している。

「規定以上、投与されている。信じ難い」「医療になっていない。（今回のような使い方をすれば）健康な人でも死ぬ」

医療過誤訴訟というのは、患者に不利といわれている。医療という専門分野において、医師の過失を立証するハンデを背負わされているからだ。何より、専門医に鑑定や証人としての出廷を依頼したりしても、患者に有利な証言をしてくれる医師は、当時ほとんどいなかった。

ところが福島は同僚医師を真っ向から批判し、自分の所属する病院を窮地に追い込んだ。

名古屋地裁判決は、ＩＣがないまま、治験薬の副作用で死亡したとして患者側に軍配を上げ、双方が控訴せず判決は確定した。この裁判はＩＣが争点になったという点で注目されていただけに、証言台に立った福島の名は全国に響き渡った。

患者側にとっては頼りになる救世主の出現であり、医学界では苦々しく語られる証人出廷だったが、彼の思惑はそんな感情論で左右されるものではなかった。

「当時のがん治療がいかに科学と懸け離れたものであるかを、きちんと世に問うべきだった」

医学界の常識に盾を突いたのには、それなりの理由がある。福島の闘いは、裁判証言以前から、そしてそれ以後もずっと続く。

医学部の秩序に行く手を阻まれる。生化学でも実績

現在の名古屋市緑区で生まれ、物心がついた頃には岡崎市で過ごした。銀行員の父親を持ち、看護師の資格があった母親は教育熱心で、いろんな習い事をさせた。ピアノ、そろばん、習字……。だが、長続きしない。集団行動が苦手なだけでなく、自分から「やりたい」と思わないことを強制されるのが何より嫌だった。

それは高校時代も変わらなかった。愛知県内で名門の県立旭丘高校に進学したが、全人教育として奨励されていた部活動で、剣道部やワンダーフォーゲル部などを転々とし、いずれもすぐに辞めた。

中学までは学年でトップに近い成績を保っていた福島だが、県内屈指の名門高校ともなると、そう簡単にはいかなかった。

寒い冬、ストーブの周りに集まって友人らと談笑していると、彼らが自慢げに話す。難解な社会科学の本を読んだとか、福島には歯が立たなかったチャート式数学の参考書を全部解いてしまったとか。福島はその話の輪の中に入れなかった。「劣等感で、真っ暗になった」。

だが、生物の成り立ちや物質の機能を探求する生化学には興味があった。ソ連の生化学者で、生命の起源や酵素の働きに着目したアレクサンドル・オパーリンの本など難解な専門書をむさぼるように読んだ。

その生化学を研究するために、理学部への進学を夢見たが、家族に「潰しが利かない」と反対され、名古屋大学医学部へ進む。

そこでは研究に没頭した。ミトコンドリアを使って生命のエネルギー変換がどう行われているかなど生

化学の研究だ。ほかの多くの学生が進む臨床には、興味が持てなかった。

卒業後は、大阪大学の大学院に進んだが、1カ月で休学した。代わりに名古屋第二赤十字病院で1年間の臨床を経て、その後は京都大学大学院で、生化学の研究に戻る。

ここで生涯の友とも呼べる成宮周（現・京大大学院医学研究科特任教授）と出会う。その成宮に当時の福島の印象を尋ねてみた。

「はっきり物を言う男で、論理的でないことには相手が上司でも反発していた。当時は若い研究者はでっちで当たり前だったが、彼はそれに甘んじることはなかった」

福島は浜松医科大学に生化学の助手として転出するが、成宮らと研究していた生理活性物質であるプロスタグランジン（ＰＧ）の一種に、がん細胞を抑制する抗がん作用のあることを見つけた。福島はこの研究で後に日本癌学会奨励賞を受賞（85年）。同じ年に成宮も日本生化学会で奨励賞を受賞している。

だが、福島の生化学者としての実績は、訳あってここで止まる。

少しさかのぼるが、浜松医大に転じた福島は米国留学をもくろんだ。ところが、福島より先輩に当たる研究者には留学経験がなく、「先輩より先に留学するのはいかがなものか」と拒まれたのだ。

研究室の「秩序」に行く手を阻まれた福島は、ここでまた飛び出した。今度は学生時代に手ほどきを受けた先輩の誘いを受けて78年、愛知県がんセンターに移った。

生化学の研究で、決して成果を上げられなかったわけではないが、ここまでは長くても2年で職場を転々としている。自分の居場所を求めてさまよい歩いているようにも見える。閉鎖的な階級社会に反発しながらも、その体質を変えるには至らなかった。

その彼が22年間、在籍することになるがんセンターで、新たなステージへと上り詰めていく。

友人の死。臨床と研究の二足のわらじ

がんの専門病院を選んだのには、理由があった。高校時代の友人で、東大で学生運動に熱中していた友人が、在学中に白血病で亡くなったのだ。驚くほどの頭脳の持ち主で、ユーモアのセンスもあり、休みはいつも一緒に過ごした親友だ。その若い命を瞬く間にのみ込んだ、がんという病気と、いずれは向かい合ってみたいと思っていた。

がんセンターから誘いを受けたとき、福島が提示した条件は「臨床をしながら、生化学の研究も続けさせてくれること」だった。

当時は抗がん剤を使う化学療法の勃興期ともいえる時期で、治験が盛んに行われていた。福島の上司になった医師も、その草分け的な存在として名が知れていた。

福島は二足のわらじで、多忙な日々を送ることになる。患者を診ながら、夜間や空いた時間を研究に充てる。寝る間も惜しんで働いた。

当時、がんセンターでは、製薬会社が開発中の治験薬を使っても、目の前の患者はほとんど助からなかった。新しい治験薬を試しても効かないと、今度は別の治験薬を投与する。日本ではまだ、ＩＣという概念など根付いていない時代だ。患者への説明もほとんどない。

一方、症例を集積して確立した標準治療をまとめた米国の『メルクマニュアル』に記載されているよう

な、基本的な治療は行われていなかった。

福島は疑問を感じ始めていた。

「きちんとしたプロトコル（治験実施計画書）にも従わず、次々と薬を替えていく治験が、はたして科学といえるのか。標準治療で助かる患者もいるのに、説明も受けないで治験の実験台になることが、本当に患者のためになるのだろうか」

83年のことだ。福島は米国のサンディエゴで開かれた米国臨床腫瘍《しゅよう》学会（ASCO）に出席した。ここで「メディカルオンコロジー」という言葉に出合う。後に臨床腫瘍学とか、腫瘍内科と訳されるが、抗がん剤の使い方や治験の方法などについて、客観性、普遍性、再現性を担保するための体系的な臨床医学だ。これが米国で急速に発達しているのを目の当たりにした。

福島は「熱いものがこみ上げてきた」というほど衝撃を受けた。ICさえ根付いていない日本で、科学的な研究ができるわけがない。行き当たりばったりに抗がん剤を使い、標準治療さえ無視される日本のがん治療に未来はない。そう確信した。

そんな矢先だった。福島の前に大きな転機が訪れた。

転機となった自分の病気。患者のためにこそ

85年のクリスマスイブだった。熱が出て体調を崩した。自宅で療養したが、リンパ節がはれてきた。患者から結核をうつされてしまったのだ。自宅療養を続けたが、翌年5月に勤務するがんセンターに入院、

リンパ節を切除するなどの手術を受けた。

8階の個室から毎晩、遠くに見える街の明かりを眺めていると、「いったい何をしてきたんだろう」と後悔の念にさいなまれる。

生化学者として順調な研究生活を続けてきたつもりだった。がんセンターでも臨床を続けながら、研究に手応えを感じていた。このままいけば大学に戻って教授にもなれるだろう。その名聞を追い求めていた自分に、天罰が下ったと思った。

「俺は臨床の白衣のまま実験していた医者のくずだ。試験管の代わりにベッドサイドに張り付いて患者と向かい合うべきだった。自分が患者になって初めてわかった」

復帰した福島は、生化学者としての道を自ら断った。実験の代わりに、米国のメディカルオンコロジーを日本で広めることに全精力を費やす覚悟ができた。それが日本の医療のためであり、さらには患者のためにもなると言い聞かせた。

その成果の一つが、89年科学誌『ネイチャー』に掲載された「The overdose of drugs in Japan（日本における医薬品の過剰使用）」という論文だ。

日本の治験の後進性や、医薬品販売の問題点などを挙げたうえで、日本でしか使われていない、「クレスチン」や「ピシバニール」という抗がん剤は、その効果が疑わしいのに毎年、何百億円も売り上げていることを論じた。しかも治験段階でも効果が実証されたとは言いがたかったことを明らかにしたのだ。

日本で最も使われていた抗がん剤について、一介の医師が異議を唱えることは階級社会の秩序が重んじられる医師の世界では常識外れだ。だが福島は権威のある科学誌を通して、日本の恥部を世界に暴露してしまったことになる。

当時、日本の治験は、プロトコルさえ満足に作れないお粗末なものだった。科学的な治験を体系的に実践している米国の事情を知っている数少ない医師の一人だった福島には、我慢がならなかった。

もう一つ、福島が取り組んだのはＩＣの普及だ。科学に基づく医療や治験を実践するための条件は、客観性、普遍性、再現性の担保だと考えていた。予断や見込み、あるいは損得勘定が介入する余地を排除するシステムが必要だ。そのためにはＩＣが不可欠だった。だが、医学界にはなかなか受け入れてもらえない。

冒頭で紹介した治験をめぐるＩＣ訴訟で、患者側の証人として出廷したのは95年。同じがんセンターの同僚医師の過失を立証するための出廷について迷わなかったわけではない。だが福島には苦い経験があった。

出廷より3年前、医療法の抜本改正を担う厚生省（当時）は、その目玉としてＩＣを盛り込んだ改正案を準備していた。山下徳夫厚生相も国会で「法的に義務づける時期が熟してきている」と答弁するなど前向きだった。

名古屋で開かれた公聴会で福島が参考人として意見陳述する直前、がんセンターの総長から呼び出された。

「ちょっと待て」

しかし福島はその指示を聞くつもりはなかった。参考人として法制化の必要性を訴えた。

一方、ＩＣの法制化には日本医師会を中心とした医学界からの反発が強かった。ふたを開けてみると、法律の末尾の「付則」に「適切な説明を行い、理解を得るよう配慮する検討を加え、必要な措置を講ずる」と文意不明の文言が付け加えられただけで、事実上、骨抜きにされてしまった。

その日本の治験についてドラスチックな動きがあったのが96年だ。厚生省新医薬品課長だった土井脩が、治験のあり方を抜本的に改革する「医薬品の治験の実施の基準に関する省令」(ＧＣＰ)を導入したのだ。

治験においてＩＣを患者から文書で取ることを義務づけただけでなく、治験の透明化をうたうなど科学的な治験への道筋をつけるための第一歩だった。土井は日本の治験を世界水準に近づけるための「国際ハーモナイゼーション」を手掛けるなど、省内では煙たがられるほどの改革を進めてきた官僚だ。このＧＣＰ導入のときも、「ＩＣが義務づけられては日本の治験は立ち行かなくなる」などの反対意見が相次いだが、強引に推し進めた。

その土井が、ひょっこり厚生省を訪ねてきた福島と会ったのは、審議官になった97年ごろではないかと記憶している。

「違うところを走っていても、同じ志を持っている医師がいたことが心強かった。煙たがられながらも科学者としての良心を保っていた彼と、恋人に会ったかのような気持ちで3時間以上も話し込んでしまった。私が改革できたのも、福島さんの後押しがあったからだと思う」

福島が描いていた理想論の種は、時間をかけながら、あちこちで芽生え、そして開花していった。

論理と熱情の人。臨床試験で重要なサポート役

福島にとって結核に罹患《りかん》したことが1回目の転機だとすれば、2回目の転機は2000年だった。京大の教授になっていた親友の成宮の推薦で、京大の薬剤疫学の教授として迎えられることになった。臨床で人に使われている薬にどれほど効果があり、どんなリスクがあるのかなどについて統計学や科学的な方法でアプローチする薬剤疫学には、治験の海外事情に詳しく、科学的思考に強い福島は適任だった。

翌年には、京大医学部附属病院探索医療センター検証部教授を兼任する。ここで福島は、製薬会社によらない医師主導の治験を実施する体制を築き上げた。

成宮に、こんな質問を投げかけてみた。「福島さんを駆り立てている原動力って何でしょう?」。

「『論理性』だと思う。損得で判断せずに、純粋に根拠のないことは嫌がる。(論理性の)座標から外れたことがあると、行動に移してきた」

いま福島は文部科学省から委託を受けて、臨床試験の立ち上げ支援をする公益財団法人先端医療振興財団の臨床研究情報センター(TRI、神戸市)のセンター長を務めている。

大学医学部などの医師たちが、製薬会社の力を借りずに臨床試験を実施する支援をしている。

「そのうち製薬会社ではなく、大学医学部が新薬開発の中心になるよ。いろんな医薬品の開発や臨床試験の相談に乗っていると、ワクワクする。日本で世界が驚くような臨床試験の手伝いができる。ようやくここまで来たという感じかな」

一方で、一昨年来、問題になっているノバルティス ファーマ社の高血圧治療薬の臨床試験データ操作

事件で、調査を依頼されたのがＴＲＩだった。かつて疎んじられてきた福島は、臨床試験の第一人者にまで上り詰め、その発言は行政にも影響力を持つまでになった。

今センターが最も力を入れている仕事の一つにＣＪＤ（クロイツフェルト・ヤコブ病）の診断・治療の仕組み作りがある。異常プリオンに冒された牛の脳などの部位を食べた人や、汚染された硬膜などの移植を受けた患者が、長い潜伏期間を経て発症する。

そんな話をしているときだ。

「発症したら、打つ手はない。体がけいれんして、本当に悲惨なんだ」と言って、急に声を詰まらせた。見ると、涙ぐんでいる。

意外だった。

成宮の研究室を訪ねたとき、本棚にあった画集に気がついた。

『一本の線』というタイトルの下に、画家の濱田亨とともに福島の名前が並んでいる。実は福島自身、絵を描くことが趣味の一つなのだ。

福島が描いた絵の脇に、自身が作った散文がある。

「世界は破壊されてしまった。／また色を加えて線をおく。／新しい世界が見えてくる」

古い体質を破壊し、科学に基づいた提言を試み、そして新しい医療の世界を作る。福島の人生を暗示したような言葉に思えた。＝敬称略＝

臨床研究情報センター創立13年　ご挨拶

『TRI Annual Report 2015』臨床研究情報センター　２０１５年

臨床研究情報センター（ＴＲＩ）は平成27年度、創立13年を経ました。この年は日本の医薬品医療機器開発における記念的な年となりました。

わが国の健康・医療イノベーション創出の司令塔として、文部科学省、厚生労働省、経済産業省のライフサイエンス、とりわけ健康・医療に係る予算はfunding agencyであるＡＭＥＤ（国立研究開発法人日本医療研究開発機構）に移管され、一元的かつ一貫管理する体制となりました。

当センターが２００４年に開始された文部科学省のがんトランスレーショナルリサーチ事業に直接的に関わってから11年目、また２００７年に開始された橋渡し研究支援推進プログラムから数えて9年がたちました。この間に同事業で、支援された14施設は確実に整備を進め、ＡＲＯ（Academic Research Organization）としてほぼ完成されました。

ＴＲＩはサポート機関として、２００７年より一貫して強力なＰＤＣＡマネジメントを行い、今年度までの実績として同上全拠点シーズで薬機法による承認・認証件数は22製品を数えるに至りました。

更に２０１６年２月10日に厚生労働省の先駆け審査指定制度による初めての医療機器並びに再生医療等製品において、先駆け審査指定に選ばれた５件はすべてアカデミア発であり、その内４件は当センターが当初から強力に支援を提供してきた案件です。これは我が国アカデミアの金字塔であるとともに、ＴＲＩの誇るべき成果です。


当センターがサポート機関として把握しているアカデミアのパイプラインは８００を超え、メジャーな拠点のパイプラインはGlobal Big Pharmaのそれに匹敵するといっても過言ではありません。


アカデミアは患者さんを目の前にしてベッドサイドから課題を発掘し、臨床的・科学的洞察を深め、Bench（ラボ）で実験を重ね、そしてBed（臨床）へのトランスレーションを行います。したがって、初めから高い利潤を目指すブロックバスター開発をめざすものではなく、まず患者さんの問題を解決できる方法を実用化せんとするものであります。

それにも関わらずアカデミアのシーズにはブロックバスター級のものも何件かあります。先駆け審査指定は厚生労働省が画期的な医薬品、医療機器と認めたものに優先的な審査が約束されるものですから、今回指定を受けたものはいわゆるdisruptive innovationに該当するものが含まれます。

とりわけ札幌医科大学の本望修教授が開発した自家骨髄由来間葉系幹細胞による脊髄損傷治療は再生医療、神経科学のみならず、医療に驚異的なインパクトを与えることが予想されます。

東京大学医科学研究所の藤堂具紀教授が苦節14年、ついに治験に入ったわが国初のウイルス療法はCheck Point Inhibitor の次の世代の医薬品であり、今後の医薬品開発に大きなインパクトを及ぼすでしょう。

こうしてＡＭＥＤは発足元年から、我が国の医療イノベーションを推進する科学経営（Management science for science）の中枢としてその使命を強力に担うべく運命づけられたといってよいと思います。

ＴＲＩは今年度ＡＲＯグローバルネットワークの形成に向けて強力な活動を展開しました。グローバル化の戦略としてまずAsia ARO ネットワークを形成する為、４月３日には台湾からは国家レベルの指導者たちを招き、緊密なネットワーク形成を行うべく第１回日台ARO Workshop を開催しました。この年、ＴＲＩはその使命を果たすべく、６月27日には2nd World Centenarian Initiative としてアルツハイマー病予防戦略国際シンポジウムを開催し、翌年２０１６年２月19日には3rd World Centenarian Initiative としてＡＬＳ病治療戦略国際シンポジウムを開催しました。

これまでの日本のアカデミアによるinnovation によって、全く治療方法のなかった様々な疾患に対して私たちは新しいパラダイムで挑む時代にはいり、脊髄損傷、脳梗塞、重症下肢虚血、スティーヴンス・ジョンソン症候群による失明等々を克服する時代に入りました。

ＴＲＩは我が国のみならずアジア、欧州、米国との確固たるネットワークの形成を担い、科学革命を強力に推進してあらゆる疾病克服に向けて職員一同さらに努力する所存です。皆さま方のご指導ご鞭撻をよろしくお願い致します。

京都大名誉教授の早石修氏への追悼

日経バイオテクオンライン２０１５年12月25日掲載　日経ＢＰ社

酸素添加酵素（オキシゲナーゼ）の発見などで知られ、生化学分野で数多くの業績を挙げた京都大学名誉教授の早石修（はやいし・おさむ）氏が２０１５年12月17日に死去した。95歳。早石氏は１９２０年に米カリフォルニア州で生まれ、42年に大阪帝国大学医学部を卒業。米国立衛生研究所（ＮＩＨ）の毒物学部長を務めた後、58年に京都大医学部教授に就任し、数多くの研究者を育てた。教え子の一人である京都大名誉教授の福島雅典氏に、追悼文を寄稿いただいた。

恩師　早石修先生を偲ぶ

「君たちは柿の種をとるか、おむすびをとるか？」

ストーブに手をかざして、なかなかうまくいかない実験に、院生仲間と「こんなことなら臨床で患者を診ていた方が世の為、人の為かもね」などとこぼしていると、音もなくスーっと部屋に入って来られた早石先生は、私の肩に手を掛けそう問われたのだった。

思えば、早石先生の門をたたいたのは医学部6年生の時。

「君ね、戦地から復員して大学に戻っていざ実験を始めようとしたが何もない。焼土の中、どのような研究ができるか？」。早石先生はそう語り始め、「一粒の麦死なずば……」とつぶやかれた。

軍医として多くの兵士の死を看取ったであろう先生は生還し、祖国の科学・医学の再興を誓われていたのだ。そして、焼土の中から取り出した緑膿菌のトリプトファン代謝の研究からついに酸素添加酵素を発見し、Wieland と Warburg 以来の、呼吸の本質論争に終止符を打ち、生命現象におけるＯ２の役割を解き明かす扉を開いたのだった。

早石学校には全国から秀才が集まり門下生からは百五十名を超える教授が輩出。世界に冠たる医化学の伝統を我が国に築き上げ、満天の星の如く無数の実を結んだ。中でも、後継者の本庶佑先生は、膨大な分子免疫学の研究成果をチェックポイント阻害薬に結実し、ついに癌の研究・治療を一変させる科学革命を起こされたのである。

早石学校における毎日の日課であるランチセミナーを、師は道場と呼んで、プレゼンテーションとディスカッションを私たち院生にとことん叩き込んだのだった。

「君、真剣勝負だよ」

こうして私たちは科学する心、自然を観る眼、そしてものごとを説明するスキルを切磋琢磨していったのだった。実験に焦ると常に、「君、運・鈍・根だよ」と諭された。

折に触れ、語られた師の言葉は今も脳裏によみがえる。師弟不二、私たちは常に師と共に科学の使徒として天命に生きるのである。

比類なき科学者、そして卓越たる教育者、巨星早石修先生を偲びつつ。

忘れまじ不戦の誓い

友よ、親愛なる友よ
忘れまじ二〇一五年九月十九日午前
二時十八分
とうとう日本政府が〃不戦の誓い〃を
破った
その日その時を

「日本国民は……政府の行為によって
再び戦争の惨禍が起ることのない
ようにすることを決意し
……国家の名誉にかけて全力をあげて
この崇高な理想と目的を達成することを誓ふ」

愛知県保険医新聞2016年3月25日号　愛知県保険医協会

果てしない戦争の歴史を経て
人類がようやくたどりついた
国家理念の高み
日本国憲法

この崇高なる時代の高みに住しながら
我ら日本国民の不戦の誓いを踏みにじり
政府が自らを墜しめたその日その時を
忘れまじ

友よ、親愛なる友よ、
今、心新たに誓わむ
あの不戦の誓いを
今、我ら一人一人が
朝日に匂ふが如くよみがえらせ
心によみがえらせ
我ら日本国民は

政府に二度と戦争をさせないと

友よ、親愛なる友よ
戦争によって戦争をなくすことはできない
血で血をぬぐうことはできない
平和が道だ
平和への道などはない

不戦の誓いは闇を裂き智慧を開く
智慧が対話をつむぎ出す

不戦とは対話　対話が道なのだ

友よ、親愛なる友よ
我ら日本国民は不戦の民
永遠に歩まむ　不戦の道を

平成二十七年　師走

二〇一五年九月十九日より私たちの国、日本は、いつでも戦争できる国に墜ちてしまいました。武器を製造し、輸出し、そして大学にも軍事研究をさせる国になってしまいました。

いつの間にか国家安全保障局が設置され、特定秘密保護法が施行され、すっかりいつか来た道に戻ってしまいました。

先端財団福島氏、「再生医療で治験外の臨床研究は行うべきではない」
アカデミア発シーズでも治験実施は可能

日経バイオテクオンライン2016年1月6日掲載　日経BP社（聞き手・久保田文）

国内では医薬品や再生医療などの臨床入りに際して、国際的なルールに基づき医薬品医療機器等法の下で実施される治験と、国内の関連指針に基づく臨床研究との2つのアプローチが存在する。昨秋、国内で開発中のある再生医療に関して、臨床研究を実施するか、治験を実施するか、その開発方針が話題になった。長年、国際的なルールに基づいて治験を実施する重要性を指摘してきた先端医療振興財団臨床研究情報センターの福島雅典センター長兼研究事業統括（京都大学名誉教授）が2015年12月10日、本誌の取材に応じた。

――京都大学iPS細胞研究所（CiRA）の高橋淳教授が開発しているパーキンソン病に対する自家iPS細胞由来ドパミン神経細胞移植の再生医療に関して、治験外の臨床研究はすべきではないと主張している。

「医薬品医療機器等法に基づいて治験を実施し、承認を取得して、全国に提供できるようにしない限り、再生医療の実用化にはつながらないと考えている。あらゆる再生医療は、治験外の臨床研究ではなく治験を行うべきだ」

「特に、iPS細胞は人為的に初期化を誘導し、長期に継代してから利用するため、遺伝子レベルにもエピジェネティクスにも変化が起きる。生体では常に監視機構が働き、変異が起きて異常増殖する細胞は免疫系に叩かれている。そこには共生系の相互作用が働き、正常の組織が推持されている。しかし、ex vivoで人為的な操作を加えた細胞を移植した場合、その共生系はどう働くのだろうか。iPS細胞を臨床で使う場合は最低限、米食品医薬品局（FDA）が公表している関係ガイドをクリアすることが重要であり、国内では開始前に、医薬品医療機器総合機構（PMDA）のレビューを受ける必要があるだろう」

「京都大学は、文部科学省と厚生労働省の『革新的医療技術創出拠点プロジェクト』の1拠点に選定されており、創薬・新規医療開発のアカデミア拠点強化を進めている。先端医療振興財団は同プロジェクトで、サポート機関を務めており、2014年10月、京都大に拠点調査（サイトビジット）に行った際、京都大が開発を進めているプロジェクトの1つとして、高橋淳教授の自家iPS細胞由来ドパミン神経細胞移植の紹介があり、治験外の臨床研究をするという話を聞いた」

「その際、私は同プロジェクトにおいて再生医療のシーズ開発はいずれも治験を実施中、または2018年度までに開始が予定されており、2014年8月現在20件にのぼること、治験外の臨床研究は行われていないことなどを説明した。例えば、札幌医科大学の本望修教授が進めている脳梗塞に対する自家培養骨髄間葉系幹細胞（ＭＳＣ）投与は医師主導治験で、大阪大学の澤芳樹教授が開発した心筋シート移植はテルモによる治験で、大阪大学の西田幸二教授の角膜上皮幹細胞疲弊症に対する自己培養口腔粘膜上皮細胞シート移植は医師主導治験を実施することになっている」

「ここ10年でアカデミア発のシーズについて、治験を実施する環境が整い、治験は当たり前になりつつある。『アカデミアが治験を実施するのは難しい』というのはもはや過去の常識だ。拠点調査の時点では、私の説明に理解が得られたものと思っていたが、２０１５年5月に『高橋淳教授の臨床研究が来週にもスタートする』という主旨の新聞報道が出た。その後、２０１５年8月20日に実施された京都大学拠点調査において、プログラムディレクター（ＰＤ）、プログラム・オフィサー（ＰＯ）ならびに文科省、厚労省、ＡＭＥＤの同上プロジェクト担当者の前で、大学幹部から治験を行う予定であると確認した」

——理化学研究所の高橋政代チームリーダーが実施している加齢黄斑編成に対する自家iＰＳ細胞由来網膜色素上皮シート移植の治験外の臨床研究では、先端医療振興財団の川真田伸細胞療法研究開発センター長が製造を担当している。

「その時も私は、財団の最高意思決定機関である経営企画会議にてそのような治験外の臨床研究は絶対に実施すべきではないと主張した。私は、基礎研究成果を臨床へ橋渡しする統合化迅速研究（ＩＣＲ：Integrated Celerity Research）の推進を担うＩＣＲ推進室の責任者であったが、同室管轄外で勝手に未承認のものについて患者への投与が行われることには責任を持てないので、治験外の臨床研究の実施が決まった時点で職を降りた」

――アカデミア発のシーズの医薬品開発においても、レギュラトリーサイエンスの歴史を踏まえることが重要だと指摘している。

「歴史から学ばないものに未来はないというのが信条だ。レギュラトリーサイエンスは１９６２年、米国で成立した『キーフォーバー・ハリス医薬品改正法』が原点になっている。同法は、医薬品の安全性の保証を強めるとともに、製薬企業に対し、市販前に米食品医薬品局（ＦＤＡ）に有効性を証明することを要求した。比較対照試験による安全性や有効性を証明することや、臨床試験実施に際し（ＩＮＤ）申請をしてレビューを受けること、製造施設の査察、副作用報告、広告規制、患者へのインフォームドコンセントなど、現在のレギュラトリーサイエンスのエッセンスが網羅されている。この法律は、サリドマイドの薬害の経験に基づき、その重要性を認識したケネディ大統領が、業界の反対を押し切って成立させたものだ」

「それから50年以上、日本も複数の薬害の歴史を経て、今のように精度の高い審査ができるようになった。２００７年度から文部科学省の橋渡し研究支援推進プログラムがスタートしたことや、２０１１年から医薬品医療機器総合機構（ＰＭＤＡ）が日本発の革新的医薬品・医療機器・再生医療等製品の創出に向けて薬事戦略相談を始めたことで、アカデミア発のシーズについて治験を実施する環境が一気に整った」

「医薬品医療機器等法に則り、治験を実施するというのは、サイエンスの壁を乗り越えるということだ。逆に言えば治験では、その時点で考えられる最高水準のサイエンスを厳密かつ厳格に適用することが求められる。さまざまな歴史を経て、現代には安全なものしか受け入れない社会ができている。サイエンスもそれに応えられるようになった」

「アカデミアからは、『治験はハードルが高い』とか、『医薬品医療機器等法は面倒』とかいった声も聞こえるが、最先端のサイエンスで品質を保証しようとするのだから難しいのは当たり前。でもそれを人様から信用してもらうためには、誰が見ても完璧でなければいけない。イノベーションがうまくいくには、サイエンスを活用し、そういう保証、信用を得ることが重要だ」

——iPS細胞に関しては、基礎研究の重要性を指摘している。

「iPS細胞は、初期化後の表現型はES細胞など多能性細胞と一緒かもしれないが、遺伝子レベル、エピジェネティクスのレベルでは多くの変異が入っている。そうした遺伝的背景がありながら、なぜ多能性という表現型を維持できるのか、それを解明することが最も重要だ」

——再生医療の実用化に当たっては、移植する細胞の規格を定義するところが最も大きな課題とされている。

「医薬品開発における重要な課題は、『特許』、『製造（規格）』、『治験』の3点だ。特に再生医療においては、細胞の規格が重要であり、治験では投与する細胞製剤の構成、安定性などを定めた出荷判定基準が必要になる。札幌医大の本望教授のＭＳＣも、今後治験が始まる予定の東北大学出澤真理教授のＭｕｓｅ細胞も同基準が厳密に決まっている」

「その点で、ｉＰＳ細胞由来分化細胞について、規格を決めるのは簡単ではないだろう。通常のＭＳＣなどでは3継代、4継代だが、ｉＰＳ細胞ではそれに比べて培養期間が長く、エピジェネティクス解析でＥＳ細胞の約10倍変異が起きていると指摘する論文もある。規格を定めたり、ロットという概念を規定するのも難しいのではないか。ロット間の一致を確認するのも大変だろう」

――再生医療は、生体の自然治癒力の本体を利用する新しい医療だとしている。

「再生医療の研究を通じ、心筋梗塞や脊髄損傷、脳梗塞などさまざまな難治の疾患が、再生修復が困難になったホメオスタシス障害であると理解されるようになりつつある。損傷を受けた病変部位から様々な物質が遊離・分泌されてシグナルが伝達され、そこにＭＳＣやＭｕｓｅ細胞などが骨髄等から流血中に入り、自ら損傷部位にホーミングする。その結果、抗炎症作用、血管新生、栄養供給などのコンディショニングが行われ、細胞の分化や組織の再生が促される。再生修復（形態維持）ホメオスタシス障害は、こうした一連の流れが阻害され、破たんした病態である」

「今まさに、幹細胞生理学・病理学が構築されつつある。培養した患者由来のＭＳＣや他家のＭｕｓｅ

細胞を投与して、長期的な細胞の分化、再生を促すといった戦略は分化組織損傷部に植えるという臓器移植に類するような形式主義－機械論的なコンセプトではなく、もともと進化の過程で保有されてきた生体にそなわっている自然治癒のメカニズム本体を利用する革命的技術だ」

「今後、生命科学の研究に鍵となるコンセプトは、『恒常性』『自己組織化』『場』『共生系』だと考えている。例えば、癌患者においては、癌と正常組織が共存する共生系が存在する。癌を宿す個体による固有の攻撃能力を再開する、また癌の個体との共生能力を絶つための手段の1つが、チェックポイント阻害薬であり、その有効性が実証され、既にNCCN（National Comprehensive Cancer Network）のガイドラインで転移性の進行メラノーマや肺癌では標準治療となっている。今後は、チェックポイント阻害薬が効かない患者において、癌と正常組織の共生系を取り巻く免疫系がどうなっているか、調べる必要があるだろう。癌になっても治癒した元患者、癌にならない健常者も含め、広い視点でその生物学的原理についてより深く考える必要があるだろう」

『絶対に知るべき臨床研究の進め方』巻末言

『絶対に知るべき臨床研究の進め方』　メジカルビュー社　２０１６年

気鋭の Regulatory Scientists. 菅原岳史先生たちによってまとめられた『絶対に知るべき臨床研究の進め方』は、漸く臨床研究の重要性が認識されつつある今日、医療・医学に携わる人たちすべてに勧める好著である。

折りしも、臨床研究に関する法律案が国会に提出されて成立の見込みという。ディオバン事件が本法案策定に強い圧力となったというが、議論になったのは、憲法第23条「学問の自由は、これを保障する。」という条項との兼ね合いだったと聞く。

一方で、日本学術会議はこともあろうに dual use（軍民両用）と称して、学問に生きる者の不戦の誓い、「軍事目的研究を否定する声明」の見直しを始めた。軍事目的研究も学問の自由の範囲とでも言うのであろうか。いやしくも医学・医療に関わる者は、第二次世界大戦中の石井部隊（旧７３１部隊）の所業や九州帝国大学の生体解剖事件を決して忘れてはならない。この二つの歴史的事実を知らぬ者に臨床研究を語る資格、ましてや行う資格は一切ない。臨床研究は決して研究者の興味や関心に駆動されるものではない。臨床研究には患者さんの予後向上、疾病の征圧という明確な目標があり、研究者個人の真理探究心に源する実験科学とはおのずからその成り立ちと進め方は異なる。すべてはそこから演繹されるのである。

臨床研究は Clinical Science における一つの実践である。それを定義するならば、「人間の健康に関するあらゆる問題の解決に必要な知識と、新たなそれを生み出す方法の体系」となろう。それは「人間による人間のための、人間の科学」である。Clinical Science は事業にして経営を本とし、利他に徹する道である。すなわちそれは人々を苦から救うために智慧を結集して行う人類の事業であり、科学の理法を修め、かつその使命に目覚めた者のみが能く為し得るのである。

握り飯より柿の種、早石修先生の志を継いで

『Nature ダイジェスト』Vol.13 No.10 SPRINGER NATURE　２０１６年
（聞き手・藤川良子）

京都大学名誉教授の早石修博士が、２０１５年12月17日、逝去された。享年95歳。米国で研究生活を送った１９５０年代、酸素添加酵素を発見し、生化学の定説を覆す新たな概念を打ち立てた。帰国後、京都大学や大阪バイオサイエンス研究所でさらに研究を進めるとともに、多くの弟子たちに科学の真髄をとことん教授した。今回お集まりいただいたのも、師を偲《しの》ぶ４人の弟子である。

早石《はやいし》修《おさむ》

細菌のトリプトファン代謝を研究し、酸素添加酵素を発見。Ｈ・ウィーラント博士が１９２０年に唱えた脱水素学説（生体内の酸化反応は水素を奪い取る酵素が触媒する）が組織内呼吸の本体として定説となっていた中、早石博士は酸素添加酵素の存在を実験的に証明し、空気中の酸素が生体内の化合物に取り込まれることを示した。その後、酸素添加酵素の反応機構の解明の他、ポリＡＤＰリボシル化反応の研究、プロスタグランジンによる睡眠制御の研究などを推進。

1920年　米国カリフォルニア州生まれ
1939年　大阪帝国大学医学部医学科入学
1942年　大阪帝国大学医学部医学科卒業
1943年　日本帝国海軍軍医中尉任官
1946年　大阪帝国大学医学部助手
1949年　ウィスコンシン大学酵素研究所研究員
（グリーン教授研究室）
1950年　カリフォルニア大学バークレー校研究員
米国立衛生研究所（ＮＩＨ）酵素部門特別研究員
（コーンバーグ部長研究室）
1952年　ワシントン大学セントルイス校微生物学教室助教授
（コーンバーグ教授研究室）
1954年　ＮＩＨ毒物学部長
1958年　京都大学医学部教授（医化学講座）
1961年　大阪大学医学部教授を併任（～1963年）
1970年　東京大学医学部教授を併任（～1974年）
1983年　京都大学退官、名誉教授
大阪医科大学学長（～1989年）

1985年　カロリンスカ研究所（スウェーデン）名誉医学博士号授与
1987年　大阪バイオサイエンス研究所所長
1988年　パドヴァ大学（イタリア）名誉薬学博士号授与
2004年　大阪バイオサイエンス研究所理事長

〔受賞歴〕
朝日賞（1964）、日本学士院賞（1967）、文化功労者（1972）、文化勲章（1972）、スペイン ヒメネス・ディアス記念賞（1979）、イスラエル ウルフ賞医学部門（1986）、勲一等瑞宝章（1993）、イタリア ルイズ・ムサジョー賞（1995）、世界睡眠学会 優秀科学者賞（1999）、など

〔海外アカデミー〕
米国立科学アカデミー外国人会員、ドイツ学士院会員

早石修先生に師事されたきっかけを教えてください。

本庶：私が京都大学医学部に入学したのは1960年で、ちょうどその頃に早石先生が、米国から、生化学研究の輝かしい成果をひっさげて、さっそうと帰ってこられた。米国での9年間の研究生活を終えて、京大医化学講座の教授になったのです。基礎研究に興味があった私は、大学2年生のときから早石研に入りました。

成宮：高校時代に父や新聞を通して早石先生のことを知りました。早石先生の帰国と京大教授着任はセン

セーショナルな出来事だったと。京大に進学すれば早石先生の講義が聞けるとわくわくしたのを覚えています。実際に京大に進学し、私も学部生の頃から早石研で研究を行いました。その後も大学院生、助手としてご退官までお仕えしました。

福島：お二人と違って、私は名古屋大学医学部で学びました。大学院に進むときに、どこに行こうかといろいろ調べたのですが、直接お目にかかって、早石先生に強く惹かれ、その研究室に進もうと決めました。1973年のことです。早石研には、全国から優秀な学生がたくさん集まっていましたね。成宮先生とは大学院の同期になります。私が早石先生に師事したのはたった2年間ですが、その出会いで私の一

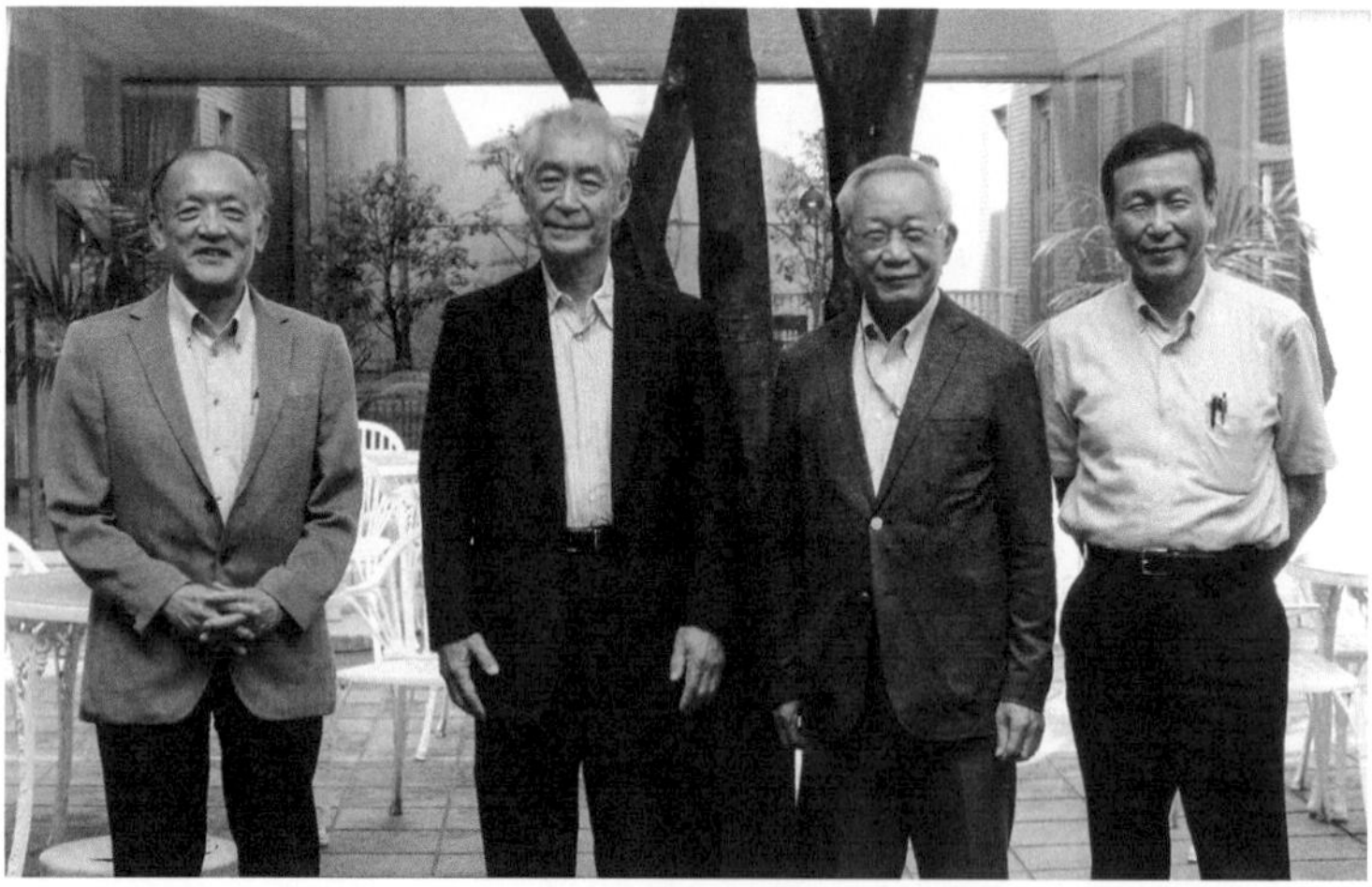

［写真左から順に］

長田《ながた》　重一《しげかず》：大阪大学免疫学フロンティア研究センター教授
本庶《ほんじょ》　佑《たすく》：静岡県公立大学法人理事長、京都大学名誉教授、客員教授
成宮《なるみや》　周《しゅう》：京都大学大学院医学研究科メディカルイノベーションセンター長
福島《ふくしま》　雅典《まさのり》：先端医療振興財団臨床研究情報センター長、京都大学名誉教授

生が決まりました。我が人生で最も濃密な時でした。

長田：私は、京大時代の早石先生のことは詳しく存じあげないので残念です。早石先生は京大を退官された後に大阪バイオサイエンス研究所の初代所長となられました。そして研究所の最初の4人の部長として、30代だった私を抜擢くださった。そのときが早石先生との初対面でした。

本庶：早石先生が京大に着任した当時の日本経済は、第二次世界大戦敗戦の影響から立ち直りかけているときで、一般的に、研究予算も設備もまだまだ極めて乏しくてね。そのような中で、早石先生は米国でNIHの研究助成金を外国人として初めて獲得した経歴もあって、研究室には最新鋭の実験装置が設置された。早石先生は京大で、世界に通用する研究者を育てようとしていたのです。

福島：朝来て実験を1セットやり、可能であれば、その日の午後には追試する。夜は論文を読んだり書いたりするという過ごし方を指導されましたね。

あるとき、ある大学院生が研究室で、商業誌の生化学の解説原稿を書いていたんです。それを見た早石先生はとても怒った。「君、なにやっているんだ、実験をしないのか」と。大学院生でありながら解説書きに時を費やし、実験をせずにいたら、新しい発見などできるわけないだろうという思いだったのでしょう。

「早石道場」で、皆さん鍛えられたそうですね。

本庶：これはね、コーンバーグ研究室の伝統的なランチセミナーの方式を受け継いで、早石先生が京大で始めたんですよ。1本の論文を徹底的に読み込むスタイルで。

福島：週日は毎日正午から1時間、お弁当を持って皆がセミナー室に集まるんです。その日の発表者が前に立ち1つの論文について発表し、先生も含めた他の参加者が質問の集中砲火を浴びせる。鍛えられましたね。

成宮：テーマの選択の当否から始まって、データの実験的根拠は確かか、方法の詳細や結果の解釈はどうか、きちんと実証されているかといったことが徹底的にその場で追及されるんです。発表の準備には、ものすごく時間がかかりましたね。そして、発表者が途中で立ち往生してしまったりすると、次週に再挑戦となる。

本庶：発表者はラボの人たちだけれど、医学部の臨床教室からも、また他学部からも聞きに来て、議論に参加してました。早石先生は、このセミナーは武芸でいう他流試合のようなもので、真剣勝負だと言っていました。

長田：早石先生ご自身も、たくさん質問をされていたのですか？

本庶：言葉数は多くないですが、核心をついた質問をしましたね。その一言に、皆、ぐうの音も出ない。セミナーを通して私たちは、全てのデータは疑ってかかれ、論文の論理構成が厳密であることがサイエンスの基本、そして、国際的に通用する研究をすること、と徹底的に教わりました。

普段の研究では、どのように指導を？

本庶：研究室はいくつかのグループに分かれていて、実験の直接的な指導などは、各グループのリーダーが行いますが、早石先生は研究室の1人1人をよく観察し、気にかけていました。先生は、ラボで過ごす時間をとても大切に考えていたと思いますね。

成宮：早石先生は、ほぼ毎日、研究室を見回られて、「どうかね？」と皆に声をかけるのです。部屋には静かにすーっと入られるのですが、そのとたん、部屋の空気がぴーんと引き締まりましたね。

福島：弟子の良いところを見抜いて、的確なアドバイスをするというコミュニケーション能力の高い方でした。人の心をつかむのが非常にうまいというのでしょうか。私が名古屋大の学部学生として最初に早石先生を訪ねたとき、「君は、米国の学生と同じ考え方をする。すごいね」と言われ、ぐっときました。「彼らは意識的に大学を変えて、よい先生のところに行くんだよ」と。

本庶：早石先生の褒め殺しは有名でね（笑）。若い人は素直に励まされるかもしれないけど、私たちは逆に身構えた。「君、素晴らしいデータだよ」と言われて喜んでいると、「しかし、ここはどうなっているのかね」とくるから。

講義などはどうでしたか？

成宮：名講義でしたね。名調子で学生は引き込まれました。例えば、レッシュナイハン症候群を取り上げて、たった1つの酵素の異常がアミノ酸の代謝異常を引き起こすこと、それがこの病気で見られる異常行動の原因となることを説明され、生化学の大事さを伝えようとされた。さらにその際にも、まずは、学生に質問されます。例えば、「アミノ酸は何の化学ですか？」と聞く。学生が「窒素の化学です」などと答えたりすると、「さすが京大」と言って、学生を調子づけるんですね。それで、皆ぱっと引き込まれるのです。

福島：授業や講義は「一期一会だから」といって、準備に大変時間をかけられましたね。私たちもそのように指導されました。学会発表の前などには、先生の前で何度もリハーサルをして。

成宮：早石先生がすごいのは、その講義を聞くと、それまで研究に興味があったわけではない学生でも、好奇心をかきたてられるのです。例えば、「皆さん医者になるんでしょ？　医者になろうと思っている人ほど、学生時代は実験をしなさい」と言うのです。すると、臨床医になろうとしている学生も、実験がしたくなって、早石研に大勢の学生が入ってきたものです。

福島：早石研はとても大規模でしたね。１００人くらいいたでしょうか。

本庶：そこまではどうかな。私がいた当時で、総勢50人以上といったところ。まあ、早石先生は京大医化学研究所と新設の医化学第2講座の教授も併任していたし、西塚泰美《にしづかやすとみ》先生たち3人の助教授がグループのリーダーになっていたから。多かったとは思いますよ。

学生は研究テーマをどのように選んでいたのでしょうか。

本庶：研究室には、大きく2つのラインがあった。1つは、早石先生自身がライフワークとする研究。米国にいたときに早石先生が発見した酸素添加酵素についての反応機構の詳細な解明で、化学的な解析方法が必要でした。もう1つは、それ以外のテーマをある程度自由にやらせる、いわば遊撃隊チームで、何か面白いことが見つかったら、そのテーマを広げていくというもの。後者の筆頭が、早石研の大学院生第一号の西塚先生です。ＮＡＤ（ニコチンアミドアデニンジヌクレオチド）の生合成経路の酵素的証明をされました。私自身も実は、好きなことをやれと言われました。

福島：私が大学院に入ったとき、本庶先生はもう米国に留学中でしたが、本庶先生の話は伝説になっていました。自分で論文を読んで、仮説を立てて、それを実証してジフテリア毒素のADPリボシル化の発見をされたと。

私流に解釈すると、早石先生は本庶先生の能力を見抜き、自由にされるのがよいとお考えになったのでしょう。早石先生は、学生の自由な発想による研究テーマを否定されませんでしたが、能力に応じた対応はされていました。ウチではこういうことをやっているが、君はどれを選ぶか、また、もし他にいいアイデアがあったら言ってごらんと言われた。

大勢の学者が早石研から育っていきました。

成宮：京大をはじめ早石先生から教えを受けたのは600人余り、そのうち百数十人が教授職、部長職に就いています。全国に医学部が創設された時代と重なった幸運もありましたが。

福島：早石先生は、面倒見がとてもよくて、弟子の将来をちゃんと考えてくれました。できる人にもそうでない人にも、その人に合った道を考えてくれる先生でした。

成宮：論文執筆の指導もしっかりしてくれた。研究がいったん動き出したら、それをどう進めていったらいいか、どうやって論文にするかといった指導力にとても優れていましたね。

長田：先ほども話に出ていましたが、早石先生は、若い人1人1人がどのように仕事をしているか、よく見ていらしたと思います。大阪バイオサイエンス研究所には5年間の任期制度が日本で初めて導入されたのですが、3年経ってもなかなか論文が出ないことがある。そういうとき、早石先生は、杓子定規に研究所を追い出すのではなく、あと1~2年で研究がまとまるようなアドバイスを下さったり、その人の普段の仕事ぶりから、任期延長を判断されたりしていました。

早石先生は京大退官後、大阪バイオサイエンス研究所の創設に携われたのですね。

本庶：初代所長として、長田先生といった有望な若手を育成されたわけです。

長田：早石先生に最初にお目にかかったのは1985年のことです。東京大学医科学研究所にいた私のところに突然訪ねて来られて、「新しく設立する基礎研究所に加わらないか」とお誘いくださいました。先生のプロスタグランジンの研究についての話がとても面白く、またサイエンスに対する熱意に感動して、お引き受けいたしました。10人近いメンバーを率いる研究部の部長職と後になって知り、驚きました。

大阪バイオサイエンス研究所では早石先生に、「自由に仕事を進めればよい」と言われました。幸いにも、2、3年後にアポトーシスを誘導する因子を発見でき、その後の数年間は、次々と刺激的な研究の進展がありました。

早石先生の言葉で一番心に残っているのは「運・鈍・根」ですね。あまり賢くて切れると、何事も教科書通りに処理し、分かった気になってしまい、実験もしなくなる。少し鈍い方が、謙虚に自然現象を観察し、既成概念にとらわれずに予期せぬ発見ができる。また、根気よく粘り強く実験すること。そして、研究には運も必要と。この言葉は素晴らしいと思いました。早石先生は、研究がものすごく好きなんだと思いました。

福島：私も、実験がうまくいかなかったときなどに、「君ネ、運・鈍・根だよ」と言われて、よく励まされました。

成宮：早石先生は、流行に流されるな、自分なりの研究を作れとも、よく言われましたね。

本庶：２０１６年6月に早石先生を偲ぶ会が開かれました。そこでドン・キホーテの像を持つ早石先生の写真を映し出しましたが、その解説をし忘れてしまい、残念です。早石先生は、「私はドン・キホーテみたいなものだ」と常々おっしゃっていた。ドン・キホーテというのは、他の人からなんと思われようと、自分の信念に従って猪突猛進する。自分はそれでいいんだと。世の中の人が、こっちにおいしい水があるよと行っても、私は行かないと。

成宮：早石先生の出発点、トリプトファンの研究がそのいい例ですね。細菌ではトリプトファンはトリプトファナーゼによってインドールとピルビン酸、アンモニアに分解されると決まっている。分かりきったことをして何になると周囲の人たちは考えたけれど、信念に従って実験してみると、新しい代謝経路が見つかったのですから。

早石先生から受け継がれた志。どのように未来へ?

長田：今の若い世代には、科学研究がどういうものか知らない人が多すぎます。早石先生から教わったサイエンスの真髄を、そして研究するとはどういうことかを、もっと伝えていかねばと思うのです。一般の人々へもです。

福島：日本の科学教育を根本的に変えていかないといけないと、私も感じています。日本の生命科学において、基礎研究は今、危機にあると思うのです。基礎研究を強化していかないと、イノベーションが創出できない。基礎研究というのは、イノベーションのための「苗床」だと思うのです。苗床がダメだったら何も育たないでしょう。

本庶：基礎研究に賭けようという若い人が少ないという現状があるのでね。例えば、京大の医学部出身者で基礎研究に入ってくる人が、私たちの時代には10人くらいいたけれど、現在は、1人いればいい方。この背景の1つには、大学院の授業料が高すぎることがある。基礎研究に進む人たちに対し、返却不要の奨学金制度を作っていかなくてはいけないと思う。

長田：若い人たちが科学者になるという夢を持ちにくく、優秀な人たちがこの世界に入ってこないという背景には、ポジションがないという問題もあると思います。安定した職の有無に対し、皆不安を持っている。

成宮：できの悪い人を排除しようとポジションを任期制にしたら、優秀な人も来なくなった現状があるのですね。

本庶：ある程度の任期制は、やはり必要でしょう。ただ、先ほど長田先生が指摘したように、実際の仕事を判断して、延長が可能となる仕組みがよいと思う。また、研究プロジェクトの場合の任期は、本来、大学の裁量で自由にできるはずでしょう。優秀な人材に対して、事務的に一律に処する必要はないはずなの

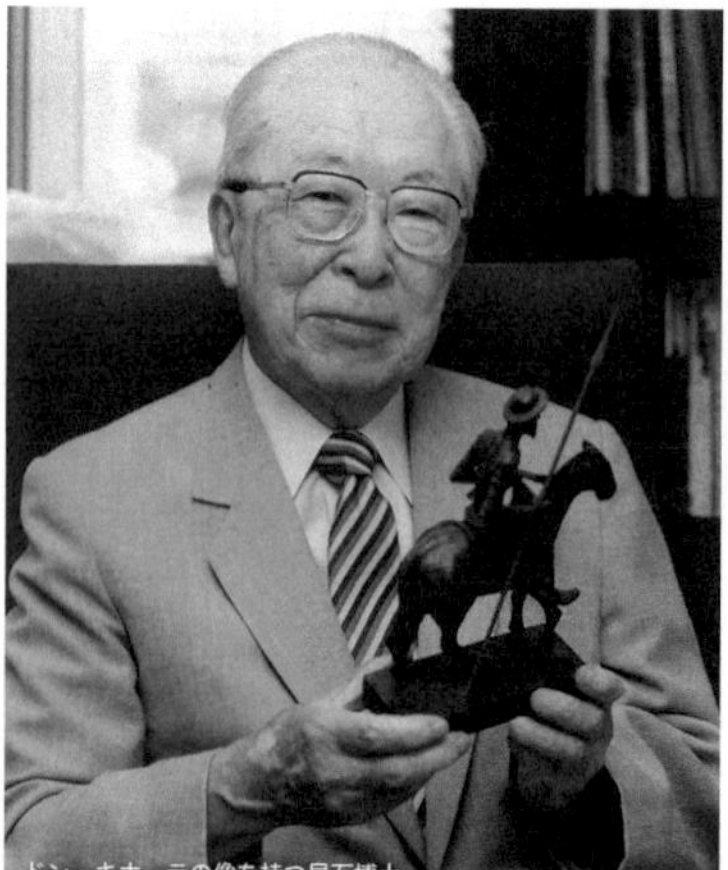
ドン・キホーテの像を持つ早石博士。

だが。

成宮：大学も、産学連携といいますか、特許料などで積極的に利益を上げ、研究や雇用へ資するようにしていく必要があると思います。そのサクセスモデルを作っていかないといけない。

福島：そういう意味では、本庶先生たちが発見された免疫チェックポイントPD－1とその阻害薬はサクセスモデル否、科学革命でしょう。がん治療のみならずがん研究、そして薬の開発のパラダイムを一変させましたから。早石先生も西塚先生も成し得なかったノーベル賞も当然と思います。がんにとどまらずアルツハイマー病の薬開発も一変しますよ。

成宮：早石先生は、新しい酵素の探索が盛んに行われた生化学の黄金時代に活躍され、阪大医学部時代に学んだ細菌学を基礎に酵素研究の発展に尽くされました。しかし、もともとは医師であり、酵素反応の生理的な意義の解明や、病気や医療へ還元できるものを生み出したいといつもおっしゃっていた。ですから、本庶先生のPD－1ががんの治療に役立つことは、早石先生の夢がかなったことにもなるに違いありません。

ありがとうございました。

新しい生化学を日本の若者へ
──良好な研究環境をなげうち帰国した早石修博士

握り飯より柿の種

早石修は、1920年、医師であった父の留学先米国で生まれ、ドイツに移った後、1923年に帰国して大阪で育つ。大阪帝国大学（現 大阪大学）医学部進学後は、同大微生物研究所細菌学教室の谷口腆二《たにぐちてんじ》博士の論理的で分かりやすい講義に惹かれ、学部生のうちから研究に参加。卒業は1942年。第二次世界大戦のさなかで、海軍軍医中尉に任官され千島列島占守島《しゅむしゅ》に赴任。谷口博士から学んだ「発疹熱」の知識を活かし、島で流行しかけていた熱病の蔓延《まんえん》を防ぐなどの功績を挙げる。

終戦後、谷口博士を訪ねて帰還の挨拶をすると、博士から基礎医学への道を勧められた。しかし、衣食住にも事欠く現状が頭をよぎる。迷う早石に、医学教育再建の願いを込めて博士が一言。「握り飯より柿の種だよ」。この言葉が背中を押した。早石は再び細菌学の研究の道を志したのであった。

とはいうものの、経済状況は悪く、実験もできず文献ばかり読んで過ごす日々が続いた。そこへ、大きな転機が訪れた。それは、古武弥四郎先生（大阪帝大名誉教授）から、貴重な精製トリプトファン入りの小瓶をもらったことがきっかけであった。早石は、海外の雑誌で読んだ方法をヒントに、大学構内の土壌で微生物のトリプトファン代謝の研究を開始する。周囲は、トリプトファンはインドールに分解されるに決まっているではないか、今さらまた微生物で実験して何になるか、と懐疑的であったのだが、早石はトリプトファンを完全分解する細菌（緑膿菌）の代謝経路を発見。さらに、カテコールのベンゼン環を開裂させる新種の酵素（ピロカテカーゼと命名）をも発見したのである。

コーンバーグとの出会い

このピロカテカーゼの論文が、ウィスコンシン大学教授のグリーン（David Green）博士の目に留まった。１９４９年、同研究室に留学。ただし、この研究室での実験はグリーン博士の仮説に反する結果となった。やがて、緑膿菌を使ってトリプトファン代謝酵素を研究していたカリフォルニア大学バークレー校教授のスタニアー（Roger Stanier）博士の誘いもあって、１９５０年、研究室を移る。そこでスタニアー博士とともにトリプトファン代謝経路の酵素を全て抽出することに成功し（約4カ月で6篇の論文を発表）、学界の注目を集めた。

早石は、学会で偶然、米国立衛生研究所（ＮＩＨ）の酵素部門部長コーンバーグ（Arthur Kornberg）博士の卓越した講演を耳にして感動し、１９５０年末、コーンバーグ研に特別研究員として移る。コーンバーグ研での研究生活は充実しており、またランチセミナーには感心した。１つの論文について批判的に読むセミナーで、ＮＩＨの名物となっていた。早石は後に日本でこれを踏襲する。

ＮＩＨで研究室を主宰

いったんはコーンバーグ博士とともにＮＩＨを離れて他の大学に移ったものの、１９５4年にＮＩＨ毒物学部長への要請を受けて就任。34歳であった。初めて主宰する研究室で、長らく中断していたピロカテカーゼの反応機構の解明に再着手。ピロカテカーゼが、生体中でガス状酸素を直接物質に取り込むことを証明し、生体内の物質の酸化は脱水素反応によるという定説を覆したことで、再び世間の注目を浴びる。このとき、ピロカテカーゼに「酸素添加酵素（オキシゲナーゼ）」という一般名を命名し、微生物からヒトにまで存在する酵素で、アミノ酸や脂質、ホルモン類の代謝に重要であることを突き止めた。

帰国を決意

１９５７年、早石はＮＩＨの毒物学部長の職を辞し、京都大学医学部の医化学教室教授の任を受けることを決意する。米国にはＮＩＨでの安定した地位や豊富な研究資金があり、研究仲間もいる。彼らには、「米国にいれば、君だったらノーベル賞も夢ではないのに」と惜しまれた。

一方、当時の日本の研究環境の貧弱さは、学会で帰国したときに痛いほど目に焼きついていた。それでも米国を去る決断に至ったのは、京大医学部長・平澤興《ひらさわこう》博士からの手紙に心を打たれたからだった――「優れた素質を持った将来ある日本の学生に、京大教授として新しい生化学を教え、育ててほしい」。早石自身、終戦直後のみじめな経済状況を味わい、実験できないもどかしさを体験済みだ。平澤博士の言葉は、彼を突き動かした。

こうして日本に戻った早石だが、幸いにも、ＮＩＨをはじめとする米国の複数の助成機関は、帰国後も研究費を提供し続けてくれた。京大に研究室を構えた早石は、酸素添加酵素の反応機構の解明だけでなく、トリプトファンからＮＡＤの合成やＡＤＰリボシル化反応、インドールアミン酸素添加酵素の発見などへと研究を大きく発展させ、また、後にプロテインキナーゼＣを発見した西塚泰美、脂質代謝の解明を進めた沼正作《ぬましょうさく》をはじめ、多くの優秀な弟子たちを育成することとなった。

京大退官後は、バイオテクノロジーの基礎研究に重点を置いた大阪バイオサイエンス研究所の設立（1987年）に携わり、初代所長を務めた。世界に先駆けて特許を取得していけるような研究所を目指し、徹底した実力主義の人事を採用。早石自身はここで、プロスタグランジンによる睡眠制御の仕組みの解明に尽くした。

科学者に与ふるの文　軍民両用研究を憂ふ

『科学』Vol.87 No.4　岩波書店　２０１７年

君知るや、今、科学者、否国民一人一人に科学とは何か、科学者のあり方、大学のあり方が深刻に、問われていることを。今、人類が未曾有の科学・技術の革命期にあることを。カーツワイルは２０４５年をsingularity、人類にとっての特異点と予測した。しかし、機械が人間を超える日、人間が人間を超える日は、もっと早くに来るのではないか。今やインターネット社会革命は全地球を覆い、思想、哲学は立ちすくむ。国際秩序にパワーポリティクスが鎌首をもたげる。戦後71年、戦争を生き抜いた人々はほぼ絶え、もはや戦争の記憶も滅しそうだ。

君知るや、いつのまにか特定秘密保護法が施行され、武器輸出が解禁され、ついに憲法で禁じられた集団的自衛権を認める安保法が施行。政府は今、治安維持法を彷彿とさせる共謀罪の法制化に邁進している。文字通りのJapan is Back. 政府は軍民両用研究推進のための検討会「安全保障と科学技術に関する検討会」を設置するという報道もあった。今、防衛装備すなわち軍備増強に狂奔する悪魔が蘇り、軍民両用と称して、札束をちらつかせてすりよる。君よ、よく目を見開いて見るがよい。これはれっきとした大学動員ではないか。かつて大日本帝国は満州の権益に執着し、自衛の名のもとに日中戦争、太平洋戦争へと突入していった。兵力増強に行き詰った政府軍部はついに、学徒動員、そして特攻にまで突き進んだのではなかったか。今、その戦争準備の歴史をそっくりそのまま日本は繰り返しているではないか。

君知るや、戦時の現実下、いずれの国の科学者たちも取り返しのつかない過ちを犯したのだった。九州帝国大学の医師は米兵捕虜を生体解剖し、京都帝国大学出身の軍医、石井四郎は７３１部隊を率いて中国で一体何をしたのか？　アインシュタインはナチスドイツに先んじて原爆の開発を進めるようルーズベルト大統領に進言した。マンハッタン計画が進められ、原子爆弾が広島・長崎の上空で炸裂し、世界は変わってしまった。過去の記憶を忘れる者は過去を繰り返すよう運命づけられている。子曰く、過ちて改めざる、これを過ちと謂う。ある者は言う。科学者は社会の要請に応えねばならぬと。不可也、断じてそうではない！　科学者は現実を観じ、人類の幸福な未来にcommitする。それが科学者の使命ではないか。科学者は時代の理念の高さに生きねばならぬ。

君知るや、アインシュタインのあの晩年の苦悩の表情を。オッペンハイマーの末路を。ラッセル・アインシュタイン宣言の核心を。同宣言は謳う。人間性を心に留め、そしてその他のことを忘れよ。彼ら（政府）に、彼らの間のあらゆる紛争問題の解決のために平和的手段を見い出すよう勧告する。

１９４８年２月、世界科学者連盟は科学者憲章を定めた。To study the underlying causes of war. To aid agencies seeking to prevent war and to build stsble bases for peace. これこそが科学者の責任、人としての世

界に対する責任ではないか。君よ、今こそ我らは、日本の科学者の誓い、日本学術会議声明を、朝日に匂う桜が如く心に蘇らせるのだ。『軍事目的のための科学研究を行わない』そして、『戦争を目的とする科学の研究には絶対従わない』。

軍民両用（デュアルユース）研究とは何か

——科学者の使命と責任について

『学術の動向』第22巻第5号　日本学術協力財団　２０１７年

本稿では、私は医師として、科学者として、また医療における研究開発——医療イノベーション創出の国家事業に深く関わる立場から、軍民両用——デュアルユース研究とは何か、現在、進行中のプロジェクトの実績からいくつか具体例をあげて、科学者の使命と責任に言及し、読者諸氏に安全保障と学術に関し、日本学術会議としてどうすべきか問いたい。

私はつくづく思うのである。今、まさに問われているのは、一体何のために研究を行うのか？　科学とは何か？　科学者のあり方、そして大学のあり方ではないのか？　ここをまず押さえておかねばならない。

本稿では、論点を四つにまとめた（図１）。本日のテーマは決して新たな現実の問題ではなく、例えば中国春秋戦国時代までさかのぼることができる。すでにその時点で論点は出つくしているといってよい。以下、この

1.	科学・技術者国之大事。 死生之地、存亡之道、不可不察也。	倣 孫子
2.	有機械者必有機事。 有機事者必有機心。	荘子
3.	吾盾之堅、莫能陥也。 吾矛之利、於物無不陥也。（矛盾之説）	韓非子
4.	過而不改、是謂過矣。	論語

図１

四つの古典的言明の現在的内容をもって論を進めていく。

①科学・技術者国之大事。死生之地、存亡之道、不可不察也。

これは、孫子の冒頭である、兵は国の大事なり、に倣った。言うまでもなく、兵器・防衛装備はもっぱらその時点の技術に依存する。わが国は科学・技術をもって立国の国是としている。死生の地、存亡の道、察せざるべからざる也、もって銘すべきである。

今、私たちは人類未曽有の科学・技術の革命期に生きている。

医学・医療からみると、これらのテクノロジーすべてが統合されてただならぬスピードでその進歩が加速している（図２）。カーツワイルは２０４５年を人類のsingularityと予想したが、私はもっと早くに、人が人を超える、機械が人を超える、そんな時代に入ると予測する。

全地球を覆い猛烈な勢いで進行するインターネット――社会革命は深刻な哲学・思想革命を引き起こしつつある。

折しも政府は平成25年日本再興戦略[1]（図３）をまとめ、健康寿命延伸を一つの柱と位置づけ、その実現のために日本版ＮＩＨ、日本医療研究開発機構ＡＭＥＤ[2]を創設、平成27年4月より稼働している。図４は

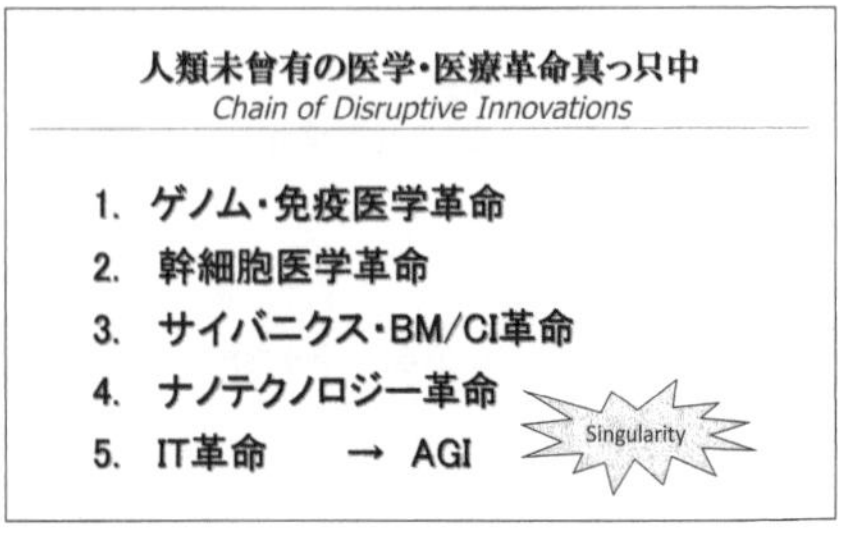
人類未曽有の医学・医療革命真っ只中
Chain of Disruptive Innovations
1. ゲノム・免疫医学革命
2. 幹細胞医学革命
3. サイバニクス・BM/CI革命
4. ナノテクノロジー革命
5. IT革命 → AGI
Singularity

図2

日本再興戦略
-JAPAN is BACK-
平成25 年6月14 日

目 次

＜日本再興戦略より抜粋＞

○医薬品・医療機器開発、再生医療研究を加速させる規制・制度改革　P.64
（中略）
・「日本版 NIH」の創設に向けた検討とも整合した形で、臨床研究中核病院等を中核的な医療機関として医療法に位置付ける他、必要に応じて所要の措置を講じ、高度な専門家と十分な体制を有する中央治験審査委員会及び中央倫理審査委員会の整備、ARO（多施設共同研究を始めとする臨床研究・治験を実施・支援する機関）構築により、ニーズを踏まえた、高度かつ専門的な臨床研究や治験の実施体制を整備する。

図 3

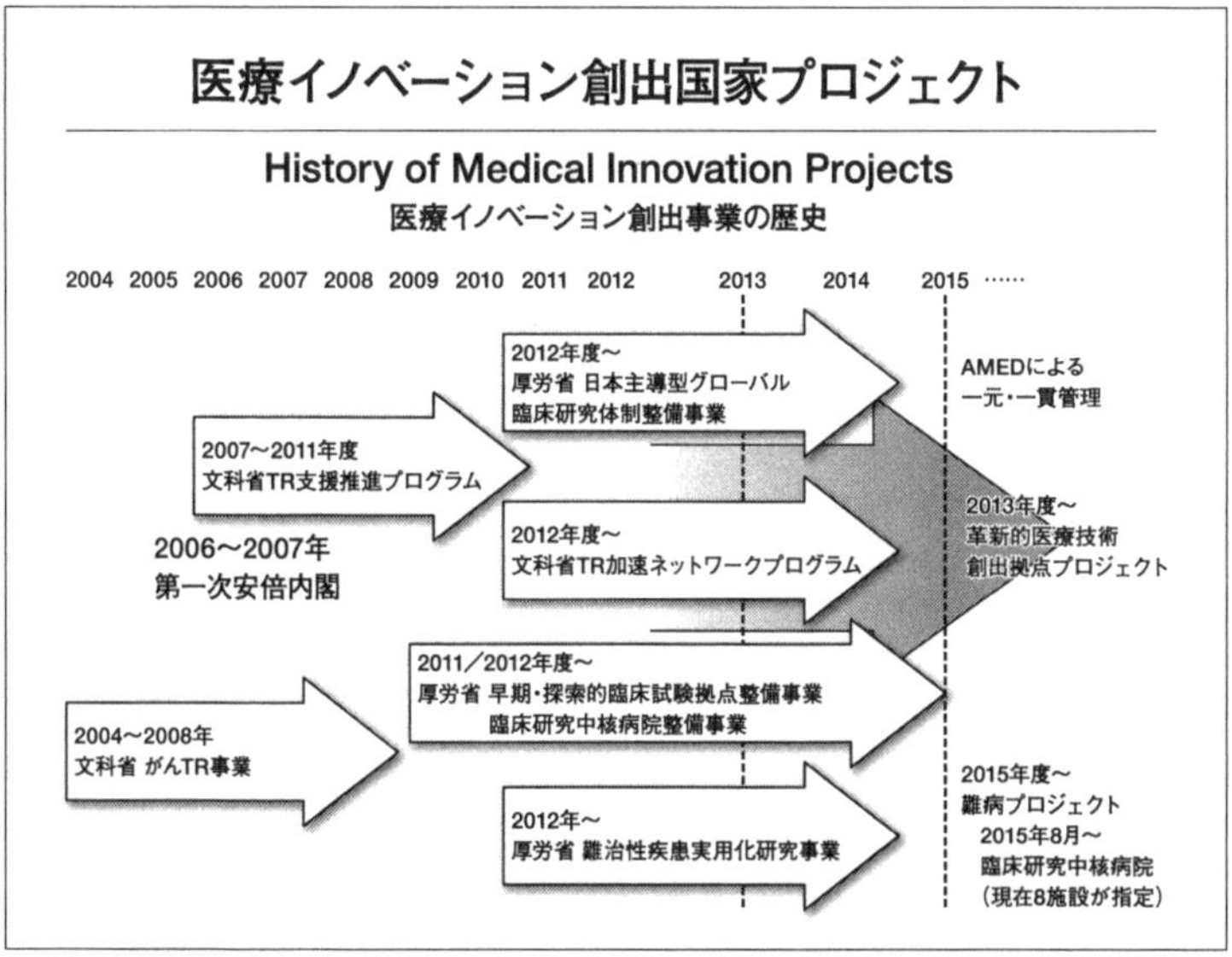

図 4

ＡＭＥＤの医療イノベーション創出事業、すなわち基礎研究の成果を臨床に応用、実用化する国家プロジェクトである。具体的には新しい医薬品、医療機器を開発して患者さんの元に届ける国の事業である。言い換えれば、イノベーションによって、活力ある健康長寿社会を実現せんとするものである。本プログラムにおいて初めてプロジェクトマネジメントＰＤＣＡを厳格に適用した。すなわち科学・技術研究に明確な目標を設定した上でマイルストン管理をして達成を評価する、経営学のイロハを適用したのである。

その効果はてきめんである。図５に示す如く、これまでの10年間で薬事承認ないし認証23件を達成できた。いかなる企業もこのようなスピードで医療製品を開発上市することはできない。難病克服プロジェクトにあっては4年たらずの間で3件承認をとったのである。アカデミアの潜在的開発能力は今や製薬・医療機器メーカーを凌駕している。

２０１６年2月10日に厚生労働省より発表された先駆け審査指定[3]5品目、すなわち厚生労働省の認めた画期的製品である（図６）。すべてアカデミア発である。驚異的な再生医療製品が早ければ年内に承認されると予想される。これによって脊髄損傷で寝たきりになる人は激減するだろう。

今や私たちはこのアカデミア発の医療イノベーションによって重大ないくつかの疾病を克服する時代に入ったのである。寝たきり0、百歳現役という現実はもうそこまで来ている（図７）。

革新的医療技術創出拠点プロジェクト
製造販売承認・認証取得リスト（H19年8月～H28年8月1日）

	拠点名	名称	新規・改良	承認・認証	承認・認証日
1	北海道臨床開発機構	内視鏡手術ナビゲーター	改良	承認	平成 24 年 3 月 5 日
2	北海道臨床開発機構	金マーカ刺入キット	改良	承認	平成 24 年 4 月 26 日
3	北海道臨床開発機構	X 線治療装置用動体追跡装置	改良	承認	平成 25 年 3 月 22 日
4	北海道臨床開発機構	動体追跡陽子線治療装置	改良	承認	平成 26 年 8 月 14 日
5	北海道臨床開発機構	コーンビーム CT 拡張機能	改良	承認	平成 27 年 3 月 30 日
6	北海道臨床開発機構	ドッピー	改良	認証	平成 27 年 7 月 16 日
7	北海道臨床開発機構	短飛程治療用器具	改良	認証	平成 27 年 9 月 17 日
8	東北大学	歯科切削加工用レジンディスク	改良	認証	平成 27 年 2 月 27 日
9	東京大学	オノアクト®	改良	承認	平成 25 年 11 月 22 日
10	東京大学	小児用補助人工心臓	改良	承認	平成 27 年 6 月 18 日
11	国立がん研究センター	LASEREO	改良	認証	平成 24 年 4 月 26 日
12	名古屋大学	手術ロボット支援システム	改良	承認	平成 27 年 6 月 19 日
13	京都大学	レプチン	新規	承認	平成 25 年 3 月 25 日
14	京都大学	レザフィリン	改良	承認	平成 27 年 5 月 26 日
15	京都大学	PD レーザ	改良	承認	平成 27 年 5 月 26 日
16	京都大学	食道癌 PDT 専用プローブ	改良	認証	平成 27 年 5 月 26 日
17	京都大学	サンコン Kyoto-CS	新規	認証	平成 28 年 2 月 15 日
18	大阪大学	上肢カッティングガイド	改良	認証	平成 25 年 6 月 21 日
19	大阪大学	上肢カスタムメイドプレート	改良	承認	平成 26 年 2 月 28 日
20	大阪大学	筋芽細胞シート	新規	承認	平成 27 年 9 月 18 日
21	国立循環器病センター	術野カメラ	改良	認証	平成 25 年 12 月 18 日

未	名古屋大学	NUU デバイス	改良	認証	平成 27 年 3 月 17 日
未	京都大学	リアルタイム臓器投影システム	改良	認証	平成 28 年 3 月 29 日

図 5

【先駆け審査】 医療機器・再生医療等製品の指定 5品目

厚生労働省 2016年2月10日発表
http://www.mhlw.go.jp/stf/houdou/0000111934.html

- *Disruptive Innovations* -

すべてアカデミア発

		品目名	対象疾患	発明者	事業名	引受企業
医療機器	1	チタンブリッジ(甲状軟骨形成術2型)	内転型痙攣性発声障害	京都大学名誉教授 一色 信彦教授	難病プロジェクト	ノーベルファーマ㈱
	2	癒着防止 吸収性バリア	トレハロース注入による臓器や腹膜の術後癒着の低減	東京大学・大学院工学系研究科バイオエンジニアリング専攻 鄭 雄一教授	橋渡しⅠ期プロジェクト	㈱大塚製薬工場
再生医療等製品	3	STR01 (自家骨髄 間葉系幹細胞)	脊髄損傷	札幌医科大学・医学部附属フロンティア医学研究所・神経再生医療学部門 本望 修教授	橋渡しⅠ期～Ⅱ期プロジェクト	ニプロ㈱
	4	G47 Δ (遺伝子組み換えヘルペスウィルス)	悪性脳腫瘍 (神経膠腫)	東京大学・医科学研究所・先端がん治療分野 藤堂 具紀教授	がん TR ～橋渡しⅡ期プロジェクト	第一三共㈱
	5	自家心臓内 幹細胞	小児先天性心疾患(機能的単心室症)	岡山大学病院・新医療研究開発センター再生医療部 王 英正教授	京大流動プロジェクト～橋渡しⅡ期プロジェクト	㈱日本再生医療

図6

今後5年以内に実現可能なこと

日本再興戦略
二. 戦略市場創造プラン ……………………57
テーマ1：国民の「健康寿命」の延伸 ………………59
①効果的な予防サービスや健康管理の充実により、健やかに生活し、老いることができる社会
②医療関連産業の活性化により、必要な世界最先端の医療等が受けられる社会
③病気やけがをしても、良質な医療・介護へのアクセスにより、早く社会に復帰できる社会

- 脊損による車椅子生活、寝たきり生活を限りなく「0」に近づけること
- 脳梗塞による寝たきり生活、要介護状態を限りなく「0」に近づけること
- 重症下肢虚血による下肢切断を限りなく「0」に近づけること
- その他 Much more… ➡ 百歳現役社会へ

但し、適切な医療政策と適切な投資によって

図7

②有機械者必有機事。有機事者必有機心。

荘子である。機械有る者は、必ず機事有り。機事有る者は、必ず機心有り。道具や機械があればそれを使いたくなる、兵器があれば使いたくなる。

大学発シーズの中から革命的イノベーションが次々と生まれている。図8に示すように、そのうちいくつかは軍事利用可能技術あるいは重要な軍需物資となるものである。

さて、そのうちの一つ、有名なロボットスーツHALはそもそも難病中の難病、筋萎縮性側索硬化症ALS（ホーキング博士を頭に浮かべていただきたい）をはじめとする神経変性疾患の患者さんの運動機能回復に著しい効果がある。これは筑波大学の山海嘉之教授の発明であり、神経科学の革命である（図9）。これがなぜ、軍民両用技術か。実は、健常人に適用した場合、超人的な運動能力を発揮するのである。たとえばこれを装着して鉄道レールさえ持ち上げることが可能になる。この技術を支えるサイバニクス理論はサイボーグ開発の根幹となるものなのだ。なお、本製品はすでにドイツでは労災保険適用となっている。今一つ、例を示す。東北大学の木村芳孝教授が発明された胎児の心電図計測システムである（図10）。胎児の心電図をとることはずっと不可能とさ

医療イノベーション成果

軍事利用可能技術ならびに軍需物資となり得るもの

1. ロボットスーツHAL …承認済、市販
2. 胎児心電図 …承認申請中
3. マラリアワクチン …治験中
4. 鼓膜再生 …承認申請準備中
5. 神経再生 …承認申請準備中

... and much more

図8

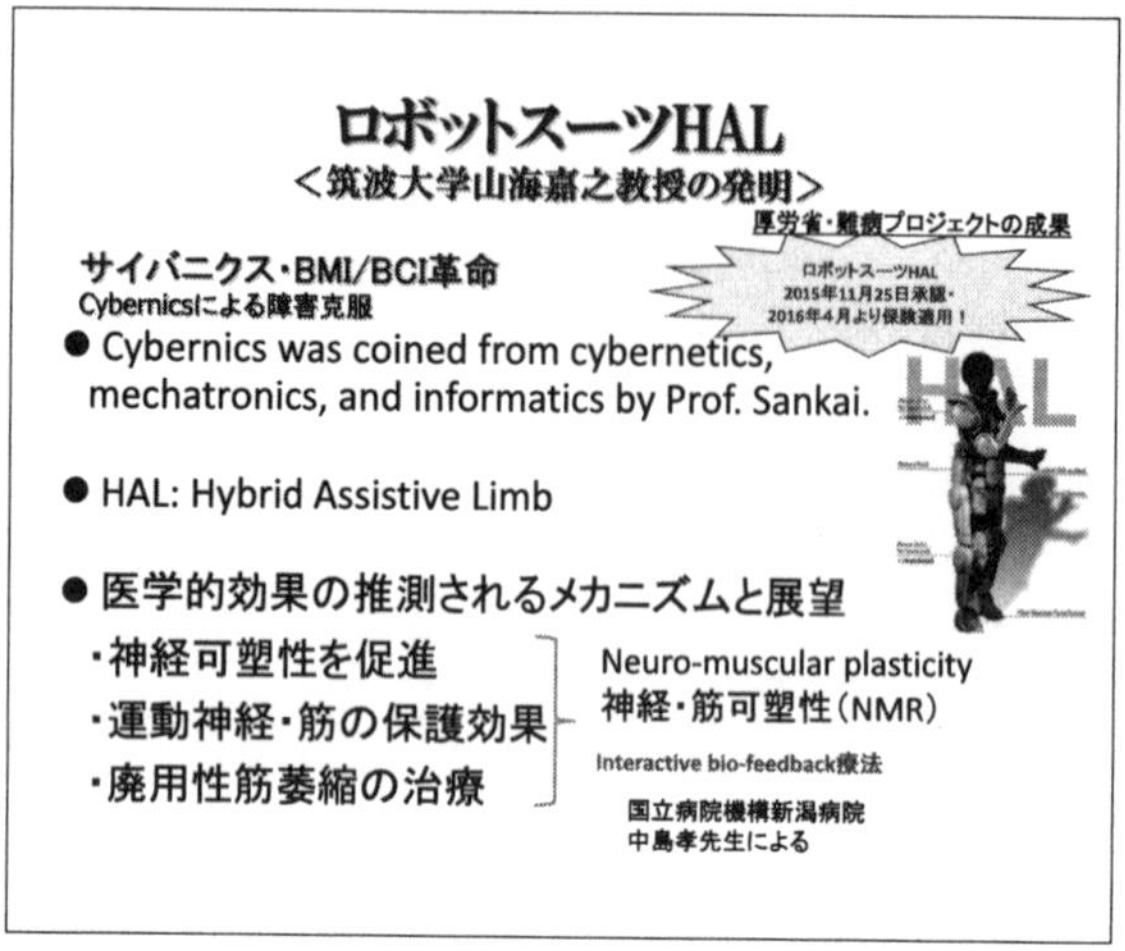
ロボットスーツHAL
＜筑波大学山海嘉之教授の発明＞
厚労省・難病プロジェクトの成果
ロボットスーツHAL
2015年11月25日承認・
2016年4月より保険適用！
サイバニクス・BMI/BCI革命
Cybernicsによる障害克服
● Cybernics was coined from cybernetics, mechatronics, and informatics by Prof. Sankai.
● HAL: Hybrid Assistive Limb
● 医学的効果の推測されるメカニズムと展望
・神経可塑性を促進
・運動神経・筋の保護効果
・廃用性筋萎縮の治療
Neuro-muscular plasticity
神経・筋可塑性（NMR）
Interactive bio-feedback療法
国立病院機構新潟病院
中島孝先生による

図 9

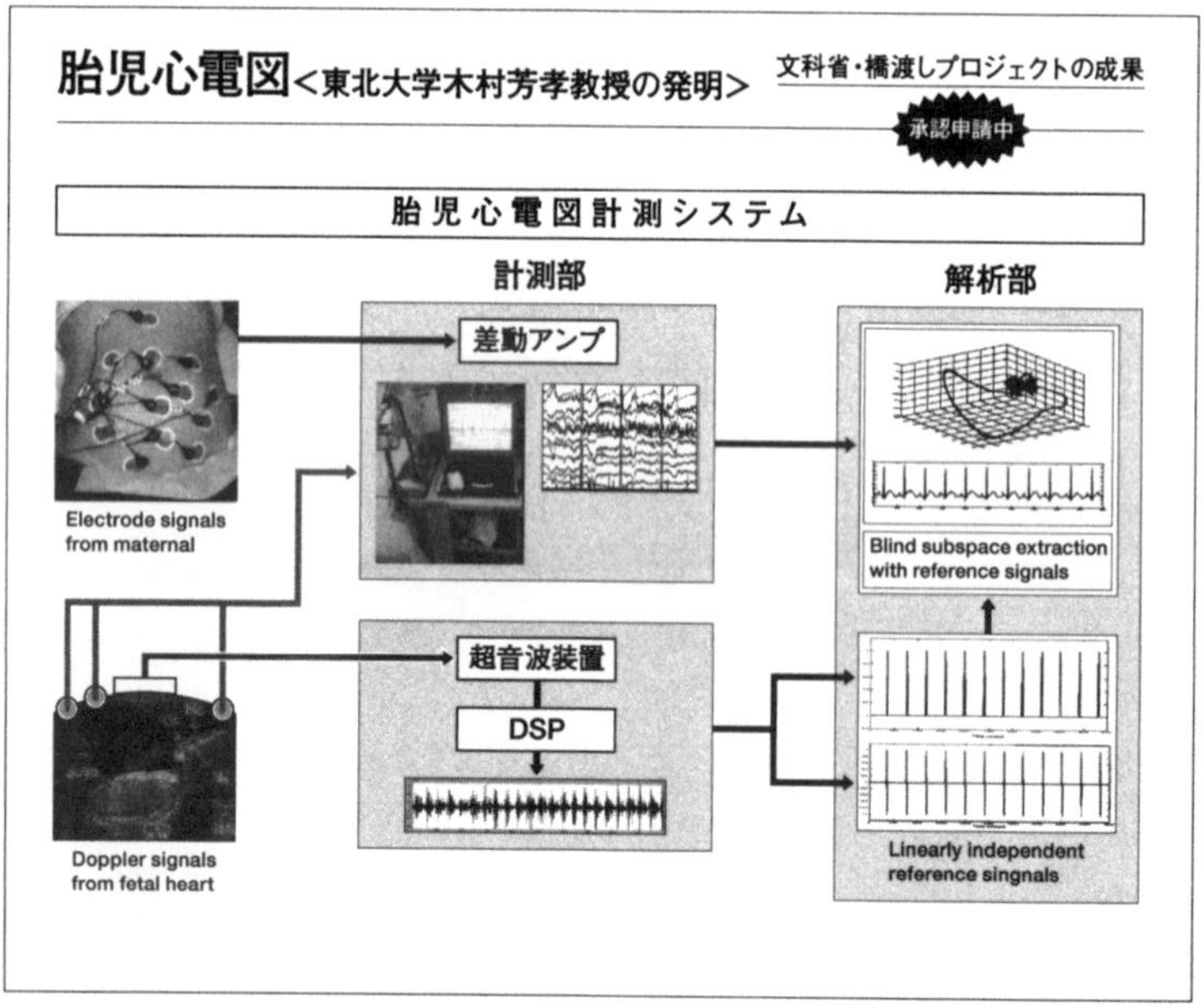
胎児心電図＜東北大学木村芳孝教授の発明＞
文科省・橋渡しプロジェクトの成果
承認申請中
胎児心電図計測システム
計測部
解析部
差動アンプ
Electrode signals from maternal
超音波装置
DSP
Doppler signals from fetal heart
Blind subspace extraction with reference signals
Linearly independent reference singnals

図 10

れてきた。母体の心電図、そして腹壁の筋電図、胎児の運動による電位変化、すべてが混ざってしまう。つまり、胎児心電図をとるということは著しいノイズの中から特定の微弱な信号をとり出すという問題である。

　これらはもともと純粋な民生用、医療技術であり、開発者には毛頭、軍民両用という意識などはなかったのである。ちなみにそれぞれの基本特許はすでに公開されており、また各国で成立している。

　すべての特許は公開。これは日本の常識、ところが別の世界がある。読者は米国政府の秘密命令を知っているだろうか（図11）。米国特許庁はすべての出願に対して国家安全保障（national security）の観点からスクリーニングする。秘密命令が出された出願は、公開されない。ちなみに日本は１９４８年に秘密特許制度は廃止している。また、日米間には防衛特許協定があり、技術が米国から提供された時、かかる特許は秘密保持しなければならない。しかしながら、科学には元来、国境はありえない。科学の世界に国境を作ってはならない。

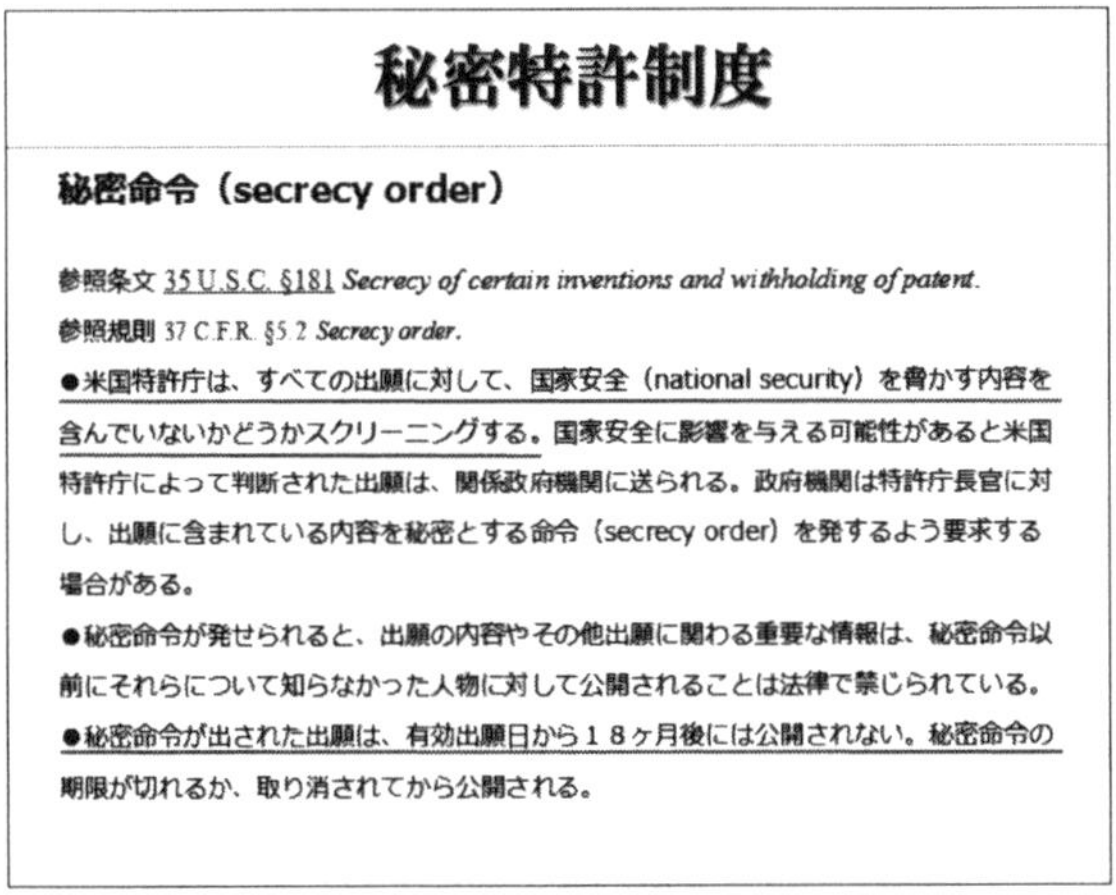
秘密特許制度
秘密命令（secrecy order）
参照条文 35 U.S.C. §181 Secrecy of certain inventions and withholding of patent.
参照規則 37 C.F.R. §5.2 Secrecy order.
●米国特許庁は、すべての出願に対して、国家安全（national security）を脅かす内容を含んでいないかどうかスクリーニングする。国家安全に影響を与える可能性があると米国特許庁によって判断された出願は、関係政府機関に送られる。政府機関は特許庁長官に対し、出願に含まれている内容を秘密とする命令（secrecy order）を発するよう要求する場合がある。
●秘密命令が発せられると、出願の内容やその他出願に関わる重要な情報は、秘密命令以前にそれらについて知らなかった人物に対して公開されることは法律で禁じられている。
●秘密命令が出された出願は、有効出願日から１８ヶ月後には公開されない。秘密命令の期限が切れるか、取り消されてから公開される。
図 11

③吾盾之堅、莫能陥也。吾矛之利、於物無不陥也。

韓非子の矛盾之説である。吾が盾の堅きこと、能く陥《とお》す莫《な》きなり。吾が矛のするどきこと、物に於いて陥《とお》さざる無きなり。前述の如く純粋に民生用として開発された技術の中には即軍事利用可能なものも多く、したがって研究者は自分自身の発見・発明の技術的意味を考え抜く責任がある。

そのような観点から最近大問題となった医学研究の例を示す。図12は米国政府国立保健研究所ＮＩＨによる記事である。[4] ワクチン開発、これを軍事研究という人はいない。鳥インフルエンザワクチンの開発を目標とした、東京大学の河岡義裕教授の論文は出版すべきではないのではないか、という議譲があった。お分かりであろうか？　将来必要となる

H5N1
ワクチンvs猛毒ウイルス

December 20, 2011
NIH News Releases

Press Statement on the NSABB Review of H5N1 Research

The U.S. government remains concerned about the threat of influenza, for the risks it poses seasonally, as well as its potential to cause a pandemic. Our domestic and global influenza surveillance efforts have become increasingly capable, along with expanded vaccine manufacturing capacity and assistance to other countries in their efforts to detect and respond to a pandemic. To enhance the detection of and response to influenza outbreaks, the U.S. government supports a broad range of domestic and global preparedness and response efforts that include research on better diagnostics, vaccines, and therapeutics.

Currently, H5N1 avian influenza virus — the strain commonly referred to as "bird flu" — rarely infects humans and does not spread easily from person to person. However, many scientists and public health officials are concerned that the virus could evolve in nature into a form that is transmissible among humans — an event that could potentially make this deadly virus an extremely serious global public health threat. Thus research on factors that can affect the transmissibility of the H5N1 virus is critically important to international efforts to prepare and prevent threats to public health.

The US National Science Advisory Board for Biosecurity (NSABB) today recommended the publication of two controversial avian flu papers.

In December 2011, the board said that experimental details of the two studies should be redacted from any publications because of concerns that the information could be used in a bioterror attack. The board also feared that publishing the details would prompt more laboratories to work on the viruses, making an accidental release more likely.

Today, after a two-day meeting, the board decided to revise its earlier decision. The NSABB unanimously recommended full publication of one of the two disputed papers, a manuscript submitted to *Nature* by Yoshihiro Kawaoka of the University of Wisconsin-Madison and his colleagues. "We at *Nature* are delighted," says editor-in-chief Philip Campbell. "Subject to any outstanding regulatory or legal issues, we intend to proceed with publication as soon as possible."

But in a 12-to-6 vote, the board advised the publication of only the data, methods and conclusions of a second manuscript, submitted to *Science* by Ron Fouchier of Erasmus Medical Center in Rotterdam, the Netherlands.

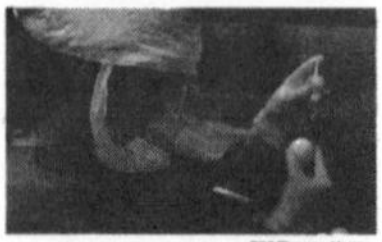
CDC/Taronna Maines

New guidelines aim to prevent concerns about dual use being raised only at the eve of publication.

図12

であろうワクチンを作るために発生しうる猛毒ウイルスをつくる。盾と矛である。

ここで科学と技術の関係をおさらいしたい。俗に科学技術というがこれは日本学術会議で勧告している如く、本来、科学と技術とすべきである。Science and Technology である。科学によって技術が生まれ、技術によって次の科学が生まれる関係にあるが、本来分けて考えねばならない。

森羅万象ものごとのあるがままを究める。これが科学である。例えば$E=mc^2$、これが科学であり、それ自体に善も悪もない。ところが、かく為したい、これは技術である。原爆はその理論から生まれた技術である。そして厄介なことに、その時は良かれと思った技術であっても、後々には人々にとり返しのつかない災厄を引き起こすことがある。この理を人々はよくよく知らねばならない。人間の智慧は未熟なのである（図13、14)。

２０１７年１月19日の朝日新聞には、Ｆ３５は制空戦闘機の最先端、第五世代戦闘機であるが、岩国基地に配備されたとある。ま

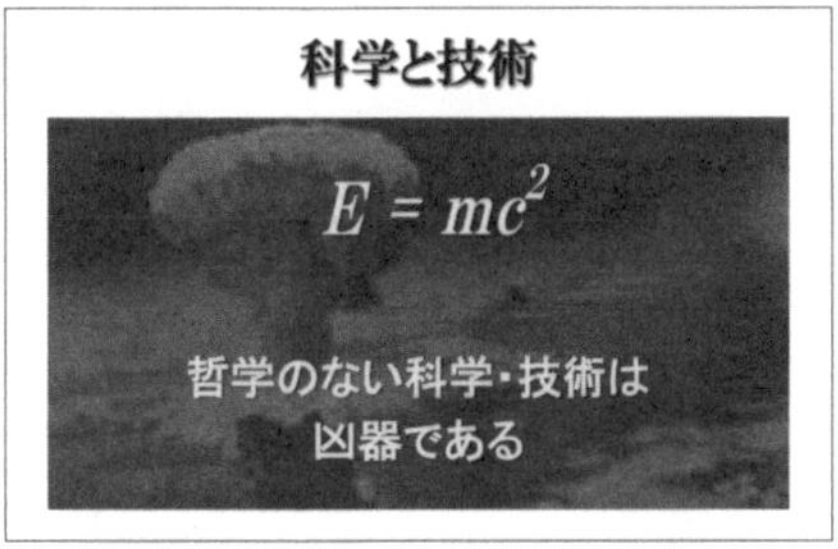

図 13

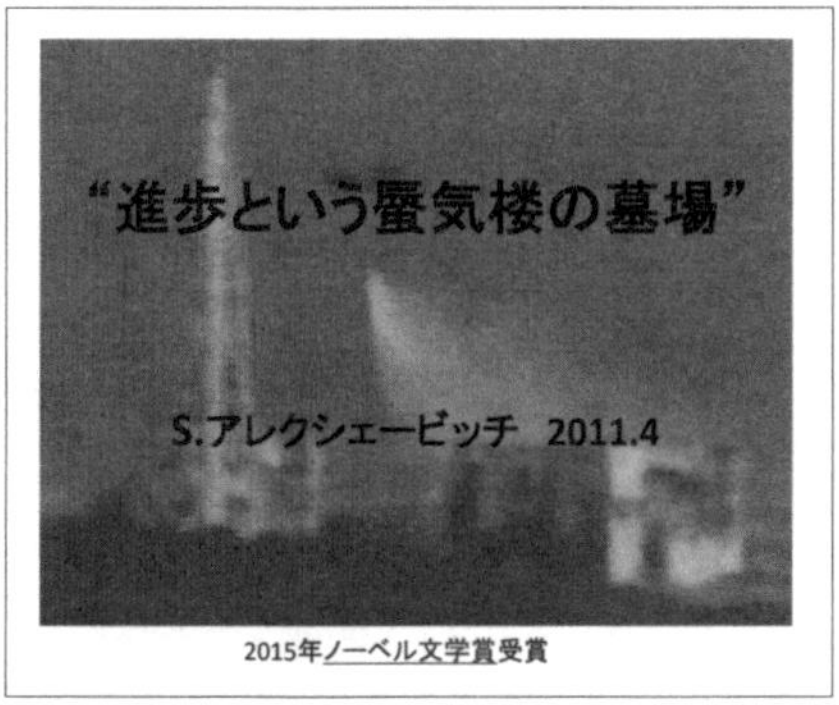
“進歩という蜃気楼の墓場”
S.アレクシェービッチ　2011.4
2015年ノーベル文学賞受賞
図 14

た、ドローン、高高度滞空型無人偵察機「グローバルホーク」の三沢基地への配備が決まっている。一方でわが国は、国産の対潜哨戒機Ｐ１の輸出交渉中である。このようなより高機能の強力な防衛装備の開発は果てしない軍拡競争を招く。これが安全保障のジレンマである。悪循環はたち切らねばならない。いつ？今でしょう！

④過而不改、是謂過矣。

子曰く、過ちて改めず、是を過ちという。今こそ私たちは論語の教えをよくよくかみしめるべきである。

アインシュタインの苦悩をどう受けとめるか。アインシュタインはルーズベルト大統領に進言した。原爆をナチスに先んじて開発すべきであると。そしてその結果、世界は変わってしまった。すべての科学者はこの晩年のアインシュタインの苦悩の表情をしっかりと心に焼き付けるべきではないか（図15）。アインシュタインの終戦後まもない頃の声を聞いてみるとよい。

War is won, but peace is not.

私たちがこの兵器をアメリカとイギリス国民のもとに送り届けたのは、
彼らに全人類の受託者という役割、平和と自由の戦士としての役割を任せたからです。
しかし、今のところ、平和の保障は何も見受けられません。
大西洋憲章が各国に約束したはずの自由は、保障されていません。
戦争には勝ちました。だが、平和は勝ち得ていません。

(1945年12月10日　第5回ノーベル記念日晩餐会でのスピーチ)
出典（音声）：『英語で聴く世界を変えたスピーチ』

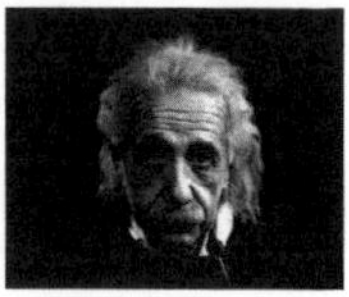

図15　アインシュタインからルーズベルト大統領にあてた手紙

今、われわれ一人一人に、科学者としての責任が問われている。私は問いたい。科学者の責任はただ時代の要請に応えることだろうか。ならば今、戦時の現実にわが身をおいてみるとよい。その時、いったいあなたは科学者として何をするのか？（図16）

ラッセル・アインシュタイン宣言は科学者としての良心、誓いである（図17）。ポイントを読んでみよう。

あなたがたの人間性を心に留め、そしてその他のことを忘れよ……。私たちは彼ら（政府）に、彼らのあいだのあらゆる紛争問題の解決のための平和的な手段をみいだすよう勧告する。

終戦後間もない1948年2月の科学者憲章には、科学者の世界に対する責任が明記されている（図18）。今、私たちはラッセル・アインシュタイン宣言、科学者憲章そして何よりも日本学術会議の「戦争を目的とする科学の研究には絶対従わない決意の声明[5]」、「軍事目的のための科学研究を行わない声明[6]」を、一人一人が朝日に匂う桜の如く心によみがえらせようではないか。

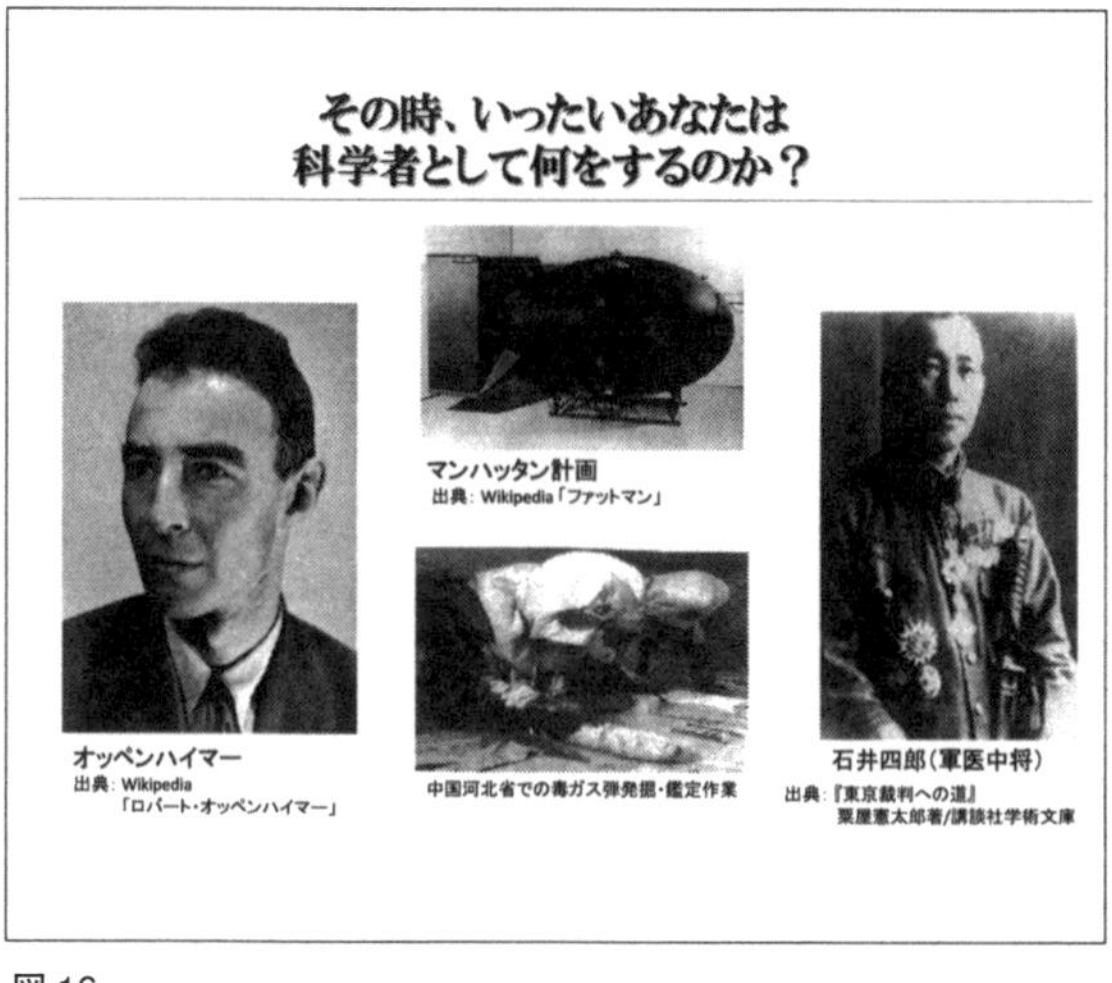

図16

ラッセル・アインシュタイン宣言

私たちのまえには、もし私たちがそれをえらぶならば、幸福と知識と知恵の絶えまない進歩がある。私たちの争いを忘れることができぬからといって、そのかわりに、私たちは死をえらぶのであろうか？ 私たちは、人類として、人類にむかってうったえる——あなたがたの人間性を心にとどめ、そしてその他のことを忘れよ、と。もしそれができるならば、道は新しい楽園へむかってひらけている。もしできないならば、あなたがたの前には全面的な死の危険が横たわっている。

決議

私たちは、この会議を招請し、それを通じて世界の科学者たちおよび一般大衆に、次の決議に署名するようすすめる。

「およそ将来の世界戦争においては必ず核兵器が使用されるであろうし、そしてそのような兵器が人類の存続をおびやかしているという事実からみて、私たちは世界の諸政府に、彼らの目的が世界戦争によっては促進されないことを自覚し、このことを公然とみとめるよう勧告する。したがってまた、私たちは彼らに、彼らのあいだのあらゆる紛争問題の解決のための平和的な手段をみいだすよう勧告する。」

１９５５年７月９日 ロンドンにて

マックス・ボルン教授（ノーベル物理学賞）
P・W・ブリッジマン教授（ノーベル物理学賞）
アルバート・アインシュタイン教授（ノーベル物理学賞）
L・インフェルト教授
F・J・ジョリオ・キュリー教授（ノーベル化学賞）
H・J・ムラー教授（ノーベル生理学・医学賞）
ライナス・ポーリング教授（ノーベル化学賞）
C・F・パウエル教授（ノーベル物理学賞）
J・ロートブラット教授
バートランド・ラッセル卿（ノーベル文学賞）
湯川秀樹教授（ノーベル物理学賞）

図 17

CHARTER FOR SCIENTIFIC WORKERS

The World Federation of Scientific Workers (WFSW)

Adopted by the WFSW General Assembly in February, 1948

1. RESPONSIBILITIES OF, SCIENTIFIC WORKERS

The profession of science, due to the special importance of the consequences of its good or bad use, carries with it special responsibilities over and above those of the ordinary duties of citizenship. In particular, the scientific worker, because he has or can easily acquire knowledge inaccessible to the public, must do his utmost to ensure that that knowledge is employed for good.

These responsibilities, which fall upon scientists either individually or collectively, can be summarised as follows:

....

1.3 *TO THE WORLD:*
1.31 To maintain the international character of science.
1.32 To study the underlying causes of war.
1.33 To aid agencies seeking to prevent war and to build stable bases for peace
1.34 To work against diversion of scientific effort to war preparations: in particular to the use of science in providing methods of mass destruction.
1.35 To resist movements inspired by anti-scientific ideas such as irrationalism, mystical intuition, racial inequality and the glorification of force.

図 18

歴史から学ばぬ者に未来はない。過去を記憶できない者は、過去を繰り返すよう運命づけられている。哲学者サンターヤナの言葉である（図19）。

今、未曽有の科学・技術革命期にわれわれは生きている。第四次産業革命である。われわれは思想・哲学の大転換点に立っている。すべての科学者はその使命と責任に目覚めねばならない。――人間性を心に留め、そしてその他のことを忘れよ。

デュアルユース、何と邪悪なおぞましい策謀だろうか。私たち科学者は未来にcommitしている、人類の未来に重い責任がある。全世界の科学者は団結し、そのような軍事関連研究には一切関わらないということをここにあらためて誓おう。ラッセル・アインシュタイン宣言、そして日本学術会議の「戦争を目的とする科学の研究には絶対従わない決意の声明」、「軍事目的のための科学研究を行わない声明」を再確認し、全世界に徹底普及する運動を日本学術会議が率先垂範、主導しようではないか。

今、ここに私はそれを提案する（図20）。

スペインの偉大な哲学者、オルテガの言葉でもって締めくくりたい（図21）。

大学は科学によって生きねばならない。科学は大学の魂である。……人は、時代の高さに、なかんずく、時代の理念の高さに生きなければならない。

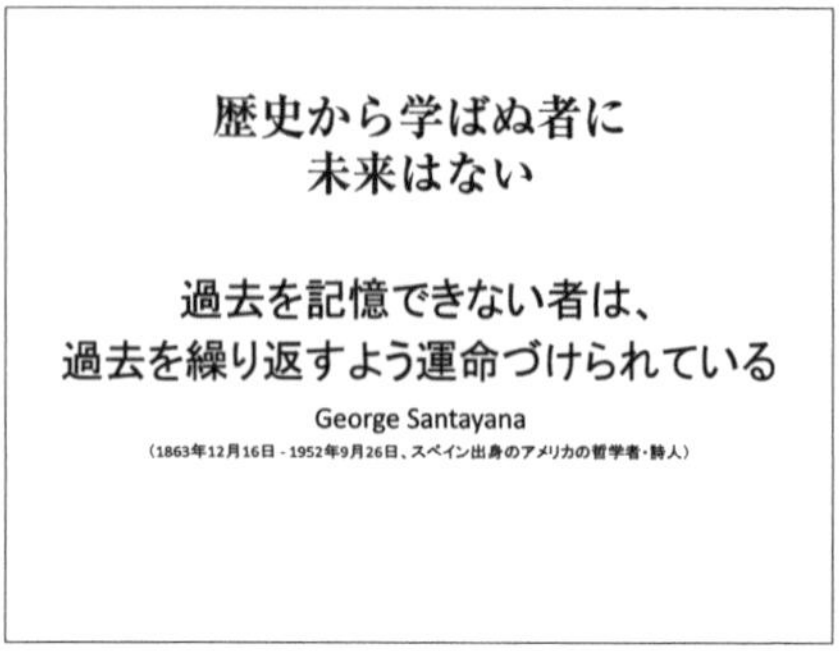
歴史から学ばぬ者に
未来はない
過去を記憶できない者は、
過去を繰り返すよう運命づけられている
George Santayana
（1863年12月16日 - 1952年9月26日、スペイン出身のアメリカの哲学者・詩人）

図 19

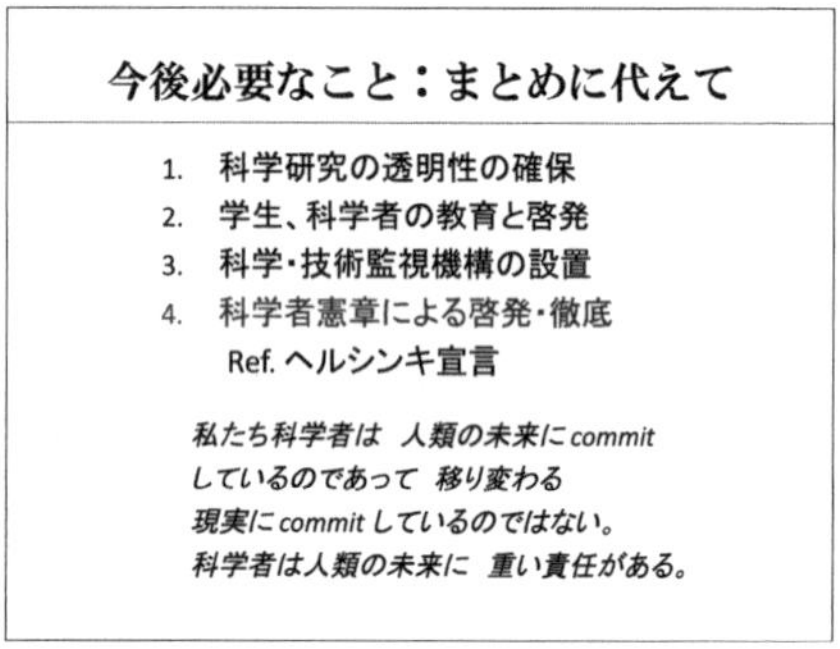

今後必要なこと：まとめに代えて
1. 科学研究の透明性の確保
2. 学生、科学者の教育と啓発
3. 科学・技術監視機構の設置
4. 科学者憲章による啓発・徹底
Ref. ヘルシンキ宣言

しているのであって 移り変わる

図 20

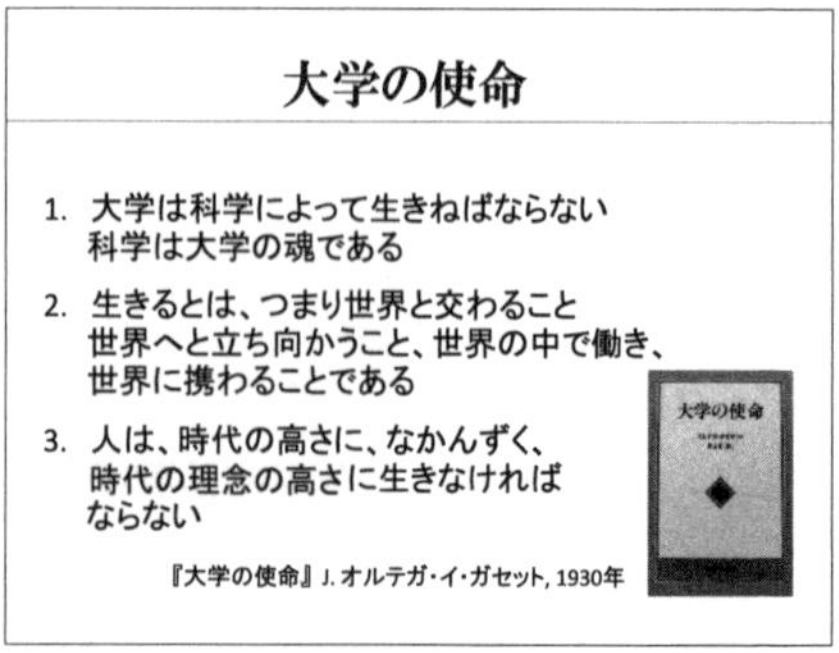

大学の使命

2. 生きるとは、つまり世界と交わること
世界へと立ち向かうこと、世界の中で働き、
世界に携わることである

大学の使命
『大学の使命』J. オルテガ・イ・ガセット, 1930年

図 21

❖注

1 平成25年日本再興戦略
http://www.kantei.go.jp/jp/singi/keizaisaisei/pdf/saikou_jpn.pdf

2 日本医療研究開発機構ＡＭＥＤ
http://www.amed.go.jp/

3 厚生労働省先駆け審査指定制度

http://www.mhlw.go.jp/seisakunitsuite/bunya/kenkou_iryou/iyakuhin/topics/tp150514-01.html

4 東京大学医科学研究所の河岡義裕教授の鳥インフルエンザ感染解明論文に関する記事
https://www.nih.gov/news-events/news-releases/press-statement-nsabb-review-h5n1-research

5 戦争を目的とする科学の研究には絶対従わない決意の声明
http://www.scj.go.jp/ja/info/kohyo/01/01-49-s.pdf

6 軍事目的のための科学研究を行わない声明
http://www.scj.go.jp/ja/info/kohyo/04/07-29.pdf

憲法70年　変容の足音　軍事研究
戦争への歯車回すな

神戸新聞2017年5月5日

『とうとう日本政府が〝不戦の誓い〟を破った』

2015年師走。先端医療振興財団（神戸市）の臨床研究情報センター長、福島雅典（68）は、間近に迫った新年を祝う気にはなれなかった。年賀状に代えて「忘れまじ不戦の誓」と題したメッセージを送った。

その年、安全保障関連法が成立。集団的自衛権の行使が可能になった。メッセージには日本国憲法の前文を引用した。『政府の行為によって再び戦争の惨禍が起ることのないよう』。戦後、平和国家として歩んできた日本の変容を訴えた。

「戦争への歯車」が回り始めたと感じた福島は、結びに記した。

『すっかりいつか来た道に戻ってしまった』

今年2月、福島は、東京で開かれたシンポジウムの演壇に立った。主催は、日本の科学者を代表する組織「日本学術会議」。戦争に協力した反省を踏まえ、50年前に誓った「軍事研究をしない」という声明の見直しがテーマだった。軍事応用可能な研究に資金を出す防衛省の公募制度が、15年度に始まったことが背景にあった。

「哲学のない科学、技術は凶器だ」。福島は、科学者の協力が戦争をより悲惨にし、より高度化させてきた点を指摘した。

福島がトップを務める同センターは、神戸医療産業都市構想に基づき、基礎研究から臨床応用への橋渡し研究を後押しする情報拠点。大学での民生用の研究さえ軍事への応用は可能だ。医師、科学者として、戦時の人体実験など戦争協力を二度と許さないという信念を心に刻む。

同会議が新たに出した声明は、過去の声明を「継承」し、大学などに研究の適正さを審査する仕組みづくりを求めた。

福島は納得がいかない。

「アリの穴どころじゃない。大穴が開いた。軍事関連研究には、手を染めないことを誓うべきだ」

憲法施行70年を迎えた今月3日。「2020年に新たな憲法を施行させたい」。安倍晋三首相の発言は改憲へ大きく踏み込んだ。

国民の「知る権利」などを制約する恐れが指摘される特定秘密保護法。武器輸出三原則に基づく禁輸政策を見直した防衛装備移転三原則。そして安保関連法……。

安倍政権は次々と成立させてきた。

「共謀罪」の趣旨を盛り込んだ組織犯罪処罰法改正案も審議中だ。次は、軍事研究への大学の動員だと、福島は読む。

歯車は回る。

「戦前、軍が勝手に独走したのではない。当時の民主政治の限界だった」

そう指摘する福島は、今再び問う。

「また独走を許すのか」

（段　貴則）

「戦える国」に変質　言わねばならないこと
9条と自衛隊　矛盾をバネに

東京新聞2017年7月30日

憲法の前文と九条は戦後七十二年、朝鮮戦争で機雷除去にかかわった日本特別掃海隊の一人を除き、戦死者を出さなかったわが日本国の誇りで財産だ。しかし、安倍晋三首相は二〇二〇年までに改憲し、九条に自衛隊の存在を明記した条文を追加する考えを打ち出した。

事実上の軍隊である自衛隊を明記すると、国に憲法上の義務が生ずる。すなわち、国は紛争を抑止するに足る兵力と装備に責任を持たねばならない。自衛隊はすでに集団的自衛と称し、海外で米軍と行動を共にしている。九条に自衛隊を明記することで、この先、どれだけの兵力・装備が要るようになるのだろうか。そもそも自衛隊の人員は足りるのか。それどころか、志願者はほとんどいなくなることが想定される。

となれば、憲法一三条の「公共の福祉」に基づいて国民に応分の負担が求められることになるだろう。徴兵制だ。高等教育までの無償化を憲法に盛り込むこととセットで考えれば、自衛隊員として国を守るのは国民の当然の義務になる。

政府は集団的自衛権の行使を可能にし、武器輸出も解禁。特定秘密保護法に加え「共謀罪」法を成立させ、恣意《しい》的な捜査を可能にして治安維持を図ろうとしている。軍民両用研究という名の下に武器開発に大学を動員し始めた。残るは徴兵制だけだ。こうして官産軍学複合体ができあがる。

憲法前文と九条は高き理念であるがゆえに価値がある。この理念を失った瞬間に日本は大きく変質する。九条と自衛隊との矛盾をどうすべきか、護憲派は悩んでいるが、矛盾があるからこそ、政府は平和のための絶え間ない努力を続けねばならない。この矛盾をバネに世界に実効性ある平和的手段を提案、実践し続けることこそ、日本がすべきことだ。

臨床研究情報センター創立14年　ご挨拶

『TRI Annual Report 2016』　臨床研究情報センター　２０１６年

臨床研究情報センター（ＴＲＩ）が神戸市と文部科学省によって設立され、本格稼働してから14年目を迎えました。その間に３２４件の臨床研究・臨床試験、医師主導治験を支援するとともに、文部科学省の「がんＴＲ事業」（２００４〜２００８年度）、「橋渡し研究支援推進プログラム」（２００７〜２０１１年度）、更に「橋渡し研究加速ネットワークプログラム」（２０１２〜２０１６年度）を通じて、我が国のトランスレーショナルリサーチを支援・推進するための基盤整備に一貫して取り組んできました。

２０１３年度からはこれら事業に、厚生労働省の「早期・探索的臨床試験拠点整備事業」「臨床研究中核病院整備事業」「日本主導型グローバル臨床研究体制整備事業」が加わり、２０１５年度国立研究開発法人日本医療研究開発機構（ＡＭＥＤ）の発足に伴って「革新的医療技術創出拠点プロジェクト」として運営されています。

同事業で支援された14拠点は確実に整備を進め、我が国のＡＲＯ（Academic Research Organization）拠点として、またＡＲＯネットワークとしてほぼ完成されました。

ＴＲＩはサポート機関として、２００７年より一貫して強力なＰＤＣＡマネジメントを行い、２０１６

年8月までの実績として全拠点のシーズにおいて、薬機法下での承認・認証は21製品を数えるに至りました。

更に２０１６年2月10日の厚生労働省先駆け審査指定制度下での先駆け指定案件は、全てアカデミア発の5案件であり、うち4件の医療機器並びに再生医療製品等は、私どもＴＲＩが当初から強力に支援を提供してきた案件でした。これは我が国アカデミアの誇るべき成果であるとともにＴＲＩ開設14年間の実績を示すものであり、厚生労働省が画期的な医薬品、医療機器として認め優先的な審査を約束したシーズは、disruptive innovation を実現するものとして、診療のみならず今後の研究開発にも大きなインパクトを与えると考えています。

私どもＴＲＩがサポート機関として把握しているアカデミアのＲ＆Ｄパイプラインは既に９４０シーズを超え、治験開始数は１２０件以上におよびます。これら拠点のＲ＆Ｄパイプラインの確立は、今後の我が国のライフサイエンス研究開発の枢軸となるものです。

アカデミアでは日夜、患者さんを目の前にしてベッドサイドから課題を発掘し、臨床的・科学的洞察を深め、Bench（ラボ）で実験を重ね、そしてBed（臨床）へのトランスレーションを行うわけで、ビッグファーマのようにひたすらブロックバスターの開発を目指すものではなく、希少・難病も含めてすべての患者さんの問題を解決できる発明の実用化を目指しています。しかしながら開発を進めてゆく結果、ブロックバスター級の発明もまちがいなく産まれています。この成果を国民のみなさまにできる限り早く還元してゆくことこそが私どもの使命です。

基礎研究から開発を進める一方、ＴＲＩは Global ARO Network の構築に向けて活動を強化しています。２０１６年５月に 2nd Taiwan-Japan ARO Workshop を開催し、８月に ASIA ARO Network Workshop を開催しました。アジアにおけるＡＲＯネットワークを確立するとともに、次のステップとして、Global ARO Network 構築に向けた合意を得て、ＣＤＩＳＣ実装による標準化、データセンター標準化による Harmonization に向けて具体的作業を開始しました。そして２０１７年３月には 1st Global ARO Network Workshop を開催し、日本、アジア、米国、欧州による臨床開発基盤形成を進めることを申し合わせました。アカデミアシーズの国際展開、グローバル同時承認に向けた加速が期待できるものと確信いたしております。

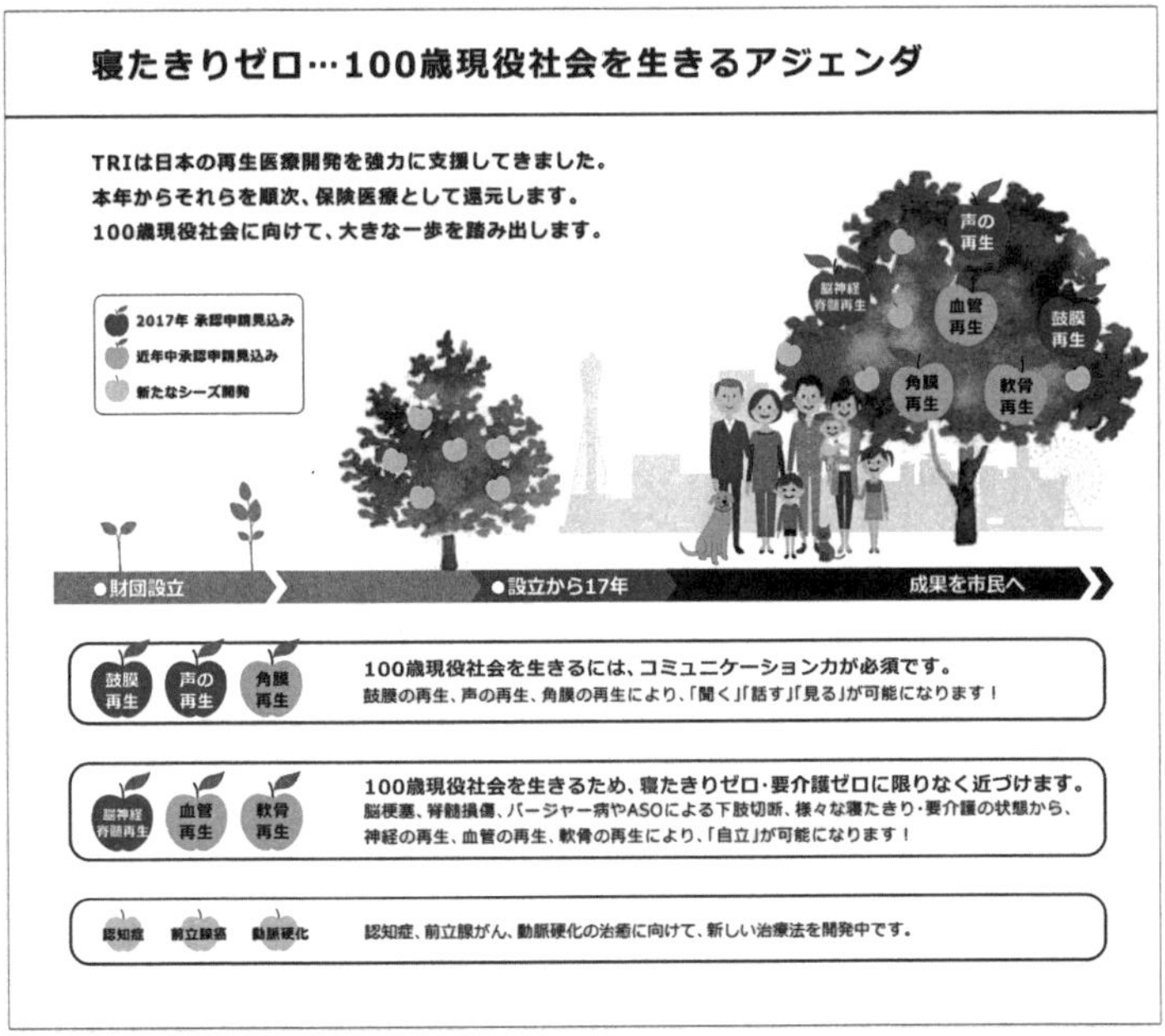

寝たきりゼロ…100歳現役社会を生きるアジェンダ
TRIは日本の再生医療開発を強力に支援してきました。
本年からそれらを順次、保険医療として還元します。
100歳現役社会に向けて、大きな一歩を踏み出します。
2017年 承認申請見込み
近年中承認申請見込み
新たなシーズ開発
声の再生
脳神経脊髄再生
血管再生
鼓膜再生
角膜再生
軟骨再生
●財団設立
●設立から17年
成果を市民へ
鼓膜再生
声の再生
角膜再生
100歳現役社会を生きるには、コミュニケーション力が必須です。
鼓膜の再生、声の再生、角膜の再生により、「聞く」「話す」「見る」が可能になります！
脳神経脊髄再生
血管再生
軟骨再生
100歳現役社会を生きるため、寝たきりゼロ・要介護ゼロに限りなく近づけます。
脳梗塞、脊髄損傷、バージャー病やASOによる下肢切断、様々な寝たきり・要介護の状態から、
神経の再生、血管の再生、軟骨の再生により、「自立」が可能になります！
認知症
前立腺癌
動脈硬化
認知症、前立腺がん、動脈硬化の治癒に向けて、新しい治療法を開発中です。

ＴＲＩは来る設立15周年に向けて、開発戦略を更に強化していきます。またその強化を担う日本のアカデミア発のinnovationによって、全く治療方法のなかった様々な疾患に対して私たちは新しいパラダイムで挑むことにより、脊髄損傷、脳梗塞、バージャー病やＡＳＯによる下肢切断、スティーヴンス・ジョンソン症候群による失明等々を克服できる時代を迎えました。

この動きを、我が国のみならずアジア、米国、欧州との確固たるネットワークの形成を通じて科学・技術革命を強力に推進して、あらゆる疾病克服に向けて職員一同更なる努力を惜しまないことをお約束する所存です。みなさま方にはご指導ご鞭撻のほどよろしくお願い致します。

科学のパラダイムと教育、そして新しい時代の医療

ＡＭＥＤへの提出文書　２０１７年9月11日

科学のパラダイムについて

いずれの場面でしたか、私はデカルト・ニュートンの還元主義的、機械論的な科学のパラダイムの限界と新しいパラダイム、例えば、物理学的においてはアインシュタインの相対性理論とボーアたちの量子論、別の言葉で言えば、相対的、相補的、確率論的に現象を理解するという全く別のパラダイムについて言及しました。

クロード・ベルナール流の実験医学における決定論的なパラダイムとは異なり、臨床医学のパラダイムは後者に属し、私はこれをフィッシャー・ヘルシンキ宣言のパラダイムと呼んでいます。つまり臨床医学においては、事象を確率論的、推計学的に扱わなければ正しく認識できず、また臨床の現場は過酷な意思決定の世界であって、個人の自己決定権を尊重し、被験者を保護しなければならないという経時的な実践世界です。

以上の科学のパラダイムを十分に理解していないと、認識論的に誤りをおかして、現実を変えていく実

践体系（診断・診療・予防という実地診療）が構築できないということになります。このことはさておき、再生医療に関しても、同様に生物学的にパラダイムを見極めないと研究方法もその適用としての医療行為も間違ってしまいます。従来の分子医学的な、いわゆるメカニズム論ではかくの如きマクロの生命現象は到底説明できるものではありませんし、またｉＰＳ細胞による再生医療について申し上げれば、神経がだめになっているのであれば、神経を作って置き換えればよいという臓器移植と同じような発想ではダメということです。そもそも臓器と組織は生物学的階層は別です。

生物学的理解について

これはゲノム、エピゲノムの変異の問題とは別の次元の基礎生物学的な話です。

実際、組織学を少しでも知っており、生命現象のイメージが生き生きしているなら、神経系においては神経以外に幾つかの種類のグリアのみならず、血管系もあるわけです。血管を構成しているエンドテリアルセル、更にその周囲にあるペリサイト、そしてそれに連結するアストロサイト、そしてアストロサイトに養われるニューロン、更に軸索を司るオリゴデントロサイト、そしてその神経グリアのあらゆる間隙に散らばるミクログリア、他にもまだ同定理解されていないものが幾つかあるに違いないのです。

それらの細胞の極めてダイナミックな成り立ちの中で、初めて神経系を理解することができます。現在ようやく neuro-vascular unit としてこれらを捉えることができるようになってきています。例えば blood brain barrier 一つとっても、極めてダイナミックなものであり、何か物質的な障壁があるわけではありません。

さらにご承知のように厄介と言いますか、驚異的なことに神経はそこら中にシナプスを形成しています。シナプスの形成機構自体がまだわかっていないことが多いとはいえ、非常にダイナミックに細胞の樹状突起にSpineができて、そして神経の突起を呼び込むという具合で、正真正銘様々な電気信号に対応する生命体です。

そして神経伝達に伴ってしょっちゅうできる老廃物は、細胞間の流れに従って、常に排出されていなければなりませんし、細胞のデブリスのようなものはミクログリアやマクロファージがさっさと掃除しているわけです。炎症が起これば活性化されたミクログリアやマクロファージが大掃除に入りますから、シナプスの刈込が起こってしまうこともわかっています。このような生き生きしたダイナミックなイメージがあれば、iPS細胞を神経細胞に分化させて、それを移植すればなんとかなるだろうという幼稚な着想は出てきません。

アルツハイマー病についても然りです。

Aβオリゴマーの毒性で神経が侵されるなら、Aβをやっつければいいという幼稚な反応論的な発想は一切成功しません。Aβを排出する機能が障害されればAβはどんどん溜まりますし、ましてAβに対する抗体で攻撃すれば余計におかしくなることは自明です。

さらにシナプスの形成障害があれば、話になりませんし、そもそもシナプスに電気刺激を送り込む外来の例えば、感覚器や筋肉末梢からの刺激が正しく伝達されていかなければ、これはまた神経の再生もできないわけです。このように生体は multi-dimensional 経時的に細胞間のコミュニケーション、単なる生理電気信号のやりとりというだけではなく、四次元階層的変化と物質の交換を伴って成り立っており、決して反応の集積ではありません。ですから化学反応論的に代謝系やカスケード系を解明しても決して根本的な理解には至らないわけです。まして標的を見い出してそこに作用する何か分子標的薬や抗体を作れば何とかなるというものではありません。このような、言いかえれば、分子薬理学による agonist, antagonist, receptor の概念などでは片付きません。考えてみれば当たり前のことを我々は、再生医療を開発する中でとことん学びました。

また、ロボットスーツＨＡＬが何故効果があるのかも、末梢と中枢神経系のフィードバック機構の中で初めて理解できることです。これらをまとめて Nature の編集長と話をして、OUTLOOK（http://www.nature.com/nature/outlook/regenerative-medicine/pdf/TRi.pdf）と引き続き OUTLINE という特集を組みました。添付の通りです。

（下肢血管：http://www.nature.com/nature/outline/critical-limb-ischanemia/index.html）

（鼓膜：https://www.nature.com/nature/outline/eardrum-regeneration/index.html）

（角膜：http://www.nature.com/nature/outline/corneal-repair/index.html）

この論文には、極めて簡単に述べた再生生物学の理論的な枠組みの一端を提示しております。これはNatureのオリジナル論文ではありませんが、再生医療の理解する枠組みとして重要であり、Natureのエディターも後押ししてくれました。最近では細胞の動きはもちろんのこと、細胞の中でのミトコンドリアのダイナミックな挙動についてもhigh-resolution liveimagingという技術で直視することができます。臓器・組織のそこかしこで起こっている事象を、ライブイメージングでとらえることなしに正確な細胞病理学的な理解も生理学的な理解もできるものではありません。よってこの最先端計測技術の速やかな普及が望まれます。

医療イノベーションを支える教育について

今、科学・技術は間違いなく前代未曽有の革命期にあります。この革命期を日本の科学者が乗り切って、人類の新しい時代の扉を世界の先進的な科学者とともに開くことができるか、今、日本は重大な瀬戸際に差し掛かっています。日本のモノづくり的、技術的な基盤は、明らかに有利な点ですが、いくつかの深刻な問題が立ちはだかっています。しかしそれとて解決不能な問題だとは思いません。現在起こっている革命期について要点をまとめたものですが、添付しておきます。

いくつかの問題というのは、科学の足元にかかる事柄です。

人類の未来を支える若い人たち、子供たちや若者の教育です。日本の教育の仕組みは江戸時代の寺子屋さらには奈良平安期の大学に遡り、日本人は綿々と教育には力を入れてきた民族です。とりわけ明治維新に際して、過酷な革命を乗り切るべく大改革をなし、たしかに成功しました。しかしながらその時のトラウマと言いますか、コンプレックスがとことん脳に刷り込まれて、未だに強迫観念が残っています。それは欧米に対する劣等感とアジア諸国に対する優越感です。これらは直ちに完全に払拭しなければ日本の将来が危ぶまれます。

最近発表されたNature Index Innovation 2017を見てわかるようにサイエンスのイノベーションポテンシャルから見て、日本は今一度じっくりと諸条件〝ファンダメンタルス〟を分析・洞察し、長期的な展望を持たないといけないと深く反省するに至ります。50位以内にランキングされる大学と研究機関は、大阪大学と理化学研究所のみです。韓国も2つの大学が50以内にランキングしています。１００位以内にランキングする大学は、九州大学、東京工業大学と慶應義塾大学と東京大学の5校です。因みに50位以下１００位以内にランキングされる韓国の大学は2校です。１００位以下２００位以内にランキングされる大学は、日本は北海道、名古屋、東北の3校です。この順位の中に、中国、インド、フランス、ドイツと犇めいてきますが、１００位以下にランクインされる韓国の大学は2校、中国は13校です。しかしながら、このような大学のランキングについて浮足立って一喜一憂するべきではありません。しっかりと綿密にその内容を吟味すべきです。このような指標は、最終的な国民の利益、国民の幸福、国民の健康というイノベーションの目標の達成との関連で見なければならないでしょう。

そのことについて、以下の通りＡＭＥＤの橋渡しプログラムのあり方、橋渡しの4期をどうするかという視点と併せて纏めました。

今、我が国のアカデミアR&Dパイプラインの確立とアカデミア主導の開発の推進に、韓国、台湾、シンガポール各国でアカデミアのイノベーション創出に責任を持つ指導者が強く賛同し、強力なネットワーク形成で同意しています。そして、米国ＮＩＨのＮＣＡＴＳとＮＩＮＤＳと共にヨーロッパのＥＣＲＩＮも巻き込んでグローバルなネットワーク形成に向けて動き始めています。

そこですべての拠点の経済的自立化を前提として、基礎研究力を根本的に強化することと同時にhumanityに関する研究を充実し、その発揚をとことん為さしめること、並びにR&Dパイプラインの強化拡充を拠点のみならず、全大学に広めること、そしてグローバルなＡＲＯネットワークを形成し、destructive innovationのチェーンを全世界に展開することが、次のステップです。何よりもこのライフサイエンスイノベーションによって、まずはわが国で寝たきり０－１００歳現役社会への道筋を確立し、これを世界に普及すること。同時に受精、胎児期、周産期、新生児期、乳児期、幼児期、学童期、思春期そして成人期を貫くライフコースの研究体制の構築に入ること。そして寿命の実質的な延伸に向けた研究を開始すること等々あります。これは今を生きる私たちが巡り合わせた、歴史的に人類が新しい時代社会に移る人類史的事業です。

何を為さねばならないか

少々先走りましたが、まずは各拠点で、それぞれR＆Dパイプラインを強化する、橋渡し研究という範囲で考えれば、R＆Dを全国家的に強化するという点に尽きます。基盤を支えるような費用はもはや不要であり、開発にかかる費用の中にそれぞれの開発支援にかかるGMP製造のための費用、システム経費や人件費等は賄えるようにするべきです。難病プロジェクトではStep1、Step2でそうしています。橋渡しのプログラムでデータセンターの構築、更に薬事、特許に関する必要な人材を揃えていただきました。これらは各大学の専門的な人材として持続的に維持していただかなければなりませんが、開発によって得られる収入が当然これから増えるわけですから、そのような収益を拡大することが大学には求められます。元々大学の研究者は教授以下定員の職員は、雇用と給料が保証されています。巷間、常に米国NIHと予算について彼我の差が語られますが、ナンセンスです。米国において大学職員の給料は保証されていません。私どもの研究所TRIは1分1秒いくら稼ぐかで勝負しています。やはり私から言わせればStand up yourselfと言いたいところなのです。この矛盾を解消しない限り、日本のアカデミアの抜本的改革はありえません。

科学においては、まず強い好奇心言い換えれば、真理探究意欲とハングリーさが必要です。美しい良い盆栽も水を遣り過ぎると腐ってしまいます。随分色々と述べてきましたが、要約しますと橋渡し研究に関して基盤経費についてはこれからは無用であり、自立している所にさらにその拡充に必要な経費に絞ること、拠点に限らずシーズ開発にメリハリをつけて必要な予算をつけること。ただし開発に関しては、薬機法に基づく治験のトラック以外は認めてはなりません。また言わずともパイプラインが枯れては元も子もないので、それを支える基礎研究を徹底的に強化しなければなりません。ですから、かねがね口を酸っぱくして申し上げていることですが、ＡＭＥＤ全体の予算の半分は基礎研究に投入し、30％を前臨床、20％を治験に割り振る。30％、20％の足りない部分は、企業とマッチングにする。企業がつかず国が全部面倒を見ていて、企業にライセンスアウトされた場合には売り上げの5％〜10％はＡＭＥＤおよび大学に還元する。そして全世界への展開、日本での普及はアカデミアが責任を持って、つまりマーケティングについてもアカデミアが戦略を練り、そのオペレーションもアカデミアが主導する。そのための中長期的なプログラムとして、グローバルなネットワークを形成するために大学院生には短期の複数回の留学を奨励する。そのためのプログラムを各自治体に責任を持って大学と連携して、推進していただく。国がそれを一部支援する。特に地方大学においては、これが重要な地方創生政策となるでしょう。例えば、私は弘前市に対して、弘前大学に年間１０００万で5年間の留学プログラムの支援をアドバイスしましたが、このようなプログラムは既に始まっています。

結論にかえて——新しい科学の時代の扉を開くために

科学力の根本的強化のために理系、文系という分類を直ちに止めねばなりません。あらゆる分野にサイエンスの光、すなわち知恵の光を当てるようにする。humanity を重視し、science と humanity の配分を各大学研究機関で特色を出す形で配分、割合を決めていただく。このことはちょっと考えればできることです。例えば、経営学や経済学は無論のこと心理学、言語学、教育学、政治学でさえサイエンスなのです。今後Singularity、すなわち人が人を超える、機械が人を超える人類の技術の特異点に向けて急速に社会が変革していきますが、激しいこの流れの中で抜き差しならぬ重要なことはhumanityです。サイエンスを支えるものもhumanityであります。humanityの根底にあるには情緒であり、logical thinkingを支えるのも情緒です。このことは古く数学者の岡潔が口を酸っぱくして主張し、記述しておりましたし、私も高校一年生の時に読んで感銘を受けました。幼稚園から小学校時代の情緒教育が基礎になります。これは単純に美しい絵画を見せる、美しい音楽を聴かせる、美しい話を読ませて、人の心を知ることに始まり、優しい言葉、励まし、そして躾をきちっとする。ですから何よりも言語教育、国語の教育は最も重要です。いわゆる「理系」に偏重した教育は、人間の心を破壊してしまいます。すでに始まっているIT・AI社会革命による人類の歴史的転換点に備えて私たちは、速やかに人間の人間たる原点を取り戻さねばなりません。

一方医療の面でも根本的な枠組みの変換が必要です。例えば、前立腺癌はPSA検診で早期に見つけて小線源治療（ブラキセラピー）によって1泊入院で簡単に治癒に持っていくことができます。私共が2000例のブラキセラピーの研究コホートにおいて今5年生存の結果が出ましたが、前立腺癌で亡くなった人は7名のみでした。これをもって前立腺癌の征圧は射程に入ったと見ています。1泊半の入院ということですから、これは地方の風光明媚なリゾートにそのような施設を作ってそこでやっていただくようにすれば、新しいタイプの病院と医療による地方創生文化ができると思います。乳癌や大腸癌、肺癌、胃癌についても然りです。都会の殺伐とした中で手術を受けて、悶々とするのは古い医療で、野戦病院の延長でしかありません。検診で早く見つけて、どこか美しいリゾートで低侵襲の手術を受けて暫しゆっくり静養して、また復帰する。少なくとも前立腺癌に関しては、そのような人生プランはすぐに可能ですし、自己骨髄由来間葉系幹細胞の再生医療が来年には承認になるでしょうから、脊損でさえそのようなことが可能になります。

以上、少々雑多な話となりましたが、アカデミアにおける医療イノベーション創出に何が必要か、今後どのような点に注意して議論をすすめ、どのようなビジョンと計画のもとに予算措置をすべきであるか考える基礎を記しました。

真の科学・技術立国に必要なことについて

AMEDへの提出文書　２０１７年９月28日

昨夜、朝日ＴＶだったか、今年のノーベル賞候補としてゲノム編集と重力波を取り上げ、１時間に渡って様々な問題点を解説し論じていました。ノーベル賞おたくのジャーナリストらしい人が日本の科学の今後について問題や心配を述べていました。他のコメンテータもこぞって言うことは publication、citation、ranking 等々パラメータが低下している。そして科研費が増加していない。果ては運営交付金が減らされている。諸外国、特に中・韓では科研費の大幅な増加がある云々であり、陳腐なおよそ非科学的な浅はかな議論が繰り返されていました。

ここで、冷静によくよく考えねばならないと思うのです。科学者はどのように生まれるか、つまり言い換えれば人はいかにして科学を志すのか、という人の生き方の問題を今こそ、改めて考える時ではないでしょうか？　科学を振興するには、子供たちが科学を志す、否、すべての子供たちに科学する心を育むこと、この点に尽きるのであって、パラメータを論じる前に、科学とは何か、何のための科学か、よくよく原点を見極めて、現在の姿と現在に至らしめた過去を省みることであります。もう一点、人類の技術の重要なことは、現在は人類未曽有の科学・技術革命期であるということです。そして来るべき特異点（Singularity）に向けて、これからの科学・技術の在り方を我々、人類がその目指すところに依って深く深く考え抜かねばならないのではないでしょうか？

そのように考えるなら、ランキングや、前述の如きパラメータは何も示さないでしょう。そもそもノーベル賞信仰は棄てるべきだし、ノーベル賞を一つの目標やパラメータとして見るのは愚かであります。常に科学は未来にcommitするのです。そして、そもそも予算について、何か見落としてないかと言いたいのです。過去、そして今もって場当たり的に一体どれほどの無駄な予算投入が為されていることでしょうか。公式に何の反省もなされていないのではないでしょうか。ゲノム創薬に結びつけてミレニアムプロジェクトで一体どのような成果が得られたというのでしょうか。そしてｉＰＳ細胞への無思慮な莫大な投資は一体何を生んだのでしょうか。遡れば他にもいっぱい出てくるはずです。逆に重要な萌芽的研究は冷遇され研究費もつかないし、そしてその研究者はその所属機関でも全く評価されず、時は虚しく過ぎているのです。これは何を意味しているのでしょうか？　わが国は科学・技術立国を国是とし、人々の多くは科学・技術によってのみ国が富むことができると考えています。このことについても、国の在り方から考える必要があるのですが、それは今ここでの論点ではありません。

すでに私は何回もくどくどＡＭＥＤのＰＤ／ＰＳ／ＰＯについて、

1．ＳＯＰの作成とＱＭＳの確立

2．ＰＤ／ＰＳ／ＰＯ全体会議の開催
3．ＰＤ／ＰＳ／ＰＯ研修の実施
4．ＰＤ／ＰＳ／ＰＯ定年制の施行
5．ＰＤ／ＰＳ／ＰＯ審査評価システムへのＰＤＣＡの適用

等、指摘してきました。一体何をもたもたしているのかと言いたいのです。このようなことさえできず、一体どうして科学・技術を更なる高みに上げることができるのでしょうか？

さて、ここではじめに述べた点に応じて強く警告しなければならないことがあります。それは初等・中等教育における国語教育の徹底強化と文系・理系というおよそ狂った分類の廃止です。

先に現在は未曽有の科学・技術革命期にあると述べましたが、ＩＴ・ＡＩ時代において、ますますHumanityが社会において重要になってくることは自明であります。一人一人の生涯の観点からも、また社会の維持・発展のためにも、そして次世代、次々世代のＡＩの開発においてもHumanityについての理解と研究とそして、何よりもHumanity発露は一体科学と同等、否それ以上に重要ではないのでしょうか。よって、かねがね主張するように文系・理系の分類は直ちに廃止して、学問をScience、Humanityに分け、その研究・教育の比率を各大学、所属に任せることです。ScienceもHumanityも心の問題です。根本は諸法の実相を観ずる智慧の働きに関わることなのです。そしてその智慧の働きは幼少期から育まれた情緒をベースに、経験・訓練された国語力に依っています。幼少期から何事にもくじけない強い心と生きと

し生けるものを思いやる優しい心、それが人間すべての根幹であり、その発露としての科学・技術なのです。

私が京都大学在職中、ポリクリ実習生の面倒を毎週みていた時、くる週もくる週も学生のレポートのてにをはを直し、起承転結・序論・本論・結論の指導に明け暮れて、ついに〝私に国語の授業をさせるのか！〞〝小学校5年6年の国語自由自在を読みなさい〞とたしなめることがしょっちゅうでした。国語を軽視する風潮は何も財界だけではない文部科学省そのものにさえあるのではないでしょうか。いつだったか文系廃止通知として問題となったことがありました。〝担当者の国語力の問題〞という上司の発言がすべてを物語っています。この上司は自分の発言の意味するところを理解できていないのではないでしょうか。担当者がそのようであるというなら国語力こそが必要な時である証拠ではないでしょうか。教育学部、文学部、社会学部等々文系と呼ばれる学部学科の強化、拡充こそが課題ではないのでしょうか。日本の科学・技術の危機は正しくそこにあると言ってよいのではないでしょうか。

長く鎖国していた日本が明治国家建設以降、あの敗戦を乗り越えてここまで来たのはひとえに江戸時代、明治時代を通じて幼少期より教育されてきた漢学・国語力の賜物であることをよくよく理解しなければなりません。日本の学力の根本は漢語力です。

最後に論のまとめとして publication volume、citation number、ranking 等指標について簡単に論ずるなら、傾向と対策ははっきりしています。わが国の大学は、常にあたかも〝受験生のようなふるまい〞をしているのです。科研費が incentive になってしまっています。研究の資金は国が出すべきものと考えています。いつまでも自立できてない受験生なのです。だから答えははっきりしています。ランキングが上がったらそれに応じて助成金を交付すればよいのです。大学のイノベーション創出力を高めるためには、正しくそのイノベーション創出によって自力で稼いだ分に応じて助成すればよいのです。頑張る者が報われる仕組みにしなければ不公平です。先ごろの Nature Index Innovation 2017 のランキングがそれを示唆しています。日本では阪大がトップであり、50位以内に阪大と理研、１００位以内に京大（53）東大（95）が入っています。東大への予算配分は明らかに矛盾しています。

なお、付け加えますと、高齢化社会は好機です。大学が門戸を社会に開けば、人生、社会経験の豊富な人たちが望む新たな学習を提供できる、素晴らしい智慧の鍛錬の場となります。大学の保有する人的リソースは宝です。それをどう生かすか、先の智慧の発揮こそ楽しけれ、です。また、科学・技術の振興、大学再生・強化と地方創生はセットです。高等教育の場を拡張すること。奨学金を学生の成長と挑戦に応じて機動的に運用すること。すなわち、大学内での単位の互換性を高める。海外の大学での単位取得を奨励する等いくらでも対策はあるのです。智慧をもっと出して、どんどん実行すべき時ではないでしょうか。

グローバル・アカデミアによる医療イノベーション創出とグローバル・マーケティング

ＡＭＥＤへの提出文書　２０１７年10月４日

Nature Index Innovation 2017 は国力を反映した指標とみてよい。ビジネスに直結する問題なので、同様な幾つかの調査報告があるが、Nature Index Innovation は特許件数を基にした調査であり、必ずしも、これが結果イノベーションに結びつくかどうかは不明である。あくまでも結果すなわちそれによって得られた国民利益で評価しなければならない。

文科省の橋渡し研究支援推進プログラム（現在はＡＭＥＤの革新的医療技術創出拠点プロジェクトに統合）は２００７年から始まったが、これは紛れもなく我が国のライフサイエンス・医療イノベーションの国家事業である。したがって、ＡＭＥＤ事業の枢軸プロジェクトと言ってよい。イノベーションの最終的なゴールは我が国の抱える課題、すなわち少子超高齢化の解決、健康寿命の延伸ということになる。別の言葉で言えば「寝たきりゼロ、百歳現役社会を作り出す」ということに他ならない。ライフサイエンス・医療イノベーション創出の最終的なゴールに向かってマイルストンを幾つか設定することができる。第一のマイルストンはR＆Dパイプラインの確立であり、これは文科省の橋渡しプログラムによって事実上完成している。現在、私共が把握しているR＆Dパイプラインの開発シーズは千数百にのぼっており、これはビッグファーマ数社分と言ってよい。強力な大学では、１００を超える数のシーズが開発のパイプラインを流れている。第二のマイルストンは当然、薬事承認ということになる。薬事承認の前に治験が開始されねばならない。治験届が受理された件数としては現在、全拠点合計百数十にのぼっており、これまでの薬事承認は二十数件に達している。この中にはクリステンセンのいうディスラプティブ・イノベーションも幾つか含まれている。例えば難病事業のロボットスーツＨＡＬは正しくそれであるし、橋渡し事業の当初からの課題であった再生医療の自家骨髄由来間葉系幹細胞も正しくディスラプティブ・イノベーションで、医療を大きく変えることは間違いない。更に、ノイズの嵐の中から特定の信号を取り出すという驚異的な技術、具体的には胎児の心電図を取り出すという技術も開発され、すでに薬事承認を取っている。

このように、ディスラプティブ・イノベーションでさえ枚挙にいとまがないが、結局は患者さんの予後を決定的に向上させる、つまり治らなかった病気が治る、歩けなかった人が歩けるようになる、見えなかった人が見えるようになる、聞こえなかった人が聞こえるようになる等々、決定的な便益を国民にもたらすものでなければならない。したがって承認・市販の次のマイルストンは、実社会での予後指標、すなわちアウトカムの決定的な向上を数値的に算出することであり、それは経済的な効果として実質的な国民利益に反映されることになる。また、国民の負担も減ることにつながる。すなわちイノベーション創出とはR＆Dパイプラインの完成、治験開始、薬事承認、そしてマーケティングの成果として定量的に評価することが可能なのである。

イノベーションとマーケティングは言うまでもなく経営の両輪である。ピーター・F・ドラッカーはそのことをズバリ指摘しているし、少しでも経営学を学んだ者であれば、そのことを熟知しているはずである。よってこれからの課題はマーケティングであり、国内での普及と海外への展開を強力にすすめることになる。これは企業に任せておいて何とかなるというものではなく、むしろアカデミア主導で行うことが日本のモデルと考えている。すでにAcademic Research Organization（ARO）が確立しAROのネットワークも稼働している。また我が国全土を覆う病院網は実に充実しており、これらの有力な病院をネットワーク化して、すべての疾患について悉皆的なレジストリーを完成させることが次のステップである。日韓台シンガポールのAROネットワークもほぼ確立しつつあり、ヨーロッパの臨床研究支援機構やアメリカのNIHとのネットワーク化にも着手した、一方中国がICH-GCPに本年6月に加入し、またARO形成もスタートしたので、グローバルAROネットワークが構築できることはほぼ確実と考えている。

このようにして我々はグローバルAROネットワークによって、疾病克服を加速し、寿命を延伸するという時代に今、入りつつあるといってよい。折しもカーツワイルが指摘するが如く、人類は技術の特異点に刻々と近づいており、すなわち機械が人を超える、人が人を超える、そのような時代に入りつつあることを我々はひしひしと感じつつある。科学・技術のみならず社会のパラダイムは今後大きく変わることを認識しておかなければならない。それに備えて今最も急がれるのは、humanity の問題である。機械が人を超える、人が人を超える時代にあって、humanity こそが人間社会を維持、発展、進化させる中心となることは間違いない。この視点から観るに日本の教育については多くの問題点があり、改善せねばならない。これらを深く洞察し、既に現実となりつつある未来への対応を急がねばならない。

今後、為すべき開発・総合戦略マネジメントについては、以下４つのブロックで議論することが有用である

ＡＭＥＤへの提出文書　２０１７年12月26日

Facts 1　R&Dパイプライン

・承認、認証取得26件（２００７〜２０１７年）
・向こう5年間の承認申請見込み１７６件（２０１７〜２０２１年）

この意味するところをどれだけの人たちが理解できているか、甚だ心もとない。まず強調すべきは、拠点の保有するパイプラインは質（何で計るかは議論を要する。「医療は金儲けの場ではない」とはこの謂である）はともかく量（数）としては、世界のビッグファーマのそれに匹敵するといってよい。強力な大学、各拠点においては治験中が5〜18件、治験準備中は10〜29件、治験可能候補物が14〜49件。治験開始以降の開発案件は事実上すべて企業がついているので、これらの案件がstuckすることはない。向こう5年間の承認申請見込みが１７６件ということは只事ではない。速やかに治験を終了して承認まで確実にもっていけるよう適切、強力なマネジメントが必要である。但し、これは開発マネジメントのみでなく、

平成29年度革新的医療技術創出拠点 R&Dパイプライン

	A	B	C	治験届	承認申請	合計	承認取得
拠点 A	34	23	24	11	2	94	9
拠点 B	56	49	29	18	0	152	2
拠点 C	59	26	23	3	0	111	0
拠点 D	48	29	15	9	2	103	2
拠点 E	47	33	19	9	1	109	0
拠点 F	9	20	7	7	0	43	0
拠点 G	38	21	15	5	0	79	2
拠点 H	50	26	7	7	0	90	6
拠点 I	62	34	19	16	0	131	3
拠点 J	66	36	10	10	0	122	1
拠点 K	89	14	16	11	1	131	0
拠点 L	6	3	12	6	0	27	0
拠点 M	28	13	3	5	0	49	1
拠点 N	1	1	12	4	1	19	0
計	593	328	211	121	7	1,260	26

（2017年年8月末日現在）

薬事承認申請見込み

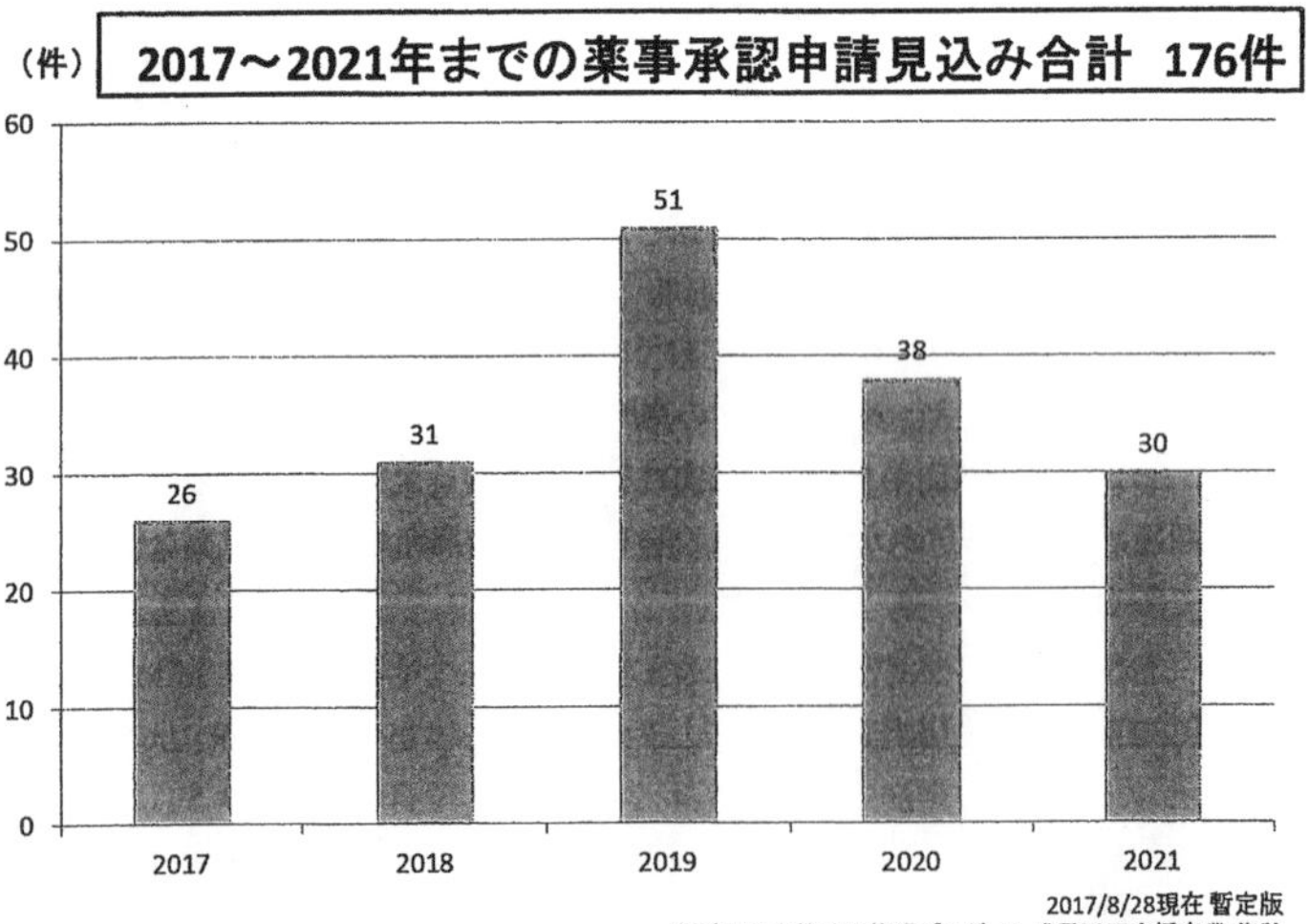

2017/8/28現在 暫定版
橋渡し研究戦略的推進プログラム成果活用支援事業 集計

ＶＢの場合にはＩＰＯ、事業譲渡、Ｍ＆Ａを含めたダイナミックなExitのマネジメントをも要する。

したがって、拠点形成とその更なる強化、拡充は新たなphaseに入ったというべきである。これはわが国アカデミアにとって、ＴＲ拠点形成に挑んだ２００７年からの5年間に比することができる。それは新しいフェーズにあって何をすべきか、アカデミアに未だ知識も経験もないということのみならず、１．わが国のビジネス風土（資本主義の構造とダイナミズム）が欧米、とりわけ米国のそれとは量（流動性資金moneyのそれ）、質（経営者の知識、ノウハウ、マインド、等々）と本質的に異なっていること、そして何よりも、２．医療制度の根本的相違、①国民皆保健制度　②診療報酬制度　③フリーアクセス　④提供されるべき医療の均霑制　これらはわが国の医療制度における国是、〃いつでもどこでも誰もが世界最高水準の医療を快適な環境で受けることができるようにする〃、すなわち、わが国の医療市場が自由競争市場ではないことを意味している。一方、３．医療開発を支える大学の職員は手厚く保護・保障されており、給料の心配をすることはない。２．の医療制度は我が国の企業の在り方を厳しく規定することは明白である。自ら薬価を設定できないし、医師も技術料を自由に徴収できない。つまり、教授とレジデントは同じ技術料である。これは責任学会によってのみ規制される。

以上の如きわが国の医療マーケットの本質を理解せずに、医療開発事業における開発マネジメント・ビジネスモデルの開発、展開、マーケティングを論ずるのはナンセンスと言わざるを得ない。以上のことから、至近の課題は、ＩＮＤ以降の開発案件の承認までのマネジメント、そして市販後の普及ならびに海外展開マネジメントをどうするかである。これについては、チタンブリッジの臨床開発が case study として役立つと思われる。

チタンブリッジ開発のプロセスと、種々の困難の克服について、それらを客観的、正確に、明解に re-view することは、現在ＩＮＤからＮＤＡに向けて進んでいる全ての案件の承認取得までの綿密な戦略と、市販後、海外展開にかかる諸問題の解決と、臨床開発の促進に重要な視点と展望を提供してくれるであろう。次に、

Facts 2　シーズＣ：２１１件（5~8件／大学拠点）

これらのシーズの詳細な due diligence、それも前向きに行う、つまり、①実医療への導入をより明確、具体的に試みる　②ＮＤＡまでの見通しの明確化　③ＰＭＤＡ対応　について、綿密、周到に評価、検討し、治験完遂、承認申請に必要な全てを各案件について注意深く洗い出した上で必要、的確な措置を講ずる。ここで、「受け渡し企業」がない場合、そのために有効な解決策が必要であるが、これは単にＶＢをつくって資金を投入すればよいというようなアバウトなものではない。つまり、会社を設立し、事業を行うとなれば、赤字を出さない、一定の収益が確保される見通しがなければならない。言い換えれば、一定の収益が確保されるようなビジネスモデルが考案されねばならない、ということである。つまり、綿密な事業計画の策定とそれによる資金調達、という骨の折れる作業と行動が求められるということ。これも、

全てがこれまでのアカデミアにはなかった機能である。わが国には米国のように教授以下教官が自由に企業を設立して、資金調達することができる風土がない。およそ、ほとんどの大学が国立大学法人であり、自ら立つという自立性、自律性共に欠く状態では根本的解決は困難というべきである。

しかしながら、全く解決策がないというわけではない。大学人の mind change は少しずつ進んでいる。それは、今回の連携シンポジウムで菱山執行役が指摘したように、知財については２００７年に開始した橋渡しI期の時点では、大学には全くその意識がなかったといってよい状態であった。その頃はせいぜいようやく知財管理ポリシーが出来つつあるという状態であった。２００４年にようやく大学が独法化されたことが決定的なターニングポイントであったが今回、橋渡しプロジェクトで求める〝自立化〟へのマインドセット、覚醒がこの問題解決のためのキーワードとなる。そのためにシーズの開発状況を詳細に解析し、問題点を洗い出し、事業計画、資金計画を明らかにする。ライセンス先となる企業がそこで資金調達の方策を一つ一つ解決する。企業が付かないものについて、これらのものは、従来の企業のもつ観点からはビジネス上の限界がある場合が多いので、より深い、広い医学的観点、医療サイドからの due diligence が必要となる。この場合もレプチン、ラパマイシン、チタンブリッジなど先行成功事例の詳細な case study が有益であろう。この手法は、米国流ビジネススクールで行われている常識的なものであり、そう難しい話ではない。

Facts 3　シーズB：328件（14～49件／大学拠点）

臨床段階に至っていないシーズBは膨大な数となる。これら候補物各々の抱える問題はまだ同定されていない未知のものもあり解決はしばしば容易でないことがある。しかしながら治験開始する上での必須案件は規格確定、GMP製造、非臨床POC、GLP安全性試験、薬理試験の5点でそう難しいものではない。非臨床POCについては、高度の臨床医学的観点からの洞察がcriticalで、これはおよそ企業の研究者、開発担当者が能くするものではない。唯、現場の一流の臨床医のみにそのような洞察が可能である。その場合の条件は当該臨床医がその候補物（医薬品、機器）いずれであっても、その性能、特徴、他の競合製品に比してどのような診療上の利点があるのか、明確に根拠をもって提示し、判断を下すことができることである。このことは一般にtarget product profileと呼ばれるが、regulatory上の科学的厳密性に不慣れな場合、ほとんどこの時点で開発は重大な障壁に突き当たることになる。あらゆる観点から個々の問題の解決策を粘り強く探ることが、アカデミアの科学力を強化し、新たな発見、発明を生み出すもととなることは強調しておかねばならない。障壁は新しい着想の源であり、したがって安易なgo/no-goのstage gateを適用することは厳に戒めねばならない。AMED臨床研究課の河野部長より提示されたstage gateの枠組みは、およそsmall molecule候補物に限定されるもので、生物製剤、再生医療等製品、医療機器等には全く通用しないことを銘記すべきであり、まともにgo/no-go判断できる能力を持つPD／PO／評価委員は皆無と断定できる。たとえ分子生物学はよく知っていても、幹細胞については分からない、幹細胞について知っていてもBMIについては知らない等々、go/no-goの判断、その根拠は企業からの委員、

officer等は現在の臨床医学・医療を知らない（例えば、clinical trials.gov, Citeline, ＦＤＡの最新のannounceさえ知らない者がいる）し、そして医師でない場合はその評価能力はない。また、医師であっても先端のscienceを熟知していない場合が多い。すでに現場から離れて何年も経っているような方では、現代の人類未曾有の科学・技術革命期にあっては、ほぼついていくことは無理だからである。しばしば、旧来のパラダイム、コンセプト、方法論では問題を解決できない場合がある。逆に、上記において、一見、困難な問題についても、見方を変えれば簡単に解決できるものも多く、そのような事例は我々の研究相談案件の中に枚挙にいとまがないのである（confidentialの為開示できない）。それ故に安易にgo/no-go判断してはならない。ここでとことん粘り強く調査、パラダイムchange, newer conception創出、新規方法論等によるscience深耕が求められるのである。この点は大学の生命線であるから、決して妥協してはならない。このように強調するのは、これら全てが新たな重要なpatent出願にかかるものであり、すなわちこのような難しい問題こそ、新たな知見を掘り起こす好機なのであるから、とことん深く掘り下げ、中立、多角的考察が必要である。逆に箸にも棒にもかからないものは直ぐに分かるものなのである。〝死の谷〟などという陳腐なことを言うなかれ。要は上記のことがよくわかっているかどうかに尽きるのである。

＊典型例：IL18/microglia/MNC, OGD/indigo microcapsule

しかしながら、このように開発上の困難をscience深耕のchanceと捉え、さらなる探求の具体的な指導・助言をすることはそう簡単ではない。上記、不開示例は私自らが集中してdiscussion-dialogueの中から考案、具現化しており、現時点では形式化できない。その開示は次のstepである。

Facts 4　シーズA：593件（9～89件／大学拠点）

この段階では課題の棚卸し、評価選別、そして資金配分を各大学の主体的判断に任せている。シーズAというパッケージは、もともとそういう趣旨で2012年度から開始された橋渡しⅡ期に始まったものであり、大学独自の能力を養ってもらうことが狙いであるから、これはその能力が養われつつあるか否か、その意識レベルや如何？　その組織体制や如何？　という問いとなる。大学の当事者能力、やる気の問題として深く憂慮する。しかしながら、今もって札幌医大を除いて知財担当教授が専任専従として雇用整備されていないことは、重大な危機である。なぜなら、この段階は深く基礎科学力にかかるので、この強化拡充は次世代の研究開発の基盤であり、ソフトとハード両方からの強化策が必要である。そのためのwarming up的operationが『疾病克服戦略会議』であり、ここで研究者、AMED職員、PD／POは最先端の研究開発とそれを支える新しい科学を学ぶのである。この戦略会議を拡充することが妥当な手法の一つである。そして、科学の礎はdiscussion,dialogueであるから、これを自由闊達に行うようencourageすることが必要である。日本にはこの訓練が不足している。これは幼少期の教育に遡らねばならない。わが国の初、中、高等教育の課題であるが、特に研究者間での交流、基礎研究の促進は強い意思をもって取り組むべきである。Site visitなどの機会においてはまず大学の中でこのための試みがあるのかないのか、あるならそのアウトカムはどうか、ないならどうするつもりか、問う必要がある。これも従来より口を酸っぱくして述べてきたことなのであるが、未だに十分認識されているとは言い難い状況である。なお、あえてここで指摘せねばならないのは以上のことより、全てはAMED発足時から指摘、強調してきた科学経営学（management science for sciene）の研究開発と実践に他ならないのであり、それら考察、経験の蓄積は全てPDCAによって進化せしめ、SOP、QMSとして可視化、構造化せねばならない。これはmanagement のイロハである。

最後に、PD／PS／POはproject management の前提として、経営学の基礎は必ず学ぶべきであり、最先端の学問の研鑽を怠ってはならない。自分自身の知識と経験が、最先端の研究開発においては極めて限定的にしか通用しないことを能く能く知るべきであろう。

疾病征圧への道——健康長寿社会の展望

『ANNUAL REPORT 2017 医療イノベーション推進センター設立15周年記念誌』２０１８年

プロローグ

古来、長寿は人類の夢であった。秦の始皇帝は不老不死の薬を求め続けたが、終に見果てぬ夢であった。それから2千2百有余年、今も不老不死の薬は見出されていないが、今日、人々の寿命は当時の倍以上に延伸した。しかしながら、それは実にここ数十年間の出来事である。２０１７年この日本では、平均寿命は男性80歳、女性87歳である。先進諸国においてこの数値は大差ない。

過去数十年間に百寿者は年々増加し続けて２０１７年現在、７万人に達している。90歳以上の人口は２００万人を超え、85歳以上のそれは４００万人に上る（図１）。古の人々が夢見てきた不老不死はともかく、長寿は達成されたのである。しかしながら、現代の人々が古の人々と比べて本当に幸福か否か、それは何ともいえないが、ここでは深く立入ることはしない。

人間の欲望は計り知れない、止まるところがないのだ。医学の目指すところは、かのヒポクラテス以来、病気を治すこと、すなわち疾病の克服であった。現代の長寿社会にあって人々の願いは、不老長寿というよりも、介護を受けることなく、死ぬまで自立的な生活を続ける、寝たきりにならないという、より現実的な自分の終末像に絞られてきたと言ってよかろう。より、明快なイメージとして100歳現役ということになろうか、そして次に来るのは寿命の更なる延伸であろう。因みに、100歳の男女の生存曲線 Kaplan-Meier 曲線は図2[1]の如くであり、今後の科学はこの生存曲線の変化を指標とすることになる。以上まとめれば、現代の人類の核心的課題は疾病の克服と寿命の延伸といえるだろう。

先進諸国、とりわけアジア諸国における人口の高齢化は社会負担の増大と相まって社会の活力維持に重大な脅威となっている。100歳現役社会という標語は、0 bed-ridden society、寝たきり0社会ということである[2]。それは、不老不死と同じように見果てぬ夢なのであろうか? 本論文ではその解決策を提示する。

幹細胞治療・再生医療による寝たきりゼロ社会へ

近未来の社会から大きな挑戦である要介護の主要な原因

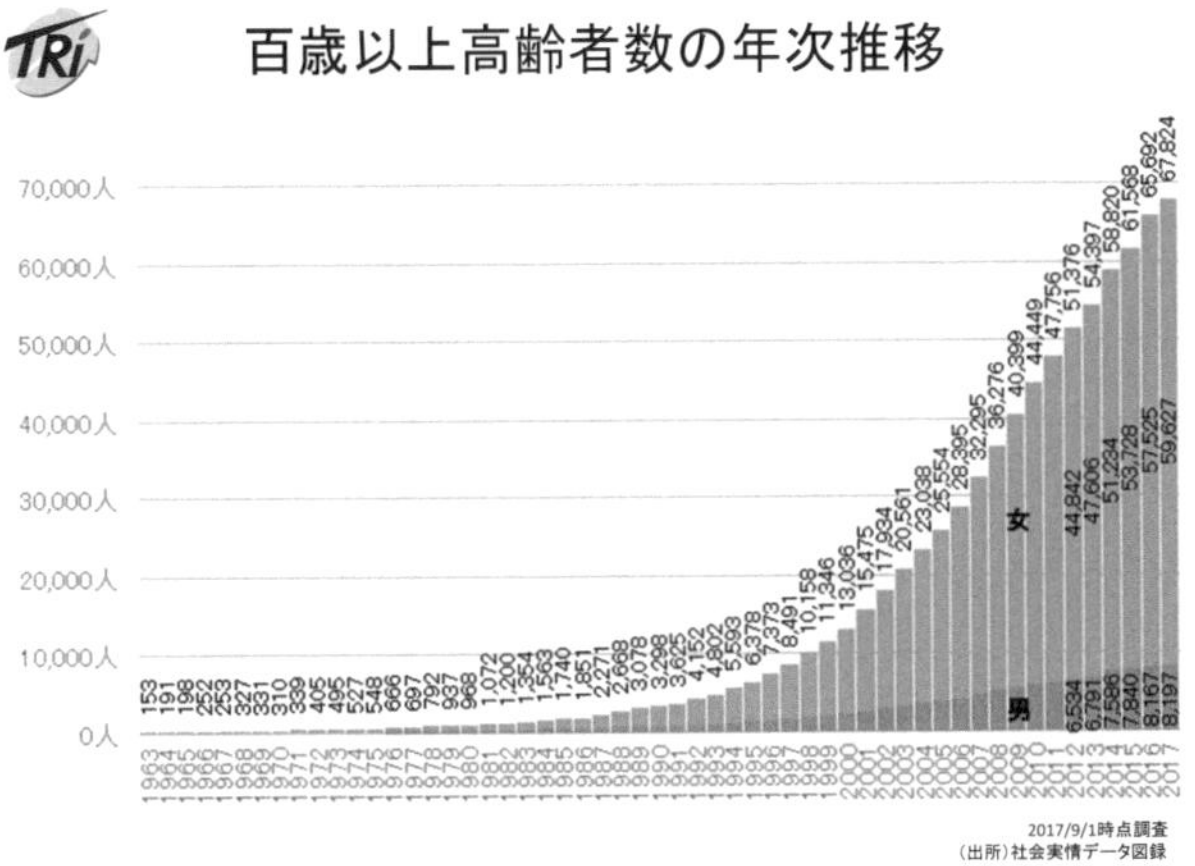

図1　百歳以上高齢者数の年次推移

は、脳卒中、認知症、そして筋・骨格の問題などである。これらの疾患による要介護状態に対して有効な治療方法はない。それゆえに、介護という方策しか提供できないのだ。ここにおいて、従来の医薬品の戦略は全く無力である。原因を見出して、それに対して是正を講ずる、標的を見つけてそれに対して作用する薬を見出す、という方法は、もはやごく限られた対症的な効果しか実現、提供できないことがはっきりしている。感染症や、手術によって治すことのできる外科的な疾患以外のありふれた疾患は、がん、心筋梗塞、脳卒中という3大死因、前述3大要介護要因等を筆頭に悉く解決不能のままである。それは、疾患の理解に根本的な誤謬があったからであり、それ故に治療法の開発も出来なかったのである。今、その科学・技術開発のパラダイムは革命的な転換をしつつある。幹細胞療法と組織工学的手法による自己修復メカニズムを利用する医療技術の実用化が目前になっている。前者は、自己骨髄由来の幹細胞を用いる技術であり、後者は生体由来のコラーゲンと生体由来の生理活性を有する種々の増殖因子を組み合わせて用いるもので、生理学的な修復メカニズムを利用する技術である。この二つの技術は激しく損傷した組織を元通りに修復するなどこれ

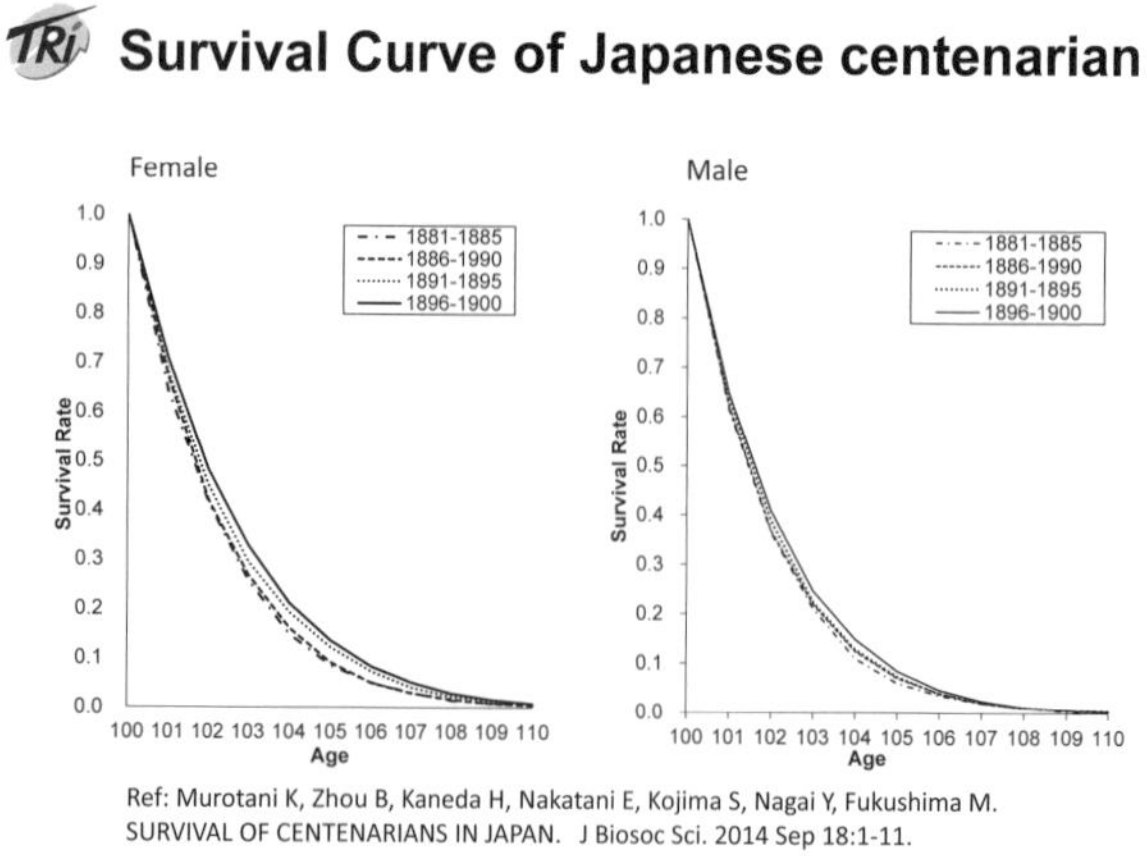

Ref: Murotani K, Zhou B, Kaneda H, Nakatani E, Kojima S, Nagai Y, Fukushima M. SURVIVAL OF CENTENARIANS IN JAPAN. J Biosoc Sci. 2014 Sep 18:1-11.

図2　百寿者の生存曲線

までにはなかった治療効果を発揮する。我々は、これらの治療技術を一連のシリーズとして nature 誌に紹介してきた[3]。これらの治療技術によって要介護に至る疾患の多くが克服されるであろう[4]。自己骨髄由来のＣＤ34陽性細胞による neovascularization は重症下肢虚血による歩行障害を克服し、下肢切断を根絶するであろう。ＣＤ１０５陽性細胞による神経再生は脊髄損傷、脳卒中による麻痺を克服できることが既に実証されている。これらの幹細胞療法と組織工学的治療技術によって、これまで決して治癒を導くことのなかった疾患の多くは克服されるであろうと確信できる十分な証拠がある。肝硬変、ＣＯＰＤ、ＣＫＤなど線維化の病理的機転を基礎に置く疾患さえ治癒に導く可能性がある。こうしてアカデミアで次々起こる innovation を registered IND という Translational Research を行って、clinical POC（Proof of Concept）を実証し、pivotal trial を経てＮＤＡ、そして市販に持っていくことが重要である（図３）。

デジタル・ヘルス・イノベーション[5]

一方で、脳卒中、心筋梗塞、筋・骨格の問題などは生活習慣による慢性の炎症が恒常性維持に不可欠の、血管―リンパ管―実質細胞の組織構築と機能の障害を起こすことによる。一方で

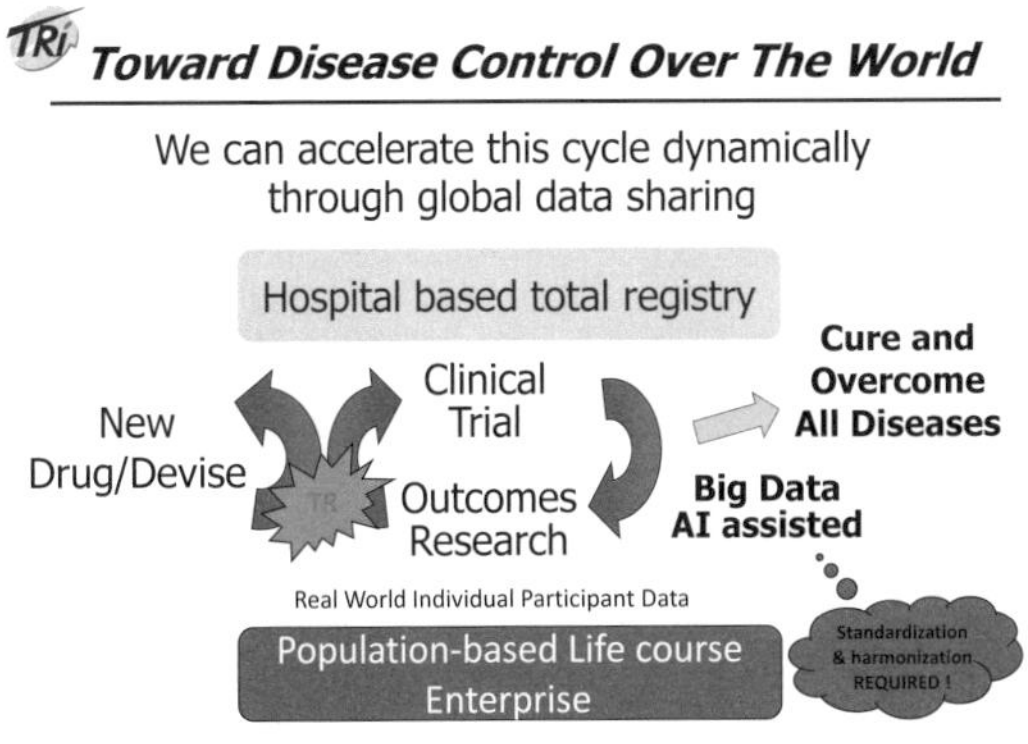

図３　Toward Disease Control Over The World

体全体の恒常性、統合性は、日常の、摂食、運動、睡眠、心のあり方に支配されている。日々の習慣の偏りに人々はなかなか気付くことはないのである。生活のため、仕事のために不規則な生活、不眠、食の偏りが常態化して、いつの間にか免疫恒常性機構の破綻を招き、慢性の炎症が本人の気づく間も無く潜行して、何年もの後にいつか顕在化するのである。その典型が、糖尿病であり、動脈硬化、そして変形性関節症、アルツハイマー病等である。個々人の生活習慣の適切な管理は、きわめて最近、次々実用化され急速に全世界に普及しつつある wearable digital health device によって日々モニタリングが可能になっている。個々人の日々の運動、食事、睡眠をリアルタイムでモニタリングしてデータベース化することが可能になったのである。さらに加えて、心拍数、脈圧、そして心電図さえもがモニタリングされるようになった。このような物理量だけでなく、酸素濃度、グルコースや糖化度までもが計測可能である。こうして、リアルタイムで個人の生体情報が収集されてデータベース化されることになった。このような個人的な健康管理とともに、定期的健康診断、スクリーニングを受けて種々の画像検査、マーカー測定を受けることによって、経年的変化を高精度で評価しつつ、症状の出る前にリスクを予測して、個々人に自覚を促して適切な行動変容を可能にする。こうして個人個人の健康管理が進み高齢者の健康状態の大幅な改善が実現するに違いない。それでも依然として、病気がなくなるわけではないから、病気にかかった患者は病院で診断、治療を受けるはずである。

ラーニング・ヘルス・システム

すでに先進諸国では、患者の診療記録は、ほとんどが電子化されたElectronic Health Record（EHR）である。個々人の必要な臨床情報をそこから任意に抽出することは理論的には可能であり、標準化によって他施設でのデータシェアリングも当然可能なはずであるが、まだ実用化途上である。日常診療のデータは刻々データベース化されている。これらのデータが標準化された形で収集され、多施設間でハーモナイズされれば、ビッグデータとしてデータシェアリングが可能になる。疾患の自然史、病型、病態、病期、経過のパターン分類などはもちろんのこと、疾患の予後因子、治療効果の予測、副作用予測、再発予測等々計り知れない有用な情報を提供するであろう。新たな治療法の導入による予後の改善とその限界も速やかに明らかにできるに違いない。ＥＨＲのデータから必要な情報を自動的に抽出するシステムの開発はＡＩ導入による医療情報システムの革命とともに世界中の医療システム技術者の最大関心事の一つである。そのようなシステムの技術上の問題も克服されつつあるので近い将来、疾患単位での診療情報の統合が可能にな

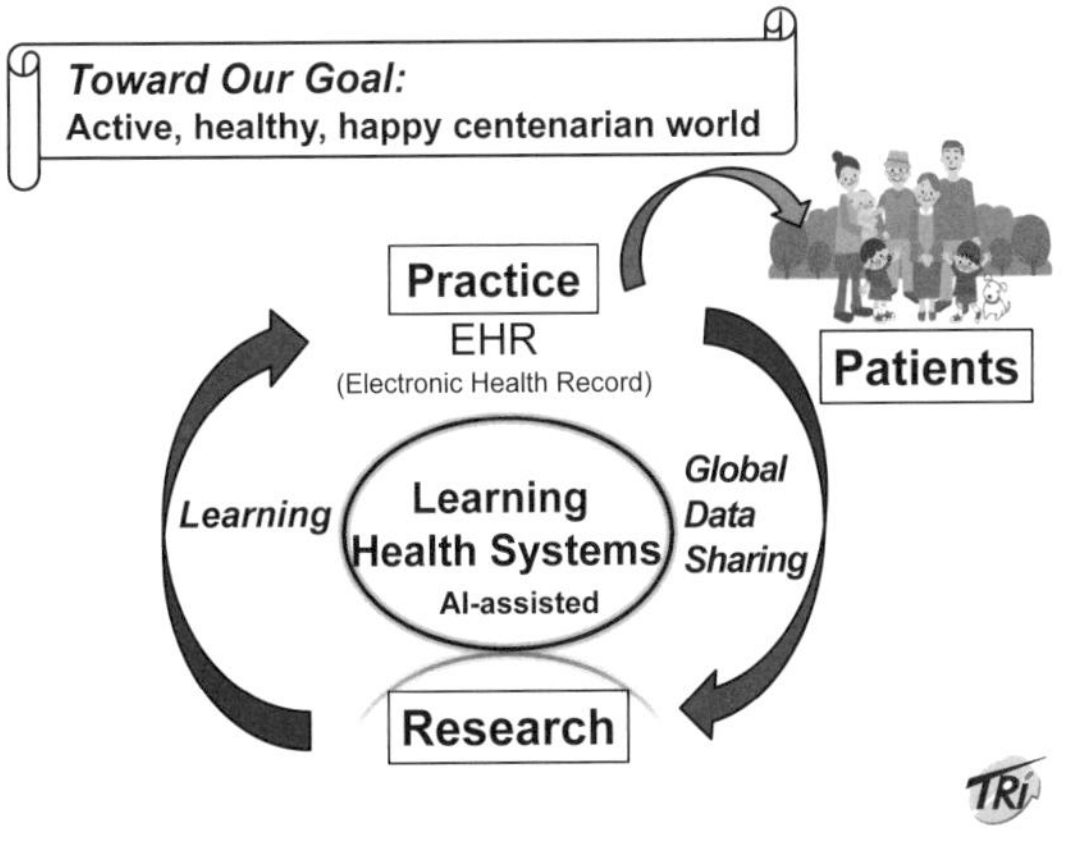

図 4　Toward Our Goal: Active, healthy, happy, centenarian world

るであろう。このような real world data の情報量は膨大であり、個々の患者のデータの解析はもとより、予後見通しのシミュレーションのための reference としても極めて有益な情報をもたらすであろう。real world data の活用のためには、individual participant data[(6)] の標準化と、データセンターの認証[(7)]、ハーモナイズは前提条件である。

こうして real world data の利用、とりわけデータシェアリングが可能となれば、従来二つの分裂した世界、すなわち実地医療の世界と臨床研究の世界は融合し一つの世界となり、日常診療での診断精度は格段に向上し、治療も成功確率は飛躍的に高まるはずである。その流れを加速するのが、疾患別の hospital-based registry に他ならない。このような registry が real-time で実現するならば、臨床試験を立ち上げ、完遂するのは極めて効率的になるであろう。これは治療成績向上のエコサイクルに他ならない(図4)。

グローバル医療イノベーション・ネットワーク

今、私たちは、人類未曾有のただならぬ科学・技術革命期に生きている。すでに述べてきたようにこれまでほとんど治療法のなかった疾患に対しても治癒的治療を提供できるようになり、リア

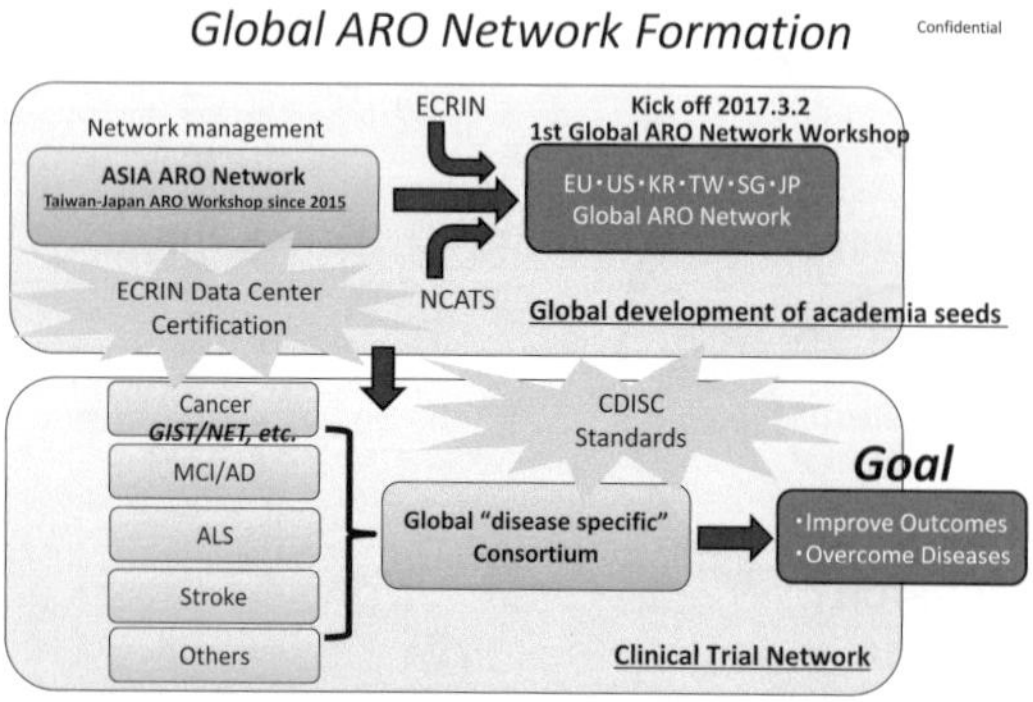

図5　Global ARO Network Formation

ルタイムでデータベース化される疾患単位のレジストリは臨床試験を飛躍的に効率的に加速するであろう。このようなエコサイクルの全世界ネットワークこそ、Academic Research Organization の世界展開、global ARO Network と疾患別のレジストリの世界連携、disease specific global consortium に他ならない。このネットワークによって、アカデミア発の新規医薬品、新規医療機器の早期臨床試験、first-in-human が global 規模で可能となり、世界同時治験、同時承認の時代が実現するであろう。後者は、前者によって承認された新たに市販される診断法、治療法の全世界での社会実装である。特に、希少疾患におけるグローバルネットワーク形成は希少疾患克服に必須のステップである。こうして今や全ての疾患の克服への Road Map が具体的に像を結んできたのである。Keyword は、standardization, harmonization, そして、data sharing によって可能となる global learning health system, R&D eco-cycle である（図5）。

※注

1 Murotani, S., et al. Survival of centenarians in Japan J.Biosoc.Sci. 47, pp.707-717, 2015

2 https://advances.tri-kobe.org/

3 http://www.nature.com/nature/outlook/regenerative-medicine/index.html https://www.nature.com/nature/outline/corneal-repair/index.html http://www.nature.com/nature/outline/eardrum-regeneration/index.html http://www.nature.com/collections/vmxkcnxvwg

https://www.nature.com/collections/qmpthxknbn

https://www.nature.com/collections/ctdkppqqnx

4 https://advances.tri-kobe.org/

5 https://www.fda.gov/downloads/MedicalDevices/DigitalHealth/UCM568735.pdf

6 http://bmjopen.bmj.com/content/bmjopen/7/12/e018647.full.pdf

7 http://www.ecrin.org/activities/data-centre-certification

ＭＳＤマニュアルプロフェッショナル版　日本語版総監修者のことば

『ＭＳＤマニュアルプロフェッショナル版』ＭＳＤ　２０１８年

世界中で広く読まれてきたMerck Manualの日本語版を１９９４年に初めて出版してから20年以上の歳月が流れ、時代は大きく変わりました。この間１９９９年（17版）、２００６年（18版）と改訂し、書籍として出版してきましたが、インターネット社会の成熟に合わせて、誰もがＷｅｂベースで縦横に必要な情報を必要な時に直ちに入手できるように、デジタルサービスＭＳＤマニュアル(※)として提供することになりました。究極のユーザーフレンドリな最新医学情報サービスとして、これから進化していくことになります。

今私たちは、未曽有の科学・技術革命期に生きています。ますます加速する、ゲノム・免疫医学、幹細胞医学、ロボティクス・ブレーンマシンインターフェイス（ＢＭＩ）、ナノテクノロジー、そしてＩＴ・ＡＩ等の革命によって、医療を大きく変えるような医薬品、医療機器が次々と開発され、これまで治療困難であった疾患もすみやかに診断し、治療することが可能になりつつあります。ＭＳＤマニュアルの完成は、そのような時代の流れにそって、全診療科にわたり遅滞なく最新の医学情報を提供することを可能にしました。

ＭＳＤマニュアルは、これまでのMerck Manual同様、医療関係者、患者さんたちのお役に立つと確信しています。ＭＳＤマニュアルをよりよいサービスにするために、諸氏の率直なご意見を待っています。

◈注

※　ＭＳＤマニュアルは、米国及びカナダでは「Merck Manual」として、その他の国と地域では「ＭＳＤマニュアル」として公開されています。

Ⅳ章　エピローグ

新たな門出

漸漸修学
無求名利
日日革新
歳歳進化

ご挨拶

『ANNUAL REPORT 2017 医療イノベーション推進センター設立15周年記念誌』２０１８年

臨床研究情報センター（ＴＲＩ：Translational Research Informatics Center）が神戸市と文部科学省によって設立され、２００３年に本格稼働してから本年で15周年を迎えることができました。ＴＲＩはこれまでの達成を基礎として15周年を機に、医療イノベーション推進センター（ＴＲＩ：Translational Research Center for Medical Innovation）と名称変更し、同時にデータサイエンス研究所と医療開発研究所の２つの研究所から成る体制に一新しました（図１）。

この間、私共はわが国初のアカデミアのデータセンター、解析センターとして２０１８年８月現在３６３件の臨床研究、臨床試験、医師主導治験を支援し、そこから得られた新しい知見を内外に発信し、文字通り、臨床研究、臨床試験、医師主導治験を支援するわが国最大の開かれたアカデミ

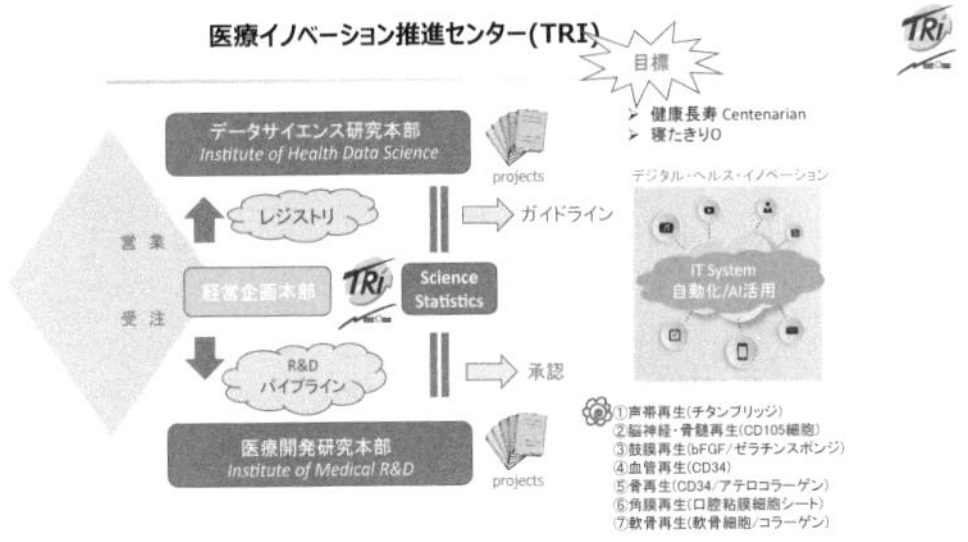

図１

アデータセンター、解析センターとして確立することができました。出版論文数は２０１８年８月現在２６０編で各分野の先端をリードしています。これもひとえに諸先生方のご指導、ご鞭撻によるものと、ここに厚く御礼申し上げます（図２）。

当センターは、わが国のトランスレーショナルリサーチ、ひいては医療イノベーションを推進する文部科学省による橋渡し研究推進プロジェクト、現、国立研究開発法人日本医療研究開発機構（ＡＭＥＤ）による革新的医療技術創出拠点プロジェクトのサポート機関、すなわちプロジェクト・マネジメントオフィスとして業務を展開、強化拡充してまいりました。そして２０１７年より同上プロジェクトの成果活用支援事業として、アカデミアの膨大なＲ＆Ｄパイプラインを管理し、ポートフォリオマネジメントを適用し、企業リエゾン、海外展開を強力に進めつつあります。同上国家事業によってわが国では、医療イノベーションを実現するトランスレーショナルリサーチを強力に推進する拠点がAcademic Research Organization として完成し（図３）、現在、わが国のみならず韓国、台湾、シンガポールと連携して、アジアにＡＲＯネットワークが構築されつつあります（図４）。

２０１７年8月までの実績としてアカデミアオリジナルの新規医薬品、医療機器、医療技術の薬機法による承認・認証は26製品に達し、Ｒ＆Ｄパイプラインを構成する開発シーズは、現在１、２６０を数えるに至りました。因みに文部科学省のがんＴＲ事業（２００４－２００８年度）、並びに橋渡し研究支援推進プログラム（２００７－２０１１年度）によって開発が始まった当初からの重要な再生医療製品が

２０１６年から順次、厚生労働省によって先駆け審査指定を受けております。ヒト骨髄由来ＣＤ１０５陽性間葉系幹細胞とＧＣＳＦ動員末梢血ＣＤ34陽性細胞は、それぞれ２０１８年６月現在、承認申請準備中、およびピボタル治験中です。なお、全先駆け審査指定製品のうち承認第一号としてチタンブリッジが２０１７年12月に、承認を取得しました。これは、私共が研究相談を受け付けてから強力に支援してきた開発案件で、厚生労働省の難治性疾患克服事業の助成を受けたものでした。このようにアカデミア発の

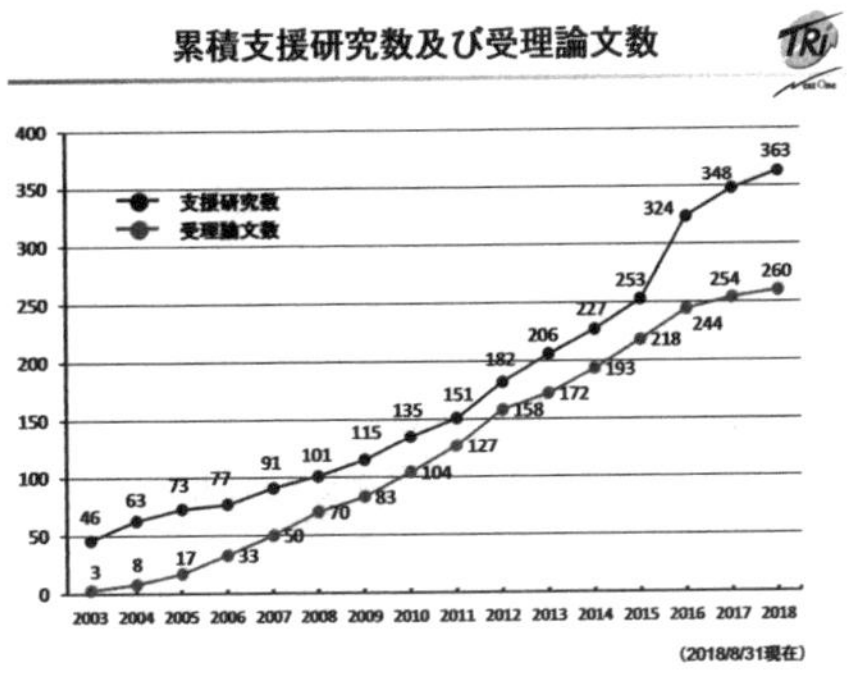

図２

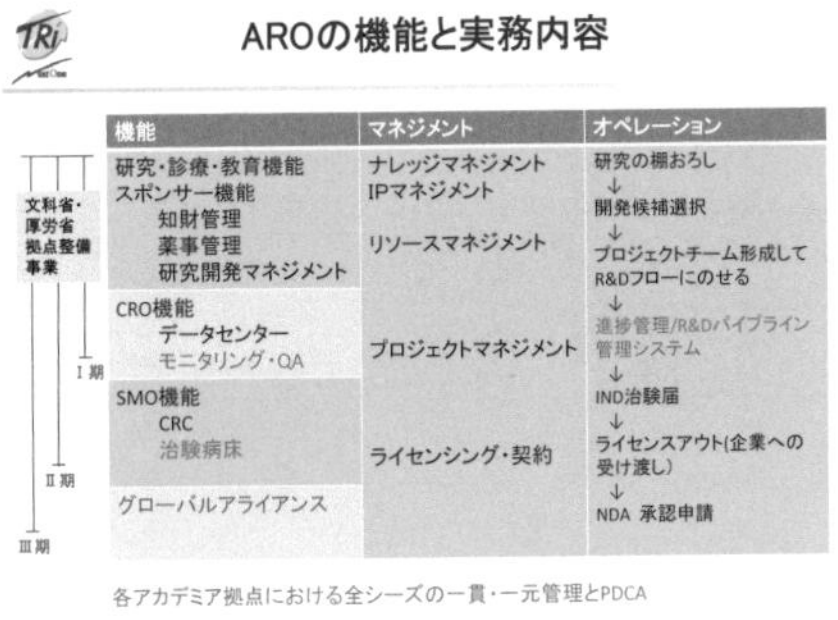

図３

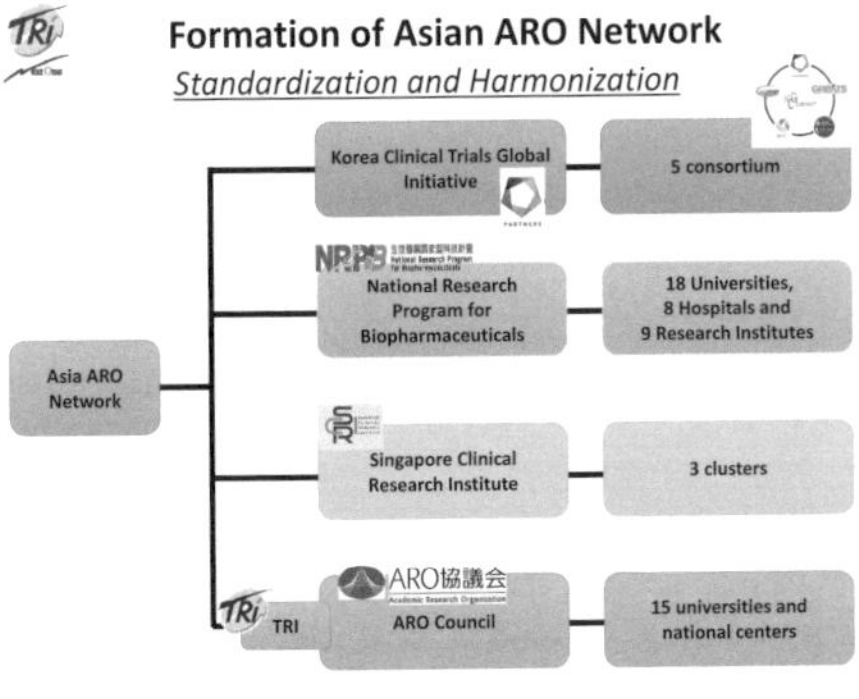

図４

シーズ開発は今や、製薬企業を凌駕するレベルに達していると言っても過言ではありません。

昨年2017年10月7日に神戸市民に向けて寝たきり0、100歳現役社会を生きるアジェンダとして、如何にして難治性の疾患を克服できるところまで来たか、それぞれの開発者に講演していただきました。そこで公表されたデータから寝たきり0、健康長寿社会の姿が、わが国アカデミア発の医療イノベーション創出によってくっきりと見えてきました（図5）。これらの成果はNatureと提携して特集を組み、広く世界に情報発信すると共に、TRIのホームページ（https://advances.tri-kobe.org/en）から御覧いただけるようにしました。これらの成果は、速やかに全世界の患者さんたちに届くようにしなければなりません。

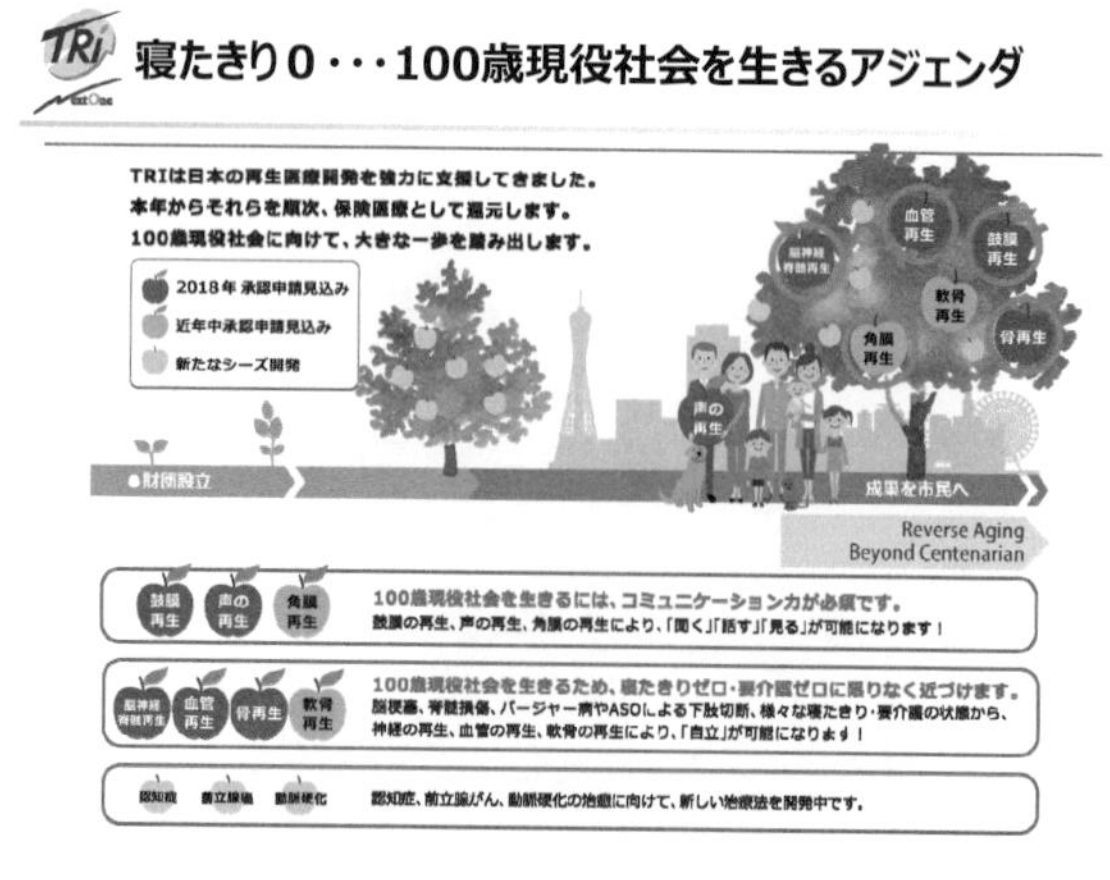

図5

このように新しい治療法の開発を鋭意進めると共にTRIはARO Global Networkの構築を強力に推進しています。昨年2017年11月には第2回Global ARO Network Workshopを米国テキサス州Austinで開催し、第3回を2018年3月に東京で行いました。東京ではOECDが進めるCRIGHの第1回総会を並行して開催することができ、いよいよグローバルなアカデミア主導の臨床研究体制、国際共同研究体制が稼働し始めました。すでに我々が実装を終えているＣＤＩＳＣは２０２０年からはＰＭＤＡ規制当局によって義務化されますが、今後アカデミアのデータセンターの標準化についてヨーロッパと足並みを揃えるべく、ＥＣＲＩＮのデータセンターの認証取得、国際的なdata sharingに向けて体制を更に強化しつつあります（図６）。

新たにスタートした医療イノベーション推進センターは、わが国アカデミアの開かれたデータサイエンス推進拠点として、可能な限りの臨床研究、臨床試験を支援推進すると共に向こう5年の間に我々の手によって幹細胞療法並びに組織工学的な治療法を順次、承認取得し、適応となる患者さんの手元に届けてまいります。これによって大きく医療の姿が変わり、寝たきり0、活力ある健康長寿社会を我々は構築する礎をつくることができると確信しています。

今後とも皆様のご指導、ご鞭撻を伏してお願い申し上げます。

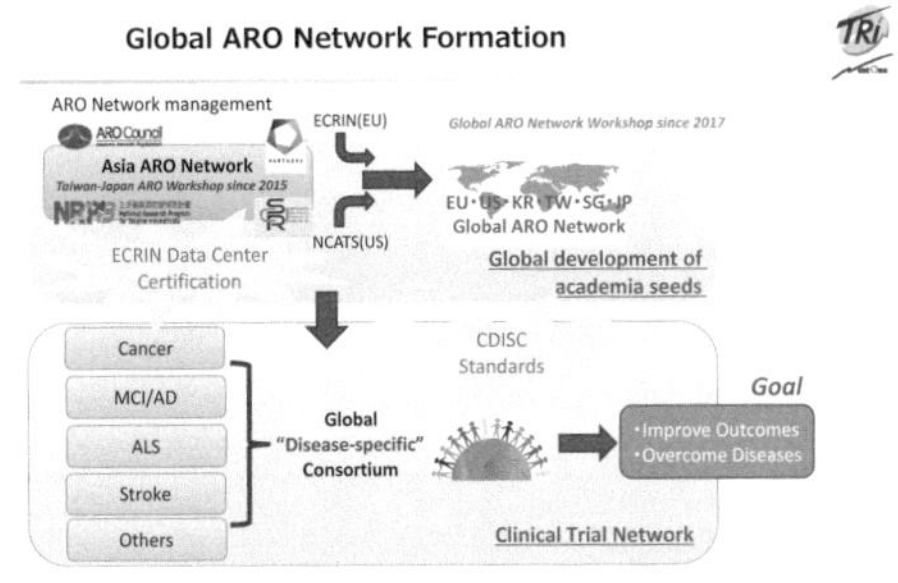

図６

何れ来む　疾病征圧　人類が
百歳現役　智慧煌めく世

【著者略歴】

福島　雅典（ふくしま　まさのり）

医学博士、京都大学名誉教授、大阪大学招聘教授
一般財団法人 LHS（ラーニングヘルスソサエティー）研究所　代表理事

1973年名古屋大学医学部を卒業後、京都大学大学院、1976年浜松医科大学助手、1978年愛知県がんセンター病院内科医長を経て、2000年京都大学大学院医学研究科教授に就任、以後京都大学医学部附属病院探索医療センター検証部部長、同外来化学療法部部長、（公財）神戸医療産業都市推進機構医療イノベーション推進センター（TRI）センター長を歴任。2021年より現職。半生をかけて医療の科学的基盤の構築整備、とりわけ腫瘍内科学、臨床科学、トランスレーショナルリサーチの確立と普及に取り組み、アカデミアに ARO ネットワークを構築し、膨大な R&D パイプラインの形成に貢献した。現在、その成果を戦略的統合すべくラーニングヘルスシステムの社会実装に取り組む。

過去40年にわたって、数百の臨床試験、臨床研究、治験の企画運営管理指導に関わり、英文臨床論文は数百を数える。

専門は、トランスレーショナルリサーチ、腫瘍内科学、臨床科学。

MSD マニュアル（旧メルクマニュアル）日本語版総監修監訳責任、米国 NCI PDQ 日本語版総監修監訳責任、NCCN ガイドライン日本語版総監修、著書：『疾病征圧への道』、編著：『再生医療原論』

疾病征圧への道　上　科学・医学論篇

2019年3月10日　初版第1刷発行
2023年3月3日　初版第2刷発行

著者　福島　雅典
発行・発売　創英社／三省堂書店
〒101-0051　東京都千代田区神田神保町1-1
Tel：03-3291-2295　Fax：03-3292-7687
制作　プロスパー企画
印刷／製本　藤原印刷

ISBN978-4-86659-039-4　C3047